输卵管妊娠的
中西医结合研究与应用

主　编　邓高丕

副主编　郜　洁　袁　烁　宋　阳

编　委　（以姓氏笔画为序）

王晨媛　王瑞雪　邓高丕　刘　玲　刘晓静　刘悦坡　孙佳琦

李晓荣　邱　扬　何　虹　宋　阳　陈　涛　陈英杰　陈清梅

罗　丹　胡昀昀　郜　洁　姚　静　姚君伊　姚寒梅　袁　烁

徐　娟　黄艳茜　曾　根　魏秀莉

中国医药科技出版社

内 容 提 要

本书是将广州中医药大学第一附属医院妇科"输卵管妊娠"研究团队对输卵管妊娠的系列临床研究和基础研究的过程及研究结果进行归纳、总结，全书分文献研究、基础研究、实验研究三部分进行阐述。以期将中医药和中西医结合对输卵管妊娠诊疗的优势与特色、输卵管妊娠基础研究的科研思路、研究方法和相关结果与各位同道共飨。本书适合临床妇科医师、相关科研人员阅读使用。

图书在版编目（CIP）数据

输卵管妊娠的中西医结合研究与应用 / 邓高丕主编 . –– 北京：
中国医药科技出版社，2017.6
ISBN 978–7–5067–9348–3

Ⅰ.①输⋯ Ⅱ.①邓⋯ Ⅲ.①输卵管 – 异位妊娠 – 中西医结合疗法 Ⅳ.①R714.22

中国版本图书馆CIP数据核字（2017）第 119551号

美术编辑	陈君杞
版式设计	大汉方圆
出版	中国医药科技出版社
地址	北京市海淀区文慧园北路甲 22 号
邮编	100082
电话	发行：010-62227427　邮购：010-62236938
网址	www.cmstp.com
规格	787 × 1092mm ¹⁄₁₆
印张	25 ¼
彩插	24
字数	614 千字
版次	2017 年 6 月第 1 版
印次	2017 年 6 月第 1 次印刷
印刷	三河市万龙印装有限公司
经销	全国各地新华书店
书号	ISBN 978-7-5067-9348-3
定价	98.00 元

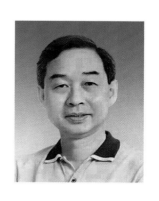

邓高丕

广州中医药大学教授、主任中医师、中西医结合临床（妇科）博士研究生导师、博士后合作教授、广东省优秀中医临床人才、广东省名中医师承项目指导老师。1985 年毕业于广州中医药大学医疗专业，1988 年读硕士研究生课程班，1991 年广东省人民医院进修妇产科临床，2003 年香港中文大学访问学者。

现任广州中医药大学第一附属医院妇科主任、国家临床重点专科和国家中医重点专科负责人、国家中医重点专科（妇科）协作组组长兼异位妊娠协作分组组长、兼任世界中医药学会联合会妇科专业委员会副会长、中国民族医药学会妇科专业委员会副会长、广东省中医住院医师规范化培训中医妇科专业委员会主任委员、广东省中西医结合学会妇产科专业委员会副主任委员、广东省优生优育协会女性生殖健康专业委员会副主任委员、广东省妇幼保健协会女性生殖道感染性疾病防治专家委员会副主任委员、广东省健康管理学会妇产科专业委员会副主任委员、中华中医药学会妇科分会常务委员、中国妇幼健康研究会中医药发展专业委员会常委、中国及亚太地区微创妇科肿瘤协会第二届专家委员、中国中西医结合学会妇产科专业委员会委员、广东省中西医结合学会妇科肿瘤专业委员会常委、广东省抗癌协会妇科肿瘤专业委员会委员、广东省优生优育协会妇科肿瘤专业委员会委员、广东省药学会女性肿瘤用药专业委员会委员、"十三五"全国高等中医药院校研究生规划教材《中西医结合妇产科临床研究》副主编、全国中医药行业高等教育"十三五"本科规划教材《中医妇科学》副主编、全国中医药行业高等教育"十三五"本科规划教材《中西医结合妇科学》副主编、《中国实用妇科与产科杂志》编委、《新中医》杂志编委、《广州中医药大学学报》编委、《中华中医药杂志》和《中国医科大学学报》学术审稿专家、国家科技奖励评审专家、广东省干部保健专家、广东省药品注册审评专家、广东省医学会和广州市医学会医疗事故技术鉴定专家。

一直从事中医和中西医结合妇科的医教研工作，主要研究方向为异位妊娠、子宫内膜异位症、妇科肿瘤等。主持2项国家自然科学基金项目、1项国家中医药科研专项、9项省部级科研课题，获各类成果奖7项；出版教材和著作30多部；发表论文100多篇；培养博士后、博士和硕士研究生50多名。

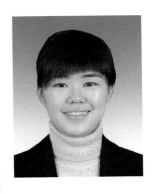

郜　洁

　　广州中医药大学副教授、副主任中医师、中医妇科硕士研究生导师。广东省高等学校优秀青年教师培养对象，广东省首批中医师承项目罗颂平教授学术继承人之一。2009年博士毕业于广州中医药大学中医妇科学专业，2011年中国中医科学院中药所博士后，2016年香港科技大学访问学者。

　　现就职于广州中医药大学第一附属医院妇科，任国家重点学科科研秘书、中华中医药学会妇科分会青年委员、中国中西医结合学会生殖医学专业委员会青年委员、中国民族医药学会妇科专业委员会理事、广东省中医药学会生殖医学专业委员会委员、广东省中西医学会生殖医学专业委员会委员。全国中医药行业高等教育"十三五"本科规划教材《中医妇科学》秘书。专注中医药防治生殖疾病与生殖障碍的研究。主持2项国家自然科学基金项目、1项教育部霍英东教育基金项目、4项省部级科研课题，发表SCI论文7篇，中文核心期刊论文35篇。

副主编简介

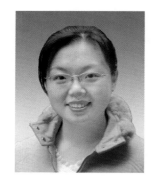

袁　烁

广州中医药大学第一附属医院副主任中医师，中西医结合临床（妇科）博士，广东省第二批名中医师承项目继承人。

现就职于广州中医药大学第一附属医院妇科，任国家临床重点专科和国家中医重点专科秘书，中国民族医药学会妇科专业委员会理事、广东省中医药学会生殖医学专业委员会委员、广东省中西医学会生殖医学专业委员会委员。

一直从事中西医结合妇科学的医教研工作，主要研究方向为女性生殖健康。主持广东省自然科学基金项目1项，作为核心成员参与国家级、省部级、厅局级科研项目近10项，在国内外期刊发表论文10篇。

宋　阳

　　广州中医药大学教授、中西医结合临床（妇科）博士、硕士研究生导师，广东省优秀青年教师培养对象，"千百十工程"人才校级培养对象，广州中医药大学青年英才培养对象。

　　现任广州中医药大学护理学院中医护理教研室主任，国家中医药管理局中医护理学后备学科带头人，全国中医药高等教育学会护理教育研究会理事。受聘为泰国孔敬大学、印尼穆罕马迪亚护理学院、香港大学、澳门镜湖护理学院客座教授。"十三五"规划教材《中医养生与食疗》副主编、《中医临床护理学》副主编、全国高等学校创新教材《中医食疗学》副主编。

　　一直从事中医妇科医疗及护理的医教研工作，主要研究方向为女性生殖健康。主持国家自然科学基金项目 1 项，广东省自然科学基金项目 1 项，广东省教育厅项目 2 项，广州省中医药局项目 1 项，地区合作科研项目 1 项，作为核心成员参与国家级、省部级、厅局级及校级教学科研项目 20 余项，在国内外期刊发表论文 56 篇，取得科技成果 1 项，省级科技进步奖 1 项，校级科技进步奖 2 项，获评广州中医药大学"师德标兵""优秀科技工作者""科研管理工作先进工作者"等称号。

序

异位妊娠是育龄妇女的噩梦，是怀孕妇女最常遭遇的意外事件，期待中的喜事瞬间变悲剧，不仅胚胎无法保住，孕妇亦可能因"宫外孕"破裂而内出血、休克，若处理不及时，可危及生命！

输卵管是卵子与精子相遇、结合的部位，也是异位妊娠最常发生的部位，约95%的异位妊娠是输卵管妊娠。以往对于输卵管妊娠的处理主要是手术切除患侧输卵管。若未发生输卵管破裂，亦可采取剖管取胚手术，保留输卵管。对于输卵管妊娠的早期诊断和非手术治疗，是妇产科领域备受关注的问题。早在20世纪60年代，山西医学院于载畿教授率先开始中西医结合临床研究，提出"少腹蓄血"的中医病机，并在老中医指导下拟定"宫外孕Ⅰ号方"和"宫外孕Ⅱ号方"，按未破损期、已破损期、包块型等分期论治。其研究成果1978年获全国科学大会奖励。其后，宫外孕的中医药非手术治疗方案在临床上得到推广应用，并在1986年写入罗元恺教授主编的《中医妇科学》（第五版）教材。

广州中医药大学第一附属医院妇科是国家临床重点专科。专科负责人邓高丕教授从事输卵管妊娠的研究近20年。他从临床研究着手，探讨输卵管妊娠的中医病因病机和辨证分型，对该病的中医诊断与辨证更加细化。由于输卵管妊娠的救治需要把握时机，在未破裂时明确诊断，可以提高非手术治疗的成功率，降低输卵管破裂导致危险的发生率。他带领的团队对于不明位置的早期妊娠建立判别方案，并建立了输卵管妊娠的病情影响因子评分模型，提高输卵管妊娠的早期诊断率，为其有效治疗赢得宝贵的机会，提高了中西医结合非手术治疗的疗效。其研究成果"输卵管妊娠的临床研究"获2007年中国中西医结合学会科学技术三等奖。输卵管妊娠的中医辨证体系以及诊断评分模型、中西医结合治疗方案已写入国家"十三五"规划教材《中医妇科学》、研究生规划教材《中医妇科临床研究》和《中医妇科常见病诊疗指南》。

近年来，邓高丕教授继续研究输卵管妊娠的机制和中医药治疗的药效学机制，建立输卵管妊娠滋养细胞模型，研究化瘀消癥杀胚中药复方对输卵管妊娠滋养细胞侵袭与凋亡的影响。随着他的深入研究与探索必将为输卵管妊娠的预防、诊断与治疗带来新的启示。

这是第一部关于输卵管妊娠中西医结合诊疗的专著。乐为之序。

罗颂平

广州中医药大学第一附属医院妇儿中心主任

中华中医药学会妇科分会主任委员

中国中西医结合学会生殖医学分会副主任委员

世界中医药学会联合会围产专业委员会副主任委员

2017年元月于羊城

前　言

　　近 30 年来，输卵管妊娠的发病率明显上升，已成为妇科的常见病和多发病。随着诊断技术的发展、妇科医师水平的提高，多数输卵管妊娠能在早期确诊或疑诊。基于患者生育力、治疗安全性等因素的考虑，在治疗时将面临最佳治疗方案的选择。中医药治疗早期输卵管妊娠有其优势和特色，中西医结合治疗输卵管妊娠可以提高疗效，减轻药物不良反应，促进包块吸收，可作为药物治疗的首选。但何时适合手术治疗，何时适合药物治疗，何时能用纯中医药治疗，何时需中西医结合治疗尚缺乏合理的量化指征，临床上存在过急手术或盲目药物治疗的倾向。中医药治疗输卵管妊娠的基础研究，也较为滞后，仍主要集中在血液流变学的研究上。

　　基于以上的临床与基础研究现状，广州中医药大学第一附属医院妇科"输卵管妊娠"研究团队从 2000 年开始致力于输卵管妊娠的系列临床研究和基础研究。其中：临床研究病例已超过 6000 例，包括了回顾性研究探索治疗方案，前瞻性研究制定、验证和优化治疗方案等；作为国家中医重点专科优势病种"异位妊娠"协作分组组长单位，牵头制定了异位妊娠（输卵管妊娠）的中西医结合诊疗方案和中医临床路径，并在全国进行了推广。基础研究主要利用细胞生物学、生物信息学、高通量配体筛选等现代生物技术以及适用的动物、细胞模型，通过建立稳定的人源输卵管妊娠滋养细胞的体外模型；建立人源妊娠绒毛组织块裸鼠体内移植模型；高效液相 - 质谱联合对化瘀消癥杀胚中药复方含药血清进行检测；建立输卵管妊娠微环境的"种子 - 土壤学说"，较系统地从离体和在体实验中，从组织、细胞、分子和基因层面深入探索了化瘀消癥杀胚中药复方治疗输卵管妊娠的作用机制。

　　本书是将上述的研究过程和研究结果进行了归纳和总结，分为"文献研究""基础研究""实验研究"以及"小结与展望"四个部分进行阐述。以期将中医药和中西医结合对输卵管妊娠诊疗的优势与特色、输卵管妊娠基础研究的科研思路、研究方法和相关结果与各位同道共飨。希望对妇科医师的临床工作、科研人员的研究拓展有所帮助。

　　由于我们的学识水平有限，研究过程和书中均会有错漏之处，敬请读者批评指正。

广州中医药大学

中西医结合临床（妇科）

邓高丕

2017 年元月于羊城

目　录

第一章

输卵管妊娠的文献研究

异位妊娠（ectopic pregnancy，EP）指受精卵在子宫腔以外的部位着床发育，其中超过95% 患者为输卵管妊娠[1]。输卵管妊娠是最常见的妇产科急腹症，占妇科急症的 80% 以上，首诊延误率可高达 40%，是孕妇孕早期死亡的主要原因之一。近 30 年来，随着盆腔炎性疾病、人工流产、辅助生殖技术等高危因素的增加，输卵管妊娠的发病率呈逐年上升的趋势，且发病人群呈低龄化趋势，未婚未育者明显增多，严重威胁育龄妇女的生命健康和生活质量。随着近年医疗技术的迅速发展，高敏 β-hCG 检测技术和阴道彩超的普及，以及临床医生对异位妊娠的高度警惕，使异位妊娠早期诊断率明显增高，使药物治疗成为可能，为更多年轻的患者提供了保全生育功能的机会。

中医认为输卵管妊娠的发病机理是少腹血瘀证[2]，采用活血化瘀、消癥杀胚方药治疗早期输卵管妊娠疗效确切。早在 1958 年山西医学院第一附属医院首先使用宫外孕Ⅰ号、Ⅱ号方保守治疗异位妊娠，取得突破性进展后，中药治疗异位妊娠在临床上得到广泛应用。

参考文献

[1] McQueen A. Ectopic pregnancy：risk factors，diagnostic procedures and treatment ［J］.Nursing Standard，2011，25（37）：49-56.
[2] 张玉珍 . 中医妇科学[M]. 七版 . 北京：中国中医药出版社，2002 ：202.

第一节　输卵管的解剖学与生理功能研究

输卵管是女性生殖系统的主要组成部分之一，它本身受卵巢激素的调节，随月经周期而发生周期性变化，具有输送精子、卵子和受精卵以及提供精子贮存、获能、顶体反应和受精场所等生理功能，并对早期胚胎的生存和发育有重要作用。

一、输卵管的解剖学结构

输卵管（tuba uterina， falloppi tuba， ovidict）为一对细长而弯曲的喇叭管状器官。其全长约为 6~15cm，平均 9.5cm。输卵管位于骨盆腔，子宫阔韧带上缘内，由子宫外侧角水平向外，先达卵巢子宫端，再沿卵巢系膜缘上行至卵巢输卵管端，成弓形盖于其上，然后转向下内方，终至卵巢游离缘及其内侧面上部。输卵管完全被腹膜包裹。输卵管与卵巢和卵巢固有韧带之间的子宫阔韧带部分称为输卵管系膜，其中含有至输卵管的血管、淋巴管和神经等。输卵管为腹膜内位器官，移动性大，其位置常受子宫的大小及位置的影响。当子宫侧倾时，其倾向侧输卵管位置低而迂曲，对侧者则平直紧张。每侧输卵管各部的活动度也有不同：输卵管峡部活动较小，壶腹部因系膜比较松弛，活动度则较大。

（一）输卵管的形态结构

输卵管自内至外由黏膜、平滑肌及浆膜组成。近侧端起自两侧宫角，开口于宫腔，远端游离呈伞状，开口于盆腔。输卵管自内向外依次分为四部：间质部、峡部、壶腹部和伞部。

1. 输卵管间质部（interstitial tuba uterina）

是穿透子宫肌壁的一段输卵管，由子宫外侧角穿子宫内，是输卵管被包埋于子宫壁内的部分，开口于子宫腔。此部长约 1~2.5cm，直径约 0.1~4mm，并随平滑肌舒缩而变化。黏膜的纤毛细胞在靠近子宫侧减少。

2. 输卵管峡部（isthmus tuba uterina）

此部细长而短，在子宫体上端的两侧横行，向外续输卵管壶腹段，向内与子宫底外侧角相接输卵管间质段。峡部肌层较厚，由内纵、中环和外纵三层平滑肌组成。管腔狭窄，呈水平状，直径仅为 0.1~0.5cm，黏膜皱襞减少，纤毛细胞仅占上皮细胞总数的 20%~30%。峡部是精子获能、发生顶体反应和贮存的主要部位。排卵发生时，贮存于峡部的精子便缓慢地释放至壶腹部受精。

3. 输卵管壶腹部（ampulla tuba uterina）

为输卵管盆腔端开口至峡部之间的一段，是由输卵管伞部向内延续管径最宽的部分，也是输卵管最长的部分，长约 5~10cm，在间质部处管腔直径仅 1~2.5mm，而靠近伞部直径可达 1cm。输卵管壶腹管壁薄，是输卵管中管壁最薄的一段，走形弯曲，内腔宽窄不一。管腔充满了复杂的黏膜皱折，黏膜为单层上皮，由纤毛细胞、分泌细胞和钉形细胞组成。其中纤毛细胞占 40%~60%，含有丰富的微纤毛，纤毛的摆动朝向宫腔。黏膜层外有内环和外纵两层平滑肌。壶腹部是精子和卵子受精的场所，然后经输卵管进入子宫而着床。

4. 输卵管伞部（infundibulum tuba uterina）

为输卵管的远端，是输卵管外侧扩大部分，呈漏斗状，临近卵巢。伞部的中央有开口向腹腔，称输卵管腹腔口（ostium abdominale tubae uterina）。伞部的漏斗周缘有许多锯齿状不规则的突起，称为输卵管伞（fimbria tuba），一般长约 1~1.5cm。伞内面盖有黏膜襞，向内移行于输卵管壶腹部的纵襞。输卵管伞中最长的一个突起称为卵巢伞（fimbriac ovarica），与卵巢输卵管端相接触，具有拾卵作用。输卵管伞部由浆膜、平滑肌和黏膜组成。黏膜上皮由纤毛细胞和分泌细胞、钉细胞组成。正常情况下，黏膜上皮细胞的纤毛细胞占 60% 以上，纤毛的运动朝向宫腔，有助于卵子的输送。

输卵管的毗邻左右各异，左侧输卵管与小肠和乙状结肠相邻；右侧者与小肠和阑尾和右侧输尿管第二个狭窄位置靠近。因此右侧输卵管炎、阑尾炎和右侧输尿管结石引起疼痛时，因疼痛部位较接近，故鉴别诊断比较困难。

（二）输卵管的血管、淋巴管及神经

1. 动脉

主要有子宫动脉的输卵管支和峡支供应输卵管内侧的 2/3，其余由卵巢动脉的伞支分布。

二者之间互相吻合，并发出 20~30 小支分布于管壁，并彼此吻合成网。

2. 静脉

一部分入子宫阴道静脉丛，另一部分入卵巢静脉丛。

3. 淋巴

输卵管的集合淋巴管主要沿卵巢血管而行，与子宫上部及卵巢的淋巴管共同注入腰淋巴结。少量可经子宫阔韧带向后外注入髂内淋巴结、髂外淋巴结和髂总淋巴结。输卵管的淋巴管与卵巢的淋巴管可在卵巢下丛相汇合。

4. 神经

主要受交感神经支配，来自卵巢丛及子宫阴道丛。

二、输卵管的组织学结构

组织学上，输卵管壁由黏膜、肌层与浆膜组成。

黏膜纵行排列，并有很多细长的分支，又称皱襞。壶腹部皱襞最发达，从壶腹部至子宫部，皱襞逐渐减少。

输卵管黏膜上皮为单层柱状上皮，有 4 型细胞：纤毛细胞、分泌细胞、钉细胞和储备细胞，各型细胞在输卵管的分布有差异。①纤毛细胞：细胞核居中，圆形或卵圆形，有核周晕，细胞腔面排列着数十条纤毛，其摆动对精子游走与受精卵中有重要作用。②分泌细胞：亦称无纤毛细胞，细胞核卵圆形，位置随月经周期而变动，胞质染色较纤毛细胞深，有分泌功能。③钉细胞：亦称插入细胞，细胞细长楔状，胞质很少，推测是分泌细胞耗竭后的变异形态。④储备细胞：亦称基底细胞，为未分化细胞或上皮内的淋巴细胞。

肌层主要为外侧的纵行与内侧的环状平滑肌，峡部还另有内纵肌纤维。

浆膜来自腹膜的包绕，披覆间皮细胞。

输卵管上皮组织学的明显变化表现为对激素周期变化的反应。主要表现为上皮细胞的高度变化，而不是像其他灵长类动物那样纤毛数量的增多。在雌激素占优势的增生期，上皮细胞的高度增加；在以孕激素为主的分泌期，上皮细胞的高度则可仅为月经前半期的一半。同样，在妊娠期上皮细胞的高度也是矮的。口服避孕药的表现与妊娠期相同，上皮细胞较扁，缺乏分泌活动，绝经期上皮细胞变萎缩。

三、输卵管的生理及其功能

输卵管上皮含纤毛细胞、分泌细胞、钉细胞和储备细胞，与子宫内膜同样受卵巢内分泌激素的控制，具有周期性变化，并具有复杂的生殖生理功能。主要包括卵子的摄取、卵子及胚胎的输送、精子的运输及激活。

1. 卵子的拾取和输送

卵子由卵巢排出后，进入输卵管的机制有纤毛摆动、输卵管肌肉及其韧带的收缩、输卵管负压吸引三种不同学说。目前，一般认为是借助输卵管肌肉及其韧带的收缩与纤毛摆动的协同作用而进入输卵管的。有实验及临床观察显示，用药物阻断输卵管肌肉收缩及患不动纤毛综合征患者的卵子仍可进入输卵管，但尚无直接证据证实输卵管负压能将卵子吸入管腔。

输卵管系膜平滑肌的收缩使输卵管伞端向卵巢排卵的部位移动。同时，输卵管伞部的平滑肌收缩，使伞部展开。此时，卵巢固有韧带收缩，卵巢沿其纵轴缓慢来回转动，使张开的伞部贴于卵巢表面。然后，通过输卵管肌层收缩所产生的负压和输卵管伞端纤毛朝着输卵管腹腔口方向有力的同步摆动，促使卵子及其周围的卵丘细胞一起脱离卵泡，随卵泡液一起流向输卵管口。刚从卵巢排出的卵子表面黏性较强，可黏附在伞端的纤毛上，随纤毛的摆动移向输卵管口，进入输卵管，此即所谓的"扫拂效应"。卵子经扫拂进入输卵管，通过伞部和壶腹部，与在此等候的精子相遇、受精。

输卵管壶腹部管壁薄，皱襞高而多，卵子运行较慢。卵子在到达壶腹部 - 峡部交界处时，要停留一段时间，称为输卵管封闭（tube-locking）。对人类来说，输卵管封闭对控制进入输卵管的精子数量有重要意义：正常情况下，一次排出几亿精子进入女性生殖道，仅有约 200 个精子能进入输卵管，这种屏障作用可减少输卵管内精子的数量，为正常受精创造条件。若切除动物输卵管的峡部，将子宫部与输卵管壶腹部吻合，输卵管内的精子数即增多，多精受精现象亦增多。

卵子在输卵管中运行的时间是恒定的，并具有种属特异性，速度快的需 45~68 小时，慢的需 68~80 小时。如兔卵几分钟内就可到达壶腹部，通过壶腹部 - 峡部交界处和峡部约需 60 小时。人的卵子在输卵管内运输的时间较长，人卵到达壶腹部 - 峡部交界处约需 30 小时，并在此处停留 30 小时，此后运行速度加快。

卵子到达输卵管伞端后，在输卵管肌肉收缩和纤毛同向摆动的作用下，迅速被输送至壶腹 - 峡连接部并暂时停留。如在此处遇到精子，即发生受精。受精卵第二天进入峡部，停留两天发育至桑葚胚，然后通过峡部进入宫腔。卵子与胚胎的输送主要靠输卵管肌肉收缩形成的蠕动。肌肉收缩受雌、孕等多种激素的控制及自主神经的调节。适当剂量的雌激素可加速卵在输卵管中的运行，但大剂量的雌激素则使卵滞留在壶腹部 - 峡部交界处。纤毛运动在卵泡期最活跃。雌激素使纤毛细胞增多，孕激素使之减少，但孕激素可增强其纤毛运动，有利于前期胚胎向子宫内运送。输卵管平滑肌紧张性随雌激素增加而增加，雌激素增加输卵管内液体，其中含有对前期胚胎具有营养作用的乳酸盐和丙酮酸。

2. 精子的运输与激活

在哺乳动物，进入阴道的精子经过宫颈黏液、宫腔和输卵管间质部，最后到达输卵管峡部。研究显示，进入宫腔内的精子 5 分钟就可进入输卵管内，15~45 分钟后几乎所有的活动精子均进入，后进入的精子贮留在峡部的近端并在此获能，发生顶体反应，等待受精机会。精子停留在输卵管内约 2 天，精子的获能与输卵管功能有关。

在排卵期输卵管的纤毛运动是从伞端向子宫方向，精子需逆流而上，输卵管峡部的黏液与子宫颈黏液相似，在排卵期可增加，作为精子运送的载体，可为精子和受精卵提供营养，同时输卵管液的主流是从子宫与输卵管的交界处向腹腔方向流动，也是推动帮助精子上游的一种动力。排卵后精子即被缓慢地释放到壶腹部，并提供一定数量的最有活力的精子以供受精。说明女性生殖道有调节精子进入输卵管与激活精子的作用。

输卵管峡部可控制精子的释放，其机制可能与排卵期体内雌、孕激素升高，从而调节峡部平滑肌的收缩有关。排卵期输卵管峡部管腔内儿茶酚胺含量较高，也可调节峡部平滑肌的张力以控制储存精子的释放。精子在输卵管内可存活 48 小时。

精子获能的部位主要在雌性生殖道，可以是子宫，也可以是输卵管。排卵时，输卵管内的 pH 值由 7.1~7.3 升高到 7.5~7.8，有利于精子的活动。

3. 早期胚胎的发育

受精卵在从输卵管向子宫方向运动的过程中，在输卵管内进行一系列快速的有丝分裂，称为卵裂。卵裂是胚胎发育的开始。输卵管的分泌细胞可分泌多种蛋白质，其中输卵管特殊糖蛋白在早期胚胎的发育中起重要作用；分泌细胞还可分泌多种酶，如淀粉酶和乳酸脱氢酶等，这些酶能使糖原分解为丙酮酸和葡萄糖，为受精卵的分裂提供营养和能源。

4. 输卵管液的组成与功能

输卵管液是一种透明或略带黄色的液体，由黏膜上皮细胞的分泌物和血管的渗出液混合而成，其中含有蛋白质、无机盐、糖、氨基酸和维生素等。输卵管内的蛋白质包括白蛋白、球蛋白和糖蛋白。输卵管液中的钾离子明显高于血清。由于碳酸氢盐含量较高，输卵管液的 pH 值一般为 7.28~7.7。输卵管液分泌量及蛋白质的含量受雌激素的调节，随月经周期而变化，在排卵期达到峰值；排卵后雌激素水平下降，输卵管液分泌量及其蛋白质的含量也随之下降。一般情况下，输卵管液由壶腹部流向腹腔，排卵后则向相反的方向流向子宫。

输卵管液构成受精和早期胚胎发育的微环境，输卵管中的糖蛋白能促进精子的获能和顶体反应，并能促进卵裂和胚泡的发育。输卵管液的高钾状态能防止精子内钾离子的丢失，以维持精子的代谢活动；在峡部，高钾状态能抑制精子的活动，使其暂时停留在临时的精子池内（spem resemoir）；当卵子进入输卵管时，高钾状态对精子的抑制作用能被丙酮酸盐解除，使精子活力更强，受精得以完成；高钾状态对胚泡的发育亦有促进作用。输卵管中较高含量的碳酸氢盐除了维持输卵管液的 pH 值外，还是分散放射冠细胞的重要因素。输卵管液中的葡萄糖是精子、卵子、受精卵和胚泡生存和发育所需能量的主要来源，并且还能转变为乳酸盐和丙酮酸盐。而且，输卵管液中的葡萄糖、乳酸盐、丙酮酸盐及氧张力对精子的运动和呼吸也具有直接作用。

在受精卵和早期胚胎的运送过程中，输卵管液的流动也起非常重要的推动作用。此外，输卵管液中的免疫球蛋白具有抑制细菌的功能，在腹腔和子宫之间构成一道天然屏障。

第二节　输卵管妊娠的源流研究

在 11 世纪，一位阿拉伯医者从患者脐部化脓性窦道中拉出了胎儿骨骼，继而第一次提出了异位妊娠的概念[1]。

中医古籍中没有"异位妊娠""宫外孕"的病名记载，但根据其临床症状体征，与古籍中"妊娠腹痛""停经腹痛""经漏""少腹瘀血""癥瘕"等病证相似。如汉代张仲景在其《金匮要略·妇人妊娠病脉证并治第二十》中所提到的"妇人怀娠，腹中㽲痛"，"妇人怀娠六七月，脉弦发热，其胎愈胀，腹痛恶寒者，少腹如扇，所以然者，子藏开故也"及"妇人有漏下者，有半产后因续下血都不绝者，有妊娠下血者，假令妊娠腹中痛，为胞阻"[2]。高少才[3]认为这是描述"异位妊娠"症状最符合的文献，"漏下""半产后因续下血都不绝""妊

娠下血""胞阻妊娠腹中痛"等四种妊娠病象。宋代的《圣济总录·妇人血积气痛》中用没
药丸"治妇人血气血积，坚癖血瘕，发竭攻刺疼痛，呕逆噎塞，迷闷及血盅胀满，经水不行"。
明代《普济方》"月水不行，腹为癥块"中用桂枝桃仁汤"治气郁乘血，经候顿然不行，脐
腹酸痛，上攻心肋欲死。"以及王清任在《医林改错》当中提出以少腹逐瘀汤治"少腹瘀血
积块疼痛或不痛，或痛而无积块，或少腹胀满，或经期腰酸少腹胀，或月经一月见三五次，
经色或紫或黑，或有血块，或崩或漏兼少腹疼痛等"[4]。以上种种均与输卵管妊娠破裂或流
产时，多数患者出现的停经、突发下腹剧痛、晕厥，或伴恶心呕吐，以及腹腔内出血等症状
和体征有相似之处。

　　1981 年卫生部组织编写的《中国医学百科全书·中医妇科学》把"宫外孕"作为中西医
通用的一个病名收入。1986 年把"异位妊娠"作为"妊娠腹痛"病的附篇编入第五版全国高
等医学院校《中医妇科学》[5]教材，从第六版以后的全国高等医学院校《中医妇科学》教材
均把"异位妊娠"作为独立的一个疾病编写。

　　19 世纪 80 年代，英国人首次采用手术切除输卵管的方法治疗输卵管妊娠，从此以后，
手术成为治疗输卵管妊娠的主要方法。

　　从 1958 年开始，山西医学院附属第一医院妇产科于载畿教授与山西省中医研究院已故名
老中医李翰卿合作，采用《医学衷中参西录》中"活络效灵丹"加减化裁治疗本病获得成功。
后经多年临床观察实践，总结出一整套非手术治疗宫外孕的方法，确定了该病的辨证、分型、
方剂、剂量以及护理常规，并总结出必须采用手术治疗的指标，从而改变了过去认为宫外孕
必须手术治疗的定论，为宫外孕治疗开创了一条新路子。多年来，山西医学院附属第一医院
妇产科，已用非手术方法治愈各种类型宫外孕患者达 1160 余例，非手术率占同期宫外孕病人
的 90% 左右。自 1971 年全国中西医结合工作会议后，这一新疗法已普及推广至全国各地，
并被收载于《中医妇科学》《妇产科学》《中西医结合妇产科学》等高等医药院校教材及《实
用中西医结合妇产科学》等专著中。

参考文献

［1］Nama V，Manyonda I. Tubal ectopic pregnancy：diagnosis and management［J］. Arch Gynecol Obstet，
　　　2009，279（4）：443-453.
［2］张仲景. 金匮要略. 北京：人民卫生出版社，2009：14-18.
［3］高少才. 异位妊娠的中医认识［J］. 陕西中医，2008，29（1）：109.
［4］王清任. 医林改错［M］. 北京：人民卫生出版社，2010：15-16.
［5］罗元恺. 中医妇科学［M］. 上海：上海科学技术出社，1986：100-101.

第三节　输卵管妊娠的流行病学研究

　　近 30 多年来，异位妊娠的发病率日益增加，已成为早期妊娠孕妇死亡的重要原因[1]。

　　就全世界发病率而言，已从40年前占妊娠总数的0.5%上升至1%~2%[2]。1970~1990
年间是异位妊娠（EP）发生率增长高峰期，据北美统计，1970年异位妊娠为17 800例，至

1990年增长至108 800例，短短20年间增长近6倍，而此后呈稳步增长。在美国，异位妊娠发病率从2004年占妊娠总数的0.37%增高到2009年的0.45%，而2010年更是达到了1.97%。在英国，平均每年有10 000个异位妊娠患者，其发生率（11.1/1000正常妊娠，下同）与挪威（14.9/1000）、澳大利亚（16.2/1000）相似[3, 4]。法国一项研究发现，1992~2002年间，因生殖失败导致EP的占17%，而因避孕失败导致EP的占29%[5]。引起发生率迅速增长的原因大致有三方面：感染性疾病及吸烟女性比例的增加，辅助生殖技术的迅速发展，辅助检查技术的提高[6]。

在美国，异位妊娠仍然是导致早期妊娠妇女死亡的主要原因（0.35/1000 EP），非裔美国人的死亡率是白种人的6.8倍，35岁以上是35岁以下的3.5倍。EP死亡率是早期人工流产患者死亡率的50倍，顺产患者死亡率的10倍[7]。而随着诊疗技术的提高，孕产妇中异位妊娠的死亡率在怀孕人群中由1970年3.5/10 000降至1992年2.9/10 000[8]，在孕产妇死亡总数中由1987年12%降至2011年9%。有报道，称英国自1994年后，异位妊娠总的死亡率（0.35/1000 EP）呈平台期[9]。EP最常见的死亡原因是出血、感染、麻醉并发症。EP死亡患者中约5%诊断明确但未及时治疗，出血死亡的患者中70%未及时行手术治疗。

根据文献报道，我国异位妊娠发病率近年来也呈明显的直线上升趋势，约为妊娠总数的3.94%[10]。发病人群呈低龄化趋势，未婚未育者明显增多，客观上要求尽可能保留完整的生殖系统功能。由于诊断和治疗技术的进步，尤其是高敏感度的血β-hCG和B超技术的进步和普及，使医院能够在异位妊娠发生破裂大出血之前及时诊断，从而得到及时治疗，因此我国的异位妊娠患者死亡率逐年下降[11]。文献报道异位妊娠患者的死亡率由2000年的0.155%下降到2009年的0.018%[12]。

超过95%的异位妊娠发生在输卵管部，而壶腹部是最常见的发生部位，约占总EP的78.6%，峡部为12.3%、伞端为6.1%、间质部为1.5%[13]。

参考文献

［1］陶敏芳，戴钟英. 不同时期异位妊娠发病情况分析［J］. 华中医学杂志，2011，25（4）：170-171.

［2］Musa J，Dam P，Mutihir J，et al. Ectopic pregnancy in Jos Northern Nigeria：prevalence and impact on subsequent fertility［J］. Niger J Med，2009，18：35-38.

［3］Bakken IJ，Skjeldestad FE. Incidence and treatment of extrauterine pregnancies in Norway 1990-2001［J］. Tidsskr Nor Laegeforen，2003，12（3）：3016-3020.

［4］Mander R，Smith GD. Saving Mothers' Lives：reviewing maternal deaths to make motherhood safer 2003-2005［J］. Midwifery，2008，24（1）：8-12.

［5］Coste J，Bouyer J，Ughetto S，et al. Ectopic pregnancy is again on the increase. Recent trends in the incidence of ectopic pregnancies in France（1992-2002）［J］.Hum Reprod，2004，19（9）：2014-2018.

［6］Kamwen do F，Forslin L，Bodin L，et al. Epidemiology of ectopic pregnancy during a 28 year period and the role of pelvic inflammatory disease［J］. Sex Transm Infect，2000，Feb；76（1）：28-32.

［7］Varma R，Gupta J，Tubal ectopic pregnancy［J］. Clin Eyid（Online），2012，pii；1406.

［8］Creanga AA，Shapiro-Mendoza CK.Trends in ectopic pregnancy mortality in the United States：1980-2007［J］.Obstet Gynecol，2011，117（4）：837-843.

［9］Sivalingam，V.N. Diagnosis and management of ectopic pregnancy［J］. J Fam Plann Reprod Health Care，
　　　2011，37（4）：231-240.

［10］冯炜炜，曹斌融，李勤. 近10年异位妊娠诊断及治疗的变化［J］. 中华妇产科杂志，2010，35（7）：408-
　　　410.

［11］汤丽荣，郑萍. 异位妊娠发病因素十年变迁［J］. 首都医科大学学报，2010，31（6）：817-820.

［12］王英军. 异位妊娠126例临床分析［J］. 实用妇产科杂志，2008，24（11）：701-702.

［13］McQueen A. Ectopic pregnancy：risk factors，diagnostic procedures and treatment［J］. Nursing
　　　Standard，2011，25（37）：49-56.

第四节　输卵管妊娠发病机制的研究进展

一、中医病因病机研究

中医学认为，妇女冲任气血调和，则胎孕正常。如冲任不和、气血失调、孕卵运行受阻，可导致胎孕异位。对病因的阐述常有以下四方面。

（一）瘀血论

中医学认为，盆腔位于人体下焦，胞宫的功能活动及冲、任、带诸脉循行、交汇均在此发生。若病邪侵袭并阻遏于胞宫、胞脉时，胞脉之气血运行受阻，进而瘀滞不通，最终导致"瘀血"的产生。大多数学者将输卵管妊娠归为瘀证，寒热虚实均可致瘀，瘀血既是病理产物，又是导致输卵管妊娠发生的重要机制。

1. 气虚血瘀

先天肾气不足或后天房事不节，人流堕胎，损伤肾气，大病久病，"穷必及肾"，以致肾虚，肾虚元气不足，无力运血则血瘀；或素体虚弱，饮食劳倦伤脾，脾气不足，气虚运血无力，血行瘀滞，以至孕卵不能及时运达胞宫；或由于胞脉瘀滞，运送孕卵受阻，不能移行至子宫而在输卵管内发育，以致破损脉络，阴血内溢于少腹，发生血瘀、血虚、厥脱等一系列证候。

2. 气滞血瘀

素性忧郁，或忿怒过度，七情内伤，情怀不畅，肝郁气机不畅，气滞而致血瘀；或因经期产后，血室空虚，余血未尽，不禁房事，感染邪毒，邪毒乘虚内侵，阻遏经脉，导致血瘀气滞。经期产后余血未净而合阴阳，精浊与余血相搏为瘀，瘀阻冲任，胞脉失畅，孕卵阻滞而不能运达胞宫，而成输卵管妊娠。

（二）痰湿瘀阻论

《素问·太阴阳明论》说："伤于湿者，下先受之。"湿邪为病多见下部的症状，故妇科疾病中湿邪为病较多见。过食膏粱厚味，痰湿内生；或肝旺克脾，或肾阳虚不能温暖脾土，脾虚水湿不化，湿聚成痰；或肝郁化火，炼液成痰；或肝郁气机不利，气滞水停，聚液成痰。痰湿流往下焦与瘀搏结，阻滞冲任，孕后孕卵不能及时运回胞宫而发病。

（三）肝郁肾虚论

肝经循少腹，络阴器，与冲脉血海及带脉均有密切关系，所以输卵管妊娠的发生与肝关系密切。妇人多郁，肝气郁结，疏泄失常，或湿邪未尽、留滞病所，使肝经受损而疏泄失常，再加上病情迁延反复发作，以致精神抑郁。所以肝气郁结，冲任失调是输卵管妊娠的重要致病因素。肝郁肾虚也是输卵管妊娠的重要病机。

（四）脏腑阳虚论

《内经》云："阳气者若天与日，失其所，则折寿不彰，故天运当以日光明，是故阳因而上卫外者也。"从人体的生理上来看，人体的一切机能，俱根于阳气。阳气足则能化生津液气血，使周身得以温煦，推动气血运行以濡养周身。阳虚则寒凝，气滞血瘀，水湿内停。故对于输卵管妊娠的发生，部分医家认为不可忽略其阳虚的一面。

总之，输卵管妊娠的发生，一因虚，主要是脾肾气虚，运卵无力，孕卵不能及时运达胞宫；二因阻，由于气滞血瘀，冲任不畅，孕卵受阻，不能送达胞宫。

由于孕卵未能移行至胞宫，而居于胞脉，久而胞脉破损，血溢妄行，离经之血瘀积少腹，形成少腹血瘀证。如出血过多，气随血脱而形成阴阳离决之危证。

二、西医病因病理研究

正常情况下，精子与卵子在输卵管峡部、壶腹部交界处相遇结合形成受精卵，并跟随输卵管上皮纤毛运动及输卵管蠕动向宫腔方向漂移，若在受精卵分裂发育至晚期囊胚前尚未到达宫腔，亦即为若受精后 6 天内受精卵尚未到达宫腔着床，则输卵管妊娠几率增加。根据流行病学研究情况，对输卵管妊娠的病因探讨主要集中于生殖器官慢性炎症、病原体感染、巨细胞病毒感染、盆腹腔手术等因素所导致的输卵管结构改变，同时最新研究表明，输卵管受精卵转运异常及输卵管微环境改变等功能性异常，也可能是导致输卵管妊娠发生的重要机制。

（一）病因

有研究发现，增加异位妊娠相关风险因素的知识及危机意识，有助于早期准确诊断异位妊娠[1]。

1. 输卵管损伤因素

输卵管肌性结构的完整性和连续性是保证输卵管发挥正常功能的基础和前提，目前发现引起输卵管结构改变的原因众多且复杂，可为一种或多种主要病因介导致病。

（1）炎症因素：炎症是导致输卵管妊娠产生的重要原因之一，根据炎症产生的主要方式，可以分为：特异性炎症、非特性炎症。

1）特异性炎症：输卵管妊娠的发生与输卵管结构和功能破坏密切相关，其破坏与微生物、病原体感染密切相关。目前已证实人型支原体和解脲脲原体与输卵管妊娠关系密切。Hillis[2] 等对 1985~1992 年间 11 000 例衣原体感染者进行了回顾性研究，发现衣原体重复感染可明显提高发生异位妊娠的危险性，且逐级递增。同时，Egger[3] 等人的研究则证实年轻女性中支原体感染率的下降可伴随异位妊娠率的快速降低。

沙眼衣原体（CT）、解脲脲原体（UU）的感染通常呈亚临床型，大样本的流行病学研究显示，感染 CT 后 1/3 的女性无任何临床阳性症状和体征，其感染大都具有隐匿性。因

70%~90% 的 CT、UU 感染无明显临床症状，患病女性未及时接受治疗导致这部分患病人群中 EP 发生率增高[4]。CT、UU 感染后通常只侵犯宫颈柱状上皮及移行上皮，而不向深层移行，其感染途径可从宫腔，到输卵管，最终引起盆腔广泛感染。因 CT 热休克蛋白 60 结构与输卵管热休克蛋白相似，感染后可引起交叉免疫反应破坏输卵管黏膜结构；若感染持续存在，则可因迟发超敏反应导致广泛的盆腔粘连和严重的输卵管黏膜损害，最终导致输卵管管腔狭窄、梗阻，纤毛缺失，形态扭曲、狭长，使受精卵运行受阻，最终导致输卵管妊娠发生。于红侠[5]发现，输卵管妊娠与 CT 及 UU 感染关系密切，CT 感染是输卵管妊娠的重要原因之一，认为通过 PCR 方法对宫颈 CT、UU 感染者进行筛查并及早治疗，有望减少盆腔粘连，降低输卵管妊娠的发生率。

此外，人巨细胞病毒（HCMV）亦可通过性接触传播，故在育龄期女性中感染率较高，其表现常为亚临床感染或慢性感染，而鲜有临床症状。史金凤[6]等在异位妊娠患者血清中检测到高浓度 HCMV 抗体表达，认为 HCMV 感染与异位妊娠存在高度关联性。但目前 HCMV 感染是否导致异位妊娠的发生依然处于理论探讨阶段，其研究通常为小型、散发研究，尚缺乏大样本的流行病学调查。

2）非特异性炎症：盆腔炎性疾病（PID）是输卵管妊娠的首要发病原因。Wsetrom[7]认为有盆腔炎病史的女性发生异位妊娠的危险性较正常女性增加 6 倍。且感染次数和异位妊娠发生率呈正相关性[8]。PID 的高发病率可能因分娩、流产、各种宫腔操作、盆腹腔手术、宫内节育器的使用及性生活频繁，一定程度上破坏了生殖道固有防御系统功能，造成机体局部抵抗力下降；或宫腔操作无菌意识不强、性生活不洁等致阴道正常菌群或外源性微生物上行入侵，而形成盆腔炎症，包括子宫内膜炎、输卵管炎、盆腔脓肿等。

盆腔炎症可使输卵管粘连、扭曲、管壁肌肉蠕动减弱，从而影响孕卵正常运行，其中输卵管炎是输卵管妊娠常见病因。因输卵管黏膜皱壁粘连导致管腔狭窄，或是纤毛缺损，阻碍孕卵在输卵管中正常运行，从而导致输卵管妊娠。亦有报道称 PID 不仅可改变输卵管形态，还可以影响输卵管内的微环境，增加 EP 的风险[9]。

（2）盆腔及腹腔手术：多种盆、腹腔手术均可改变输卵管的解剖和生理结构而致孕卵游走异常形成输卵管妊娠。除了常见的剖宫产手术、阑尾切除术、卵巢囊肿切除术等，输卵管分离粘连术、输卵管再通术及子宫输卵管造影术、输卵管伞端造口术后重新粘连或瘢痕狭窄、输卵管绝育术后瘘管形成或再通、输卵管结扎过松、结扎不牢以及技术错误等均可延迟甚至阻止受精卵进入宫腔，从而着床在输卵管形成输卵管妊娠[10]。

盆腔直接涉及到输卵管的手术，是输卵管妊娠重要的危险因素之一，例如输卵管妊娠剖开取胚术、输卵管整形术等[11]，原因是手术本身直接损伤输卵管管壁，导致结构连续性被破坏，修复过程中由于局部炎症、疤痕增生等因素导致管壁增厚、管腔狭窄，影响输卵管蠕动，最终导致输卵管妊娠。既往输卵管妊娠史的患者，不同治疗方法对其再次发生输卵管妊娠的影响亦不相同，如 MTX、输卵管切除、输卵管剖管取胚术其复发率分别是 8%、9.8% 和 15.4%，由此可见涉及输卵管的手术对输卵管功能影响较大。

剖宫产与异位妊娠的关系一直存在争议，Hemminki[12]等人认为剖宫产作为继发异位妊娠的一个长期危险因素，不容忽视。Mollison 等认为有剖宫产术史者与自然分娩者比，妊娠率下降，异位妊娠率升高[13]，认为选择性剖宫产与异位妊娠可能相关。亦有学者认为不仅剖宫产与异位妊娠有关，多次自然分娩史也是异位妊娠的高危因素[14]。

近些年来对异位妊娠与阑尾手术的关系研究颇多，但结果存在争议。多数研究认为阑尾穿孔是异位妊娠的高危因素，但亦有学者认为阑尾切除术并不增加异位妊娠的发生率[15]。

2. 与不孕相关的因素

不孕史的患者也是异位妊娠发病的高危人群[16]，Bouyer 等在一项大样本病例对照研究中发现随着不孕时间延长发生异位妊娠的危险亦增加，即不孕症本身是异位妊娠的危险因素[17]。

（1）辅助生殖技术（ART）：自 1978 年首例体外受精 - 胚胎移植（IVF-ET）技术受孕成功，近些年来，随着不孕率的升高，辅助生殖技术发展迅速。而异位妊娠是 ART 的风险之一，使用辅助生育技术后异位妊娠发生率约为 2.1%~8.6%[18]，是自然周期中 EP 发生率的 2 倍。ART 后发生异位妊娠的原因尚不明确，相关因素可能为接受辅助生育技术者有输卵管病变，或有盆腔炎、盆腔手术等高危因素存在[19]，除了可能与患者的基础疾病有关，与移植胚胎的技术因素、移入胚胎数量与质量的关系、移植液过多、冷冻胚胎移植、输卵管肌肉舒缩功能改变等都有关系。另外，采用 ART 后宫内外同时妊娠发生率也会明显增加。肖红梅等研究认为，接受体外受精（invitro fertilization and embryo transfer，IVF）、单精子卵胞浆内注射（intracytop lasmic sperm injection，ICSI）、冻融胚胎移植（frozen-thawing embryo transfer，FET）这三种不同的助孕方法后，IVF 组异位妊娠发生率显著高于 ICSI 和 FET 组，且患者本身有输卵管病变史是发生异位妊娠的主要原因[20]。

（2）子宫内膜异位症：子宫内膜异位症多发生于生育年龄，是不孕症的高危因素之一，其对妊娠的影响除改变盆腔结构外，近些年来较多关注其对盆腔微环境的影响。Rachel 等将人输卵管上皮培养于轻度子宫内膜异位症腹腔液中，发现输卵管上皮的纤毛摆动频率明显下降[21]。Mwanza[22] 等发现子宫内膜异位症腹腔液中前列腺 $F2\alpha$ 水平明显高于正常女性，前列腺 $F2\alpha$ 可以通过促进输卵管平滑肌收缩，增加输卵管峡部压力阻碍卵子及胚胎的运输，从而增加了输卵管妊娠的风险。

3. 与避孕相关的因素

计划生育措施包括宫内节育器（IUD）、输卵管结扎术、人工流产等。当避孕失败，不同避孕方法及补救措施对输卵管妊娠发生有不同的影响。

（1）宫内节育器：IUD 是否引起异位妊娠，历来是争议的焦点。早在 20 世纪 50 年代，国外学者发现异位妊娠的增加与妇女使用 IUD 数量上升趋势一致，认为异位妊娠的发生与 IUD 有关。IUD 可能引起宫腔无菌炎症，改变宫腔内环境，阻碍受精卵在宫腔着床，但它不抑制排卵，卵子仍然可以在输卵管和卵巢部位受精，因此可避免绝大部分宫内妊娠，但不能防止异位妊娠。国内曾行大规模流行病学研究，对 20 000 例使用 IUD 妇女进行调查发现，IUD 并不增加异位妊娠的风险，但在带环妊娠的妇女中，异位妊娠发生率约在 15%~20%。Farley[23]、王莘[24] 等学者行回顾性研究均发现使用 IUD 妇女患 PID 的概率是正常人群的 6 倍，但 IUD 本身并非异位妊娠的危险因素。

（2）输卵管绝育术：输卵管绝育术后若形成输卵管瘘管或再通，均有导致输卵管妊娠的可能。以往输卵管绝育术多为在输卵管峡部行单纯结扎，多年后丝线结扎变松或丝线吸收，峡部管腔变窄，受精卵在输卵管的正常运行受阻，着床于输卵管，引起输卵管妊娠。现在输卵管绝育术一般在输卵管峡部切断，行近端包埋远端结扎，不易出现输卵管再通的情况，且随着结扎技术的提高，技术错误、结扎部位错误的减少，近年来行输卵管绝育后发生输卵管妊娠的情况明显减少[25]。因不孕接受过输卵管分离粘连术、输卵管成形术（输卵管吻合术、输卵管开口术）、输卵管通液术等使不孕患者有机会妊娠，同时也增加了输卵管妊娠的发生[26]。

（3）流产术：人工流产和药物流产是避孕失败后常用的补救措施。文献报道，人工流产与异位妊娠密切相关，且是无流产史患者发病率的近13倍[27, 28]。多数人认为，流产史是异位妊娠的独立危险因素，Neumann[29]等人的研究支持人工流产可引起术后异位妊娠率的提高，其主要原因可能是由于术后并发的生殖器感染导致输卵管功能不全。无论是药物流产还是人工流产，均有造成炎症感染的可能，并同时损伤子宫内膜，改变了子宫内的微环境，增加了EP发生的风险。此外，亦有学者提出自然流产，特别是复发性自然流产史的患者是异位妊娠的高危因素[30]。

4. 自身及外源性内分泌激素失调因素

正常输卵管黏膜细胞的纤毛活动和平滑肌活动均依赖于雌激素和孕激素的适当刺激，当2种激素的比例异常就可导致输卵管运动和输送功能的失调，影响受精卵在输卵管中的输送[31]。

复合型口服避孕药，对宫内外妊娠都能起到抑制作用，但使用低剂量纯孕激素避孕药时，可使输卵管蠕动异常，如排卵未被抑制，可发生输卵管妊娠；使用含有大剂量雌激素的事后避孕药避孕失败而受孕者，约10%为输卵管妊娠[32]，因其输卵管节律收缩过强，黏膜分泌多。紧急避孕药的应用在减少非意愿妊娠、降低人工流产率方面起到了积极作用，但随着广泛应用，由此引起的输卵管妊娠已引起大家的注意。

孕酮水平与输卵管蠕动功能有关，浓度低时输卵管不利于孕卵细胞转送，推动力低，使孕卵细胞容易停滞而致输卵管妊娠。

适量的雌激素可以加速卵子在输卵管的运行，但大剂量的雌激素则使卵子滞留在输卵管壶腹部和峡部交界处，因此，宫内接触己烯雌酚也是输卵管妊娠的可能病因之一。

1977年Milnidaky等首次提出异位妊娠时血清孕酮水平较低，推测输卵管妊娠孕妇在合成孕酮中存在某种代谢阻滞作用，引发妊娠黄体合成衰退。

5. 吸烟

吸烟是可独立发挥作用的异位妊娠危险因素，且存在剂量-效应关系，当每天吸烟数量超过20支，其异位妊娠发生率是正常人群的3.9倍[33]。据报道，吸烟者异位妊娠发生率是不吸烟人群的1.6~3.5倍。其致病机制尚不明确，可能与尼古丁导致排卵、输卵管活动节律、子宫能动性及盆腔微环境、免疫学的改变有关[34]。

6. 年龄

随着年龄的增长，异位妊娠风险亦随之上升，35岁是一个分水岭。2010年一项研究统计发现，EP在15~44岁每年平均发生率为0.64%，而在35~44岁每年平均发生率增加至0.99%[35]。可能的机制包括随着年龄的增长，滋养层细胞染色体异常率上升及功能性卵子转运能力下降，机体暴露危险因素的可能性上升等有关[36]。

7. 其他因素

（1）先天性发育异常：输卵管过长、肌层发育差、黏膜纤毛缺乏等均可成为输卵管妊娠的原因，李婷[37]对 78 例盆腔无炎症异位妊娠患者病因分析表明，因输卵管过长或肌层发育差发生输卵管妊娠，输卵管功能（包括蠕动、纤毛活动以及上皮细胞的分泌）异常，影响受精卵的着床，发生输卵管妊娠。

（2）精神因素：因精神紧张，引起输卵管痉挛和输卵管蠕动异常，影响受精卵的正常运行。这是未婚首次妊娠发生异位妊娠患者增多的原因之一[38]。

（3）胚胎染色体异常和受精卵游走：正常情况下，为保障宫内妊娠的成功建立，着床前的胚胎可产生和释放一些特定的生物活性物质以促进胚胎和子宫内膜之间的互相识别，若这些活性物质表达异常，传递了错误信号，则可能诱发胚胎错误识别而种植于输卵管上皮；或卵子在一侧输卵管受精，经宫腔进入对侧输卵管后种植；或卵子游走于腹腔内，被对侧输卵管拣拾而种植在对侧输卵管，最终均可导致输卵管妊娠[39]。

（4）其他：子宫肌瘤、盆腔包块等可能压迫输卵管，使其变形、扭曲，使受精卵运输障碍导致 EP 的发生率增高。

Marion LL 等将有明确依据的各危险因素，根据其在 EP 中所占比例，将 EP 的相关危险因素又划分为高、中、低三类，见表 1-4-1。

表 1-4-1 输卵管妊娠相关危险因素

高	中	低
既往 EP 史	衣原体感染	受精卵游移
输卵管节育术	不孕史	<18 岁
宫内节育器	多个性伴侣（>1）	>35 岁
盆腔感染	吸烟史	
输卵管炎		

（二）病理

目前，由以上这些危险因素引起输卵管妊娠的确切机制尚不明确。但由这些高危因素导致输卵管炎性粘连、管腔狭窄的解剖形态学异常改变被认为是输卵管妊娠发生的主要病理。

1. 输卵管解剖结构变化

研究表明，输卵管妊娠患者的输卵管肌层超微结构无明显的特殊变化，说明输卵管肌层的活动不起到主要作用，而输卵管黏膜形态学的改变，尤其是输卵管纤毛缺失及其结构、功能改变是输卵管妊娠发生的病理基础。

感染是造成输卵管黏膜形态学改变的最主要因素，大量研究证实，CT 和 UU 感染是导致输卵管妊娠的高危因素。

（1）CT 感染：CT 是一种专性细胞内寄生微生物，具有细胞壁结构，并包含 DNA 和 RNA，具有 19 个血清型及 3 个生物变型。其具有独特的二相性生活周期：当无活性的原体与宿主细胞接触时，以吞饮方式进入细胞，由宿主细胞膜包围原体而形成空泡。始体以二分裂方式繁殖，经过 8~12 循环的繁殖后在空泡内形成众多的子代原体。在感染的 30~80 小时（依赖于最初感染的种类）后子代原体从宿主细胞释放出来，再感染其他宿主细胞，开始新的发育周期[40]。

CT 的临床感染通常呈亚临床型，大样本的流行病学研究显示，感染 CT 后 1/3 的女性常无任何临床阳性症状和体征，其感染大都具有隐匿性。CT 感染后通常只侵犯宫颈柱状上皮及移行上皮，而不向深层移行，其感染途径则可逆行从宫腔到输卵管，最终引起盆腔广泛感染。女性生殖道 CT 感染多为自限性，机体固有免疫及适应性免疫可将病原体清除。少数未能有效识别者，可通过宫颈侵及上生殖道诱发宿主免疫病理损伤，引起盆腔炎性疾病及输卵管管壁结构改变。根据 Darville 及 Hiltke[41] 的研究推荐，目前主流致病机制假说主要有两种：生殖道上皮细胞假说和特异性免疫反应假说。前者侧重固有应答，强调生殖道上皮在 CT 感染以后，分泌大量趋化因子和细胞因子，诱导白细胞向感染部位的募集，造成生殖道损伤；同时大量炎性介质释放可加剧组织损伤，最终导致细胞增殖、组织重构及瘢痕形成等病理结局。后一种机制则强调免疫性应答，慢性或反复 CT 感染诱发的衣原体特异性 T 细胞反应是导致生殖道组织损伤及并发症形成的关键机制。

针对细胞固有应答，生殖道黏膜上皮细胞作为 CT 感染靶细胞，可通过释放多种细胞因子激活炎症反应及诱导特异性免疫应答而抵御感染，同时亦可导致自身免疫损伤。动物实验表明，CT 感染上皮细胞后可介导产生 TGF-α、TNF-α 及大量 IL-1α、IL-6，目前认为此类因子与输卵管纤维化及瘢痕生成有关。同时，体外实验发现，多西环素可清除单核细胞内持续感染的 CT，却无法清除上皮细胞内的相同感染情况，因而，上皮细胞可作为贮存宿主促进 CT 的持续感染[42]。同时动物实验显示，输卵管中性粒细胞浸润程度与输卵管积水呈直接相关[43]，其可能机制与中性粒细胞内的金属机制蛋白酶（MMP-9）参与的蛋白裂解及细胞外基质再合成，导致输卵管局部瘢痕形成有关。与此同时，CT 被生殖道巨噬细胞及上皮细胞模式识别受体（pattem recognition recetors，PRR）识别后可通过激活 Caspase-1 依赖性炎症反应致宿主上生殖道炎症损伤[44]。细胞内模式识别受体 NOD1 于 CT 感染早期可诱导内源性 IL-8 释放，后者作为中性粒细胞激活、趋化的细胞因子可能参与 CT 感染免疫病理过程[45]。TLR（toll-like receptor）作为 PRR 家族重要成员，参与机体对衣原体感染固有免疫反应激活。女性生殖道表达 TLR2 及 TLR4。衣原体感染中晚期，通过 TLR2 途径激活生殖道自身组织细胞产生 IL-10 可致病理损伤。

沙眼衣原体热休克蛋白（cHSP）是导致生殖道免疫损伤的中心环节，它可作为抗原引起宿主的免疫反应及免疫损伤。cHSP60 抗原表位的氨基酸顺序与人类热休克蛋白 60（hHSP60）具有 48% 同源性，感染后 cHSP-60 介导了自身免疫性损伤，产生抗自身 hHSP60 抗体，Giles 等在观察衣原体超微结构时证实，这些抗体可识别带有 HSP60 的靶细胞，破坏输卵管黏膜结构；同时，Kinnunen[46]、Lichtenwalner[47] 等人的实验证实，若感染持续存在，CT 特异性 T 淋巴细胞可引发超敏反应，导致广泛的盆腔粘连和严重的输卵管黏膜损害，最终导致输卵管管腔狭窄、纤毛缺失，形态扭曲、狭长，使受精卵运行受阻，最终导致输卵管妊娠发生。Tiitinen 等[48]认为，针对输卵管性不孕（TFI），cHSP-60 特异性抗体可以作为良好的预测指标。检测血清中 cHSP-60 抗体可以有效提示机体暴露于 CT 感染的可能性，提示上生殖道慢性或反复 CT 感染。除 cHSP-60 以外，cHSP-10 蛋白家族也能够引起迟发超敏反应[50]。cHSP-10

诱发的异常体液免疫反应与女性上生殖道严重并发症的免疫病理有关，且免疫应答强弱决定病变程度。cHSP-10 可致 CT 复发感染女性宫颈黏膜淋巴细胞呈显著增殖反应，且反应阳性率远较 cHSP-60 组为著，推测前者在 CT 感染致病机制中可能占有更重要地位。

Th1/Th2 细胞因子平衡点的漂移是生殖道免疫损伤的直接原因。正常情况下，机体 Th1/Th2 保持动态平衡。Th1 主要介导细胞免疫，Th2 主要介导体液免疫。一般认为 Th1 免疫应答能增强宿主对微生物感染，尤其是病毒和细胞内病原体免疫性和防御功能，而 Th2 应答则与感染的进展、持续性和慢性化有关，对微生物感染有负调节作用[51]。Th1 分泌的 IFN-γ 是宿主抵抗 CT 感染保护性免疫反应的关键介质[52]。高浓度的 IFN-γ 能起到抑制 CT 感染的作用，而低浓度的 IFN-γ 却能诱导 CT 潜伏于宿主细胞内部，形成持续感染，使体内 cHSP-60 抗体累积。激活的 Th2 能分泌 IL-10，其可使感染迁延并与感染后典型病理改变如肉芽肿形成、纤维化等相关联，同时高浓度的 IL-10 能有效抑制 IFN-γ，使病毒清除率降低。

（2）UU 感染：UU 是一种介于细菌与病毒之间能独立生长的原核微生物，不具有细胞壁结构，以二分裂方式繁殖。UU 是人类泌尿生殖道内最常见的支原体，相对分子质量 4.5×10^{8}，大小为 $125\sim250\mu m$，能产生尿素分解酶分解尿素。Kon G 等[53]根据 UU 基因组序列中 4 个不同基因组序列或基因区，设计系列靶引物，根据其表面抗原的变异，用 PCR 法可对其 2 个生物群共 14 个血清型 / 亚型进行基因分型鉴定。生物 1 群或微小脲原体（Up）或 parvo，包括血清型 1、3、6、14，基因大小约 0.75~0.76Mbp；生物 2 群或 UU 或 T960，包括其余 10 个血清型，基因大小约 0.88~1.2Mbp。

解脲支原体在性成熟无症状的下生殖道的分离率高达 40%~80%，在无性接触的妇女生殖道中，解脲支原体的阳性率为 6%，有 1 个性伴侣者阳性率为 38%，2 个者为 55%，3 个或更多者为 77%。UU 在非妊娠期健康女性阴道和宫颈检出率较高，并可见以 Up 的单纯血清型感染为主的现象，各国对非妊娠期女性 UU 检出率从 20%~60% 不等，PCR 法较培养法敏感度高，无症状人群的 UU 检出率约为 60%，性传播疾病门诊人群 UU 检出率为 70%~90%[54~60]。

UU 感染人体后，可在生殖道、局部黏膜上皮形成黏附，当人体免疫力低下或者生殖道上皮受损的情况下，容易导致细胞损伤而使支原体沿生殖道逆行向上，从而引起尿道炎、盆腔炎、输卵管炎，并进一步可导致不孕、输卵管妊娠、复发性流产等疾病。同时有研究表明，UU 感染可增加 HPV 感染的风险，在 HPV 病毒侵入宫颈上皮并引起持续感染的过程中，高浓度的 UU 是辅助因素。

UU 感染人体后，与宿主生殖道黏膜上皮细胞表面的受体结合，使其类脂侵入宿主细胞内，破坏宿主细胞的双层脂质结构，同时使宿主细胞胞内代谢产物外溢，并将自身的蛋白（如脲酶、磷脂酶、IgA 蛋白酶等）注入宿主细胞内，在胞内通过与宿主细胞膜之间的相互作用，进一步释放有毒代谢产物，如氨、超氧化物自由基和过氧化氢等，导致宿主细胞膜损伤；并可从宿主细胞膜上获取脂质和胆固醇，引起宿主细胞损伤；此外，UU 和宿主细胞膜之间的相互作用如细胞膜成分的互换，还可能启动从细胞膜到核的信号转导，改变许多基因的表达，导致宿主细胞染色体异常，影响蛋白质和 DNA 合成，严重者导致细胞死亡。UU 细胞膜表面含有丰富的脂蛋白，称为脂质相关蛋白（lipid-associated membrane protein，LAMP），可与宿主细胞上特定的 Toll 样受体结合，激活多条信号传导通路，释放炎症介质，引起机体炎症反应。

近年来研究表明，UU 在宿主体内的持续性感染是其致病的主要原因。在与宿主的长期共同进化过程中，UU 形成了多种逃逸宿主免疫反应的生存方式，以逃避宿主的免疫应答。通过表面抗原变异和对免疫系统的调节是 UU 逃避宿主细胞的免疫监视，形成持续感染的重要特征。①表面抗原变异：UU 膜外有一层黏性物质（荚膜），这种物质和其外膜的多变性逃避了免疫监视和不易被吞噬细胞摄取，从而在宿主体内形成长时间寄居。多带抗原（multiple banded antigen，MBA）是 UU 感染人体时被识别的主要抗原，在其基因组中含有生物群和血清型特异区，MBA 抗原的 N 末端含有群抗原决定簇，C 末端重复序列数量变化造成其分子量存在较大变化，这种高频变异使其可以逃逸宿主免疫系统的攻击，有利于在宿主体内长期生存，为诱发多种疾病奠定基础。②免疫调节：UU 还可通过影响人体的免疫系统而发挥致病作用。在 UU 感染后能刺激淋巴细胞、单核细胞及巨噬细胞产生细胞因子，如 IL-16、IL-6、TNF。在人和动物以及试管内还观察到 UU 使淋巴细胞产生免疫抑制现象。另外 UU 还能非特异性地与抗体结合部位结合，阻止吞噬细胞对 UU 的破坏，妨碍特异性抗体与抗原的结合[61-66]。

2. 输卵管功能性的改变

除了由于炎症或手术损伤后导致局部解剖结构改变，引起输卵管妊娠的情况以外，临床上亦可见部分解剖形态正常的输卵管妊娠病例。如携带 IUD、服用紧急避孕药、长期吸烟这类高危因素的患者，大部分并不存在输卵管病变的解剖学基础，其致病原因可能是输卵管整体功能性障碍，包括以下 3 个方面：输卵管转运功能异常、微环境状态异常和胚胎表达异常。这三方面交互影响，导致输卵管妊娠的发生。

（1）输卵管转运功能异常：受精卵早期滞留输卵管腔，并在局部黏附增殖是输卵管妊娠发生的基础。作为早期胚胎转运的场所，输卵管正常功能的运作有赖于输卵管纤毛的定向摆动和输卵管平滑肌的蠕动。而输卵管妊娠中发现的一些能够影响输卵管正常能动性因素的蛋白有前动力蛋白（PROK）、一氧化氮合酶（NoS）、ICC、肾上腺髓质素（ADM）、内源性大麻素 1（CB1）、H_2S 等。当其表达异常时，会直接影响输卵管的能动性，这是胚泡种植着床与输卵管妊娠发生的前因。

前动力蛋白（prokineticins，PROK）是一种多功能分泌型蛋白，包括 PROK1、PROK2，与 2 个高度同源的 G 蛋白偶联受体结合，其信号通路能促进神经和血管生成，并促进平滑肌收缩[67]。PROK 最初报道是在胃肠道的表达，信号能够直接刺激豚鼠回肠纵向肌肉的收缩[68]，且能通过 NO 介导机制使小鼠近端结肠舒张[69]，表明在不同的组织细胞内环境呈现不同的微分耦合和表达效应。PROK 受体在卵巢、子宫及其他妊娠相关组织中有高度表达，能促进内皮细胞增生和趋化作用；PROK1 能诱导白血病促进因子（leukemia inducible factor，LIF）的表达，促进滋养细胞的黏附作用，从而增强胚胎输卵管着床的表达[70]。PROK 和 PROKR 蛋白在人输卵管上皮和平滑肌层均有表达，且在 EP 的输卵管中比非妊娠黄体期女性输卵管中的表达低[71]，PROK 的异常表达能影响输卵管平滑肌收缩[72]，而影响胚胎在输卵管内的传输，因而成为 EP 发生的潜在因素之一。

一氧化氮（nitric oxide，NO）是一种结构简单的多功能生物信号分子，是体内重要的信使，主要调节平滑肌运动、细胞生长与凋亡等功能[73]。有研究表明，高浓度的 NO 可抑制输卵管平滑肌收缩[74]。一氧化氮合酶（nitric oxide synthase，NOS）是 NO 合成的关键因子，其以 L- 精氨酸为底物，利用氧生成 NO 和 L- 瓜氨酸，主要分为：神经型一氧化氮合酶（nNOS 或 NOS1）、诱导型一氧化氮合酶（iNOS 或 NOS2）、内皮型一氧化氮合酶（eNOS 或 NOS3），具有松弛输卵管平滑肌，聚集血小板，促进细胞生长和凋亡等功能。Al-Azemi[75] 等针对因子宫良性病变需行全子宫双附件切除的患者，在术前通过肌注人绒毛膜促性腺素（human chorionicgonadotrophin，hCG）模拟生理性早孕状态，术后取其输卵管与输卵管妊娠患者的输卵管组织进行对比，发现输卵管妊娠患者的输卵管上皮中 iNOS 及 NO 的表达均较假孕组患者明显升高，并认为高水平的 NO 损害了输卵管平滑肌的蠕动和纤毛摆动功能，从而诱发了输卵管妊娠。该工作组在其随后的研究中指出[76]，在输卵管妊娠患者中，合并衣原体感染者其输卵管上皮 iNOS 的表达较无衣原体感染者明显升高，推测衣原体感染除了损伤输卵管结构外，也可通过 iNOS/NO 途径抑制输卵管蠕动，参与输卵管妊娠的发生。另外，小鼠实验表明[77]，除输卵管上皮外，衣原体感染还可同时上调输卵管内巨噬细胞 iNOS 的表达，进一步抑制输卵管平滑肌正常的蠕动节律，扰乱胚胎转运过程。

肾上腺髓质素（adrenomedullin，ADM）最早是由日本学者 Kitamura 等[78] 于 1993 年发现。其广泛分布于人体多种组织中，作为一种循环激素和旁分泌介质有多种生物活性，如扩张血管、降血压等。随着研究深入，目前发现其与女性妊娠状态密切相关。有报道发现，在输卵管妊娠致病过程中，某些致病因素作用后，ADM mRNA 表达随即上升[79]，同时在离体大鼠试验中发现，用 ADM 处理后输卵管上皮纤毛摆动频率明显增加，并呈现浓度依赖型的特点，而使用蛋白激酶 A（PKA）抑制剂（H89）或一氧化氮合酶（NOS）抑制剂［NG-硝基 -L- 精氨酸甲基酯（L-NAME）或 N- 亚氨基乙基 -L- 鸟氨酸（L-NIO）］可抑制 ADM 对纤毛摆动频率的刺激作用[80]，因而可以凭此判断因 ADM 能作用于纤毛运动（ciliary beat frequency，CBF）和平滑肌收缩从而导致输卵管妊娠的发生。正常妊娠后，滋养细胞及蜕膜能分泌 ADM，使母体 ADM 水平较未孕时明显升高，研究发现[81] 妊娠晚期血清中 ADM 是正常人体的 4~5 倍。Liao[82] 等研究发现异位妊娠患者血清 ADM 水平较同孕期女性明显降低，同时低水平 ADM 可以导致输卵管纤毛摆动频率下降及肌肉紧缩，从而不利于受精卵正常进入子宫。其可能的机制是 ADM 作为第一信使通过激活多条信号通路，如 Ca^{2+} 信号通路，NO 信号通路等。

大麻素系统（CB）能够决定神经元的存活与死亡，可以减少细胞钙内流，抑制谷氨酸能神经递质，抑制自由基形成 - 抗氧化作用，诱导低温状态的产生，能够抑制 TNFα 的释放 - 抗炎作用，调节不同类型神经细胞的死亡与存活，细胞外信号调节激酶的激活，微血管系统的控制，抑制诱生型一氧化碳合酶的表达，并广泛存在于人体中。内源性大麻素 1（endocannabinoid，CB1）是属于 G 蛋白偶联受体家族，在调节代谢过程中发挥重要作用。CB1 在输卵管上皮细胞和肌肉层面上都有表达，能够影响输卵管各种生理运动的能动性，而且在输卵管妊娠时输卵管中的表达比正常未孕女性中低[83]；从小鼠慢性暴露在尼古丁中的研究[84] 显示出大脑中区域特异性机制的 CB 效应，由此推论是 CB 的特异性关联女性抽烟成为诱发输卵管妊娠病理因素。

H_2S 是一种具有刺激性气味的气体，同时也可内源性产生，并作为神经递质广泛参与体内多种生理活动。体内 H_2S 的产生多以半脱氨酸为底物，经一系列的酶促作用而生成。L- 半胱氨酸是一种含硫氨基酸，可来源于消化后的食物及体内蛋白质的代谢。内源性 H_2S 的产生过程需要多种酶的参与，其中最关键的 2 种酶是胱硫醚 -β- 合成酶（CBS）和胱硫酸裂解酶（CSE）。宁楠楠[85] 等采用免疫组织化学和免疫荧光等方法，首次证实了大鼠、小鼠及人输卵管上皮细胞上表达 CBS 和 CSE，推测输卵管可在必要时合成 H_2S 作为内源性信号系统。同时他们发现输卵管妊娠时，CBS 和 CSE 表达明显上调，上调 H_2S 表达水平。同时他们在离体试验中证实外源性或内源性 H_2S 均具有抑制输卵管的自发性收缩活动的情况。并在小鼠的载体试验上证实，给予腹腔给药 H_2S 的供体 NaHS 或 GYY4137（一种 H_2S 的缓蚀剂）后，孕鼠出现胚胎滞留现象，表明 H_2S 作为气体信号分子，具有调节输卵管功能的作用。

ICC（interstitial cells of Cajals）可以在人输卵管上有表达[86]，并且能通过介导神经传递来控制输卵管平滑肌收缩，在生理上孕激素可以通过旁分泌信号调节并监管 ICC 的表达并作用于输卵管平滑肌细胞[87]，而病理上衣原体感染导致的炎性反应也可以上调 iNOS[88]，破坏 ICC 的激动功能使得平滑肌收缩功能失常[89]，从而延缓胚泡在输卵管上的传输，因而和输卵管妊娠发病机理相关。

人输卵管特异性糖蛋白（human oviduct specific glycoprotein，hOGP）是由人输卵管上皮分泌细胞合成分泌的一种蛋白质，与血清中雌、孕激素和黄体生成素水平有关，可能在促进受精及早期胚胎发育中起作用。有研究显示[90]，hOGP 在卵透明带上有特定的结合位点，高度糖基化的输卵管糖蛋白通过与卵透明带、早期胚胎及输卵管上皮细胞结合，防止胚胎滋养层对输卵管壁的黏附，保证早期胚胎在输卵管中活动自如。

（2）输卵管微环境状态异常：在正常妊娠过程中，子宫有一个极短的敏感期允许受精卵着床。许多研究认为，输卵管也存在类似的"允许着床窗口"。这主要是由于各种因素导致输卵管局部微环境发生改变，使输卵管局部对受精卵容受性增加，适合受精卵着床，从而促进输卵管胚胎种植。

人体胚泡在排卵后第 6~7 天开始对体腔上皮产生黏附，此时的黏附是不稳定的；继而第 8 天出现合体滋养层；稳定黏附后，胚泡即通过滋养层细胞穿过并进一步向基质内侵入；至 10~11 天左右完全植入基质中，胚泡表面由上皮覆盖。从输卵管微观环境角度，细胞生长因子、趋化因子和黏附分子形成的微环境平衡一旦被打破，很可能诱导胚泡在输卵管上着床，形成输卵管妊娠。

1）细胞生长因子：在此是指参与输卵管妊娠种植机制过程中，调控细胞分裂、繁殖和生长分化的相关细胞蛋白分子，并能够发挥调节细胞间质的合成、分泌及分解的作用，主要以雌激素受体（ER）、孕激素受体（PR）、基质金属蛋白酶（MMP）、血管内皮生长因子（VEGF）、表皮生长因子受体（EGFR）、水通道蛋白（AQP）等为代表。

雌激素受体（estrogen receptor，ER）：雌激素与其受体结合后调节特殊基因表达，刺激雌性生殖道及相关器官的生长和分化。输卵管的 ER 主要定位在基质和上皮分泌细胞的细胞核中，其表达呈增殖期增高，分泌期下降[91]。同时，ER 存在同种异构体，子宫内膜中 ER-α 的持续存在与着床失败和内膜中不恰当的容受性蛋白表达相关[92]。激素和受体的水平决定了子宫内膜的功能状态，同样也很可能影响了输卵管的功能如精子的获能、输卵管的运输功能。Shao 等[93] 通过动物实验发现了 ER-α 对输卵管蛋白合成和分泌液形成的调节机制，参与卵泡发育和早期胚胎发育，提示 ER-α 对妊娠的成功有着重要意义。Horne 等[94]研究发现，输卵管妊娠妇女的输卵管中缺乏 ER-α 蛋白。

孕激素通过 2 种核受体孕激素受体（progestin receptor，PR）亚型 PR-A、PR-B 的介导调节特异基因表达，对卵泡发育、子宫内膜容受性、妊娠维持及附属器官的发育和分化具有重要的作用。PR 主要定位于输卵管上皮分泌细胞、基质细胞和肌细胞的核中，在月经周期的中期和分泌期可观察到强阳性信号[91]，在子宫内膜的蜕膜化反应中通过调节其特异基因和细胞功能而起作用[95]。有较多研究发现，输卵管妊娠患者的输卵管中缺乏 PR 蛋白表达[94, 96]。

细胞外基质（extracellular matrix，ECM）具有丰富而活跃的生物学功能，参与细胞内外信号的传递，调节特异基因的表达，对调节胚胎发育进程、决定细胞的黏附特性及迁移方向具有重要的作用。ECM 主要分为 4 类：胶原、非胶原糖蛋白、氨基聚糖与蛋白聚糖、弹性蛋白。除弹性蛋白外，其他三类都是由结构和功能相关的多种成员构成的大家族。如糖蛋白包括纤粘连蛋白（FN）、层粘连蛋白（LN）等。这些基质蛋白分子可以互相结合作用，保证组织的稳定性及细胞的正常生理功能。Kemp 等[97]研究发现，在输卵管妊娠中，绒毛间质、滋养层细胞柱远端、浸润性绒毛外滋养细胞以及血管内滋养细胞中均可检测到 FN，在浸润位点，FN 分布于浸润性滋养层细胞的外周，可能增强了其对母体界面的黏附，便于细胞的浸润。LN 的表达定位与 FN 相类似。并且推测，与正常妊娠相比，输卵管妊娠 6~10 周浸润性滋养层细胞表达的 ECM 与其整合素受体不匹配，可能是输卵管妊娠的着床胚胎后期不能正常发育的原因之一。国内相关研究发现，FN 在正常输卵管峡部、壶腹部和伞部黏膜上皮未见表达，在近妊娠部位的输卵管黏膜上皮也未见表达，提示这可能是正常情况下抑制和避免早期胚胎在输卵管植入的机制之一。但是，输卵管基底膜和基质表达 FN，表明输卵管内也具备胚胎植入的基础；另一方面，FN 在妊娠部位输卵管的黏膜基质和基底膜的表达显著高于分泌期正常输卵管的表达，提示在异常情况下（如炎症等）使输卵管上皮组织学改变，FN 有可能参与了介导滞留胚胎在输卵管的黏附和侵入[98]。

人体胚泡在排卵后第 6~7 天开始对体腔上皮产生黏附，此时的黏附是不稳定的；继而第 8 天出现合体滋养层；稳定黏附后，胚泡即通过滋养层细胞穿过并进一步向基质内侵入；至 10~11 天左右完全植入基质中，胚泡表面由上皮覆盖。人类胚泡随植入进行，其表面的滋养层细胞分化为外层的合体滋养层细胞（STB）和内层细胞滋养层细胞（CTB）。CTB 具有较强的增殖能力，其主要按 2 种途径分化：一方面通过融合形成 STB，另一方面形成绒毛细胞滋养层细胞（vCTB）和绒毛外细胞滋养层细胞（EVCT）。一般受精后第 3 周，部分绒毛内 CTB 开始突破其外被覆的合体滋养层，逐渐分化成具有高度浸润能力的 EVCT。滋养细胞与 ECM 黏附后，随即通过蛋白水解酶降解 ECM，该酶主要分为 3 类：丝氨酸蛋白水解酶、半胱氨酸蛋白水解酶和基质金属蛋白酶（matrix metalloproteinases，MMP）。MMP 是一种几乎能降解 ECM 中各种蛋白成分的酶。同时，MMP 也可以释放结合在 ECM 上的生长因子或细胞因子，此外亦可降解非 ECM 成分，产生生物活性分子，调节细胞的生长、迁徙、分化和凋亡等行为。因此，目前 MMP 是研究最为热门的全能蛋白家族。

目前 MMP 家族已分离鉴别出 26 个成员，编号分别为 MMP1~26。在输卵管妊娠研究方面，透明带的变薄和消失是胚泡植入的条件之一，任何条件引起透明带提前溶解及干扰受精卵发育，均可导致受精卵提前在输卵管界面着床，而透明带中 ECM 的糖蛋白水解机制成份的表达和 MMP 的侵袭基底膜中蛋白表达均与输卵管妊娠蛋白作用机理密切相关。MMP 在种植机制过程中受其抑制剂（tissue inhibitor of metalloproteinases，TIMP）的监控下完成，和其在子宫内膜组织中表达相似，在妊娠输卵管种植部位的表达主要表达的是 MMP-2、MMP-9 和 MMP-14，其相对的抑制表达的是 TIMP-1，TIMP-2 和 TIMP-3[99、100]。在侵袭的绒毛外滋养层（extravillous cytotrophoblast，EVCT）细胞中发现 MMP-9 和 TIMP-1，TIMP-2 和 TIMP-3 表达[100]，而仅在柱细胞滋养层（column cytotrophoblast，CCT）末端细胞和侵袭 EVCT 中发现 MMP-2 和 MMP-14 表达，在母体间隙的侵袭通路上 MMP-14 和 TIMP-1，TIMP-2 表达增强；在妊娠 3~9 周期间，MMP-9 和 TIMP-1，TIMP-3 的 mRNA 水平和免疫反应都有增加表达，而 TIMP-2 却表达降低[100]。由此可见，MMP 在 TIMP 的监控下，在母胎界面上特异的表达机制对胚泡侵袭和种植过程至关重要。

同时，Kucera 等[101]对破裂与非破裂输卵管妊娠的标本进行研究，结果表明 MMP-1、MMP-2 及 TIMP-2 参与输卵管妊娠的早期植入。Qiu X 等[102]研究发现，在输卵管妊娠着床点，基质金属蛋白酶的表达随着滋养层细胞的浸润深度而增加，反之其抑制因子 TIMP-1 和 TIMP-2 的表达减弱。基质金属蛋白酶和蛋白酶抑制剂在异位植入部位的不平衡表达可能会导致广泛的细胞外基质的降解。梁琴等[103]运用免疫组化结合病理图像半定量分析方法检测正常输卵管壶腹部标本（A 组）、输卵管炎壶腹部标本（B 组）、输卵管壶腹部妊娠标本（C 组）中 MT1-MMP、MMP-2 及 TIMP-2 的表达情况，结果发现，TIMP-2 的表达在 A 组输卵管黏膜中最高，B、C 组间比较无差异。TIMP-2 表达强度与 MMP-2，MT1-MMP 相反，A 组最低，B 组的表达最高，C 组的表达略低于 B 组。因此推测输卵管的慢性炎症会引起 MMP-2 的激动剂 MT1-MMP 表达增强，MMP-2/TIMP-2 之间的动态平衡失衡，从而可能参与了输卵管妊娠的发生。而晏长荣等[104]通过检测输卵管妊娠黏膜组织、正常输卵管黏膜组织及正常宫内早孕组子宫蜕膜组织中 MMP-2 及 TIMP-2 的表达，发现 MMP-2 和 TIMP-2 阳性表达均在正常宫内早孕组最高，在输卵管妊娠组中较高，在正常输卵管组中最低。说明在输卵管妊娠时较高水平的 MMP-2 促进输卵管黏膜 ECM 降解，使细胞间连接疏松，有利于绒毛滋养层细胞穿透母体输卵管黏膜，TIMP-2 伴随 MMP-2 也呈较高水平表达，拮抗 MMP-2 对 ECM 的降解作用，避免滋养层细胞对输卵管黏膜的过度侵袭，两者形成动态平衡，使得胚胎成功着床于输卵管黏膜。

表皮生长因子（epidermal growth factor，EGF）及转化生长因子 -A（transforming growth factor，TGF-A）与表皮生长因子受体（EGFR）结合后，激发受体磷酸化激活酪氨酸激酶（receptor protein tyrosine kinases，RPTK）活性，引发并开启下游信号传导，促进细胞的增殖和分化，从而在种植前的胚泡发育发挥作用。根据 Birdsall[105-106]等人的研究提示，EGF 的分泌呈现周期性变化，即从增生期到分泌早期逐渐增强，至植入窗期到达峰值，此后表达逐渐减弱，至分泌晚期降至最弱。对其表达定位目前比较一致的结论是认为子宫内膜腔上皮和腺上皮细胞 EGF 的蛋白表达与自然规律同步，且在分泌中期出现腔上皮的顶浆分泌[105-108]，因此推测其可能参与了胚胎的黏附。

Marin，Barlow 等人[109-110]发现，用人工重组的 EGF 能明显改善体外培养的人和鼠受精卵的孵化，促进胚胎的发育和滋养细胞的增殖，提高胚胎的存活率，加速囊胚的脱透明带，这是着床的先决条件。同时，Ali 等[111]发现，人分泌中期子宫内膜表达 EGF 减少可导致不孕，均提示 EGF 在胚泡植入过程中介导胚泡着床[105-107]。

但近年来[112]针对体外胚胎"阻断现象"的研究中发现，人输卵管上皮细胞、EGF 共培养的小鼠受精卵体外发育较其他情况理想，推测其可能原因为：①人输卵管上皮细胞中存在分泌泡，具有分泌功能，能够提供生长促进因子；②体细胞可能去除培养液或条件培养液中的抑制成分；③同时具有上述两方面的能力，即加入特异因子和去除不利因素，这可能是胚胎通过阻滞期的真正原因。而输卵管妊娠的发生是否与其有关仍需进一步研究明确。

Leach[113]等报道，EGF 表达于滋养细胞，介导细胞滋养细胞分化及侵袭。EGF 同样表达于输卵管妊娠绒毛的合体滋养细胞、细胞滋养细胞，即合体滋养细胞最高，细胞滋养细胞最低，中间滋养细胞介于两者之间[114]。最近有研究显示孕激素可以通过刺激间质细胞中的 EGF 表达进而通过旁分泌途径刺激内膜上皮中整合素 β_3 的表达，可能与初次黏附后滋养叶细胞的进一步植入相关。至于输卵管中 EGF 的表达情况以及输卵管炎症时 EGF 是否表达有增加导致胚泡易于此处着床未见有报道，尚待进一步的研究。

血管内皮生长因子（vascular endothelial growth factor，VEGF）早期也被称为血管通透因子（vascular permeability factor，VPF），是血管内皮细胞特异性的肝素结合生长因子（heparin-binding growth factor，HPF），可在体内诱导血管新生（induce angiogenesis in vivo，IAIV）；包括 6 个等型（isoforms）VEGF-A，-B，-C，-D，及 -E，每个等型特异性地与 3 个血管内皮生长因子受体（VEGFR-1，-2，及 -3）的特定组合相结合。

对于宫内妊娠，动物实验曾证实，VEGF 作为血管生成和血管渗透性的促进因子，在胚泡植入和胎盘血管网络形成中起着关键的作用[115]。抑制 VEGF 可以完全阻滞胚泡的植入[116]甚至导致胚泡死亡[117]。

对于输卵管上 VEGF 的研究，一直是相对热门成熟的领域。针对非妊娠状态下输卵管，Lam 等[118]研究提示，通过免疫组化发现 VEGF 定位在输卵管的腔上皮、平滑肌细胞、血管；同时 VEGF mRNA 表达在围排卵期最高，在壶腹部和伞部高于峡部。同时，其与血清 FSH、LH 呈显著正相关；与雌、孕激素无统计学相关性。然而，雌激素是一个众所周知的促血管生成因子，这支持其广泛出现在输卵管可能并非是促进血管生成，其时空表达主要增加血管的渗透性促进输卵管液的分泌相关。同时，输卵管积水中的表达模式，主要表达在输卵管的扩张和异常积液的累积[119]。而对于已发生输卵管妊娠的组织，Lam[120]等研究输卵管妊娠种植部位、非种植部位的 VEGF 受体的水平，显示在种植部位的表达明显高于非种植部位，其受体 mRNA 在输卵管妊娠种植部位的表达也比非种植部位明显，推测 VEGF 可能参与了输卵管妊娠胚泡植入及胎盘形成的促血管生成过程。同时，季银芬研究显示，VEGF 在绒毛合体滋养细胞、细胞滋养细胞、绒毛外滋养细胞等细胞上强阳性表达，与 Charnock-Jones[121]及 Athanassiades[122]等的报道相一致。这提示 VEGF 可能参与胚泡植入时滋养细胞的侵入过程，与其在种植部位的高表达相一致。

在临床应用中，根据 Felemban 等[123]研究认为，以血清 VEGF>2000pg/ml 为分界点，鉴别诊断输卵管妊娠与正常宫内妊娠的敏感度为 88%，特异度为 100%，阳性预测值 100%；

鉴别诊断输卵管妊娠与宫内妊娠发育停滞的敏感度为 87%，特异度为 75%，阳性预测值为 77.8%，从而认为血清 VEGF 可作为输卵管妊娠的辅助诊断指标之一。Daniel、Felemban 等一致认为，输卵管妊娠妇女血清 VEGF 明显高于宫内妊娠发育停滞和正常宫内妊娠的原因是：缺氧是上调 VEGF 的关键因素之一。输卵管妊娠时因输卵管不能形成完整的蜕膜，这种缺氧现象更为明显。胚胎缺氧可直接刺激滋养细胞代偿性合成 VEGF。此外有研究表明，胰岛素样生长因子 -1（insulin-like growth factor-1，IGF-1）和白介素 -1β（interleukin-1β，IL-1β）可以直接调节 VEGF 和 VEGFR 在输卵管上皮细胞和间质纤维细胞（stromal fibroblasts）中的表达，有助于 VEGF 的合成和分泌[124]。虽然在输卵管妊娠具体生理病理作用机制还在探寻中，但其相关性已被证实。

水通道蛋白（aquaporins，AQP）是一种位于细胞膜上的蛋白质（内在膜蛋白），在细胞膜上组成"孔道"，可以控制蛋白在细胞的进出，在哺乳动物中此类蛋白目前所知的至少存在 13 种（AQP0~12），主要分为 3 个亚家族：水通道，包括 AQP0、1、2、4、5、6、8，仅对水分子具有通透性；水甘油通道，包括 AQP3、7、9、10，它们除了对水分子具有通透性之外，还对尿素、甘油及一些单羧酸盐，如乳酸、β- 羟丁酸等具有通透性；超级水通道，包括 AQP11、12，它们位于胞浆内，通透性仍未明确。

在正常妊娠的过程中，AQP9 表达于窦状卵泡和颗粒细胞[125]中，雄激素通过 PI3K 途径下调颗粒细胞的 AQP9 mRNA 水平，影响颗粒细胞为卵母细胞供给营养物质，造成卵泡发育不良。同时，QP9 能够在维持体内平衡的水在蜕膜化和胚胎植入子宫内膜细胞的细胞膜。在囊胚形成过程中，AQP9 表达于囊胚期滋养层细胞顶膜区，参与维持渗透压平衡。在囊胚植入过程中，AQP9 表达于啮齿类及猪的子宫内膜，可能参与子宫内膜间质水肿和宫腔液体清除过程，从而造成宫腔闭合、决定胎盘着床部位。此外，在小鼠子宫中，AQP9 仅在囊胚植入时的子宫蜕膜中低表达，可能通过参与甘油转运，为基质细胞的增生和分化为蜕膜细胞的过程提供了能量物质，参与着床后子宫蜕膜化[126]。但在人类的妊娠子宫中，目前尚未检测到 AQP9 的表达。

在输卵管妊娠过程中，AQP9 蛋白可表达于大鼠及猪的输卵管上皮，但未对其输卵管妊娠过程进行动态观察。但根据 Ji 等人的研究提示，在人的输卵管上皮细胞的细胞质中可定位表达 AQP9，并且不受 ER 和 PR 的影响，且输卵管妊娠中输卵管中的 AQP9 蛋白比正常输卵管中的表达低[127]。由此，在人类输卵管中的 AQP9 蛋白表达的减少可能对输卵管妊娠发生机制有意义。目前关于 AQP9 在输卵管妊娠中所起的作用及相关调控机制仍有待进一步研究证实。

2）趋化因子：各类趋化因子，如 IL 家族、白血病抑制因子、子宫珠蛋白等在均可在输卵管妊娠发生期间出现失平衡现象，并介导了滋养细胞的进一步黏附、侵袭。

炎性表达因子 IL-1、IL-6、IL-8、IL-10、IL-11、IL-15、TNF-α 等，均被证明有参与输卵管妊娠种植过程的表达[128-133]，并且都是在 ER 和 PR 的调控下表达。

输卵管内 IL-1/IL-1ra 的比值不适宜其受体的高表达都和输卵管妊娠种植机制相关[134]。IL-6 是在 ER 监管信号通路下抑制输卵管纤毛运动，导致输卵管妊娠的发生[130]。在被衣原体感染后，IL-8 蛋白表达上调使得输卵管上皮细胞出现感染现象，同时促近活化蛋白激酶（mitogen-activated protein kinase，MAPK）细胞外信号调节激酶（signal-regulated kinase，

ERK）被激活，而诱导被感染的输卵管形成适合胚泡种植环境[135]。IL-6、IL-8、TNF-α 在输卵管妊娠中的表达明显高于正常妊娠患者和自然流产患者[131]。IL-10、IL-11 虽然在输卵管妊娠患者体内均有表达，此表达水平在输卵管妊娠中似乎无法用于区别正常宫内妊娠中的表达[132]。IL-11 诱导异常滋养层种植，其信号通路参与人类调节滋养层种植机制，且在输卵管妊娠流产的因素很可能归咎于 IL-11 信号不足[128]。IL-15 在输卵管妊娠中和在宫内妊娠及自然流产中的数据有明显的差异，在临界值为 16 pg/ml 的时候，其协助诊断输卵管妊娠的敏感度达到 92%，甚至可以作为协助诊断输卵管妊娠的生物诊断标志物[136]。

白血病抑制因子（leukemia inhibitory factor，LIF）是一种分泌性糖蛋白，迄今已在 T 细胞、单核细胞、神经胶质细胞、胚胎干细胞、骨髓基质细胞、胸腺上皮细胞、肝成纤维细胞等多种细胞中发现有 LIF 的表达；除能通过诱导分化并抑制骨髓白细胞的增殖功能以外，还能调节胚胎干细胞和上皮细胞等生长及分化；在排卵过程，早期胚泡发育及胚泡种植中均有发现 LIF 蛋白表达增加[137]。

LIF 蛋白在完整的月经周期中的输卵管上皮细胞均有表达，机制和子宫内膜相似；在炎性因子［肿瘤坏死因子 -α（TNF-α），白细胞介素 -1α（IL-1α）］和生长因子［表皮生长因子（EGF）、血小板衍生生长因子（PDGF）、转化生长因子 -β（TGF-β）等］作用后的输卵管上皮和间质细胞体外培养蛋白表达有明显上升[137-138]；结合临床上慢性输卵管炎患者易患输卵管妊娠，推测可能存在输卵管炎 -LIF- 输卵管妊娠关系链。

但针对输卵管妊娠中 LIF 的研究表明，在壶腹部输卵管妊娠时壶腹部浓度无明显增加，与宫腔内妊娠状态下壶腹部输卵管的浓度无统计学差异[140]。这跟目前认为 LIF 分泌为母源性的，而非胎源性的，与局部是否存在胚胎着床无关。因此目前就 LIF 与输卵管妊娠的关联度研究仍需进一步探索。

子宫珠蛋白（Uteroglobin，UG）是低分子肽同型二聚体，最初发现于兔子的子宫分泌物并且是胚泡液重要组成部分[141]，属于分泌球蛋白总科的上皮细胞分泌的蛋白质，包括许多分子，绝大多数的抗炎和免疫调节特性[142]，参与胚胎种植前期准备[143]。Quintar，等[145]筛选和量化的输卵管样本（取自年龄在 20~43 岁的育龄期女性），输卵管炎患者 4 例、输卵管积水 4 例、输卵管妊娠 4 例，正常对照输卵管 4 例，并用免疫组织化学技术提取 UG，结果表明患者的输卵管上皮 UG 表达比正常对照组增加了；并得出结论，子宫珠蛋白是存在于人类的输卵管分泌蛋白，并在输卵管参与免疫抑制反应。由此可以推测其是参与输卵管妊娠表达的蛋白之一。

3）黏附分子：黏附分子大多为糖蛋白，少数为糖脂，分布于细胞表面或细胞外基质（extracellular matrix，ECM）中，这里主要是黏蛋白 -1（Mucin-1）、嗅质蛋白（Olfm-1）、整合素（integrin）等。

黏蛋白 1（Mucin1，MUC1）是一种跨膜糖蛋白的黏蛋白，是迄今发现的 19 人黏蛋白之一[145]，能提供对上皮表面保护层，参与细胞间的相互作用、信号和转移[146]。MUC1 的胞质域绑定 β-catenin，引发附着力属性[147]和黏滞属性[148-149]。它的存在可以防止输卵管粘连。MUC1 蛋白在整个月经周期存在于输卵管上皮细胞最表面，但在卵泡期细胞内定位最小，在黄体期增加到最大；正常在输卵管上皮表层组织中细胞内 MUC1 和 214D4 糖原抗体表达都远远强于异位妊娠输卵管内的表达，214D4 型表面抗原在输卵管异位植入组织部位没有表达；由此认为减少 MUC1 表达和改变输卵管上皮细胞中糖基化，可能导致输卵管妊娠[150]。也有人认为 MUC1 在输卵管妊娠的输卵管上皮的免疫反应很弱，植入部位甚至没有发现 MUC1 蛋白的表达，从而认为 MUC1 蛋白的缺失可能是导致输卵管妊娠发生的原因[151]。

嗅质蛋白（Olfactomedin-1，Olfm-1）隶属于附属糖蛋白家族，蛋白包含一个 Olfm-like 域中，可以作为支架蛋白蛋白起到细胞黏附作用[152-153]，Olfm-1 能够通过调节规范化 Wnt- 信号通路来调节各种细胞功能[154]。Olfm-1 作为 Wnt 信号表达是抑制者（WIF-1）[155]，对调节 Wnt- 管制基因胚胎植入、早期生长很重要[155-156]。Kodithuwakku 等[154]认为激活下调 Wnt- 信号通路易诱发 Olfm-1 表达能够诱发 EP。Nakaya 等[155]研究了未孕女性和宫外孕女性输卵管上的 Olfm-1 时间和空间上的蛋白表达，并用一种新滋养层球体（胚胎替代品）- 输卵管上皮细胞培养模型（JAr 和 OE-E6/E7 细胞）来研究 Olfm-1 在球状体的黏附作用；非孕期输卵管上 Olfm-1 mRNA 在壶腹部表达是卵泡期高于黄体期（$P<0.05$）；EP 女性组的壶腹部输卵管中 Olfm-1 蛋白的表达比对照组正常黄体期女性低（H-SCORE=1.3 ± 0.2 vs 2.4 ± 0.5；$P<0.05$）；给予 OE-E6/E7 重组 Olfm-1（$0.2{\sim}5\mu g/ml$）抑制黏附 OE-E6/E7 细胞球状体；而用 Wnt3a 或 LiCl 激活 Wnt-signaling 通路，会减少内源性 Olfm-1 表达，增加球状体黏附力；相反，用 RNAi 抑制 Olfm-1 表达会增强球状体黏附 OE-E6/E7 细胞；综上所述，Wnt 活化抑制 Olfm-1 表达，这可能会诱发一个有利胚胎滞留在输卵管上的微环境，从而导致 EP 的发生。

整合素（integrin）是介导细胞黏附和传递细胞信号的一种黏附分子；有实验在早期妊娠（3~9 周时）的异位妊娠输卵管上，检测到整合素 α_1、$\beta_1\alpha_5$ 和 $\alpha_5\beta_1$ 及其配体细胞外基质（extracell matrix，ECM）蛋白［包括纤连蛋白（fibronectins）、层粘连蛋白（laminins）和 ColIV］，尤其是整合素 α_1 和 β_1 在输卵管妊娠母体面的黏膜上皮细胞和胚胎滋养细胞中表达均有显著性升高；充分证明整合素和细胞外基质蛋白可能介导了输卵管黏膜上皮与胚胎的黏附，参与了输卵管妊娠的发生[158-159]。

（3）胚胎表达异常：生理状态下，胚胎和子宫内膜发生妊娠识别，保障正常宫内妊娠的建立。着床前的胚胎可主动产生和释放某些特定的生物活性物质，参与调控母 - 胎的正确识别。若这些活性物质表达异常，导致胚胎发出错误的妊娠信号，则可能诱发胚胎错误识别并种植于输卵管上皮。

营养蛋白（trophinin）是一种特异的细胞膜内蛋白，其部分多肽暴露于细胞表面，氨基端位于细胞质内。Trophinin 蛋白通过介导滋辅蛋白（tastin）和 bystin 两种胞质蛋白，使三者形成细胞黏合分子复合物，从而调节滋养层和子宫内膜上皮黏附力[160]，介导着床时的胚泡黏附过程。Trophinin 在人月经周期增殖期及排卵期不表达，主要在妊娠 10 周内的合体滋养细胞溶酶体样的胚泡中表达（即仅在绒毛样胚泡中出现），在 10 周后的胎盘组织中间层不到，三组合体蛋白能在妊娠 6 周的绒毛组织中高度表达，在滋养层细胞中检测缺弱表达甚至检测不到[161]。充分说明其发挥的黏附分子中复合体在初期黏附和着床过程发挥作用[162]。Nakayama 等[163]发现 Trophinin 未在宫内妊娠及未妊娠女性的输卵管上表达，仅在输卵管妊娠的输卵管黏膜上皮及滋养细胞中表达。同时在离体输卵管组织培养过程中发现，该蛋白表达与 β-hCG 呈正相关。用 hCG 刺激后发现在输卵管上皮中的表达明显增加。结合输卵管妊娠患者往往是因慢性输卵管炎或结节性输卵管炎病史存在着局部输卵管的破坏，延误了胚泡自输卵管运送至宫腔。推测这种延误一方面使得胚泡随着时间推移分泌增加，刺激了输卵管上皮分泌增加，创造了局部微环境；另一方面也给予胚泡与输卵管上皮细胞相互作用的时间，最终导致了输卵管妊娠发生。

　　上皮性钙黏蛋白（E-cad）除了表达于输卵管上皮，还同时表达于胚胎滋养细胞。E-cad是 Ca^{2+} 依赖性单链跨膜糖蛋白，主要在上皮细胞表面表达，介导同种细胞之间黏附，参与形成和规范正常细胞间的衔接。E-cad与生殖事件有密切联系，欲着床期胚胎与子宫内膜的 E-cad参与了胚胎着床机制[164]。在输卵管妊娠组织中，E-cad 表达于蜕膜细胞、绒毛细胞滋养层细胞和绒毛外滋养细胞的胞膜，绒毛外滋养细胞的阳性显色弱于绒毛细胞滋养层细胞。由此可见，此蛋白在绒毛样胚泡中存在，且参与输卵管妊娠种植过程。同时 Revel[165] 发现，滋养细胞 E-cad 的表达明显强于输卵管上皮，说明 IVF 诱发输卵管妊娠的始动环节在于胚胎异常，而非输卵管上皮。由于胚胎表面 E-cad 表达过度，引起胚胎表面"黏性"改变，这样的胚胎被移植送入宫腔时，与子宫内膜无法正确识别，而继续游走于子宫腔并进入输卵管内。若进入输卵管腔的胚胎经过与着床窗口期的各种调节因子相互作用后，滋养细胞表面的 E-cad已调整至适宜着床的最佳状态，便可在输卵管腔内着床发育。

参考文献

［1］ Karaer A，Avsar FA，Batioglu S. Risk factors for ectopic pregnancy：a case-control study［J］. Aust N Z J Obstet Gynaecol，2006，46(6)：521-527.

［2］ Hillis SD，Owens LM，Marchbanks PA，et al. Recurrent chlamydial infections increase the risk of hospitalization for ectopic pregnancy and pelvic inflammatory disease［J］. AM J Obstet Gynecol，1997，176：103.

［3］ Egger M. JAMA，1999，281(2)：117-118.

［4］ Peipert JF. Clinical practice.Genital chlamydial infections［J］. New England Journal of Medicine，2003，349(25)：2424-2430.

［5］ 于红侠. 解脲支原体及沙眼衣原体感染与异位妊娠的关系［J］. 中国妇幼保健，2008，23(28)：4021-4022.

［6］ 史金凤，钱小虎. 人巨细胞病毒感染现状［J］. 实用妇产科杂志，2001，17(5)：288.

［7］ Westrom L. Effect of acute pelvic inflammatory disease on fertility［J］. Am J Obstet Gynecol，1975，121：707-713.

［8］ Bouyer J，Coste J，Shojaei T，et al. Risk factors for ectopic pregnancy：a comprehensive analysis based on a large case-control，population-based study in France［J］. Am J Epidemiol，2003，157(3)：185-194.

［9］ Shaw JL，Wills GS，Lee KF，et al. Chlamy- dia rachomatis infection increases fallopian tube PROKR2 via TLR2 and NF κ B activation resulting in a microenvironment predisposed to ectopic pregnancy［J］. Am J Pathol，2011，178(1)：253-260.

［10］ 石一复. 异位妊娠的病因及危险因素［J］. 现代妇产科进展，2008，17(6)：401-402.

［11］ Brodowska A，Szydlowska I，Starczawski A，et al. Analysis of risk factors for ectopic pregnancy in ownmaterial in the years 1993-2002［J］. Med Life，2008，1(1)：40-48.

［12］ Hemminki E，Merilainen J. Am J Obstet Gynecol，1996，174：1569-1574.

[13] Mollison J, Porter M, Campbell D, et al. Primary mode of delivery and subsequent pregnancy [J].
BJOG, 2005, 112 (8) : 1061-1065.

[14] Sliutz G, Sanani R, Spängler-Wierrani B, et al. First trimester uterine rupture and scar pregnancy [J].
Med Hypotheses, 2009, 73 (3) : 326-327.

[15] 张春兰, 李艳 . 异位妊娠的高危因素和诊断[J]. 现代中西医结合杂志, 2010, 19 (5) : 630-632.

[16] Clayton HB, Schieve LA, Peterson HB, et al. Ectopic pregnancy risk with assisted reproductive
technology procedures [J]. Obstet Gynecol, 2006, 107 (3) : 595-604.

[17] Akande V, Turner C, Horner P, et al. Impact of chlamydia trachomatis in the reproductive setting : British
Fertility Society Guidelines for practice [J]. Hum Fertil (Camb), 2010, 13 (3) : 115-125.

[18] Schippert C, Soergel P. The risk of ectopic pregnancy following tubal reconstruction microsurgery and
assisted reproductive tecnology procedure [J]. Ach Gynecol Obstet, 2012, 285 (3) : 863-871.

[19] Clayton HB, Schieve LA, Peterson HB, et al. Risk of ectopic pregnancy among women who underwent
ART, United States, 1999-2001 [J]. Obstet Gynecol, 2006, 107 (3) : 595-604.

[20] 肖红梅, 龚斐, 毛增辉 . 体外受精助孕并发异位妊娠 92 例分析[J]. 中南大学学报 (医学版), 2006, 31
(4) : 584-587.

[21] Lyons RA, Djahanbakhch O, Saridogan E, et al. Peritoneal fluid, endometriosis, and ciliary beat frequency
in the human fallopian tube [J]. Lancet, 2002, 360 (9341) : 1221-1222.

[22] Mwanza AM, Einarsson S, Madej A, et al. Postovulatory effect of repeated administration of prostaglandin
F2alpha on the endocrine status, ova transport, binding of accessory spermatozoa to the zona pellucida
and embryo development of recently ovulated sows [J]. Theriogenology, 2002, 58 (6) : 1111-1124.

[23] Farley TM, Rosenberg MJ, Rowe PJ. Intrauterine devices and peIvic inflammatory disease : an
international perspective [J]. Lancet, 1992, 339 (8796) : 785-788.

[24] 王苹, 费名丹 . 异位妊娠发生率与宫内节育器的关系[J]. 中华妇产科杂志, 1993, 28 (2) : 94-96.

[25] 吴国光, 朱玲, 刘颖 . 输卵管部分切除术后同侧重复异位妊娠 6 例临床分析[J]. 中国实用妇科与产
科杂志, 2002, 18 (5) : 61.

[26] 乐杰 . 妇产科学[M]. 6 版 . 北京 : 人民卫生出版社, 2004 : 110-111.

[27] Marion LL, Meeks GR. Ectopic Pregnancy : History, Incidence, Epidemiology, and Risk Factors [J].
Clin Obstet Gynecoll, 2012, 55 (2) : 376-386.

[28] 梁家智, 蒲杰, 郑殊娟, 等 . 异位妊娠危险因素的分析[J]. 华西医学, 2008, 23 (5) : 1017.

[29] Neumann HG, Dassler U, Wanitschke A. Z Arztl Fortbild Qualitatssich, 1997, 91 (4) : 389-393.

[30] Bouyer J, Coste J, Shojaei T, et al. Risk factors for ectopic pregnancy : a comprehensive analysis based on
a large case-control, population-based study in France [J]. Am J Epidemiol, 2003, 157 (3) : 185-194.

[31] 张慧娟, 戴钟英 . 输卵管妊娠的病因学[J]. 中华医学杂志, 1997, 77 (6) : 476-478.

[32] 尹善德, 罗玲, 姜文 . 口服紧急避孕药物致异位妊娠 7 例分析[J]. 人民军医杂志, 2010, 53 (2) : 142-
143.

[33] Bouyer J, Coste J, Shojaei T, et al. Risk factors for ectopic pregnancy : a comprehensive analysis based on
alarge case-control, population-based study in France [J]. Am J Epidemiol, 2003, 157 (3) : 185-194.

[34] Emma Kirk, Tom Bourne. Ectopic pregnancy[J]. Gynaecology and Reproductive Medicine, 2011, 21 (7) :
207-211.

[35] Marion LL, Meeks GR. Ectopic Pregnancy : History, Incidence, Epidemiology, and Risk Factors [J]. Clin
Obstet Gynecoll, 2012, 55 (2) : 376-386.

［36］Bouyer J, Coste J, Shojaei T, et al. Risk factors for ectopic pregnancy: a comprehensive analysis based on alarge case-control, population-based study in France［J］. Am J Epidemiol, 2003, 157(3): 185-194.

［37］李婷. 异位妊娠78例病因分析［J］. 临床医学杂志, 2008, 28(2): 80.

［38］郎景和. 妇产科医师案头丛书［M］. 北京: 中国协和医科大学出版社, 2001: 274.

［39］乐杰. 妇产科学［M］. 北京: 人民卫生出版社, 2008: 105-110.

［40］Richard J, Hogan, Sarah A, et al. Chlamydia persistence: beyond the Biphasic paradigm［J］. Infect Immun, 2004, 72(4): 1843-1845.

［41］Darville T, Hiltke TJ. Pathogenesis of genital tract disease due to Chlamydia trachomatis［J］. The Joural of Infectious Diseases, 2010, 6(Suppl2): 114-125.

［42］Mpiga P, Ravaoarinoro M. Effects of sus-tained antibiotic bactericidal treatment on Chlamydia trachomatis-infected epithelial-like cells (HeLa) and monocyte-like cells (THP-1 andU-937)［J］. International Journal of Antimicrobial Agents, 2006, 27(4): 316-324.

［43］Shah AA, Schripsema JH, Imtiaz MT, et al. Histopathologic changes related to fibrotic oviduct occlusion after genital tract infection of mice with *Chlamydia muridarum*［J］. Sex Transm Dis, 2005, 32(1): 49-56.

［44］Cheng W, Shivshankar P, Li Z, et al. Caspase-1 contributes to Chlamydia trachomatisinduced upper urogenital tract inflammatory pathologies without affecting the course of infection［J］. Infect Immun, 2008, 76(2): 515-22.

［45］Buchholz KR, Stephens RS. The cytosolic pattern recognition receptor NOD1 induces inflammatory interleukin-8 during Chlamydia trachomatis infection［J］. Infection & Immunity, 2008, 76(7): 3150-3155.

［46］Kinnunen A, Molander P, Morrison R, et al. Chlamydial heat shock protein 60-specific T cells in inflamed salpingeal tissue［J］. Fertil Steril, 2002, 77(1): 162-166.

［47］Lichtenwalner AB, Patton DL, Van Voorhis WC, et al. Heat shock protein 60 is the major antigen which stimulates delayed-type hypersensitivity reaction in the macaque model of Chlamydia trachomatis salpingitis［J］. Infection Immunity, 2004, 72(2): 1159-1161.

［48］Tiitinen A, Surcel HM, Halttunen M, et al. Chlamydia trachomatis and chlamydial heat shock protein 60-specific antibody and cell-mediated responses predict tubal factor infertility［J］. Human Reprod, 2006, 21(6): 1533-1538.

［49］余琳, 陈敦金. 沙眼衣原体与生殖道感染免疫损伤机制的研究进展［J］. 热带医学杂志, 2006, 6(1): 100-102.

［50］Gondek DC, Roan NR, Starnbach MN. T cell responses in the absence of IFN-γ exacerbate uterine infection with Chlamydia trachomatis［J］. Journal of Immunology, 2009, 183(2): 1313-1319.

［51］Kong F, Gilbert GL. Postgenomic taxonomy of human ureaplasmas: a case study based on multiple gene sequences. Int J Syst Evol Microbiol, 2004, 54(Pt 5): 181-182.

［52］Tibaldi C, Cappello N, Latino MA, et al. Vaginal and endocervical microorganisms in symptomatic and asymptomatic non-pregnant females: risk factors and rates of occurrence［J］. Clin Microbiol Infect, 2009, 15(7): 670-679.

［53］McIver CJ, Rismanto N, Smith C, et al. Multiplex PCR testing detection of higher-than-expected rates of cervical mycoplasma, ureaplasma, and trichomonas and viral agent infections in sexually active Australian women［J］. J Clin Microbiol, 2009, 47(5): 1358-1363.

[54] Povlsen K, Jensen JS, Lind I. Detection of Ureaplasma urealyticum by PCR and biovar determination by liquid hybridization [J]. J Clin Microbiol, 1998, 36(11): 3211-3216.

[55] 陈澈, 程大林, 王淑琴. 8494 例泌尿生殖道支原体感染及药敏分析[J]. 重庆医科大学学报, 2010, 35 (1): 127-130.

[56] 任翊, 刘朝晖, 朱学骏. 妇科门诊人群宫颈解脲支原体检出情况及分群分型[J]. 中国皮肤性病学杂志, 2002, 16(3): 155-157.

[57] 任翊, 孙丹, 赵春惠, 等. 体检和性罪错人群宫颈中解脲脲原体的检测[J]. 中华皮肤科杂志, 2003, 36 (5): 270-272.

[58] Mernaugh GR, Dallo SF, Holt SC, et al. Properties of adhering and nonadhering populations of Mycoplasma genitalium [J]. Clin Infect Dis, 1993, 17(Suppl 1): S69-S78.

[59] Ma L, Jensen JS, Mancuso M, et al. Genetic variation in the complete MgPa oporon and its repetitive chromosomal elements inclinical strains of Mycoplasma genitalium [J]. PloS One, 2010, 5(12): e15660.

[60] Liu Y, Ye X, Zhang H, et al. Antimicrobial susceptibility of mycoplasma pneumoniae isolates and molecular analysis of Macrolideresistant strains from Shanghai, China [J]. Antimicrob Asents Chemother, 2009, 53(18): 2160-2162.

[61] Xin D, Miz, Han X, et al. Molecular mechanisms of macrolide resistance in clinical isohtes of Mycoplnsma pneumoniae from China [J]. Antimicrob Agents Chemother, 2009, 53 : 2158-2159.

[62] Miyata M. Unique centipede mechanism of Mycoplasma gliding [J]. Annu Rev Microbiol, 2010, 64(4): 519-537.

[63] Chang HY, Jordan JL, Krause DC. Domain analysis of protein P30 in Mycoplastma pneumoniac cytadherence and gliding motility [J]. J Bacteriol, 2011, 193(7): 1726-1733.

[64] Cirri C, Xavier LN, Baranowski E. Phase and antigenic variation in mycoplasma [J]. Future Microbiol, 2010, 5(7): 1073-1085.

[65] Maldonado-Perez, D., et al. Potential roles of the prokineticins in reproduction. Trends Endocrinol Metab, 2007.18(2): 66-72.

[66] Li, M., et al. Identification of two prokineticin cDNAs: recombinant proteins potently contract gastrointestinal smooth muscle [J]. Mol Pharmacol, 2001, 59(4): 692-698.

[67] Hoogerwerf, W.A., Prokineticin 1 inhibits spontaneous giant contractions in the murine proximal colon through nitric oxide release [J]. Neurogastroenterol Motil, 2006, 18(6): 455-463.

[68] Evans, J., et al. Prokineticin 1 mediates fetal-maternal dialogue regulating endometrial leukemia inhibitory factor [J]. Faseb j. 2009, 23(7): 2165-2175.

[69] Shaw, J.L., et al. Evidence of prokineticin dysregulation in fallopian tube from women with ectopic pregnancy [J]. Fertil Steril, 2010, 94(5): 1601-8.

[70] Afanas'ev IB. Signaling functions of free radicals superoxide & nitric oxide under physiological & pathological conditions [J]. Mol Biotechnol, 2007, 37(1): 2-4.

[71] Ekerhovd E, Norstrom A. Involvement of a nitric oxide-cyclicguanosine monophosphate pathway in control of fallopiantube contractility. Gynecol Endocrinol, 2004, 19(5): 239-46.

[72] Al-Azemi M, Refaat B, Amer S, et al. The expression of inducible nitric oxide synthase in the human fallopian tube during the menstrual cycle and in ectopic pregnancy [J]. Fertil Steril, 2010, 94(3): 833-840.

[73] Refaat B, Al-Azemi M, Geary I, et al. Role of activins and inducible nitric oxide in the pathogenesis of

ectopic pregnancy in patients with or without Chlamydia trachomatis infection. Clin Vaccine Immunol, 2009,16(10):1493-1503.

[74] Dixon RE,Ramsey KH,Schripsema JH,et al. Time-dependent disruption of oviduct pacemaker cells by Chlamydiainfection in mice[J]. Biol Reprod,2010,83(2):244-253.

[75] Kitamura K,Kangawa K,Kawamoto M,et al. Adrenomedullin:a novel hypotensive peptideisolated from human pheochromocytoma[J]. Biochem Biophys Res Commun,1993,192(2):553-560.

[76] Liao,S.B.,et al.,Possible role of adrenomedullin in the pathogenesis of tubal ectopic pregnancy. J Clin Endocrinol Metab,2012. 97(6):2105-2112.

[77] Chiu PC,Liao S,Lam KK,et al. Adrenomedullin regulates spermmotility and oviductal ciliary beat via cyclic adenosine 5'-monophosphate/protein kinase A and nitric oxide[J]. Endocrinology,2010,151(7):3336-3347.

[78] 范艳艳,刘依男,付艳,等. 肾上腺髓质素在人类妊娠中的作用研究进展[J]. 国际妇产科学杂志,2009,36(1):4-7.

[79] Liao SB,Li HWR,Ho JC,et al. Possible role of adrenomedull in the pathogenesis of tubal ectopic pregnancy[J]. J Clin Endocrinol Metab,2012,97(6):2105-2112.

[80] Horne,CB1 expression is attenuated in Fallopian tube and decidua of women with ectopic pregnancy[J]. PLoS One,2008. 3(12):e3969.

[81] Gonzalez. Changes in endocannabinoid contents in the brain of rats chronically exposed to nicotine,ethanol or cocaine[J]. Brain Res,2002,954(1):73-81.

[82] 宁楠楠. 内源性硫化氢信号系统在人输卵管组织中的表达及功能研究[D]. 济南:山东大学,2014.

[83] Popescu,L.M.,Novel type of interstitial cell(Cajal-like) in human fallopian tube[J]. J Cell Mol Med,2005,9(2):479-523.

[84] PopescuLM,SM Ciontea,D Cretoiu. Interstitial Cajal-like cells in human uterus and fallopian tube[J]. Ann N Y Acad Sci,2007,1101:139-165.

[85] Dixon R.E. Chlamydia infection causes loss of pacemaker cells and inhibits oocyte transport in the mouse oviduct[J]. Biol Reprod,2009. 80(4):665-73.

[86] 马春杰,朱伟杰. 输卵管特异性蛋白质的性质及其对配子和胚胎的影响[J]. 生殖与避孕,2002,22(2):123-125.

[87] Shah A,Nandedkar TD,Raghavan VP,et al. Characterization and localization of estrogen and progesterone receptors of human fallopian tube[J]. Indian J Exp Biol,1999,37(9):893-899.

[88] Gregory CW,Wilson EM,Apparao KB,et al. Steroid receptor coactivator expression throughout the menstrual cycle in normal and abnormal endometrium[J]. J Clin Endocrinol Metab,2002,87(6):2960-2966.

[89] Shao R,Egecioglu E,Weijdegard B,et al. Dynamic regulation of estrogen receptor-alpha isoform expression in the mouse fallopian tube:mechanistic insight into estrogen-dependent production and secretion of insulin-like growth factors[J]. Am J Physiol Endocrinol Metab,2007,293:E1430-E1442.

[90] Horne AW,King AE,Shaw E,et al. Attenuated sex steroid receptor expression in Fallopian tube of women with ectopic pregnancy[J]. J Clin Endocrinol Metab,2009,94:5146-5154.

[91] Cloke B,Huhtinen K,Fusi L,et al. The androgen and progesterone receptors regulate distinct gene networks and cellular functions in decidualizing endometrium[J].Endocrinology,2008,149:4462-4474.

［92］ Land JA，Arends JW. Immunohistochemical analysis of estrogen and progesterone receptors in fallopian tubes during ectopic pregnancy［J］. Fertil Steril，1992，58：335-337.

［93］ Kemp B，Kertschanska S，Kadyrov M，et al. Invasive depth of extravillous trophoblast correlates with cellular phenotype：a comparison of intra and extrauterine implantation sites［J］. Histochem Cell Biol，2002，117（5）：401-414.

［94］ 马春杰，朱伟杰，金海燕，等. 整合素 $β_3$ 和纤维粘连蛋白在人正常及妊娠输卵管的表达与变化［J］. 生殖与避孕，2003，23（1）：14-18.

［95］ BischofP，AMeisser，ACampana. Control of MMP-9 expression at the maternal-fetal interface［J］. J Reprod Immunol，2002. 55（1-2）：3-10.

［96］ Bai SX. Dynamic expression of matrix metalloproteinases（MMP-2，-9 and-14）and the tissue inhibitors of MMPs（TIMP-1，-2 and-3）at the implantation site during tubal pregnancy［J］. Reproduction，2005，129（1）：103-13.

［97］ Kucera E，Tangl S，Klem I，et al. Immunohistochemical expression of matrix metalloproteinases 1 and 2（MMP-1 and MMP-2）and tissue inhibitor of metalloproteinase 2（TIMP-2）in ruptured and non-ruptured tubal ectopic pregnancies［J］. Wien Klin Wochenschr，2000，112（17）：749-753.

［98］ Qiu X，Xie Y，Chen L，et al. Expression of matrix metalloproteinases and their inhibitors at the feto-maternal interface in unruptured ectopic tubal pregnancy［J］. Acta Obstet Gynecol Scand，2011，90（9）：966-971.

［99］ 梁琴，李红发. 金属基质蛋白酶（MMP-2）及其激动剂和抑制剂在输卵管黏膜上皮的表达与输卵管妊娠的关系［J］. 生殖与避孕，2008，28（9）：530-534.

［100］ 晏长荣，王珏，李斌，等.MMP-2/TIMP-2 在妊娠输卵管黏膜中的表达［J］. 山西医科大学学报，2009，40（3）：232-234.

［101］ Birdsall MA，Hoplission JF，Grant KE，et al. Expression of heparin-binding epidermal growth factor messenger RNA in the human endometrium［J］. Mol Hum Reprod，1996，2（1）：31-34.

［102］ Yoo HJ，Barlow DH，Mardon HJ. Temporal and spatial regulation of expression of heparin-binding epidemal growth factor-like growth factor in the human endometrium：a possible role in blastocyst implantation［J］. Dev Genet，1997，21（1）：102-108.

［103］ Leach RE，Khalifa R，Ramirez ND，et al. Mutilpe roles for heparin-binding epidermal growth factor-like growth factor are suggested by its cell-specific expression during the human endometrial cycle and early placentation［J］. J Clin Endocrinol Metab，1999，84（9）：3355-3363.

［104］ 姜群英，陈士岭，刑福祺. 类肝素结合性表皮生长因子在人子宫内膜植入窗期的表达和意义［J］. 生殖医学杂志，2000，9（6）：334-338.

［105］ Marin KL，Barlow DH，Sargent IL. Heparin-binding epidermal growth factor significantly improves human blastocyst development and hatching in serum-free medium［J］. Hum Reprod，1998，13（6）：1645-1652.

［106］ Seshagiri PB，Mishra A，Ramesh G，et al. Regulation of periattachment embryo development in the golden hamster：role of growth factors［J］. J Reprod Immunol，2002，53（20）：203-213.

［107］ Ali A F，Fateen B，Ezzet A，et al. A new mechanism of infertility associated with myoma：decreased production of heparin-binding epidermal growth factor in the endometrium［J］. Obstet Gynecol，2000，95（2）：S49.

［108］ 吴凤宇. 人输卵管上皮细胞共培养和表皮生长因子对小鼠受精卵体外发育影响［D］. 天津：天津医

科大学,2006.

[109] Leach RE,Kilburn B,Wang J,et al. Heparin-binding EGF-like growth factor regulates human extravillous cytotrophoblast development during conversion to the invasive phenotype [J]. Dev Biol, 2004,266(2):223-237.

[110] 张丽凤,苏应宽,盖凌,等. 表皮生长因子受体在子宫内膜、早孕蜕膜及滋养细胞中的表达[J]. 中华妇产科杂志,1999,34(6):357-359.

[111] Wang H,Li Q,Lin H,et al. Expression of vascular endothelial growth factor and its receptors in the rhesus monkey(Macaca mulatta)endometrium and placenta during early pregnancy [J]. Mol Reprod Dev,2003,65(2):123-131.

[112] Rockwell L,Pillai S,Olson C,et al. Inhibition of vascular endothelial growth factor/vascular permeablity factor action blocks estrogeninduced uterine edema and implantation in rodents [J]. Biol Reprod, 2002,67(6):1804-1810.

[113] Ferrara N,Carver-Moore K,Chen H,et al. Heterozygous embryonic lethality induced by targeted inactivation of the VEGF gene [J]. Nature,1996,380(6573):439-442.

[114] Lam PM,Briton-Jones C,Cheung CK,et al. Vascular endothelial growth factor in the human oviduct: localization and regulation of messenger RNA expression in vivo [J]. Biol Reprod,2003,68(5):1870-1876.

[115] ShaoR. From mice to women and back again:causalities and clues for Chlamydia-induced tubal ectopic pregnancy [J]. Fertil Steril,2012. 98(5):1175-1185.

[116] Lam PM,Briton-Jones C,Cheung CK,et al. Increased messenger RNA expression of vascular endothelial growth factor and its receptors in the implantation site of the human oviduct with ectopic gestation [J]. Fertil Steril,2004,82(3):686-690.

[117] Charnock-Jones DS,Sharkey AM,Boocock CA,et al. Vascular endothelial growth factor receptor localization and activation in human trophoblast and choriocarcinoma cells[J]. Biol Reprod,1994,51(3): 524-530.

[118] Athanassiades A,Hamilton G,Lala P. Vascular endothelial growth factor stimulates proliferation but not migration or invasiveness in human extravillous trophoblast [J]. Biol Reprod,1998,59(3):643-654.

[119] Felemban A,Sammour A,Tulandi T. Serum vascular endothelial growth factor as a possible marker for early ectopic pregnancy [J]. Hum Reprod,2002,17 :490-492.

[120] Shao,R.,et al.,Aberrant alteration of vascular endothelial growth factor-family signaling in human tubal ectopic pregnancy:what is known and unknown? [J]Int J Clin Exp Pathol,2013. 6(4): 810-815.

[121] Skowronska A,Mlotkowska P,Eliszewski M,et al.　Expres-sion of aquaporin 1,5 and 9 in the ovarian follicles of cyc-ling and early pregnant pigs [J]. Physiol Res,2015,64(2):237-245.

[122] Peng H,Zhang Y,Lei L,et al. Aquaporin 7 expression in postimplantation mouse uteri:a potential role for glyceroltransport in uterine decidualization [J]. Fertil Steril,2011,95(4):1514-1517.

[123] Ji,Y.F.,et al. Reduced expression of aquaporin 9 in tubal ectopic pregnancy [J]. J Mol Histol,2013. 44 (2):167-173.

[124] Von Rango. Interleukin-11 expression:its significance in eutopic and ectopic human implantation [J]. Mol Hum Reprod,2004. 10(11):p. 783-92.

[125] HuangHY.,Interleukin-1 system messenger ribonucleic acid and protein expression in human fallopian tube may be associated with ectopic pregnancy [J]. Fertil Steril,2005,84(5): 1484-1492.

［126］ShaoR. Downregulation of cilia-localized Il-6R alpha by 17beta-estradiol in mouse and human fallopian tubes ［J］. Am J Physiol Cell Physiol,2009,297(1):C140-C151.

［127］SorianoD. Serum concentrations of interleukin-2R (IL-2R),IL-6,IL-8,and tumor necrosis factor alpha in patients with ectopic pregnancy ［J］. Fertil Steril,2003,79(4): 975-980.

［128］IyibozkurtA C. Evaluation of serum levels of interleukin-10,interleukin-11 and leukemia inhibitory factor in differentiation of eutopic and tubal ectopic pregnancies ［J］. Clin Exp Obstet Gynecol,2010, 37(3): 217-220.

［129］DaponteA. Interleukin-15 (IL-15) and anti-C1q antibodies as serum biomarkers for ectopic pregnancy and missed abortion ［J］. Clin Dev Immunol,2013,2013: 637513.

［130］Huang H Y. Interleukin (IL)-1beta regulation of IL-1beta and IL-1 receptor antagonist expression in cultured human endometrial stromal cells ［J］. J Clin Endocrinol Metab,2001,86(3):1387-1393.

［131］BuchholzKR,RS Stephens. The extracellular signal-regulated kinase/mitogen-activated protein kinase pathway induces the inflammatory factor interleukin-8 following Chlamydia trachomatis infection ［J］. Infect Immun,2007,75(12):5924-9.

［132］DaponteA. Interleukin-15 (IL-15) and anti-C1q antibodies as serum biomarkers for ectopic pregnancy and missed abortion ［J］. Clin Dev Immunol,2013,2013:637513.

［133］LassA. Leukemia inhibitory factor in human reproduction ［J］. Fertil Steril,2001,76(6):1091-1096.

［134］Keltz,M.D.,et al.,Modulation of leukemia inhibitory factor gene expression and protein biosynthesis in the human fallopian tube. Am J Obstet Gynecol,1996,175(6):p. 1611-9.

［135］Reinhart,K.C.,et al.,Xeno-oestrogens and phyto-oestrogens induce the synthesis of leukaemia inhibitory factor by human and bovine oviduct cells. Mol Hum Reprod,1999,5(10):p. 899-907.

［136］Kiran G,Kiran H,Ertopcu K,et al. Tuba uterina leukemia inhibitory factor concentration does not increase in tubal pregnancy:a preliminary study. Fertil Steril,2005,83(2):484-486.

［137］Beier,H.M.,Uteroglobin:a hormone-sensitive endometrial protein involved in blastocyst development. Biochim Biophys Acta,1968,160(2):289-291.

［138］Klug,J.,et al.,Uteroglobin/Clara cell 10-kDa family of proteins:nomenclature committee report. Ann N Y Acad Sci,2000,923:348-354.

［139］Herrler,A.,U. von Rango,and H.M. Beier,Embryo-maternal signalling:how the embryo starts talking to its mother to accomplish implantation. Reprod Biomed Online,2003, 6(2): 244-256.

［140］Quintar,A.A.,et al.,Increased expression of uteroglobin associated with tubal inflammation and ectopic pregnancy. Fertil Steril,2008, 89(6):1613-1617.

［141］Andrianifahanana,M.,N. Moniaux,and S.K. Batra,Regulation of mucin expression:mechanistic aspects and implications for cancer and inflammatory diseases. Biochim Biophys Acta,2006,1765(2), 189-222.

［142］Parry,S.,et al.,Identification of MUC1 proteolytic cleavage sites in vivo. Biochem Biophys Res Commun,2001,283(3):715-720.

［143］LiY. Interaction of glycogen synthase kinase 3beta with the DF3/MUC1 carcinoma-associated antigen and beta-catenin ［J］. Mol Cell Biol,1998,18(12):p. 7216-7224.

［144］LigtenbergM J. Suppression of cellular aggregation by high levels of episialin ［J］. Cancer Res,1992, 52(8):2318-2324.

［145］MakiguchiY,YHinoda,K Imai. Effect of MUC1 mucin,an anti-adhesion molecule,on tumor cell growth ［J］. Jpn J Cancer Res,1996,87(5):505-511.

［146］Al-AzemiM. The expression of MUC1 in human Fallopian tube during the menstrual cycle and in ectopic pregnancy［J］. Hum Reprod,2009,24(10):2582-2587.

［147］SavarisR F. Expression of MUC1 in tubal pregnancy［J］. Fertil Steril,2008, 89(4):1015-1017.

［148］HarlandR M. A protein scaffold plays matchmaker for chordin［J］. Cell,2008,134(5):718-719.

［149］InomataH,THaraguchi,YSasai. Robust stability of the embryonic axial pattern requires a secreted scaffold for chordin degradation［J］. Cell,2008,134(5):854-865.

［150］KodithuwakkuSP. Wnt activation downregulates olfactomedin-1 in Fallopian tubal epithelial cells:a microenvironment predisposed to tubal ectopic pregnancy［J］. Lab Invest,2012,92(2):256-264.

［151］NakayaN. Zebrafish olfactomedin 1 regulates retinal axon elongation in vivo and is a modulator of Wnt signaling pathway［J］. J Neurosci,2008,28(31):7900-7910.

［152］MohamedOA,DDufort,HJClarke. Expression and estradiol regulation of Wnt genes in the mouse blastocyst identify a candidate pathway for embryo-maternal signaling at implantation［J］. Biol Reprod,2004. 71(2):417-424.

［153］MohamedOA. Uterine Wnt/beta-catenin signaling is required for implantation［J］. Proc Natl Acad Sci U S A,2005,102(24):8579-8584.

［154］QinL. Expression of integrins and extracellular matrix proteins at the maternal-fetal interface during tubal implantation［J］. Reproduction,2003,126(3):383-391.

［155］InanS. Immunolocalization of integrins and fibronectin in tubal pregnancy［J］. Acta Histochem,2004, 106(3):235-243.

［156］AokiR,MN Fukuda. Recent molecular approaches to elucidate the mechanism of embryo implantation: trophinin,bystin,and tastin as molecules involved in the initial attachment of blastocysts to the uterus in humans［J］. Semin Reprod Med,2000,18(3):265-271.

［157］SuzukiN. Expression of trophinin,tastin,and bystin by trophoblast and endometrial cells in human placenta［J］. Biol Reprod,1999,60(3):621-627.

［158］NakayamaJ. Implantation-dependent expression of trophinin by maternal fallopian tube epithelia during tubal pregnancies:possible role of human chorionic gonadotrophin on ectopic pregnancy［J］. Am J Pathol,2003,163(6):2211-2219.

［159］Nakayama J,Aoki D,Suga T,et al. Implantation-dependent expression of trophinin by maternal fallopian tube epithelia during tubal pregnancies:possible role of human chorionic gonadotrophin on ectopic pregnancy［J］. Am J Pathol,2003,163(6):2211-2219.

［160］Shih Ie,M. The Role of E-cadherin in the Motility and Invasion of Implantation Site Intermediate Trophoblast［J］. Placenta,2002, 23(10):706-715.

［161］Revel A,Ophir I,Koler M,et al. Changing etiology of tubal pregnancy following IVF［J］. Hum Reprod,2008,23(6):1372-1376.

第五节 输卵管妊娠的中医证候、分期与辨证研究

中医学认为，妇女冲任气血调和则胎孕正常；如冲任不和、气血失调、孕卵运行受阻，可导致胎孕异位。大多学者将输卵管妊娠归为瘀证，寒热虚实均可致瘀，瘀阻冲任，孕后孕

卵运送受阻或孕卵不能移行胞宫，在输卵管内发育，而发为本病。亦有学者认为输卵管妊娠因瘀、湿、热、痰互结于胞脉、胞络，冲任不畅所致[1]。湿热之邪入侵冲任，冲任失调，脉络失调，致孕卵不能移行胞宫。过食膏粱厚味，痰湿内生；或肝旺克脾，或肾阳虚不能温暖脾土，脾虚水湿不化，湿聚成痰；或肝郁化火，炼液成痰；或肝郁气机不利，气滞水停，聚液成痰。痰湿流注下焦与瘀搏结，阻滞冲任，孕后孕卵不能及时运回胞宫而发病。根据八纲辨证，本病属于少腹血瘀，冲任胞脉、胞络不畅[2]。

1975年中西医结合治疗宫外孕研究室临床组，根据不同的病程阶段，把异位妊娠分为未破损和已破损2期，已破损期又分为休克型、不稳定型和包块型[3]。1981年卫生部组织编写的《中国医学百科全书·中医妇科学》把"宫外孕"作为中西医通用的一个病名收入，1986年作为"妊娠腹痛"病的附篇编入全国高等医学院校《中医妇科学》[4]教材。

未破损期指宫外孕未发生流产或破裂者。已破损期休克型指宫外孕破损后引起急性大量腹腔内出血，临床上有休克征象者。不稳定型指宫外孕破损后时间不长，病情尚不稳定，有再次发生内出血可能者，包括内出血量不多无休克征象，或内出量较多曾有休克的情况，经抢救后病情好转者。包块型指宫外孕破损时间较长，腹腔内血液已形成血肿包块者。

异位妊娠未破损型及包块型属少腹血瘀证，已破损型属少腹蓄血证。瘀血阻滞冲任，气血运行受阻，不通则痛；瘀血不去，新血难安，则有阴道不规则流血；瘀积日久，气血结聚则为盆腔包块；瘀血瘀阻日久，阻塞气机。本病在未破裂之前，主要为"少腹血瘀"之实证，胀破脉络时可出现气血暴脱，阴阳离决之危候。故大多数学者认为，其病机本质是少腹血瘀实证。

1986年罗元恺主编的《高等中医院校教学参考丛书·中医妇科学》中的"异位妊娠"属于"妊娠腹痛"节的附篇，分为未破损期、已破损期（休克型）、不稳定型、包块型。未破损期指输卵管妊娠尚未破损者，已破损期指输卵管妊娠流产或破裂者，其中，已破损期主要指休克型，即破损后引起急性大出血，临床有休克体征者。输卵管破损时间不长，病情不够稳定，有再次发生内出血者则为不稳定型，若破损时间较长，络伤血溢于少腹成瘀，瘀结成癥，则为包块型。

1988年王伟渝主编的《中医妇科学》中的"异位妊娠"属于"妊娠腹痛"节中，妊娠腹痛主要是因为虚寒、血虚、气滞、血瘀等导致气血运行不畅或胞脉失养所致。其中血瘀部分：胎元孕于胞宫之外（宫外孕），因其孕育异常，胎孕损伤脉络而溢血，血虚少腹而致血瘀，瘀血阻滞而致腹痛大作。其证候描述类似于西医所称宫外孕未破损型。胎孕于胞宫之外，以致脉络受损而溢血，血蓄少腹形成少腹血瘀，血瘀而气滞，故小腹坠胀疼痛拒按，瘀血为有形之物，故可触及略有膨大或软性包块且有压痛，舌质紫暗或有瘀点，脉沉弦。同时指出，若突发下腹一侧剧痛拒按，眼花恶心，面色苍白，四肢厥逆，冷汗淋漓，甚至晕厥，舌质淡，脉微细欲绝，辅助检查尿妊娠试验阳性，后穹窿穿刺抽出不凝血，为宫外孕已破损型。

1989年朱承汉主编的《中医妇科》中对西医妇科疾病辨治中列出宫外孕章节，按照病人体质、寒热、虚实辨证施治，认为可分三型：休克型、不稳定型和包块型。

1994年罗元凯主编的《实用中医妇科学》提出：异位妊娠分未破损类和已破损类两大类。

已破损类又分休克型、不稳定型及包块型。

1994 年夏桂成主编的《中医临床妇科学》中认为，异位妊娠主要由于脏腑虚弱，气血劳伤，或新产经行不慎或坐卧湿地，风冷、湿热之邪，入侵犯于冲任；或者情怀不畅，气血郁滞，形成气滞血瘀；或者由于房事过度，精浊阻于冲任，以致冲任失调，气血失和，脉络失畅，以致孕后凝聚在少腹，不得达于子宫，阻滞血液流行，瘀结少腹，不通则痛，发为本病。同时，由于瘀阻伤络，阴络受损，血自内溢，故腹部膨大，满急而痛，愈溢而愈瘀，愈瘀而愈痛，痛甚则厥逆，血脱气乱，阴阳分离，昏不知人，而后瘀血留续而为癥瘕。其辨证论治将异位妊娠分三型：休克型、不稳定型及包块型。

1997 年郭志强主编的《中医妇科治疗大成》认为，根据异位妊娠发病过程可分为胎块阻络、气血虚脱、气虚血瘀、癥块瘀结等几种病理变化。对于胎块阻络型，他认为孕珠在子宫外部位发育而阻滞胞脉，更使该处气血流滞不畅而发生瘀阻。输卵管未破损型属于此证。若因胎体长大而损伤脉络，胞脉破损而出现大出血，气随血脱而出现气血虚脱。输卵管妊娠破裂或流产引起大出血，甚至休克属气血虚脱型。脉络受损而出血，离经之血蓄积于少腹，此为气虚血瘀之证，输卵管破损时间不长，或输卵管妊娠流产属此型。瘀血不散，日久少腹结块形成癥结而为癥块瘀结。输卵管妊娠破损或流产日久，血肿形成，陈旧性宫外孕属此型。

2000 年戴锡孟、吴高媛主编的《中西医结合临床诊疗丛书·妇科疾病诊断与治疗》中辨证分为两期，未破损期和已破损期，已破损期分为休克型、不稳定型和包块型。

2001 年王星田主编的三年制专科教材《中西医结合妇产科学》也将异位妊娠分为未破损期和已破损期 2 类，已破损期分为休克型、不稳定型和包块型。

2001 尤昭玲主编的《中西医结合妇产科学》提出：异位妊娠的病机为少腹宿有瘀滞，冲任不畅，或先天肾气不足等有关。由于孕卵未能移行胞宫，在输卵管内发育，以致胀破脉络，阴血内溢于少腹，发生血瘀、血虚、厥脱等一系列证候。主要有气虚血瘀、气滞血瘀、气血虚脱证型。脾肾不足所致孕卵不能及时运达胞宫或气滞血瘀，胞脉不畅，孕卵阻滞，不能运达胞宫，而成宫外孕。孕卵阻于胞宫脉络，瘀阻形成，胀破脉络，血溢妄行，蓄积少腹，气随血脱故出现气血虚脱。辨证分期分为未破损期和已破损期，已破损期分休克型、不稳定型、包块型 3 型。

杜惠兰等将本病分为 3 型[5]。①瘀血内结型：腹痛明显，多为针刺样痛，常伴阴道不规则流血，量多或少，色黯黑，有血块。舌尖紫黯或边有瘀点，苔薄白，脉弦细或沉涩；②痰瘀互结型：少腹痛，以胀痛憋痛为主，阴道少量不规则流血，或阴道无流血，伴带下较多，胸闷呕恶，嗜睡，舌质黯淡，苔腻，脉弦滑；③气虚血瘀型：病程较久，腹坠痛或隐痛，阴道不规则流血，量多或少，色淡黯，无血块，纳食少，头晕乏力，面色萎黄，或畏寒，或便溏，舌质淡，边有齿印，脉缓滑无力。

杨善栋等[6]根据临床表现和疾病发展阶段，将其分为 3 型：①急性型（血失气脱兼瘀血）：见于宫外孕破裂，引起急性大量内出血，有休克征象者；②亚急性型（瘀血内结）：见于宫外孕破裂内出血不多，无休克征象者；③慢性型（瘀血积聚）：系一般陈旧性宫外孕，内出血已止，形成包块者。对急性期、亚急性期者补气固脱以回阳止血，慢性期则活血化瘀以消包块。

　　有学者根据临床特点，临床上将本病分为未破损期、出血期（包括破裂型、休克型或不稳定型）、包块期（包括慢性期或癥瘕期）。李向莲等[7]将异位妊娠辨证分为3型。①休克型：为少腹血瘀的实证伴血虚气脱之虚证及寒证、腑实证；②不稳定型：以少腹血瘀实证为主；③包块型：主要为血肿包块所引起的少腹血瘀实证。

　　吕彦华[8]认为，临床辨证用药可分为出血期和包块形成期，病人腹痛拒按，阴道出血，hCG阳性，加上其他条件确诊者为出血期。初期胎孕闭塞脉络而致腹痛、腹胀，一旦流产或破裂，血滋脉外，甚者血损气脱，危象丛生。血止后，离经之血瘀结少腹则形成包块。

　　吴娟[9]将宫外孕分为出血型和血肿包块型，其中出血型包括急性出血型和亚急性出血型，前者为急性内出血伴血压下降休克；后者为反复小量内出血不影响有效循环血量。包块期指腹内出血已凝成结块，病情基本稳定，结块固定不移，以陈旧性宫外孕多见。

　　此外，吴志招[10]根据病情将本病分为出血期、腹痛期和癥瘕期。出血期：宫外孕刚破裂，病情较急腹腔内出血多，面色苍白，下腹部剧痛，阴道流血不止，有不同程度的休克或休克前期症状。腹痛期：内出血控制后，以下腹部疼痛拒按为主要表现。癥瘕期：出血控制2周左右，腹痛渐减，以下腹部包块为主要症状。

　　程宝忠等分休克型、不稳定型和包块型来辨证治疗[11]。

　　祁芝云等分未破损型、已破损型和陈旧性包块型[12]。

　　邱玲璃认为临床根据其发展过程及症状分为：未破损型、破损型、不稳定型、包块型[13]。

　　邓高丕[14]提出，上述分法虽然指出了输卵管妊娠不同时期的临床特征，但不能确切地反映出输卵管妊娠在不同阶段的中医病机特点，不利于中医的辨证论治。因而将输卵管妊娠辨证分期分为"未破损期"和"已破损期"。"未破损期"的辨证分型为"胎元阻络型"与"胎瘀阻滞型"：①胎元阻络型：在输卵管妊娠未破损期，病机以胎元阻滞，脉络不通为主。输卵管妊娠在未破损早期时，异位的胎元存活、阻滞冲任胞络，由于平素抑郁，或忿怒过度，气滞血瘀，或经行产后，余血未净，房事不节，或感染邪毒，邪与血结，乘虚内侵，冲任、胞脉失畅，孕卵受阻，不能运达胞宫，而成输卵管妊娠。"胎元阻络型"是对这一阶段的病机概述；②胎瘀阻滞型：胎元阻滞日久，在未破损晚期时，孕卵停滞脉络，不能运达胞宫，继而胎元自损，胎元与瘀血互结于胞络，但尚未破损，而成输卵管妊娠。胎瘀互结、瘀滞冲任胞络，即属"胎瘀阻滞型"。若胎元阻滞日久，渐长而胀破脉络，则为已破损期。"已破损期"的辨证分型为"气血亏脱型""正虚血瘀型"及"瘀结成癥型"：①气血亏脱型：此时，血溢于少腹，可发生少腹血瘀、气血两亏、厥脱等一系列证候。在输卵管妊娠已破损期，输卵管破损，急性大出血，气随血脱、阴阳离绝。"气血亏脱型"贴切地反映其主要病机特点，而"休克"是西医学对急性微循环障碍引起的一系列临床表现的综合描述，它可以由多种原因引起，并有多种病理改变，用此不能反映上述的病机特点。故宜用"气血亏脱型"取代"休克型"；②正虚血瘀型：输卵管妊娠已破损期，胎元阻滞于脉络，损坏脉络，胞脉破损后出血虽暂时停止，然阴血内溢少腹但量较气血亏脱少，气随血失，瘀血内阻，故此时胎元未死却又兼有正虚之象。而"不稳定型"未能阐述这一病机演变，因此，"正虚血瘀型"取代"不稳定型"则更合适；③瘀结成癥型：若胞脉破损后，胎元已经死亡，胎元久停于脉络，或伴离经之血，血溢于脉外，瘀血积久成癥，久积少腹，成为输卵管妊娠，此为"瘀结成癥"。而"包块型"只说明盆腔可触及包块存在的一种体征，且在输卵管妊娠其他各型中，也可有盆腔包块存在，因此用来概括输卵管妊娠的一个病理时期没有"瘀结成癥"准确。

总之，血瘀和气虚导致胎元阻络是本病发生的基本病因病机，而胎瘀阻滞、气血亏脱、气虚血瘀和瘀结成癥是本病不同发展阶段的病理转机[15]。

参考文献

[1] 杜惠兰,冯霞,史则峡.中西药保守治疗异位妊娠64例临床观察[J].中国中医药科技,1997,4(5):303.

[2] 宋妍.异位妊娠的辨证施治[J].中医药研究,1998,14(4):46.

[3] 中西医结合治疗宫外孕研究室临床组.中西医非手术方法治疗宫外孕600例临床分析[J].中华医学杂志,1975(6):408.

[4] 罗元恺.中医妇科学[M].上海:上海科学技术出社,1986:100-101.

[5] 杜惠兰,冯霞,史则峡.中西药保守治疗异位妊娠64例临床观察[J].中国中医药科技,1997,4(5):303.

[6] 杨善栋.以中药为主治疗宫外孕30例临床小结[J].安徽中医学院学报,1985(1):21.

[7] 李向莲,马秀芳.活血化瘀汤治疗异位妊娠60例[J].陕西中医,2009,30(11):1454-1455.

[8] 吕彦华.中药治疗宫外孕12例[J].湖北中医杂志,1995,17(6):38.

[9] 吴娟.中西医结合治疗宫外孕35例[J].河北中西医结合杂志,1997,6(2):244.

[10] 吴志招.宫外孕16例疗效观察[J].上海中医药杂志,1988,(6):15.

[11] 程宝忠,单书莉.异位妊娠的中医治疗[J].中国乡村医生,1998,14(9):13.

[12] 祁芝云,周殷.分型证治宫外孕22例小结[J].湖南中医杂志,1995,11(3):23.

[13] 邱玲璃.宫外孕Ⅱ号方加味治疗异位妊娠未破损型15例[J].江西中医药,1998,29(4):29.

[14] 邓高丕,何融.输卵管妊娠的分期辨证论治规律探讨[J].中国中医药信息杂志,2005,12(3):9-11.

[15] 姚静.异位妊娠中西医病因病机探讨[J].深圳中西医结合杂志,2006,16(3):150-153.

第六节 输卵管妊娠的临床诊断学研究

近10多年来，伴随血清 β-hCG 检测灵敏性的提高及高分辨阴道超声的普及，大大提高了输卵管妊娠诊断的准确率，使得输卵管妊娠的早期诊断成为可能。目前对于早期输卵管妊娠的定义尚不明确、统一，但其基本具备以下几个特征：①妊娠组织仍存在输卵管内，尚未破裂；②常无特征性临床表现，患者通常仅有停经史，伴或不伴阴道流血、腹痛；③由于停经时间较短，妇检时可无阳性体征。由此，如何临床检测手段快速、有效地辨别早期输卵管妊娠尤为关键。

一、临床表现

输卵管妊娠典型的临床表现为：停经、腹痛、阴道流血。妊娠包块破裂导致大出血时，甚至可致晕厥、休克。

二、体征

输卵管妊娠通常不具备特征性的阳性体征。出血量不多时，可触及腹肌紧张，患侧腹部压痛、反跳痛；出血量较多时，腹膜刺激征明显，伴全腹压痛、反跳痛，但仍以患侧为甚，腹腔穿刺可出现不凝血，妇检时可见后穹隆饱满，宫颈举摆痛明显，一侧附件可扪及触痛性包块。

三、血清学检查

输卵管妊娠的辅助检查可分为非侵入性检查和侵入性检查，其中非侵入性检查主要包括：血清学检查，如血清 β-hCG 测定、血清孕酮定量，B 型超声检查，而侵入性检查主要包括：诊断性刮宫和腹腔镜探查术。

（一）血清 β-hCG

血清 β-hCG 由合体滋养细胞合成，在受精后第 6 日开始分泌，第 7 日即能在孕妇的血、尿中检出。其由 α、β2 个不同亚基构成，α 亚基蛋白结构与 FSH、LH、TSH 等相似，存在交叉反应，故临床通常监测特异性较高的 β-hCG 来客观反映胚胎活性。hCG 的产生与胚胎滋养细胞的基数和对数增长密切相关，正常宫内妊娠在受精后 3 周内，其分泌量增加极快，约1.2~1.4 天能增加 1 倍，4~6 周内可在 3.3~3.5 天增加 1 倍，孕 10 周达最高水平，以后逐渐下降。输卵管妊娠时，由于输卵管肌层菲薄，着床后无法形成满意蜕膜反应，滋养细胞生长缓慢，发育不良，氧合程度差，分泌 hCG 量不能正常增倍，采用血清 β-hCG 连续动态测定，观察其倍增情况，输卵管妊娠血清 β-hCG 倍增时间为 3~8 天，48 小时上升不到 50%[1]，但是不能仅以 β-hCG 上升缓慢作为终止妊娠或诊断输卵管妊娠的指征。正常早孕者血清 β-hCG 水平显著高于早期输卵管妊娠者和早期先兆流产者，早期先兆流产者血清 β-hCG 一般高于早期输卵管妊娠者。早孕者和早期先兆流产者 48 小时后血清 β-hCG 水平上升幅度较大，且早孕者上升幅度高于早期先兆流产者，而早期输卵管妊娠者血清 β-hCG 无明显上升幅度。虽然目前回顾及前瞻性研究均支持输卵管妊娠血清 β-hCG 与宫内妊娠存在统计学差异，且输卵管妊娠患者 hCG 与停经时间无明显关联[2-3]，但由于 hCG 个体差异较大，部分与宫内妊娠、尤其是宫内妊娠流产者的 hCG 重叠概率较显著[4]，单次独立的 hCG 并不具有满意的诊断效应。若依靠 β-hCG 水平的动态分析，即 48 小时内 hCG 倍增不满意即考虑诊断输卵管妊娠，其诊断敏感性为 36%，特异性为 65%[5]。

人体滋养细胞较为特殊，类似恶性肿瘤细胞，生长迅速且能侵蚀母体组织。正常宫内妊娠滋养细胞的浸润受多种酶蛋白平衡表达的调控，可在子宫内膜及肌层的浅层 1/3 终止，输卵管妊娠因调控机制的局限性常可导致过度浸润，易造成输卵管破裂的发生。hCG 血清浓度一方面可反映滋养细胞的生长情况，另一方面也可反映输卵管破裂发生的危险性。β-hCG 平均血清浓度输卵管破裂患者均高于输卵管未破裂患者及自然流产患者，且 β-hCG 血清浓度与输卵管妊娠破裂发生率呈正相关，输卵管破裂患者血清 β-hCG 浓度与腹腔平均出血量也呈正相关。在输卵管妊娠时，β-hCG 平均血清浓度以间质部最高，其次为峡部，伞部较低。分析其原因，考虑间质部、峡部有相对较厚的肌肉层，绒毛发育良好，滋养细胞分泌 hCG 较多有关。异位的胚胎着床于输卵管后依次侵犯输卵管黏膜、肌层、浆膜下及浆膜层，由于肌层血供丰富，滋养细胞增殖活跃，hCG 上升幅度加快，药物治疗效果不显。根据 Klein[6]、李雪英[7] 等人的研究结果提示，当 hCG<2000IU/L 时，滋养细胞主要侵犯黏膜层；当 hCG>2500IU/L 时，随着 hCG 的升高，滋养细胞侵犯肌层的风险依次提高；当 hCG>6000IU/L 时，滋养细胞基本已侵犯输卵管肌层[8]；当 hCG>8000IU/L 时，滋养细胞均已侵犯输卵管浆膜层，存在随时破裂的风险。因此，一般确诊为输卵管妊娠患者 β-hCG<1000IU/L 时，很少发生破裂，当 β-hCG<2000IU/L 时，可行药物治疗，而 β-hCG>8000IU/L 时，则有高度破裂的风险，需及时手术。

综上所述，β-hCG 的监测对早期不明位置妊娠的诊断具有重要意义，对临床治疗方式的选择以及防止输卵管破裂也有着重要作用。

（二）血清孕酮（p）

孕酮（p）是一种性激素，由卵巢、胎盘以及肾上腺皮质产生，随月经周期而变化，其值在黄体期最高，卵泡期极少。黄体期后期由于黄体萎缩直至月经前期，孕酮分泌量会逐渐下降至"0"。妊娠 8 周内，孕酮主要是由滋养细胞和卵巢黄体分泌，后期则由胎盘产生。在孕妇怀孕 12 周后胚胎完全形成，合成能力上升，孕酮水平迅速升高，但 12 周前仍维持一定水平，与孕龄不相干，呈非孕龄依赖。孕酮可反映滋养细胞功能是否正常，在妊娠早期数值相对稳定，且含量较少受血 hCG 影响，单次检测有诊断意义，输卵管妊娠患者的血清孕酮水平，比正常妊娠者孕酮水平明显偏低，因此测定血中孕酮及其代谢产物也是公认的诊断输卵管妊娠的方法之一。其可能原因有：一方面受妊娠空间局限，hCG 分泌水平低下，导致黄体发育不全；另一方面，不排除原发性黄体发育不全，孕酮水平低而引起纤毛摆动幅度减小，导致桑椹胚滑入宫腔失败。

早期输卵管妊娠时，由于输卵管肌层菲薄，血供不足，滋养层细胞无论从数量还是质量均较正常妊娠低，同时因滋养层发育欠佳，滋养细胞活力下降，黄体刺激低下使黄体发育不良，从而引起输卵管妊娠时孕酮的分泌明显低下，血清孕酮水平偏低，多数在 10~25ng/ml，如果血清孕酮值 >25ng/ml，输卵管妊娠几率小于 1.5%。早期先兆流产者因母体、胚胎等因素的作用，胚胎发育较差，因而滋养层细胞产生的 hCG 会比正常早孕者低，hCG 刺激卵巢黄体转变成妊娠黄体的作用随之减弱，所以滋养细胞和妊娠黄体产生的孕酮会偏低。虽然早期先兆流产者的孕酮偏低，因其受精卵着床于子宫腔内膜，其滋养细胞的数量和质量虽不及正常早孕者，但仍优于肌层菲薄、内膜功能不全的输卵管妊娠，故早期先兆流产者的孕酮值仍明显高于早期输卵管妊娠者。一般血清孕酮值的测定：正常早孕者 > 早期先兆流产者 > 早期输卵管妊娠者。血清 β-hCG 和孕酮联合检测，能提高输卵管妊娠诊断正确率，是临床常用于诊断不明位置妊娠的血清学检查。

（三）雌激素

雌激素主要由卵巢合成和分泌，卵巢主要合成雌二醇（E_2）及雌酮（E_1）2 种雌激素，但在血液循环内尚有雌三醇（E_3）。雌二醇是妇女体内生物活性最强的雌激素。雌三醇是雌二醇和雌酮的降解产物，活性最弱。在卵泡开始发育时，雌激素的分泌量很少，随着卵泡渐趋成熟，雌激素的分泌也逐渐增加，于排卵前形成一高峰，排卵后分泌稍减少，约在排卵后 7~8 天黄体成熟时，形成又一高峰，黄体萎缩时，雌激素水平急剧下降，在月经前达到最低水平。

早期妊娠期间雌激素（E_2）明显增多，主要来自卵巢和胎盘。在正常的早期妊娠 E_2 主要由卵巢黄体产生，妊娠 10 周后主要由胎儿 - 胎盘单位合成。早期先兆流产者因母体、胚胎等因素的作用，使胚胎发育较差，因而产生的 E_2 比正常早孕组低。早期输卵管妊娠由于受精卵着床的输卵管肌层菲薄，血供不足，胚胎发育不良，滋养层细胞无论从数量还是质量均较正常早孕和宫腔妊娠的早期先兆流产低，且早期输卵管妊娠时常伴有黄体功能不足，因此早期输卵管妊娠者的 E_2 一般低于早期先兆流产者，更低于正常早孕者。

（四）其他

1. 肌酸激酶（CK）

肌酸激酶广泛分布于人体各种器官和组织中，通常存在于动物的心脏、骨骼肌、脑组织的细胞浆和线粒体中，是一个与细胞内能量转运、肌肉收缩、ATP 的再生有直接关系的重要激酶。它大量存在于 ATP 快速再生的细胞中，在离子过膜运输、吞噬细胞的吞噬作用、糖酵解的调控、脑突触中依赖 ATP 神经传递的物质的释放中起着重要作用。正常情况下，人体血清中有一定量的肌酸激酶，在机械性缺血性肌肉损伤时，引起细胞内肌酸激酶释放入血，导致血清肌酸激酶活性增高，升高的程度取决于损伤的性质和程度，目前发现许多肿瘤病人以及急性心肌梗塞病人的血清中肌酸激酶的含量升高。

输卵管妊娠者血清中的 CK 水平较宫内妊娠者的高。输卵管妊娠时血清肌酸激酶升高，可能是输卵管缺乏黏膜下层组织，管壁不能形成完整的蜕膜反应以抗滋养细胞的侵蚀，当异位妊娠合体细胞滋养层穿透输卵管黏膜上皮侵入输卵管肌层时，损伤肌细胞以致肌细胞内所含的肌酸激酶释放入血，导致血清肌酸激酶活性增高，因此输卵管妊娠时血清肌酸激酶活性可作为输卵管肌层受损的生化指标，且 CK 值越高发生输卵管破裂的可能越大。Katsikis[9] 首次提到肌酸激酶 MB 同工酶（CK-MB）与 CK 的比值（CK-MB/CK）对异位妊娠早期诊断的价值，研究表明异位妊娠患者血清中 CK-MB/CK 明显较正常宫内妊娠及宫内妊娠流产患者要低，结合 CK-MB/CK 可以提高早期异位妊娠的诊断率。

2. CA125

CA125 是一种来源于体腔上皮、生殖道黏膜和卵巢上皮细胞表面的一种分化抗原，在胎儿绒毛膜、羊水和母体蜕膜中广泛存在。目前在妇科领域广泛地应用 CA125 作为某些疾病的生化指标：如卵巢肿瘤、子宫内膜异位症等。

血清 CA125 值在正常宫内妊娠与输卵管妊娠的差异，是与不同数量的滋养层细胞对周围组织的侵入程度有关，输卵管妊娠的滋养层细胞由于没有宫内妊娠那样具备良好的生长发育条件，滋养层细胞生长受限，所以 CA125 数值较宫内妊娠低。但当输卵管妊娠破裂时，可引起血清 CA125 水平显著升高，提示输卵管黏膜破坏后，黏膜细胞的 CA125 可漏出进入母体循环使母体血清 CA125 水平升高。

3. 血管内皮生长因子（VEGF）

VEGF 是血管形成因子之一，属于血小板衍生生长因子类，可由血管内皮细胞、滋养细胞及炎性巨噬细胞分泌，是一种高效促血管生成因子，主要功能是促进血管生成，在受精卵着床、胚胎血管形成和胎盘形成中起着重要作用。Daponte[10] 等研究表明，异位妊娠中血清 VEGF 水平比宫内早期妊娠流产高，认为血清 VEGF 可以鉴别异位妊娠和异常的宫内妊娠，建议诊断异位妊娠的截断值为 174ng/L。血清 VEGF 鉴别异位妊娠和异常宫内妊娠虽有一定价值，但临床还需大样本进一步研究。

4. 妊娠相关血浆蛋白 A（PAPP-A）

PAPP-A 主要是由胎盘滋养合体细胞和蜕膜细胞合成的大分子糖蛋白，随妊娠的增加而不断升高直到分娩，是唐氏综合征（DS）筛查标记物之一。

异位妊娠时，PAPP-A 水平显著低于相同妊娠期的正常宫内妊娠。以往研究认为，患者有停经、腹痛、阴道流血的临床症状，且妊娠试验阳性，如 PAPP-A 水平极低或检测不到，异位妊娠的可能性较大。目前认为，PAPP-A 有助于异位妊娠诊断，但并不能作为诊断异位妊娠的辅助检查。应用 VEGF、PAPP-A 和孕酮（P）联合检测，VEGF/（PAPP-A×P）在鉴别宫内妊娠和异位妊娠的敏感度 97.7%，特异度 92.4%，优于单独检测血清 VEGF。

5. 激活素（activin，ACT）、抑制素（inhibin，INH）

激活素和抑制素属于转化生长因子（TGF）β 超家族，因能分别特异地促进和抑制垂体细胞分泌促卵泡激素而得名。最新研究显示，激活素来源于性腺外的多种组织，如脑、肝、肾、骨、胎盘等，主要的产生部位是垂体促性腺细胞或滤泡星状细胞；抑制素主要来源于性腺组织，由卵巢颗粒细胞、睾丸支持细胞分泌。

根据激活素不同的亚单位结合形式，分别形成 ACT A，ACT B 和 ACT AB，与女性生殖有关的主要是 ACT A。ACT A 是子宫内膜蜕膜化 cAMP 通路的必须组成部分，并通过特定的旁 / 自分泌作用，调控内膜基质蜕膜化、滋养细胞侵入、胚胎种植等过程；抑制素根据不同的亚基组合，形成两种生物学活性结构，即 INHA（αβA）和 INHB（αβB）。妊娠期间，妊娠妇女和胎儿循环中主要是 INH A，主要由胎盘滋养细胞合成和分泌。INH 通过血液循环以经典内分泌形式发挥调节作用。INH A 具有多种生物活性，包括刺激促肾上腺皮质激素（ACTH）、生长激素（GH）释放，促进红细胞生成，在早期胚胎形成和性腺发育中起一定作用。妊娠期妇女的胎盘、胎膜和蜕膜组织可产生大量 INH A 和 ACT A，在胎囊植入的第 13 天，血清 INH A 水平开始升高，ACT A 水平升高稍晚，分娩时达到最高水平。病理妊娠，如唐氏综合征、子痫前期、多胎妊娠时，INH 水平高于正常妊娠，葡萄胎患者血清 INH A、ACT A 水平明显升高。ACT A 可诱导人早孕细胞滋养细胞发生凋亡。

Florio[11]等对有腹痛、停经史、阴道流血症状，且妊娠部位不明确的早期妊娠妇女做研究，分为早期妊娠自然流产、异位妊娠和正常宫内妊娠，3 组之间，异位妊娠患者的血清 ACT A 水平最低，以 0.37ng/L 为界值，预测异位妊娠的灵敏度和特异度达 100% 和 99.6%，故认为血清 ACT A 用于预测异位妊娠有意义。杨晓宁[12]等采用酶联免疫吸附试验（ELISA）检测疑似异位妊娠患者的血清激活素 A 和 β-hCG 浓度，采用受试者工作特性（ROC）曲线分析激活素 A 和 β-hCG 检测对异位妊娠的诊断价值，结果为异位妊娠组激活素 A 和 β-hCG 浓度显著低于宫内妊娠组，以血清激活素 A<260pg/ml 诊断异位妊娠，其灵敏度、特异性分别为 85.5%、72.3%。由上可以看出，血清激活素 A 检测可以辅助异位妊娠的早期诊断。

四、超声、影像学检查

超声影像学检查包括超声检查、CT 和 MRI，临床上以超声检查为主。

（一）超声检查

超声检查以简便、无创等特点已成为诊断输卵管妊娠首选的影像学方法。

1. 输卵管妊娠超声图像

超声检查对输卵管妊娠诊断必不可少，还有助于明确输卵管妊娠部位和大小。输卵管妊娠的声像特点：宫腔内未探及妊娠囊，若宫旁探及异常低回声区，且见胚芽及原始心管搏动，可确诊为输卵管妊娠；若宫旁探及混合回声区，子宫直肠窝有游离暗区，且未见胚芽及胎心搏动，也应高度怀疑输卵管妊娠。Donut 征又称甜面圈征，表现为附件区可见一类妊娠囊环状高回声结构，壁厚回声强，中央呈无回声，似甜面圈，故称为"Donut 征"，是输卵管妊娠早期超声表现。囊壁强回声类滋养层回声，其病理基础是受精卵着床输卵管壁形成的滋养层包裹，故在此类妊娠囊周围可记录到类滋养层周围血流频谱。

（1）子宫情况：子宫增大或稍大，子宫内膜增厚或正常，宫腔内均未探及孕囊回声，但宫腔内的情况变化多样。宫腔内囊性结构，没有明确的卵黄囊或胚芽回声，是宫内早孕还是宫外孕引起的宫腔积液（假孕囊），此时超声鉴别诊断有一定意义。①假孕囊周围无或少许星点状血流信号，而宫内孕在孕囊周围可见丰富的滋养层血流信号，为鉴别真假孕囊的特征之一。②胡蓉[13]等应用彩色多普勒超声（CDFI）检测宫内囊状结构血流指数，以收缩期峰值流速（PSV）≥21cm/s 诊断宫内孕，结果 CDFI 诊断宫内孕的敏感度是 84%，特异度是 100%。③以宫腔内存在低阻（阻力指数≤0.6）的内膜动脉来排除宫外孕，其阴性预报值是 97%。④有学者认为假孕囊壁较真孕囊壁薄，且不随时间变化增厚，其回声也较真孕囊囊壁回声弱；假孕囊充满整个宫腔，外型欠饱满，大小常比实际停经月份略大，而真孕囊位于宫腔的一侧，随着孕龄增长逐渐占满宫腔。

（2）子宫附件区包块：对有典型输卵管妊娠症状的患者，即使首诊超声子宫双侧附件区未见阳性包块，仍应嘱患者隔日或视病情变化及时复查超声、密切随访观察对进一步确诊十分必要。

未破裂型：未破裂型输卵管妊娠可分为两型：①未破损型或早期流产型，85.2% 的病例可检测到低阻动脉血流，阻力指数（resistance index，RI）值 0.37~0.50。②流产型，包块内呈液实混合性回声，56.2% 的病例可显示包块内的滋养层血流，RI 值 0.43~0.56。两组均看见不同程度盆腔积液，双侧卵巢均显示清。通过观察附件区包块与卵巢之间是否存在清晰界限，如果缺乏界限而且附件包块与卵巢紧密相联系，则是输卵管妊娠的可能性非常小，其阴性预报值是 96.1%。

流产破裂型：大多数患者附件区包块内和（或）周边可观察到血流信号，为滋养层周围性血流，呈单相或双相、频谱增宽的高速低阻动脉血流频谱。大部分患者可见盆腹腔不同程度积液，当大量内出血时，声像图可见子宫漂浮于大量血液中，子宫周围完全为液性暗区所包围。

陈旧性：陈旧性输卵管妊娠是由症状不明显的输卵管妊娠发展而来，其病理基础为增生的结缔组织和残存的滋养层，内含丰富的血管。声像图表现为在子宫后方可见非均质性包块，壁较厚、边界尚清晰，如包块在子宫周围，则与子宫分界不清，造成子宫增大的假象，或因包块与宫旁粘连使子宫位置偏移。病程长者，包块周围可见强回声环绕，酷似包膜，少数可见盆腔积液。陈旧性输卵管妊娠的血流频谱有特征性表现，但频谱的形态不一。最常见的呈楔形频谱，其内是类滋养型动脉频谱，较少见的是单向异型频谱。取样容积置于狭窄血管管腔内则可记录到单向形动脉频谱。

输卵管妊娠超声影像表现主要为胎囊型、包块型、盆腔积液型3种类型，大多数患者可发现妊娠囊、胚芽及心管搏动等征象。①胎囊型：表现为包块内混杂孕囊样结构回声，孕囊中央为无回声，周围为强回声环，囊内有点状胚芽，未死亡胚胎胎心监测可探及胎心，有点状血流；死亡胚胎无胎心，无血流。②包块型：表现为混杂回声包块，以低回声为主，未破裂型包块形态尚规则，回声不均；破裂包块回声混杂不均，形态欠规则，未死亡胚胎可探及胚芽、血流及胎心。③盆腔积液型：表现为盆腔内不等量积液，为游离无回声暗区，液性暗区因破裂出血程度轻重而分布面积不同，该类患者胚囊一般较大，以输卵管壶腹部破裂出血多见，部分患者可见孕囊漂浮征象。

2. 输卵管妊娠的超声鉴别诊断

（1）未破裂型输卵管妊娠与妊娠黄体的鉴别：妊娠囊环壁回声较强，彩色多普勒检查妊娠囊周边呈不规则条状或点状血流信号。妊娠黄体的环壁回声较弱，周边可见卵泡回声，彩色多普勒检查血流信号较丰富，周边可见均匀连续的环状或半环状血流。

（2）均质包块型输卵管妊娠与卵巢囊肿破裂、黄体破裂的鉴别：卵巢囊肿破裂患者既往有盆腔包块病史，一般盆腔积液量较少，子宫大小正常。黄体破裂腹痛多发生在月经之前，出血量一般较少，子宫内膜为分泌期内膜而无蜕膜反应性增厚。彩色多普勒检查卵巢囊肿破裂、黄体破裂包块周边为血凝块，无血流信号。

（3）输卵管妊娠与急性阑尾炎鉴别：急性阑尾炎超声探查可于右侧髂窝区看见混合性包块，有时与附件粘连，包块一般位于右下腹较高的位置。

3. 各种超声检查在早期输卵管妊娠中的诊断价值

超声检查为目前临床孕早期妇女的重要检查项目，主要分为经腹超声和经阴道超声2种。经腹超声对盆腔整体结构的显示较为全面，但易受肠道气体、皮下脂肪等干扰因素的影响，细微结构显示欠佳，仅有一部分患者能表现出典型的输卵管妊娠超声图像。而经阴道超声的探头频率和分辨率更高，可显著降低腹腔内的图像干扰，且可不事先充盈膀胱，并且可以显著缩短"妊娠盲区"时间，能更好地观察患者的孕囊位置、囊内形态以及原始心血管搏动情况，缩短确诊时间，降低输卵管妊娠漏诊率和误诊率，所以在输卵管妊娠的早期辅助诊断中已经得到广泛认可。

在正常情况下，经腹超声（TAS）可在孕5~5.5周发现妊娠囊，而经阴道超声（TVS）则只需4~5周[14]。由于TVS对盆腔显象更清晰，较少受体形、肠道气体影响，对输卵管妊娠诊断的敏感性、特异性、阳性预测值均优于TAS[15]，目前已成为筛查输卵管妊娠的重要途径之一。部分学者认为，TVS可作为诊断输卵管妊娠的独立手段，其敏感性为91.4%，特异性为96.3%，阳性预测值为94.3%[16]。张炽敏[17]等经回归分析认为，能否在超声检查时发现妊娠包块是影响输卵管妊娠诊断正确性的关键所在。但受停经长短、排卵时间等客观因素的影响，临床约8%~31%的妇女在首诊时B超无特征性改变——即宫内未见孕囊，双附件未见包块，此部分患者可诊断为不明位置妊娠（PUL），而PUL中约7%~20%为潜在的输卵管妊娠患者[18]。PUL 可延误输卵管妊娠的早期诊断,如何在 PUL 中发现高度疑似输卵管妊娠患者,从而尽早干预,是目前探讨的焦点。陈智毅[19]等选取 9 个超声变量行 logistic 回归及 ROC 曲线分析后认为,结合内膜"三线征"、内膜厚度是否≤9mm 及内膜对称性这 3 个变量能取得较有效的预测结果(灵敏度 =98.2%,特异度 =98.6%)。在临床实践中,TVS 早期确诊输卵管妊娠也存在一定的局限性,由于其具有一定范围的扫描聚焦区,对于较远的位置探查存在限制,所以对于部分高度怀疑输卵管妊娠患者需要进行经腹与经阴道超声结合检查,另外需要注意的是,对于剖宫产史患者,要在进行超声检查时重点观察前壁的瘢痕部位,以免漏诊。

附:经阴道三维超声联合断层超声显像(TUI)技术[20]

超声影像技术以方便、诊断迅速、可重复性好、无创等优势在输卵管妊娠的诊断中发挥着重要的作用,其中经阴道二维超声在早期输卵管妊娠临床诊断中广泛应用,诊断符合率较高,但仍有部分输卵管妊娠患者因孕周小、超声图像不典型(既不能肯定为宫内妊娠、也不能排除输卵管妊娠),难以确切诊断,有些学者称此时间段为"妊娠盲区",应用超声新技术提高"妊娠盲区"诊断符合率已成为当前研究的热点。

断层超声显像(TUI)技术是近年来一种新的三维超声成像和观察模式,可利用容积数据的获取,在短时间内完成检查。与二维超声相比较,三维超声成像具有良好的空间定位功能,能重建异常包块的形态、大小、部位,多层面成像可在屏幕上同时显示检查部位的一系列平行断面,使操作者易于从一个视野转移到下一个视野,无需其他技术支持,减少操作者对二维图像的依赖,尤其是 TUI 技术可获得二维超声不能得到的冠状面信息,从而使图像更加直观、空间关系更明确。TUI 技术还可对整个病变部进行断层分析,断层图像层间距与断层数均可调节,可清晰显示感兴趣区域的细致结构,减少小病灶漏诊与误诊;TUI 与磁共振成像(MRI)一样可规范化操作,重复性好,利于随访和会诊。目前 TUI 技术已应用于胎儿畸形筛查和妇女盆底肌肉形态学研究中。

1. 经阴道三维超声联合 TUI 成像在早期输卵管妊娠诊断中的应用

与经阴道二维超声比较,三维超声的优势在于可同时显示 3 个相互垂直平面,通过体积重建获得子宫及附件的立体图像,直观显示子宫及附件空间位置关系,对包块与子宫、输卵管及卵巢位置关系的显示更清晰,TUI 技术可调节断层层数及层间距,选择适当层间距,对病灶多平面、逐层分析,显示包块边界更清晰,并可提供更详尽的病灶内部结构,因此,利用 TUI 技术可显示经阴道二维超声未能显示的卵黄囊结构,增加输卵管妊娠的诊断依据。

2. 经阴道三维超声联合 TUI 成像在早期子宫角妊娠诊断中的应用

子宫角妊娠是少见的特殊类型的异位妊娠,子宫角部是子宫和卵巢血管交汇区,血运丰富,若发生破裂可致孕妇腹腔大量出血而危及生命,早期正确诊断意义重大。子宫角妊娠的超声图像特征为:子宫角处妊娠囊与子宫腔不相连;妊娠囊周边蜕膜包绕不完整或周边见肌壁层包绕;可见间质线征。间质线是连接子宫腔与子宫角部妊娠囊或包块之间的一条中等回声线,为输卵管间质部起始段的子宫内膜回声。经阴道三维超声联合 TUI 技术可同时显示 3 个相互垂直平面,通过体积重建获得子宫及附件的立体图像,直观显示妊娠囊与子宫腔空间位置关系,通过旋转 X、Y、Z 轴从多角度、多层面对感兴趣区进行观察,尤其是可提供二维超声无法显示的冠状面，清晰显示妊娠囊与子宫腔的位置关系，间质线征及妊娠囊周边蜕膜包绕是否完整，提高妊娠囊定位的准确性，对辨别妊娠囊位置有较大帮助。

在经阴道二维声的基础上，应用三维超声联合 TUI 技术，可弥补经阴道二维超声在早期输卵管妊娠显像中的不足，丰富二维超声影像信息，提高早期输卵管妊娠诊断的准确性，具有良好的临床应用前景。

（二）CT检查

目前，超声检查因其经济简便而成为临床医生的首选，而 CT 和 MRI 则较少受到重视。超声检查在输卵管妊娠的早期诊断中具有重要价值，可直接观察到妊娠囊、胎芽甚至胎心的搏动，但超声检查对输卵管妊娠破裂的诊断效果则不太理想。CT 在显示腹腔内残留肿块的形态结构、妊娠囊残腔以及腹腔内积血的多少等方面均优于超声检查。对输卵管以外尤其是腹腔妊娠，超声检查较难发现和提供明确诊断，其漏诊率高达 50%，CT 在这方面具有显著的优势，也优于 MRI。

1. 输卵管妊娠的 CT 特点

（1）直接征像：附件区包块内发现完整或变形的妊娠囊。①完整妊娠囊：平扫时包块为软组织密度影，呈类圆形，边界欠清，密度不均，CT 值为 38HU，增强后为 97HU，显著强化。中央可见一低密度类圆形的孕囊结构，直径约 110~215cm，平扫时为 8HU，增强后为 16HU，呈轻度强化。②不完整妊娠囊：平扫附件区包块呈混杂密度影，类圆形，边界欠清，直径约 2~6cm，实质密度与囊性密度影共存，以实质密度影为主，其中可见片块状高密度区，CT 值在 32~72HU 范围内，增强后在 46~99HU 范围内，呈不规则强化。中央可见小椭圆形的不完整的妊娠囊结构。

（2）间接征像：①附件区囊性包块中发现有可强化的异常密度影，平扫时包块为类圆形囊性低密度影，CT 值为 7HU，边界清，直径约 3~5cm，密度不均，其中散在一些条索状、斑片状稍高密度影，CT 值为 32HU。增强后稍高密度影明显强化，CT 值为 80HU，余低密度影 CT 值为 12HU，无强化。②附件区混杂性包块，以实性成分为主，增强后呈轻、中度不均匀强化。③盆腔内子宫旁大片稍高密度影，无明显强化，病灶为不规则形，范围较大，边界较清，直径约 6~9cm。平扫时密度较高，CT 值为 32~68HU，增强后为 40~73HU，强化不明显。④子宫直肠窝内可见血性密度影。

根据输卵管妊娠的 CT 表现特点，当发现一个临床怀疑为输卵管妊娠的患者 CT 表现中出现直接征像时，可以肯定地诊断为输卵管妊娠；出现间接征像①或②或③时，并同时出现④，也可以较肯定地诊断为输卵管妊娠；如不出现④，则可怀疑为输卵管妊娠，需再结合临床情况进一步诊断。

2. 输卵管妊娠的 CT 鉴别诊断

（1）炎性包块：特别是阑尾炎周围脓肿要注意与右侧的输卵管妊娠鉴别。CT 诊断要点为：软组织包块边缘不清，与周围器官有不同程度的粘连；中心密度偏低，部分可见气液平面；增强后周围明显强化而中心不强化；部分可见分房，呈大小不等的蜂窝状改变；部分可见子宫直肠窝积液，但 CT 值一般在 15~20HU。

（2）卵巢囊肿：需注意与囊肿型输卵管妊娠鉴别。CT 诊断要点为：包块的边界较清；密度均匀，多为水样密度，CT 值在 0HU 左右；增强后无明显强化；子宫直肠窝内无或有很少量积液。

（3）卵巢的恶性肿瘤：早期的卵巢恶性肿瘤应与包块型输卵管妊娠鉴别。鉴别要点为：临床表现不同；包块的边界较清，密度均匀；增强后强化较明显；子宫直肠窝内无或有很少量积液。

（4）输卵管积水：平扫时表现为一侧附件区迂曲扩张的管状结构或多囊状结构，增强后管壁呈轻度强化，内容物无强化。

（三）MRI 检查

尽管 MRI 检查不是输卵管妊娠诊断的首选方法，但对其仍有着不可低估的诊断价值。当患者临床表现无特异性，而 B 超又难以区分病变性质时，基于 MRI 对软组织很强的分辨能力以及对病变成分信号强度变化敏感的反应能力，可提供丰富的诊断信息，诊断输卵管妊娠破裂具有优势。

1. 输卵管妊娠 MRI 常见征象

最常见的直接征象是孕囊影，呈长 T_1 长 T_2 信号影，部分患者可见结节状胚芽，当胚芽呈点状短 T_1 长 T_2 信号影，则为胚芽出血，提示死亡倾向。

2. 陈旧性输卵管妊娠的 MRI 征象

陈旧性输卵管妊娠在 MRI 像上囊壁增厚，由于胚胎死亡后结缔组织增生，不规则增厚，而呈环形强化。囊内信号变化，胚胎死亡后血供断绝，信号不均匀，低信号为囊内羊水、慢性出血及胚芽坏死液化等，无强化，点状短 T_1 长 T_2 信号影为胚芽机化或出血后机化所致。这种输卵管妊娠因其症状及影像学表现不典型，极容易误诊。

3. 输卵管妊娠破裂的 MRI 征象

输卵管妊娠孕囊继续生长发育，必然造成输卵管损伤破裂，输卵管肌层血管丰富，短期内可发生大量腹腔内出血，因为腹膜腔内纤溶酶的作用，腹腔积液难以形成凝血块。早期孕囊周围局部可见血液积聚，血量逐渐增多时，盆腔道格拉斯窝内填充血液，继而肠管间及结肠旁沟血液积聚，因此孕囊周围，盆、腹腔积血是输卵管妊娠破裂的间接征象，出血后机体保护机制会使子宫或卵巢动脉供应胎囊的血管挛缩闭塞，反而更进一步缺血，加速胚胎死亡。MR 可见短 T_1 短 T_2 信号影，亦可见短 T_1 长 T_2 信号影，出血程度差异较大。

4. 输卵管妊娠时子宫的 MRI 征象

孕期子宫受到激素影响有一定的特异性改变，子宫膨隆略增大，变柔软。MRI 特异征象为子宫内膜及子宫结合带明显增宽，信号均匀，呈孕期表现，这与孕期蜕膜组织的植入、胎盘形成及雌、孕激素的分泌密切相关，这点与其他影像学相比具有非常直观的影像优势。

5. 输卵管妊娠的 MRI 鉴别诊断

（1）破裂出血的卵泡或黄体囊肿：黄体囊肿呈长 T_1 长 T_2 液体信号影，边缘光滑，境界清楚，呈圆形或卵圆形，当破裂出血时内部信号略混杂，囊周可见低信号的含铁血黄素沉积，有时与输卵管妊娠孕囊难以鉴别，但子宫内膜及子宫结合带不增厚，无孕期表现以此区分。

（2）附件区子宫内膜异位囊肿：由于异位的子宫内膜在雌、孕激素的作用下发生周期性出血所致，反复出血及周围组织炎症粘连，其 MRI 表现薄壁、多房、双侧发病、信号欠均匀，界限不清，增强时呈环形强化影，与输卵管妊娠破裂出血与周围组织粘连机化难以鉴别。此时不仅要观察和寻找孕囊是否存在，同时要密切结合临床，前者临床上主要表现为痛经和继发不孕，腹腔积液少；后者多有停经史，妊娠试验阳性，不规则阴道流血，常出现盆腔及腹腔积血。

（3）卵巢及输卵管结核：附件结核少见，由于存在干酪样坏死及结核钙化灶，MRI 影像上可见多发囊性病灶，囊内液体浑浊，可见明显长 T_1 短 T_2 低信号的结核钙化灶，与陈旧性输卵管妊娠患者的孕囊和机化的周围组织不易区分，但孕囊囊壁呈树根状或半环形强化影，与血管相关，孕囊大小与胎龄有关，而干酪样坏死灶呈多环形强化，灶间融合，DWI 异常高信号影，弥散受限，ADC 图低信号影。

MRI 能明确显示孕囊、胚芽、游离性血性液体及孕期子宫表现：孕囊 T_2W_1 以等信号和等高信号多见，T_2W_1 信号混杂，囊壁与 T_2SPIR 像显示清楚，呈低信号，形态欠规则，新月形雏形胎盘影；增强呈树根状、半环状或环状强化影；囊内胚芽呈软组织影；输卵管妊娠破裂不同程度的积血；孕期子宫体积略增大，子宫内膜及结合带明显增宽。

五、临床综合诊断方法的研究进展

早期不明位置妊娠患者出现腹痛和（或）不规则阴道流血时，临床诊断常考虑为"异位妊娠"或"先兆流产"。异位妊娠（95% 以上为输卵管妊娠）与先兆流产的治疗方案完全不同，如何快速有效地对输卵管妊娠、先兆流产和异常宫内妊娠进行判别具有重要的临床意义。

隗伏冰等[21]通过建立早期不明位置妊娠的贝叶斯判别方程对输卵管妊娠与先兆流产进行早期判别，为不明位置妊娠的诊断提供临床参考。其方法为：

采集患者入院时的临床资料，具体包括：年龄、体重、婚姻、异位妊娠病史、不孕病史、节育环、盆腔炎病史、人流次数、盆腔手术史、停经、阴道出血、腹痛、宫颈举痛、触及附件包块、附件压痛、β-hCG 水平、P 水平、B 超子宫内膜的表现、盆腔积液、B 超探及附件包块、RI 值等 21 项内容。以最终明确诊断的结果（先兆流产或输卵管妊娠）作为因变量，将入院时采集的上述所有 21 项临床资料作为相关的变量纳入，通过贝叶斯逐步判别分析法，根据误判概率越小越好的原则，筛选并纳入有统计学意义的变量，经过逐步筛选，筛选出 17 个对于输卵管妊娠及先兆流产判别有效的变量，确立判别系数与常数，最后建立贝叶斯判别方程。得出对于早期输卵管妊娠及早期先兆流产判别有效的变量，即：年龄（X_1，实测值）、体重（X_2，实测值）、不孕史（X_5，0= 无；1= 有）、节育环（X_6，0= 无；1= 有）、停经天数（X_7，0= 无；1=35~45；2=46~55；3=56~65；4=>66）、阴道出血（X_8，0= 无；1= 少；2= 中；3= 多）、腹痛（X_9，0= 无；1= 轻；2= 中；3= 重）、盆腔炎史（X_{10}，0= 无；1= 有）、附件包块（X_{12}，0= 无；1= 有）、附件压痛（X_{13}，0= 无；1= 有）、β-hCG 值（X_{14}，实测值）、P 值（X_{15}，实测值）、盆腔手术史（X_{18}，0= 无；1= 有）、盆腔积液（X_{19}，0= 无；1= 有）、RI 值［X_{20}，0= 无；1=>0.61；2=0.49~0.61；3=≤0.49］、B 超探及包块（X_{21}，0= 无；1= 有）等 17 个有意义的指标。并确定判别函数方程的系数及常数，建立起的早期不明位置妊娠判别方程如下：

1. 输卵管妊娠（Y_1）

$$Y_1=0.657X_1+1.121X_2+7.568X_5+1.781X_6+55.412X_7+12.706X_8+10.496X_9+2.201X_{10}-3.094X_{12}+$$
$$9.800X_{13}+1.92 \times 10^{-5}X_{14}+0.154X_{15}+1.097X_{17}-11.478X_{18}+7.247X_{19}+9.789X_{20}+30.320X_{21}$$

2. 先兆流产（Y_2）

$Y_2=0.706X_1+1.060X_2+3.866X_5-0.343X_6+59.912X_7+12.554X_8+7.714X_9-1.697X_{10}-0.965X_{12}-2.163X_{13}+2.23\times10^{-5}X_{14}+0.395X_{15}+0.292X_{17}-8.665X_{18}+2.483X_{19}-1.01X_{20}+7.861X_{21}$

3. 异常宫内妊娠（Y_3）

$Y_1=0.756X_1+1.006X_2+3.555X_5-0.344X_6+60.210X_7+11.770X_8+8.705X_9-2.014X_{10}-1.006X_{12}-1.800X_{13}+1.39\times10^{-5}X_{14}+0.266X_{15}-0.028X_{17}-8.647X_{18}+2.010X_{19}-0.389X_{20}+8.184X_{21}$

本判别方程为按判别函数数值的大小进行判别，即计算判别对象的判别函数值 Y_1、Y_2、Y_3，评分最高的则为诊断。

本方程通过自身验证与交互验证的方法对得出的函数方程考核验证，结果如下：①自身验证考核结果显示：先兆流产的判别正确率达 80.00%，输卵管妊娠的判别正确率达 99.68%，异常宫内妊娠判别正确率达 95.45%，总的判别正确率达 92.60%。②交互验证考核结果显示：先兆流产的判别正确率达 80.00%，输卵管妊娠的判别正确率达 99.68%，异常宫内妊娠的判别正确率为 93.18%，总的判别正确率达 91.9%。

早期不明位置妊娠的贝叶斯判别方程是一种相对较现想的非侵入性、快速且同时具有较好的真实性、可靠性及预测值的判别方法，对于早期输卵管妊娠与早期先兆流产的鉴别诊断具有较高的准确度及较好的预测值，为临床上早期开展针对性治疗提供了重要的参考。

六、鉴别诊断的研究进展

输卵管妊娠是妇产科临床常见病，同时也是较容易误诊、漏诊的妇科急腹症之一，临床多以腹痛、阴道流血、盆腔包块为主要表现。现就鉴别诊断的要点、输卵管妊娠、卵巢囊肿蒂扭转、卵巢囊肿破裂、急性盆腔炎及外科急腹症的临床特征进行归纳，以供参考。

（一）病史

详细的病史资料是明确诊断的前提和重要参考。

1. 腹痛发生时的情况

包括腹痛是否突然发生，包括腹痛发生前有无性行为，腹痛是否与体位相关等。同时需要询问腹痛发生后，疼痛部位有无发生改变，是否伴有放射痛。由于妇科急腹症在发病之初，疼痛部位往往与病变位置高度契合，因此疼痛部位往往具有诊断意义；其他还需了解疼痛是持续性还是阵发性，疼痛的程度以及疼痛的性质。

2. 腹痛与月经的关系

了解末次月经时间，有无停经史，判断腹痛发生在月经的前半周期还是后半周期，有无停经史，初步判断是否与妊娠有关。

3. 疼痛的伴随症状

如有无恶心、呕吐、发热、恶寒以及排便改变等。

4. 既往病史

了解既往病史，如有无不孕史、盆腔手术史，有无盆腔炎病史等。

（二）检查

一般情况包括体温、脉搏、呼吸、心率、血压等。腹部查体需注意腹部是否平坦、柔软，有无腹肌紧张、压痛、反跳痛等，有无移动性浊音及可触及的肿块。妇科检查主要注意宫颈的软硬度、有无着色、举摆痛，宫口是否张开，有无组织物嵌顿，后穹窿是否饱满，以及子宫大小、位置、压痛，双附件区有无包块、压痛等情况。

（三）常需鉴别的疾病

1. 输卵管妊娠

在妇科急腹症中，输卵管妊娠的发生率为 86.2%[22]。临床表现可因输卵管妊娠的部位，hCG 的高低，输卵管妊娠流产或破裂，腹腔内出血多少而表现多样化。输卵管妊娠发生流产或破裂时，多为突然发作的一侧撕裂样疼痛，部分可伴有停经、阴道不规则流血甚至晕厥。而 hCG 不高、附件包块不大的输卵管妊娠患者腹痛可不剧烈或仅表现为隐痛。输卵管妊娠的阴道流血多呈咖啡色样黏稠状，阴道流血量与腹腔内出血量不具相关性。小部分患者伴有呕吐或肩背痛，与腹腔内出血量多刺激膈肌有关。

腹部检查时其腹膜刺激征多不剧烈；妇科检查宫颈举痛明显，内出血多时常有子宫漂浮感。后穹窿穿刺抽出不凝鲜血或陈旧性伴有小凝血块的血，hCG 阳性（陈旧性输卵管妊娠可阴性）。B 超发现宫旁低回声团块及盆腔液性暗区可协助诊断，还可大致估计出血量，对临床难以明确的输卵管妊娠，特别是陈旧性输卵管妊娠，可利用腹腔镜帮助诊断。

2. 卵巢囊肿破裂

是指卵巢囊肿因某些原因引起囊壁破损、出血及囊内液外溢，多发生于卵巢功能旺盛的妇女，包括卵泡囊肿、黄体或黄体囊肿、卵巢子宫内膜异位囊肿等破裂，其中黄体囊肿破裂最多见。卵巢破裂的时间和月经周期有一定关系，多半在性交后发生。卵泡囊肿破裂多发生在月经第 10~18 天，黄体或黄体囊肿破裂多发生在月经第 18~22 天，由于本病无停经史再结合 hGG 检查，往往诊断并不困难，但是对于月经周期延长的女性，容易与输卵管妊娠相混淆。

3. 卵巢囊肿蒂扭转

根据腹痛、妇科检触及附件包块、压痛及 B 超检查，诊断并不困难，卵巢囊肿蒂扭转一般突然出现下腹部绞痛，下腹部压痛并可触及包块，如在妇科检查时能触及扭转的蒂部则诊断更为明确，近年来妇科普查和 B 超的广泛开展应用，使卵巢肿瘤的诊断并不困难，本病常发生在畸胎瘤等质地不均匀、中等大小的附件肿瘤上。

4. 其他外科急腹症

（1）急性阑尾炎：这是最易与妇科急腹症混淆的外科疾病。典型的急性阑尾炎腹痛常从脐周或剑下开始，6 小时左右转至右下腹，伴有较明显的厌食、呕吐、发热；其右下腹局限而固定的压痛点有重要的诊断意义，同时体温升高、白细胞增多的程度较输卵管妊娠更为普遍。

（2）泌尿系统结石：泌尿系统结石常表现为突然发作的疼痛，呈绞痛，并向会阴部放射。查体大多伴有肾区叩痛，压痛部位沿输尿管走行。尿中查到多量红细胞。X 线摄片在输尿管走行部位呈现结石阴影。B 超检查可见到肾盂积水和输尿管结石声像。部分患者既往曾有类似腹痛发作史。

（3）腹腔脏器的自发性破裂出血：如肝破裂或自发性腹腔内血管破裂症，以腹腔内自发性出血为其特征，预后恶劣。近年来报告的病例越来越多，但误诊率仍然很高。当病人出现突发性腹部疼痛，迅即出现休克或内出血征象，但又找不到明确的原因时应考虑本病。腹穿或后穹窿穿刺协助诊断为内出血性疾病。当病情危重时应在抗休克的同时尽早剖腹探查，不可为了盲目追求明确诊断而失去治疗时机。

　　总之，对于妇科急腹症患者，应详细询问病史和全面进行体检，进行必要的辅助检查。掌握有关腹痛的来源及其发生、发展过程，分析腹痛发生的时间、性质及内出血的体征，有助于对妇科急腹症作出诊断，及时合理治疗。

参考文献

［1］樊世荣.绒毛膜促性腺激素和孕酮检测在异位妊娠诊治中的价值［J］.中国实用妇科与产科杂志，2000，16（4）：200-201.

［2］赵映华，陈惠芳.血绒毛膜促性腺激素 β 对早期诊断异位妊娠的价值［J］.中国妇产科临床杂志，2003，4（3）：189-190.

［3］李佳.血绒毛膜促性腺激素（血 β-hCG）对早期诊断异位妊娠的探讨［J］.中国卫生检验杂志，2007，17（6）：1057-1058.

［4］Kadar N，Romero R. Further observations on serial chorionic gonadotropin patterns in ectopic pregnancies and spontaneous abortions ［J］. Fertil Steril，1998：50（2）：367-370.

［5］ACEP Clinical Policies Committee and Clinical Policies Subcommittee on Early Pregnancy. American College of Emergency Physicians. Clinical policy：critical issues in the initial evaluation and management of patients presenting to the emergency department in early pregnancy ［J］. Ann Emerg Med，2003，41（1）：123-133.

［6］Klein M，Graf A，Kiss A，et al. Impact of trophblast penetration through the basal membrance on the efficacy of drug therapy in tubal pregnancy ［J］. Human Reprod，1995，10（2）：439-441.

［7］李雪英，张怡，聂长庆，等.输卵管妊娠时血清 β-hCG 水平与滋养细胞侵入输卵管壁深度关系的研究［J］.实用妇产科杂志，2006，22（1）：40-43.

［8］Lipscomb GH，Givens VM，Meyer NL，et al. Comparison of multidose and single-dose methotrexate protocols for the treatment of ectopic pregnancy ［J］. American Journal of Obstetrics and Gynecology，2005，192（6）：1844-1847.

［9］Katsikis I，Rousso D，Farmakiotis D，et al. Creatine phosphokinase in ectopic pregnancy revisited：significant diagnostic value of its MB and MM isoenzyme fractions ［J］. Am J Obset Gynecol，2006，194（1）：86-91.

［10］Doponte A，Pournaras S，Zintzaras E，et al. The value of a single combined measurement of VEGF，glycodelin，progesterone，PAPP-A，HPL and LIF for differentiating between ectopic and abnormal intrauterine pregnancy ［J］. Hum Reprod，2005，20（11）：3163-3166.

［11］Florio P，Severi FM，Bocchi C，et al. Single serum activin A testing to predict ectopic pregnany ［J］. J Clin Endocrinol Metab，2007，92（5）：1748-1753.

［12］杨晓宁，胡花，傅秀芳.激活素 A 对疑似异位妊娠的诊断价值［J］.检验医学，2010，10（10）：890-892.

［13］胡蓉，向红.异位妊娠的超声诊断和鉴别诊断［J］.中国医学影像技术，2007，23（2）：314-317.

［14］陈常佩，陆兆龄.妇产科彩色多普勒诊断学［M］.北京：人民卫生出版社，1998：29-34.

［15］吴晶，刘丽，王小莉.经腹与经阴道超声诊断异位妊娠符合率的 Meta 分析［J］.国际妇产科学杂志，2010，37（1）：68-71.

［16］周永昌，郭万学.超声医学［M］.北京：科学技术文献出版社，2002：1394-1398.

［17］张炽敏,李嘉,秦晓变.影响超声诊断宫外孕正确性的多因素分析［J］.江苏医药杂志,2003,29(1):40-41.

［18］Kike E,Daemen A,Papaeorghiou A T,et al. Why are some ectopic pregnancies characterized as pregnancies of unknown location at the initial transvaginal ultrasound examination? ［J］. Acta Obstet Gynecol Scand,2008,87(11):1150-1154.

［19］陈智毅,柳建华,梁伟翔.阴道超声检测早期不明位置妊娠患者子宫内膜预测早期异位妊娠［J］.现代妇产科进展,2007,10(16):775-777.

［20］李蒙森,石有振,郑瑜.经阴道三维超声联合断层超声显像技术在早期异位妊娠诊断中的应用［J］.中华医学超声杂志,2015,12(2):128-135.

［21］隗伏冰,苏宜香,何锐志.Bayes判别分析对输卵管妊娠早期诊断价值的探讨［J］.广东医学,2006,27(11):1687-1690.

［22］郑丽璇,罗丽莉,陈涤瑕.腹腔镜手术治疗特殊部位异位妊娠11例报告［J］.中国实用妇科与产科杂志,2003,19(10):615-616.

［23］曹泽毅.中华妇产科学［M］.北京:人民卫生出版社,2002:1314.

第七节　输卵管妊娠的临床治疗学研究

一、中医临床治疗的研究进展

输卵管妊娠病机关键在于"少腹血瘀",据《陈素庵妇科补解》载:"妊娠少腹痛者,因胞络宿有风冷,后却受妊,受妊之后则血不通,冷与血相搏,故令少腹痛也。"对于治疗,《素问·阴阳应象大论》云"血实亦决之"。血实,即指血瘀;决之,乃攻逐瘀血之意,为瘀血证提出了治疗大法。

（一）中医药治疗

自1958年开始,山西医学院使用中药宫外孕Ⅰ号方、宫外孕Ⅱ号方治疗输卵管妊娠取得初步临床疗效后,各地不少医家也开展了中医药治疗输卵管妊娠的研究并取得进展。戚丽[1]等应用宫外孕Ⅱ号方采用"三阶梯"式治疗298例异位妊娠,有效率达97.6%。蔡文娟[2]等应用宫外孕Ⅱ号方加减（金银花24g,红藤30g,夏枯草15g,山慈菇15g,丹参24g,赤芍15g,莪术10g,穿山甲10g,蜈蚣2条,路路通15g）治疗200例输卵管妊娠,结果全部病例血hCG均可在3~8天内转阴,包块可在7天~3个月内吸收。

中药治疗输卵管妊娠的复方因其组方不确定,化学成分复杂,因此,虽在临床治疗上取得较满意的疗效,但其药效学、药理学等仍需进一步研究明确。

目前中药治疗输卵管妊娠的机制研究主要集中在以下几种药物。

1. 丹参

为唇形科植物丹参 *Salvia miltiorrhiza* Bge. 的干燥根和根茎。首载于《神农本草经》,为2015年版《中国药典》（一部）收录。苦,微寒,归心、肝经。其功能活血祛瘀,通经止痛,清心除烦,凉血消痈。用于胸痹心痛,脘腹胁痛,癥瘕积聚,热痹疼痛,心烦不眠,月经不调,痛经，经闭，疮疡肿痛。《神农本草经》称丹参"破癥除瘕"。《本草汇言》言丹参"补血生血，功过归地，调血敛血，力堪芍药，逐瘀生新，性倍川芎。妇人诸病，不论胎前产后皆可常用"。《本草纲目》称"惟一味丹参能破宿血，补新血，安生胎，落死胎，崩中带下，调经脉。"丹参的有效组分主要分为脂溶性和水溶性两类。脂溶性成分包括多种非醌类物质，如丹参酮Ⅰ、丹参酮ⅡA、隐丹参酮等；水溶性成分多为多聚酚酸类成分，主要有原儿茶醛、丹参素、咖啡酸、丹酚酸 B 等[3]。现代药理学研究表明[4]，丹参具有抗凝、促纤溶；扩血管；改善微循环；钙通道阻滞剂作用；清除自由基、保护线粒体；抗菌作用；抗感染作用；调节免疫功能；抑制胶原纤维的产生和促进纤维蛋白的降解，调节组织修复与再生、抗肿瘤等药理作用。沈云婕等研究发现丹参多酚酸盐对人肺腺癌细胞株 SPC-A-1 细胞等多种肿瘤细胞增殖都具有明显的抑制作用，而且呈现时间、剂量的依赖性；丹参多酚酸盐还可诱导 SMMC-7721 细胞阻滞于 S 期继而引起细胞凋亡[5]。

2. 赤芍

为毛茛科植物芍药 *Paeonia lactiflora* Pall. 或川赤芍 *Paeonia veitchii* Lynch 的干燥根。白芍、赤芍在《神农本草经》中统称芍药。梁代《本草经集注》首次提出芍药有赤白之别，赤芍为 2015 年版《中国药典》（一部）收录。苦，微寒，归肝经。其功能清热凉血，散瘀止痛。用于热入营血，温毒发斑，吐血衄血，目赤肿痛，肝郁胁痛，经闭痛经，癥瘕腹痛，跌扑损伤，痈肿疮疡。《本草经疏》曰"妇人经行属足厥阴肝经，赤芍入肝行血，故主经闭""主破散"。《本草汇言》称赤芍可以治疗"妇人癥瘕腹痛"。赤芍的药效成分主要是以芍药苷为主的单萜及其苷类成分、没食子酸及其衍生物等。药理作用研究证明[6-7]其具有抑制血小板和红细胞聚集、抗凝和抗血栓、改善降低全血黏度、抗动脉粥样硬化、抗炎、抗氧化、保护心脏和肝脏、抗肿瘤等作用。Lee 等用赤芍水提物处理肝癌细胞 HepG2 后，发现在 HepG2 细胞凋亡的早期，相关基因 BNIP3 表达上调，而 ZK1、RAD23B、HSPD1 等基因表达下调，这加速了 HepG2 细胞的凋亡[8]。

3. 桃仁

为蔷薇科植物桃 *Prunus persica*（L.）Batsch 或山桃 *Prunus davidiana*（Carr.）Franch. 的干燥成熟种子。《神农本草经》将其列为下品，载其"主瘀血血闭、癥瘕邪气，杀小虫"。桃仁是妇科活血化瘀经典名方桂枝茯苓丸、桃核承气汤的重要配伍中药，为 2015 年版《中国药典》（一部）收录。苦、甘，平，归心、肝、大肠经。其功能活血祛瘀，润肠通便，止咳平喘。用于经闭痛经，癥瘕痞块，肺痈肠痈，跌扑损伤，肠燥便秘，咳嗽气喘。《神农本草经》称桃仁"主瘀血，血闭，瘕"。《本经逢源》曰桃仁"苦以泄滞血，甘以生新血，毕竟破血之功居多"。《别录》言"破癥瘕，通月水，止痛"。桃仁主要化学成分有脂质（如中性脂、糖脂质、磷脂）、苷类（苦杏仁苷、野樱苷）、糖类（葡萄糖、蔗糖等）、蛋白质、氨基酸、苦杏仁酶、尿囊素酶等[9]，桃仁具有扩张血管、抗血栓、抗凝血、预防心肌梗死和肝纤维化、提高免疫力、抗肿瘤、抗炎、抗氧化、改善血液流变性作用、改善微循环障碍、镇痛止咳、通便等广泛的药理作用[10]。

4. 天花粉

为葫芦科植物栝楼 *Trichosanthes kirilowii* Maxim. 或双边栝楼 *Trichosanthes rosthornii*

Harms 的干燥根。甘、微苦，微寒，归肺、胃经。其功能清热泻火，生津止渴，消肿排脓。用于热病烦渴，肺热燥咳，内热消渴，疮疡肿毒。《别录》称其"通月水，止小便利"，而其余本草很少有此一说。宋代王怀隐所编《太平圣惠方》中最早提到天花粉可用来堕胎，《本草纲目》则明确肯定了天花粉"通月水"和治疗"胎衣不下"的功效。《卫生易简方》用天花粉治疗胎死不下病。天花粉结晶蛋白是一种核糖体失活蛋白，它能够直接、专一、迅速作用于胎盘合体滋养细胞，促进核糖体失活，抑制胞内蛋白质合成，导致滋养层变性坏死，细胞解体并坏死，其碎片阻塞血窦，造成血循环障碍、胚胎组织死亡，从而达到终止妊娠的目的。钱俏采用天花粉结晶蛋白及甲氨蝶呤治疗 412 例异位妊娠患者，将研究对象随机分为A、B 两组，A 组 234 例采用天花粉肌注，B 组 178 例采用 MTX 肌注，结果 A 组治愈率为95.30%，B 组治愈率为 70.79%，A 组疗效明显优于 B 组，差异有统计学意义[11]。汪晓菁应用肌注天花粉蛋白的方法治疗 138 例异位妊娠未破裂患者，结果治愈率达 90.58%，病理切片观察到输卵管妊娠部位滋养细胞不同程度的溶解、坏死、绒毛水肿和出血等改变[12]。杨晨等选用天花粉蛋白注射液肌注治疗异位妊娠共 105 例，治愈率也达 90%[13]。

5. 紫草

为紫草科植物新疆紫草 *Arnebia euchroma*（Royle）Johnst. 或内蒙紫草 *Arnebia guttata* Bunge 的干燥根，为 2015 年版《中国药典》（一部）收录。甘、咸，寒，归心、肝经。其功能清热凉血，活血解毒，透疹消斑。用于血热毒盛，斑疹紫黑，麻疹不透，疮疡，湿疹，水火烫伤。紫草的抗生育作用也很早就被发现，美国印第安人妇女很早就将紫草提取物作为避孕药广泛使用。紫草含多种萘醌类化合物、紫草素及其衍生物，它能够降低血清黄体生成素和促卵泡激素水平、抑制排卵甚至导致不孕，它也可以降低血清 hCG 水平，抑制黄体发育，阻碍破坏绒毛生长，人们常常利用其以上特性来辅助终止妊娠。王丽君等[14]发现大鼠口服紫草总酚酸后可增加实验组平均死胎数，能够显著提高米非司酮的妊娠抑制率，差异有显著统计学意义，提示紫草总酚酸对绒毛功能有一定的影响。紫草素能够有效地诱导绒癌裸鼠移植肿瘤细胞凋亡和坏死，明显抑制绒毛膜促性腺激素分泌，下调 Bcl-2 蛋白的表达[15]。

（二）中医综合疗法

除口服中药汤方治疗外，尚有中药注射剂、中成药口服、中药外敷法及灌肠法等方法辅助治疗输卵管妊娠。

1. 中药注射剂

近年来，中药注射剂越来越多地应用于临床。目前，对中药注射剂治疗早期输卵管妊娠的研究主要集中于天花粉蛋白注射液。天花粉蛋白是一种核糖体失活蛋白，具有选择性地结合滋养细胞合体蛋白，诱导滋养细胞凋亡，同时使绒毛及蜕膜组织分解碎片阻塞血窦，影响输卵管妊娠局部血液循环，进一步达到促使输卵管妊娠胚胎死亡的目的。陈勤[16]设计随机临床试验，比较天花粉蛋白注射液与 MTX 联合米非司酮对输卵管妊娠的疗效差别，结果显示两组疗效无明显统计学差异，两者副反应发生率比较有统计学差异，因此天花粉蛋白注射液治疗输卵管妊娠是一种相对安全，且有确切临床疗效的治疗手段，可用于早期输卵管妊娠患者。此外，自 20 世纪 70 年代起，陆续有杂志报道应用穿心莲提取物治疗绒癌获得一定临床疗效[17]，20 世纪 80 年代通过动物实验证实其抗早孕作用[18]。陈芳军[19]等以此为依据设计临床实验，探讨穿心莲注射剂对早期异位妊娠的治疗效果，但实验设计缺乏对照组及样本量少、疗程短、病例选取等条件限制，并未得出满意的临床结论，需要进一步的客观试验论证。

2. 中成药

中成药作为中药汤方的延伸，具有使用储存方便、剂量统一，缓达药力、易于临床控制等优势，目前也广泛应用于输卵管妊娠的临床治疗，根据中医"血实，决之"理论，主要应用活血化瘀药物，如血府逐瘀胶囊、桂枝茯苓丸等。现代药理证明[20]：活血化瘀类的丸散剂可以调动体内巨噬细胞功能，杀死胚胎。周旭军[21]曾行临床随机对照研究，结果显示米非司酮联合桂枝茯苓胶囊治疗异位妊娠明显优于单用米非司酮，尤其对于治疗前hCG处于500~3000IU/L的患者效果尤其显著，并有促进盆腔包块吸收及缩短住院治疗天数等优势。

3. 外敷法

内病外治作为中医药特色传统在输卵管位妊娠治疗领域一直起重要作用。通过药物的药力及温热作用对局部皮肤刺激以温通血脉、透达经络，以达到促进局部组织气血运行，散结化瘀止痛、消融包块的作用。郭李燕、陈秀廉[22]做回顾性研究报道了应用外敷法治疗输卵管妊娠的经验，认为外敷药物中加入透皮剂可以加速炎性物质及局部包块的吸收，改善输卵管局部微循环，减少炎症粘连，不失为药物治疗该病的一种有效辅助手段。詹新林[23]等设计临床随机对照研究证实中药内服配合外敷能明显促进输卵管妊娠包块的吸收，并显著提高输卵管妊娠后输卵管通畅率。但该研究未提及失访情况，且无法实施双盲，一定程度上无法客观地反映临床效果。

4. 灌肠法

由于病程较长，易引起输卵管妊娠包块机化，阻塞输卵管，导致输卵管机械性梗阻。由于直肠上动脉与盆腔周围血管网相吻合，灌肠疗法能使药物通过直肠毛细血管静脉丛吸收，直接作用于妊娠包块局部，改善盆腔微环境。周英[24]等认为，灌肠疗法应尽可能在hCG转阴后进行，以避免灌肠液刺激直肠导致肠蠕动增加，牵拉输卵管妊娠包块而引起包块破裂的风险。张永兴[25]则以临床随机对照研究证实，药物导入联合灌肠治疗对比单一治疗方案或空白对照组在陈旧性宫外孕包块的吸收方面有统计学意义，对陈旧性宫外孕药物治疗后输卵管畅通率的提高有积极意义。

二、西医临床治疗的研究进展

随着输卵管妊娠诊断手段的改善，使对输卵管妊娠早期诊断成为可能，促使本病的诊疗思路由抢救生命向早发现、早干预转变。早期输卵管妊娠的药物治疗具有以下几个特点：①避免手术创伤；②保留输卵管的完整性，改善远期生殖状态。据此可估计，非手术治疗将成为早期输卵管妊娠的首选治疗方案，手术治疗可作为药物治疗失败的补救措施。

输卵管妊娠的治疗手段大致可分为期待疗法、药物治疗和手术治疗，前两种合称非手术治疗。其中药物治疗目前临床主要应用甲氨蝶呤（MTX）、米非司酮（Ru486），用药方式可分为：单次给药法、连续给药法和续贯给药法。手术方式可分为保留输卵管的手术和切除输卵管的手术。

（一）期待疗法

期待疗法是指对于部分低危的输卵管妊娠患者，不予任何方式的临床干预，等待孕卵自然死亡、吸收，仅监测 hCG、必要时复查 B 超，直至疾病痊愈。由于输卵管妊娠胚胎着床部位血供不良，可使胚胎发育受限，和宫内妊娠一样可以因胚胎发育异常而早期死亡，即输卵管胚胎停止发育。输卵管妊娠小的血肿和胚胎常可自然消退，故这部分病人有自愈倾向，这是期待疗法的基础[26]。目前完善的监测手段为病情稳定的患者采用期待疗法提供了依据，但应注意毕竟期待疗法带有一定风险性，因此在选择治疗对象时必须严格掌握它的适应症：①病情稳定，无症状或症状轻微；②血 β-hCG<1000mmIU/L（初值）且逐渐下降者（24~48小时下降大于 15%）；③阴式彩超宫内无妊娠囊但宫外可见包块直径 <4cm，无输卵管破裂及出血迹象；④本人同意期待治疗[27]。

现阶段的临床研究显示，输卵管妊娠期待治疗成功的差异较大，Kirk[28]等回顾性分析了 10 年间相关文献报道，认为其成功率在 48%~100% 之间，平均 69.2%。其可能原因是，hCG、孕酮的水平影响治疗效果。Elson[29]通过前瞻性研究发现，血清 β-hCG<175U/L 的患者治疗成功率为 96%，而血 β-hCG>1500U/L 者成功率仅为 21%，同时若孕酮 <10nmol/L，hCG 每日下降 5% 者，期待疗法成功率可高达 97%。

（二）药物治疗

输卵管妊娠的药物治疗需严格筛选合适的病例，并在治疗中严密监测。多数人认为药物治疗的适应症为[30]：①无药物治疗的禁忌症；②输卵管妊娠未发生破裂或流产；③输卵管妊娠包块直径≤4cm；④血 hCG≤2000IU/L；⑤无明显内出血。

1. 米非司酮

米非司酮是一种新型的、具有甾体结构的孕激素受体拮抗剂，因其结构与天然的孕酮相似，故可竞争性地结合体内孕激素受体，作用于蜕膜，使蜕膜组织变性、坏死。也可作用于下丘脑、垂体，导致 LH 水平下降，继而卵巢黄体溶解；同时，也可直接作用于滋养细胞，使滋养细胞核固缩、空泡变。目前广泛用于早期输卵管妊娠的治疗。但目前单用大剂量米非司酮治疗输卵管妊娠仍缺乏充分的循证医学证据。国际上仍倾向使用副作用相对较大的 MTX，鲜有 MTX 联合米非司酮的临床研究。仅 2003 年的一项多中心 RCT 指出，结合孕酮水平，MTX 联合米非司酮，治疗效果与单用 MTX 相当。若血孕酮 >31.7nmol/L 时，MTX 联合米非司酮优于对照组（P>0.05）；但当血在孕酮 <31.7nmol/L 时，联用米非司酮组与对照组治疗成功率相似[31]。而 Perdu[32]等人应用米非司酮结合甲氨蝶呤治疗异位妊娠可显著提高治愈率。

2. 甲氨蝶呤（MTX）

MTX 是一种抗代谢类抗肿瘤药物，对滋养细胞具有高度敏感性，是叶酸的竞争性拮抗剂，可与二氢叶酸还原酶结合，使四氢叶酸形成障碍，从而干扰 DNA 合成，使滋养细胞分裂受阻，胚胎发育停滞而死亡。MTX 用于治疗输卵管妊娠源于 Goldstein 和 Bagshawe 对其治疗妊娠滋养细胞疾病的研究，已有近 30 年历史。MTX 是目前经典的治疗输卵管妊娠的药物，其使用方式有局部用药和全身用药。

临床采用 MTX 治疗输卵管妊娠时，以单次疗法居多，即单次肌内注射，剂量为 50mg/m^2 或

1mg/kg，在治疗第 4 和第 7 天测定血清 β-hCG，若 2 次测定的血清 β-hCG 值下降幅度 <15%，应每周重复上述剂量治疗，直至血清 β-hCG 降至正常范围。治疗前血清 β-hCG 值是影响 MTX 治疗成功与否的重要因素之一。Menon[33] 等发现，随着血清 β-hCG 值增高，单剂量 MTX 治疗的失败率增加，以血清 β-hCG 5000IU/L 为临界值，将输卵管妊娠患分为两组，进行药物治疗输卵管妊娠失败率比较，差异有显著意义。另外，也可以局部直接注射在输卵管妊娠局部，在腹腔镜或 B 超引导下注射在病灶处，一次注射量为 50~100mg。根据 Lipscomb[34] 等人的 Meta 分析显示，$50mg/m^2$ 单次肌注方案的成功率并不低于多次肌注的方案，同时伴发的副反应明显减少。目前此方案广泛应用于临床。应用甲氨蝶呤时应注意该药物的不良反应，包括胃肠道反应，如口腔炎、恶心和呕吐等；严重不良反应包括骨髓抑制、肺纤维化、非特异性肺炎、肝硬化、肾衰竭和消化性溃疡等。MTX 治疗输卵管妊娠较多见的主诉症状为腹痛，腹痛一般具自限性，不建议使用镇痛药物，以免掩盖输卵管破裂征象，腹痛可能原因是输卵管妊娠流产或血肿形成致输卵管变形[35]。

（三）手术治疗

手术切除输卵管治疗输卵管妊娠已有 100 多年的历史，目前手术治疗仍是输卵管妊娠治疗的主要方法之一。自 1973 年 Shapiro 行世界第一例腹腔镜下输卵管妊娠切除术后，腹腔镜手术因其创伤小、术后恢复快等特点，逐渐取代了大部分开腹手术，成为输卵管妊娠手术治疗的首选术式[36]。其手术方式主要有保留输卵管的手术（开窗造口术、挤出术、端 - 端吻合术等）和切除输卵管的手术。

1. 患侧输卵管切除术

患侧输卵管切除术是手术治疗输卵管妊娠最常采用的术式。沿输卵管纵轴切除整个输卵管，包括子宫角的输卵管间质部，避免损伤系膜内的血管。这样处理的优点是简单快速，尤其是急诊手术，同时术后持续性异位妊娠的概率较低。

2. 保留输卵管的手术

适应证：有生育要求，对侧输卵管缺如或无功能，病人要求保留输卵管并理解手术的危险。

应具备的条件：病人内出血不多，休克已经纠正，病情稳定，输卵管无明显炎症、粘连及大范围破坏。

手术方式又可分为：

（1）输卵管纵行切开术（开窗术）：适用于未破损型或已破裂但输卵管无严重损伤的输卵管壶腹部妊娠者。可先将血管紧张素（10~20U 溶于 20ml 生理盐水中）注入病灶附近的输卵管系膜，血管紧张素是强力的血管收缩剂，注射后，如局部病灶变白呈现缺血状，会起到很好的止血效果，对有心脏病的患者要慎用。将输卵管病灶的非系膜侧纵向切开 1.0~1.5cm，大多数情况下，切开后，病灶内容物会自然排出，也可用分离钳或组织钳将其取出，止血后用生理盐水将病灶部充分冲洗，以确保没有胚胎绒毛的残留。

（2）部分输卵管切除端 - 端吻合术：此方法适用于输卵管峡部的妊娠。切除病灶段输卵管，尽可能保留残存输卵管长度和输卵管系膜，然后做端 - 端吻合。

（3）输卵管伞端妊娠挤压术：适用于输卵管伞端妊娠或输卵管妊娠流产。将胚囊从伞端开口轻轻挤出，或行钝性剥离后轻轻钳出并搔刮，多无需缝合。

（4）输卵管植入术：适用于输卵管妊娠部位距子宫角过近，无法做端 - 端吻合者。在子宫角部全层作一个 2cm 切口，输卵管残留端（大于 5cm）引入宫腔，再以可吸收线肠线固定 3~4 针，并用可吸收线缝合子宫切口，不穿透内膜。

无论采取何种式式，术中均应将腹腔内的出血洗净、吸出，不要残留凝血块及妊娠胚胎组织。在手术进行过程中，用生理盐水边冲洗边操作，既利于手术又有预防粘连的作用。

尽管切除输卵管的手术疗效确切，但近年来由于发病低龄化的影响，大部分病人要求保留患侧输卵管。输卵管开窗术仅需切开输卵管，局部止血，无需缝合，简化了手术步骤，留在原部位的输卵管碎片亦可再生形成有功能的输卵管组织[37]。输卵管妊娠组织物挤出术适用于伞端妊娠或输卵管妊娠流产，自输卵管伞端完整清除组织物后，保证输卵管的完整性。保留输卵管的手术由于术中无法彻底清除浸润输卵管管壁肌层的滋养细胞，术后可出现持续性异位妊娠（PEP），有文献报道称，其发病率在 3%~20%[38]，通过术中于患侧输卵管系膜下注射 MTX，常可避免 PEP 的产生。或即使术后并发 PEP 后，由于 hCG 水平较低，应用期待疗法或药物治疗，多可避免行二次手术。

对于输卵管妊娠术后生育状态的研究，目前比较一致的认识是，既往不良生育史、输卵管本身病变（如伞端闭锁、积水，输卵管粘连等）是影响术后生育的首要原因[39-40]。

而对于切除 / 保留患侧输卵管是否影响未来妊娠结局，尚存在争议。Bangsgaard[41] 等人认为，在除去其他影响因素后，保留患侧输卵管能有效改善术后生育能力，同时不增加再次输卵管妊娠风险，此与周剑利[42] 等人的研究结论一致。同时，也有不少学者认为，在对侧输卵管正常的情况下，切除患侧输卵管并不降低未来生育概率。因此，对于有生育要求的输卵管妊娠患者尚需进行大样本的前瞻性随机对照研究和长时间随访。

三、输卵管妊娠的诊疗指南与诊疗规范介绍

（一）2012NICE 指南（摘要）

摘自 Nice Clinical Guidcline：Ectopic pregnancy and miscarriage：Diagnosis and initial management in early pregnancy of ectopic pregnancy and miscarriage. December 2012.

6　Diagnosis of ectopic pregnancy and miscarriage

6.1　Signs and symptoms of ectopic pregnancy

Risk factors for ectopic pregnancy

Evidence from six studies showed that, on average, 37% of women with ectopic pregnancy had no risk factors for ectopic pregnancy.

Evidence from three studies showed that, on average, 48% of women with ectopic pregnancy smoked cigarettes （low quality）.

Evidence from 15 studies showed that, on average, 23% of women with ectopic pregnancy had a prior pelvic or abdominal surgery.

The evidence showed that 10-20% of women with ectopic pregnancy had a history of a sexually transmitted infection （three studies）, a previous elective abortion （seven studies）, a history of infertility （10 studies）, a previous miscarriage （seven studies）, a history of pelvic inflammatory disease （18 studies）, a previous ectopic pregnancy （16 studies） or a history of intrauterine contraceptive device （IUCD） use （13 studies）.

The evidence showed that less than 10% of women with ectopic pregnancy had a history of oral contraceptive pill use （seven studies）, prior tubal surgery （11 studies） or endometriosis （two studies, low quality）.

Symptoms reported

The evidence showed that the majority of women with ectopic pregnancy presented with abdominal or pelvic pain （93%, 21 studies）, amenorrhea （73%, 11 studies） or vaginal bleeding （64%, 25 studies）.

The evidence showed that 20-30% of women with ectopic pregnancy presented with breast tenderness （three studies, low quality）, gastro-intestinal symptoms （10 studies） or dizziness, fainting or syncope （12 studies）.

The evidence showed that 10-20% of women with ectopic pregnancy presented with shoulder tip pain （seven studies）.

The evidence showed that less than 10% of women with ectopic pregnancy presented with urinary symptoms （three studies, low quality）, passage of tissue （two studies）, rectal pressure or pain on defecation （three studies, low quality） or no symptoms （three studies, low quality）.

Signs identified on examination

The evidence showed that the majority of women with ectopic pregnancy had pelvic tenderness （91%, one study）, adnexal tenderness （82%, seven studies） or abdominal tenderness （78%, 11 studies）.

The evidence showed that 40-75% of women with ectopic pregnancy had cervical motion tenderness （eight studies）, pallor （one study） or rebound tenderness or peritoneal signs （nine studies）.

The evidence showed that 20-40% of women with ectopic pregnancy had abdominal distension （two studies, low quality）, an enlarged uterus （six studies）, an adnexal mass （nine studies） or tachycardia or hypotension （five studies, low quality）.

The evidence showed that less than 20% of women with ectopic pregnancy had a palpable pelvic mass （two studies）, were collapsed or in shock （eight studies） or had orthostatic hypotension （three studies）.

6.3　Accuracy of imaging techniques for diagnosis of an ectopic pregnancy

Diagnosis of ectopic pregnancy

Two very low quality studies evaluated the diagnostic accuracy of transvaginal and transabdominal ultrasound for ectopic pregnancy in women with clinical suspicion of ectopic pregnancy. In one low quality study （Cacciatore, 1989） there was no statistically significant difference between the transvaginal and transabdominal ultrasounds in detection of an adnexal mass and gestational sac.

More ectopic fetuses, ectopic sacs, un-ruptured ectopic pregnancies and yolk sacs or viable fetuses were detected by transvaginal ultrasound when compared with transabdominal ultrasound.

In the other very low quality study （Schurz et al., 1990） reliability and advantages of transabdominal and transvaginal ultrasound were compared with clinical signs for detection of ectopic pregnancy in two populations. Clinical findings were more likely to lead to a correct diagnosis of ectopic pregnancy than the findings obtained from transabdominal ultrasound. However; clinical findings were less likely to lead to a correct diagnosis of ectopic pregnancy than the findings obtained by transvaginal ultrasound.

Percentage change in serum hCG concentration in 48 hours

One study evaluated the use of a decline or a rise to less than 50% in serum hCG over 48 hours for the diagnosis of ectopic pregnancy. The study reported a low sensitivity, low specificity, low PPV, low NPV, not useful positive likelihood ratio and not useful negative likelihood ratio. The evidence for this finding was of low quality.

One study evaluated the diagnostic accuracy of a decline or a rise to less than 63% in serum hCG over 48 hours for the diagnosis of ectopic pregnancy. The study reported a high sensitivity, low specificity, low PPV, high NPV, not useful positive likelihood ratio and moderately useful negative likelihood ratio. The evidence for this finding was of very low quality.

One study evaluated the diagnostic accuracy of a decline or a rise to less than 66% in serum hCG over 48 hours for the diagnosis of ectopic pregnancy. The study reported a moderate sensitivity, low specificity, low PPV, moderate NPV, not useful positive likelihood ratio and not useful negative likelihood ratio. The evidence for this finding was of low quality.

One study evaluated the diagnostic accuracy of a change in serum hCG between a decline of 36-47% and a rise of 35%. The study reported a moderate sensitivity, low specificity, low PPV and high NPV. The study did not report likelihood ratios. The evidence for this finding was of very low quality.

One study evaluated the diagnostic accuracy of a change in serum hCG between a decline of 36-47% and a rise of 53%. The study reported a high sensitivity, low specificity, low PPV and high NPV. The study did not report likelihood ratios. The evidence for this finding was of very low quality.

One study evaluated the diagnostic accuracy of a change in serum hCG between a decline of 36-47% and a rise of 71%. The study reported a high sensitivity, low specificity, low PPV and high NPV. The study did not report likelihood ratios. The evidence for this finding was of very low quality.

6.5　Diagnostic accuracy of two or more hCG measurements plus progesterone for ectopic pregnancy

hCG score and progesterone concentration One study evaluated the diagnostic accuracy of an abnormal hCG score in combination with a progesterone concentration of less than 30 nmol/l for the diagnosis of ectopic pregnancy. The study reported a low sensitivity, low specificity, low PPV, low NPV, not useful positive likelihood ratio and moderately useful negative likelihood ratio. The evidence for this finding was of low quality.

6.6   Diagnostic accuracy of two or more hCG measurements for viable intrauterine pregnancy

Percentage change in serum hCG concentration in 48 hours

One study evaluated the diagnostic accuracy of a rise of more than 35% in serum hCG over 48 hours for the diagnosis of viable intrauterine pregnancy. The study reported a high sensitivity, high specificity, moderate PPV and high NPV. The study did not report likelihood ratios. The evidence for this finding was of very low quality.

One study evaluated the diagnostic accuracy of a rise of more than 50% in serum hCG over 48 hours for the diagnosis of viable intrauterine pregnancy. The study reported a high sensitivity, high specificity, low PPV, high NPV, very useful positive likelihood ratio and very useful negative likelihood ratio. The evidence for this finding was of low quality.

One study evaluated the diagnostic accuracy of a rise of more than 53% in serum hCG over 48 hours for the diagnosis of viable intrauterine pregnancy. The study reported a moderate sensitivity, high specificity, high PPV and high NPV. The study did not report likelihood ratios. The evidence for this finding was of very low quality.

One study evaluated the diagnostic accuracy of a rise of more than 63% in serum hCG over 48 hours for the diagnosis of viable intrauterine pregnancy. The study reported a moderate sensitivity, high specificity, high PPV, low NPV, very useful positive likelihood ratio and moderately useful negative likelihood ratio. The evidence for this finding was of very low quality.

One study evaluated the diagnostic accuracy of a rise of more than 66% in serum hCG over 48 hours for the diagnosis of viable intrauterine pregnancy. The study reported a moderate sensitivity, high specificity, moderate PPV, high NPV, very useful positive likelihood ratio and moderately useful negative likelihood ratio. The evidence for this finding was of low quality.

One study evaluated the diagnostic accuracy of a rise of more than 71% in serum hCG over 48 hours for the diagnosis of viable intrauterine pregnancy. The study reported a low sensitivity, high specificity, high PPV and high NPV. The study did not report likelihood ratios. The evidence for this finding was of very low quality.

8   Management of ectopic pregnancy

8.2   Surgical compared with medical management of ectopic pregnancy

Evidence statements

Surgery compared with systemic methotrexate

Success rate

One meta-analysis of five studies did not find a statistically significant difference in the success rate in women who received surgical management compared with women who received medical management. The evidence for this finding was of moderate quality.

Future pregnancy rate

One meta-analysis of two studies did not find a statistically significant difference in future pregnancy rate in women who received surgical management compared with women who received medical management with systemic methotrexate. The evidence for this finding was of low quality.

Recurrent ectopic pregnancy

One meta-analysis of two studies did not find a statistically significant difference in recurrent ectopic pregnancy rate in women who received surgical management compared with women who received medical management with systemic methotrexate. The evidence for this finding was of moderate quality.

Resolution time

One meta-analysis of three studies found that resolution time was shorter in women who received surgical management compared with women who received medical management with systemic methotrexate. This finding was statistically significant. The evidence for this finding was of moderate quality.

Hospital stay

One study found that hospital stay was longer in women who received surgical management compared with women who received medical management with systemic methotrexate. This finding was statistically significant. The evidence for this finding was of moderate quality.

Need for further intervention

One meta-analysis of three studies found that the need for further intervention was lower in women who received surgical management compared with women who received medical management with systemic methotrexate. This finding was statistically significant. The evidence for this finding was of high quality.

Tubal preservation

One study did not find a statistically significant difference in tubal preservation in women who received salpingotomy compared with women who received medical management with systemic methotrexate. The evidence for this finding was of high quality. Homolateral tubal patency

One study did not find a statistically significant difference in homolateral tubal patency in women who received surgical management compared with women who received medical management with systemic methotrexate. The evidence for this finding was of moderate quality.

Pain score 2 days after confirmative laparoscopy

One study did not find a statistically significant difference in pain scores 2 days after confirmative laparoscopy in women who received surgical management compared with women who received medical management with systemic methotrexate. The evidence for this finding was of moderate quality.

Pain score 2 weeks after confirmative laparoscopy

One study did not find a statistically significant difference in pain scores 2 weeks after confirmative laparoscopy in women who received surgical management compared with women who received medical management with systemic methotrexate. The evidence for this finding was of moderate quality.

Pain score 16 weeks after confirmative laparoscopy

One study did not find a statistically significant difference in pain scores 16 weeks after confirmative laparoscopy in women who received surgical management compared with women who received medical management with systemic methotrexate. The evidence for this finding was of moderate quality.

Depression score 2 weeks after confirmative laparoscopy

One study did not find a statistically significant difference in depression scores 2 weeks after confirmative laparoscopy in women who received surgical management compared with women who received medical management with systemic methotrexate. The evidence for this finding was of moderate quality.

Depression score 16 weeks after confirmative laparoscopy

One study did not find a statistically significant difference in depression scores 16 weeks after confirmative laparoscopy in women who received surgical management compared with women who received medical management with systemic methotrexate. The evidence for this finding was of moderate quality.

Overall quality of life score 2 days after confirmative laparoscopy

One study found that overall quality of life scores 2 days after confirmative laparoscopy were lower in women who received surgical management compared with women who received medical management with systemic methotrexate. This finding was statistically significant and the evidence for this finding was of moderate quality.

Overall quality of life score 2 weeks after confirmative laparoscopy

One study found that overall quality of life scores 2 weeks after confirmative laparoscopy was lower in women who received surgical management compared with women who received medical management with systemic methotrexate. This finding was statistically significant and the evidence for this finding was of moderate quality.

Overall quality of life score 16 weeks after confirmative laparoscopy

One study did not find a statistically significant difference in overall quality of life scores 16 weeks after confirmative laparoscopy in women who received surgical management compared with women who received medical management with systemic methotrexate. The evidence for this finding was of moderate quality.

Surgery compared with local methotrexate

Success rate

One meta-analysis of two studies did not find a statistically significant difference in the success rate in women who received surgical management compared with women who received medical management with local methotrexate. The evidence for this finding was of moderate quality.

Future pregnancy rate

One meta-analysis of two studies did not find a statistically significant difference in future pregnancy rate in women who received surgical management compared with women who received medical management with local methotrexate. The evidence for this finding was of low quality.

Recurrent ectopic pregnancy

One meta-analysis of two studies did not find a statistically significant difference in pregnancy rate in women who received surgical management compared with women who received medical management with local methotrexate. The evidence for this finding was of moderate quality.

Resolution time

One study found that resolution time was shorter in women who received surgical management compared with women who received medical management with local methotrexate. This finding was statistically significant. The evidence for this finding was of moderate quality.

One study did not find a statistically significant difference in resolution time in women who received surgical management compared with women who received medical management with local methotrexate. The evidence for this finding was of moderate quality.

Hospital stay

One meta-analysis of three studies found that hospital stay was longer in women who received surgical management compared with women who received medical management with local methotrexate. This finding was statistically significant and the evidence for this finding was of moderate quality.

Need for further intervention

One meta-analysis of two studies did not find a statistically significant difference in the need for further intervention in women who received surgical management compared with women who received medical management with local methotrexate. The evidence for this finding was of moderate quality.

Surgery compared with methotrexate（systemic and local）

Future spontaneous ongoing or term pregnancy

One study did not find a statistically significant difference in the rate of future spontaneous continuing or term pregnancy in women who received surgical management compared with women who received medical management with methotrexate（systemic or local）. The evidence for this finding was of low quality.

Recurrent ectopic pregnancy

One study did not find a statistically significant difference in recurrent ectopic pregnancy in women who received surgical management compared with women who received medical management with methotrexate（systemic or local）. The evidence for this finding was of low quality.

8.3   Laparotomy compared with laparoscopy for ectopic pregnancy

Evidence statements

Subsequent viable intrauterine pregnancy

One meta-analysis of two studies did not find a statistically significant difference in the incidence of received a laparotomy compared with subsequent viable intrauterine pregnancy for women who women who received a laparoscopy. The evidence for this outcome was of low quality.

Subsequent intrauterine pregnancy

Three studies and one meta-analysis of two studies did not find a statistically significant difference in the incidence of subsequent intrauterine pregnancy for women who received a laparotomy compared with women who received a laparoscopy. The evidence for this outcome was of very low and quality.

Recurrent ectopic pregnancy

Two studies and one meta-analysis of two studies did not find a statistically significant difference in the incidence of recurrent ectopic pregnancy for women who received a laparotomy compared with women who received a laparoscopy. The evidence for this outcome was of very low and low quality.

Length of hospital stay

Eight studies and one meta-analysis of two studies found that the length of hospital stay was longer in women who received a laparotomy compared with women who received a laparoscopy. This finding was statistically significant. The evidence for this finding was of moderate quality in the meta-analysis of two studies and very low in the other studies.

Need for further surgery

Four studies and one meta-analysis of two studies did not find a statistically significant difference in the need for further surgery for women who received a laparotomy compared with women who received a laparoscopy. The evidence for this outcome was of very low and low quality.

Need for methotrexate

Two studies did not find a statistically significant difference in the need for methotrexate for women who received a laparotomy compared with women who received a laparoscopy. The evidence for this outcome was of low and very low quality.

Need for surgery, methotrexate or expectant management

One study found that the need for surgery, methotrexate or expectant management was lower in women who received a laparotomy compared with women who received a laparoscopy. This finding was statistically significant and the evidence for this finding was of very low quality.

Readmission to hospital

Two studies did not find a statistically significant difference in the need for readmission to hospital for women who received a laparotomy compared with women who received a laparoscopy. The evidence for this outcome was of very low quality.

Abdominal pain

One study did not find a statistically significant difference in the incidence of abdominal pain for women who received a laparotomy compared with women who received a laparoscopy. The evidence for this outcome was of low quality.

Thromboembolic disease

One study did not find a statistically significant difference in the incidence of thromboembolic disease for women who received a laparotomy compared with women who received a laparoscopy. The evidence for this outcome was of very low quality.

Respiratory morbidity

Two studies did not find a statistically significant difference in the incidence of respiratory morbidity for women who received a laparotomy compared with women who received a laparoscopy. The evidence for this outcome was of very low quality.

Need for a blood transfusion

Two studies found that the need for a blood transfusion was higher in women who received a laparotomy compared with women who received a laparoscopy. This finding was statistically significant and the evidence for this finding was of very low quality in both studies. One further study did not find a statistically significant difference in the need for a blood transfusion between the two groups. The evidence for this finding was of very low quality.

Intraoperative blood loss

Three studies found that intraoperative blood loss was higher in women who received a laparotomy compared with women who received a laparoscopy. This finding was statistically significant. The evidence for this finding was moderate in one study and very low in the others. Three further studies did not find a statistically significant difference in intraoperative blood loss between the two groups. The evidence for this finding was of very low quality.

One study that only included women with tubal rupture and significant haemoperitoneum reported length of hospital stay in a manner that did not allow assessment of statistical significance. In the same study there were no events in either arm for the outcome of need for further surgery. The evidence for these outcomes was of very low quality.

8.4 Salpingectomy compared with salpingotomy for ectopic pregnancy

Evidence statements

The studies identified for this review question were generally of poor quality. Using GRADE criteria，the evidence was of very low quality for every outcome.

Subsequent live birth or full-term birth

One study found that the proportion of women with a subsequent live birth or full-term birth was lower in women who received a salpingectomy compared with women who received a salpingotomy. This finding was statistically significant. A further seven studies did not find a statistically significant difference in subsequent live birth or full-term birth between the two groups.

Subsequent intrauterine pregnancy

Five studies found that the proportion of women with a subsequent intrauterine pregnancy was lower in women who received a salpingectomy compared with women who received a salpingotomy. This finding was statistically significant. A further ten studies did not find a statistically significant difference in subsequent intrauterine pregnancy between the two groups.

Recurrent ectopic pregnancy

Three studies found that the proportion of women with a recurrent ectopic pregnancy was lower in women who received a salpingectomy compared with women who received a salpingotomy. This finding was statistically significant. A further 12 studies did not find a statistically significant difference in recurrent ectopic pregnancy between the two groups.

Need for further intervention

Three studies found that the need for further intervention was lower in women who received a salpingectomy compared with women who received a salpingotomy. This finding was statistically significant. Two further studies did not find a statistically significant difference in the need for further intervention between the two groups.

Need for a blood transfusion

Two studies did not find a statistically significant difference in the need for a blood transfusion for women who received a salpingectomy compared with women who received a salpingotomy.

Surgical complications

Two studies did not find a statistically significant difference in the incidence of surgical complications for women who received a salpingectomy compared with women who received a salpingotomy.

（二）美国专家共识（2013 年）

Medical treatmen of ectopic pregnancy：a committee opinion

DIAGNOSIS

Timely diagnosis of ectopic pregnancy is important to reduce rick of rupture and improve the success of medical management.diagnosis of all women at risk for ectopic pregnancy shold be prompt but is not always an emergency and should occure before rupture in a hemodynamically stable woman.Any moman of reproductive age experiencing adnormal vaginal bleeding with or without abdominal pain is at risk for ectopic pregnancy. Such women should be followed closely until a dignosis is made. Give the high risk of recurrence，women with history of a previous ectopic pregnancy should be followed carefully，even in the absence of symptoms. For women who present in shock，immediate surgery is both dignonsis and therapeutic.

Dignosis approaches that use serial human chorionic gonadotropin（hCG）assays，ultrasonographic examinations，and sometimes uterine curettage facilitate the early diagnosis of ectopic pregnancy（9-11）. A gestational sac（or sars）should become visible by tranavaginal ultrasound between 5.5 and 6.0 weeks' gestational age（12，13）. In sequence，structures such as a gesattionl sac（ "double decidual sign" ）, yolk sac, and fetal pole with later cardiac motion become visible by transvaginal ultrasound. When gestational age is not known, hCG level can provide alternate criteria for timing and interpretation of transvaginal ultrasound（14, 15）.

It is now accepted widely that hCG levels above the hCG discriminatory zone of 1500-2500IU/L, a normal intraulterine pregnancy （IUP）, defined as a gestational sac, should be visible by transvaginal ultrasound. Thus, the absence of an intrauterine gestational sac when the hCG concentration is above the discriminatory zone implies an adnormal gestation. The specific cutoff value for the discriminatory zone used at each institution will depend on cliniacl expertise and the specific characteristics of the hCG assay used. A more conservative discriminatory zone, that is, a higher hCG level, may be used to minimize the risk of terminating a viable pregnancy（16）. In the case of multiple pregnancy, hCG level are higher at early stages of development than in singleton intrauterine gestations, but the rate of increase remains similar（17）.

If the initial hCG-level is below the discriminatory zone, and transvaginal ultrasound cannot definitively identify an intrauterine or extrauterine gestation, then serial hCG measurements are necessary to document either a growing, potentially viable, or a nonviable pregnancy. The minimum rise for a potentially viable pregnancy in women who present with symptoms of pain and/ or vaginal bleeding is 53% every 2 days, based on the 99th percen confisence interrval （CI） around the mean of the curve for hCG rise （up to 5000IU/L） over time （16）. Previous data suggested that the minimum hCG rise is 66% over 2 days（18）. However, on the basis of the newer data above, intervening with these criteria potentially may result in the interruption of viable pregnancies（18）. When the hCG levels have risen above the discriminatory zone, ultrasound should be used to document the presence or absence of an IUP.

Declining hCG values suggest a failing pregnancy. Serial hCG levels can be used to show that the gestation is regressing spontaneously. After a complete miacarriage, hCG levels decline at least 21%-35% every 2 days, depending on the initial value（19）. However, a decline in hCG concentrations at this rate, or faster, does not exclude entirely the possibility of a resolving ectopic pregnancy or its rupture.

The absence of a gestational sac with an hCG above the discriminatory zone or an abnormally rising or declining hCG level suggests an abnormal pregnancy but does not distinguish an ectopic pregnancy from a failed intrauterine gestation. The presumption of an ectopic pregnancy in such circumstances can be incorrect in up to 50% of case（20）. A uterine curettage and evalution of uterine contents may be helpful in differentiating an anormal IUP from an ectopic pregnancy（20）. Limited endometrial biopsy, such as may be performed with an endometrial suction cannula or similar instrument, is insufficient to diagnose correctly the location of the pregnancy（21, 22）. Alternatively, if hCG levels continue to rise after curettage, the diagnosis of ectopic pregnancy is established.

Effort shoule be made to diagnose ectopic pregnancy difinitively before medical medical treatment with MTX. Medical treatment for a suspected ectopic pregnancy without a definitive dianosis does not reduce complication rates or cost because many women with undiagnosised midcarriage would otherwise be exposed to MTX and its side sffects unnecessarily（20，23）. Potential consequences of medicical management of a presumed ectopic pregnancy include the following：［1］subsequent pregnancies will be viewed as high risk for current ectopic pregnancy resulting in repeated，costly，and anxiety-provoking diagnostic evaluations；［2］apparent efficacy of MTX to treat ectopic pregnancy will be artificially increased；and［3］an IUP may be exposed to a known teratogen and abortifacient（24-26）. Exposure of a viable pregnancy to MTX may result in embryopathy，a very serious and avoidable complication that is being reported with incresing frequency（24）.

Treatment

Medical treatmen protocals for MTX were established in the late 1980s and have bicome widely accepted as primary treatment for ectopic pregnancy（27-31）. Methotrexate is a folic acid antagonist（26，32）. Folic acid normally is reduced to tetrahdrofolate by the enzyme dihydrofolate reductase（DHFR），a step in the synthesis of DNA precursors. Methotrexate inhibits DHFR，causing depletion of cofactors required for DNA and RNA synthesis. Folinic acid （leucovorin） is an antagonist to MTX that can help resuce otherwise prohibitive side effects，particularly when higher doses of MTX are used（26，32）.

Ideally，a candidate for medical management with MTX should meet the following criteria：［1］hemodynamic stability，［2］no serve or persistent abdominal pain，［3］commitment to follow-up until the ectopic pregnancy has resolved，and［4］normal baseline liver and renal function teat results. Contraindications to MTX treatment are listed in Table1.

Before the first dose of MTX，women should be screened with a complete blood count （CBC），liver function tests，serum creatinine，and blood type and Rh. Women having a history of pulmonary disease also should have a chest X-ray bacause of the risk of interstitial pneumonitis in patients with underlying lung disease. In addition，women must be advised to stop their prenatal vitamins that contain folic acid and any supplemental folic acid therapy bacause this will decrease the effectiveness of methotrexate.

There are two commonly used MTX treatmen regimens："multiple dose" and "single dose." Schema for treatment and follow-up for the two regimens are summarized in tables2 and 3，respectively. The multiple-dose protocol is a regimen adapten from early experience with MTX treatment for trophoblastic disease and was the refimen first used to treat ectopic pregnancy（27，28）. The multiple-dose protocol alternates MTX（1mg/kg）treatment with leucovorin（0.1mg/kg）therapy. Methotrexate is continued until hCG falls by 15% from its peak concentration. Approximately 50% of patients so treated will not require the full 8-day regimen（29，30）. With the single-dose regimen，MTX is administered at a dose of 50 mg/m^2. The term "single dose" actually is a misnomer because the regimen includes provisions for additional doses of MTX when the response is inadequate（33-35）.

TABLE 1

Contraindications to MTX therapy（25，26，29-31）

Absolute contraindications

- intrauterine pregnent
- Evidence of immunodeficiency
- Mederate to severe anemia，leukopenia，or thrombocytopenia
- Sensitive to MTX
- Active pulmonary disease
- Active peptic ulcer disease
- Clinically important hepatic dysfunction
- Cliniaclly important renal dysfunction
- Bresatfeeding
- Reptured ectopic pregnancy
- Hemodynamically unstable patient

Relative contraindications

- Embryonic cardiac activity detected by transvaginal ultrasonography
- High initial hCG concentration（>5000mIU/ml）
- Ectopic pregnancy >4cm in size as imaged by transvaginal ultrasonography
- Refused to accepted blood transfusion
- Inability to participate in follow-up

In both single-and multiple-dose MTX treatment protocols，once hCG levels are followed serially at weekly intervals toensure that concentrations decline steadily and become undetectable. Complete resolution of an ectopinc pregnancy usually takes between 2 and 3 weeks but can take as long as 6 to 8 weeks when pretreatment hCG levels are in higher ranges（29，30，35）. If declining hCG levels rise again，the diagnosis of a persistent ectopinc pregnancy is made.

When the criteria discribed earlier are fulfilled，treatment with MTX yields treatment successrates comparable to those achieved with conservative surgery（2，30，31）. Numerous open-lable studies have been published demonstrating the efficacy of both MTX treatment regimens. One review concluded that MTX treatment was successful in 78%-96% of selcted patients. Post-treatment hysterosalpingography documented tubal patency in 78% of case；65% of patient who attempted subsequent regnencies succeeded，and the incidence of recurrent ectopinc pregnancy was 13%（29，31）

There have been no randomized trials directly comparing the two different MTX treatment protocols. In a meta-analysis including data from 26 articles and 1327 cases，the overall success rate for MTX treatment was 895（35）. The success rate of the multiple-dose regimen was 92.7%（95% CI，89%-96%），which was statistically significantly higher than that achieved with the single-dose regimen （88.1%；95% CI，86%-90%）（35）. After controlling for initial hCG values and the presence of embryonic cardiac activity, the failure rate for single-dose tjerapy was higher than that for multiple-dose treatment （odds ratio [OR] 4.75, 95%CI, 1.77-12.62）（33）. A small, randomized clinical trial also noted that singe-dose therapy has a higher failure rate, but the difference was smaller（relative risk [RR] 1.50; 95%CI, 0.44-5.01）（36）. It is possible, but not established, that the difference in failure rates between the two protocols may not be as dramatic in women with an overall good prognosis for successful medical treatment.

A hybrid protocol, involving two equal doses of MTX （50mg/m^2）administered on days 1 and 4 without leucovorin rescue and follow-up as described previously for the single-dose protocol, may offer a more optimal balance between convenience and efficacy （37, 38）. The protocol also allows for more than doses of MTX when hCG values do not decrease 15% between days 4 and 7.

Regardless of which protocol is used, physicians and patients should be aware of a number of a number of important caveats when using MTX for the treatment of ectopic pregnancy（Table 4）. Although some advocate waiting 3 months before allowing conception after treatment with MTX, there are no data addressing this issue. Potential concerns supporting a delay to conception include resolution of tubal edema from the ectopin and excretion of MTX.

Predictors of MTX F ailure

The most commomly identified predictors of MTX treatment failure are listed in Table 5. Whereas the prognosis for successful medical treatment has been demonstrated repeatedly to correlate with the initial hCG level, no consensus on a threshold value that best predicts success or failure has been established （39-42）. One study noted that the failure rate of single-dose treatment was 13% （6 of 45）for initial hCG values between 5000IU/L and 9999IU/L, 18% （4 of 22）for concentrations of between 10 000IU/L and 14 999IU/L, and 32%（7 of 22）when hCG values exceeded 15 000IU/L（42）. Another observed a 65% （9 of 17）failure rate for single-dose treatmen with initial hCG level above 4000IU/L（38）, and still others have reported failure rate of 57% and of 62% when initial hCG concentration is greater than 5000IU/L（40, 41）. Analysis after combining all published date yields an OR for failure of 5.45（95% CI, 3.04-9.78）when initial hCG values are above 5000IU/L compare with that observed when hCG concentrations are below that threshold. The failure rate for sing-dose MTX treatment stratified by initial hCG level is illustrated in Figure 1 . because the failure rate rises with the pretreatment hCG concentration, the single-dose MTX treatment regimen may be better reserved for patients with a relatively low initial hCG value （35, 40, 41）.

Treatment

Overall, MTX is a safe and effective treatment for an unruptered ectopic pregnancy . Very rarely, life-theratening complications hace been reported with MTX（43, 44）.more commonly encountered treatment and drug side effective associated with MTX are listed in Table6. Some patient develop transient pain（ "separation pain" ）between 3 and 7 days after treatment begins（45）, but such pain normally resolveds within 4 to 12 hours of onset. When pain is severe and persisitent, it is prudent to evaluate the patient's vital signs and hematocrit, and if rupture is suspected, surgery should be performed.

Signs of treatment failure or suspected rupture are indications to abandon medical management and to proceed with suigical treatment. Signs suggesting treatment failure or possible rupture include hemodynamic instability; increasing abdominal pain, regardless of trends in hCG levels; and rapidly increasing hCG concentrations (>53% over 2 days) after 4 dose in the multi-dose regimen or after 2 dose in the single-dose regimen (46).

Serial ultrasonagraphic examinations after MTX treatment are unnecessary because ultrasonagraphic findings cannot demonstrate predict treatment failure unless evidence of recent tubal rupture is observed (47) .ultrasound may be useful in the case of persistent pain, increasing hCG, or concern of tubal rupture.

TABLE 2

Mutiple-dose MTX treatment protocol（28，29）

Treatment day	Labratory evaluation	intervention
Pretreatment	hCG, CBC, withdifferential, liver function tests, creatitine, blood type, and antibosy Screen	Rule out spontanous abortion Rhogam if Rh negative
1	hCG	MTX 50mg/m^2 IM
4	hCG	MTX 50mg/m^2 IM if β-hCG
7	hCG	decreased <15% between day 4 and 7

Note：surveillance 7days （until hCG<5 mIU/ml）.Screeing laboratory studies should be repeated every week after the last dose of MTX.

CBC=complete blood count；MTX=methotrexate；IM= intramusculary；

TABLE 3

Single-dose MTX treatment protocol（33）

Note：CBC=complete blood count；MTX=methotrexate；IM=intramusculary

TABLE 4

Caveats for physicians and patients regarding the use of MTX（25，26，30，31，33，44）.

- Avoid intercourse until hCG is undetectable .
- Avoid pelvic examinations and ultrasound during surveillance of MTX therapy.
- Avoid sun exposure to limit risk of MTX dermatitis.
- Avoid foods and vitamins containing folic acid.
- Avoid gas-forming foods because they produce pain.
- Avoid new conception until hCG is underctable.

TABLE 5

Predictors of MTX treatment failure （38-41，45）.

- Adnexal fetal cardiac activity
- Size and volume of the gestational mass （>4cm）

- High intial hCG concentration （>5000mIU/ml） before
- Presence of free peritoneal blood
- Rapidly increasing hCG concentrations （>50%/48h） before MTX
- Continued rapid rise in hCG concentrations during MTX

ADJUNCTIVE USE OF MTX

A persistent ectopic pregnancy can develop after salpingostomy or medical management. Consequently，it is important to monitor hCG levels until they become undetectable. When hCG levels rise or plateau，persistence trophoblastic tiscue can be treated successfully with a single dose of MTX （47）. Methotrexate also can be given immediately after salpingostomy as a prophylactic measure，especially in circumstances in which incomplete resection is more likely（48，49）. Risk for persistent ectopic pregnancy is increased in very early gestations，those measure less than 2cm in diameter，and when intial hCG concentrations are relatively high（49）.

Fertility after Medical Treatment of Ectopic Pregnancy

There is no evidence to suggest an adverse effect of MTX therapy for ectopic pregnancy on subsequent fertility or ovarian reserve（60，61）. A recent observational population-based study of 1064 women described 24month cumulative intrauterine pregnancy rates of 67%，76%，and 76% after salpingectomy，salpingostomy，and medical treatment，respectively（62）.

（三）输卵管妊娠临床诊疗指南

摘自《临床诊疗指南》（中华医学会编著，人民卫生出版社，2011 年 7 月第 1 版）。

受精卵种植在子宫体腔以外的部位，称为异位妊娠。异位妊娠包括输卵管妊娠、卵巢妊娠、腹腔妊娠、阔韧带妊娠、宫颈妊娠等，以输卵管妊娠最为常见，占异位妊娠的 95%。近年来发病率有明显上升，由于 β-hCG 检测、超声检查及腹腔镜检查的普及和水平升高，使异位妊娠得以早期诊治，其死亡率显著下降。

输卵管妊娠

【概述】　输卵管妊娠的发生部位以输卵管壶腹部最多，约占 60%，其次为峡部，约占 25%，伞部和间质部少见。

【临床表现】　输卵管妊娠的临床表现与受精卵的着床部位及病变的发展阶段（有无流产或破裂以及腹腔镜内出血的多少与时间长短等）有关。

1. 症状

（1）停经：多有 6~8 周停经史，但有 20%~30% 的患者无明显停经史。输卵管间质部妊娠停经时间可较长。

（2）腹痛：为患者就诊的主要症状，早期可为一侧下腹隐痛，发生流产或破裂时，患者常感一侧下腹撕裂样疼痛，伴恶心、呕吐。血液聚于子宫直肠凹陷处时，可有肛门坠胀感。随内出血增多，可有全腹疼痛或出现胃部或肩胛部放射性疼痛。

（3）阴道流血：常有少量不规则流血，色暗红或深褐，阴道流血可伴有蜕膜管型或蜕膜碎片排出。

（4）晕厥与休克：由腹腔内出血增多及剧烈腹痛所引起，轻者出现晕厥，严重者出现失血性休克。短期内出血量越多，症状越严重。

（5）盆腔及下腹包块：当输卵管妊娠流产或破裂时，内出血量较多、时间较长可形成血肿，血肿与周围组织或器官粘连形成盆腔包块。若包块较大或位置较高者，可于下腹部扪及。

2. 体征

（1）一般表现：可呈贫血貌。急性大出血时，可有面色苍白、脉快、血压下降等休克表现。体温多正常。

（2）腹部检查：下腹部有压痛及反跳痛，尤其以患侧为重，有轻度肌紧张。内出血较多时有移动性浊音。部分患者下腹部可扪及包块。

（3）盆腔检查：输卵管妊娠未发生流产或破裂时，子宫较软、略大，可有宫颈举痛，可触及一侧附件软性包块，触痛。输卵管妊娠发生流产或破裂者，阴道后穹窿饱满，有触痛，宫颈举痛或摇摆痛明显。内出血时，检查子宫有漂浮感，或在子宫一侧或其后方可触及较大肿块，边界多不清，触痛明显。病变时间长，血肿机化变硬，边界可清。

【诊断要点】 输卵管妊娠的症状、体征多变，易误诊或漏诊，特别是在输卵管妊娠未发生流产或破裂时，临床表现不明显，诊断困难，常需辅助检查才能确诊。输卵管妊娠流产或破裂后，多数患者的临床表现典型；若诊断尚不明确时应密切观察患者的生命体征变化。若腹痛加剧、盆腔包块继续增大，血红蛋白下降，均有助于诊断。

1. 临床表现

停经、腹痛、阴道流血及内出血的表现（详见上述）。

2. hCG 检测

尿 β-hCG 酶联免疫试纸法测定简便，此法为定性试验，敏感性不高。血清 β-hCG 测定（放免法或酶标法）可定量动态观察血中 β-hCG 的变化（48 小时 β-hCG 增高 <50%~60% 者异位妊娠的可能性大）。

3. 超声检查

B 型超声检查有助于异位妊娠的诊断。

异位妊娠 B 超影响的特点：子宫增大，但宫腔内无妊娠囊，无胎芽；附件区出现低回声区，若有妊娠囊、胎芽及原始心管搏动，可确诊异位妊娠；注意区别宫内妊娠的妊娠囊与异位妊娠时宫内出现的假性妊娠囊；输卵管妊娠流产或破裂，腹腔内出现无回声暗区或直肠子宫凹陷处可见液性暗区影像，对异位妊娠亦有诊断价值。诊断早期异位妊娠，单凭 B 型超声显像有时可能发生错误，若能结合临床表现及 β-hCG 测定等，对诊断的帮助较大。

4. 阴道后穹窿穿刺及腹腔穿刺

后穹窿穿刺适用于疑有盆腔内出血或盆腔包块患者。穿刺抽出不凝血液，说明有盆腔内出血。急性大量内出血，腹部移动性浊音阳性者可行腹腔穿刺术。

5. 腹腔镜检查

适用于输卵管妊娠尚未破裂或流产的患者，也可用于急腹症诊断困难的患者。

6. 诊断性刮宫

用于阴道流血较多不能排除宫内妊娠流产的患者，诊刮及宫腔内容物病理检查为蜕膜，无绒毛时可排除宫内妊娠。

输卵管妊娠在诊断时应注意与流产、黄体破裂、急性输卵管炎、急性阑尾炎、卵巢囊肿蒂扭转及卵巢巧克力囊肿破裂等鉴别诊断。

【治疗方案及原则】　治疗原则：以手术为主，其次为药物治疗。

1. 紧急抢救

异位妊娠破裂，有腹腔内大出血、休克患者应及时输液、输血，在纠正休克的同时做好急诊手术准备。

2. 手术治疗

术式应根据患者年龄、生育状态、患侧输卵管的状况，选用输卵管切除或保留输卵管的保守性手术。

（1）输卵管切除术：多用于年龄较大、不需要保留生育的妇女或输卵管妊娠破裂口大、急性内出血多并发休克的患者。应在积极纠正休克的同时尽快开腹，提出患侧输卵管并钳夹出血部位，快速输血，纠正休克，行输卵管切除。

对输卵管间质部妊娠，应力争在其破裂前手术，手术应做子宫角部楔形切除，若因出血危及患者生命或缝合止血困难，必要时可切除子宫。

输卵管妊娠腹腔内大量出血情况紧急或缺乏血源时，进行自体输血为抢救患者的有力措施。回收腹腔内血液应符合以下条件：①妊娠小于 12 周，胎膜未破。②出血时间在 24 小时内，血液未受污染。③每 100ml 血液加入 3.8% 枸橼酸钠 10ml（或肝素 600U）抗凝，经 6~8 层纱布或 20μm 微孔过滤器过滤，回输。输血 400ml 可补充 10% 葡萄糖酸钙 10ml。

（2）保守性手术：适用于有生育要求的年轻妇女。根据受精卵着床部位及输卵管病变情况选择术式。壶腹部妊娠可选用输卵管切开术或造口术，峡部妊娠可做节段切除和端 - 端吻合术等。保守性手术多行腹腔镜手术，也可行开腹手术。

3. 非手术治疗

药物治疗主要适用于早期异位妊娠，要求保存生育能力的患者。应符合下列条件：①输卵管妊娠未发生破裂或流产。②输卵管包块直径 <3cm。③无明显内出血或内出血少于 100ml，血 β-hCG<2000IU/L。④肝肾功能及血常规检查正常。

可采用全身和局部用药，目前常用的药物有以下几种。

（1）甲氨蝶呤（MTX）：全身用药的常用剂量为 0.4mg/（kg·d），肌注，5 日为一疗程，若单次剂量肌注常用 1mg/kg 或 50mg/m^2。局部用药可采用 B 型超声引导下或腹腔镜直视下穿刺输卵管的妊娠囊，吸出部分囊液后注入 MTX 20mg，若 β-hCG 一周后无下降可再注射或改行手术治疗。

应用化疗药物治疗，部分患者可能失败，故在治疗期间应用 B 型超声和 β-hCG 进行严密监护。若用药 2 周后 β-hCG 下降并连续 3 次阴性，腹痛缓解或消失，阴道流血减少或停止者为有效。若病情无改善和加重，应立即进行手术治疗。

（2）其他药物：氟尿嘧啶、前列腺素 F-2α、天花粉等。

（3）中医、中药治疗：根据中医辨证论治，本病属于血瘀少腹、不通则痛的实证，故以活血化瘀、消癥为治则。优点是免除手术创伤，保留患侧输卵管并恢复功能。但中医治疗应掌握适应症，输卵管间质部妊娠、严重腹腔内出血、保守治疗效果不佳或胚胎继续生长者，均不应采用中医、中药治疗，而应及早手术。

（四）异位妊娠中医诊疗指南

摘自：《中医妇科常见病诊疗指南》，中华中医药学会，中国中医药出版社，2012 年 7 月。

异位妊娠

【范围】　本《指南》以输卵管妊娠为例。本《指南》规定了异位妊娠的诊断、辨证和治疗。本《指南》适用于异位妊娠的诊断和治疗。

【术语和定义】　下列术语和定义适用于本《指南》。

异位妊娠 ectopic pregnancy

异位妊娠是指孕卵在子宫体腔以外着床发育，是妇科常见的急腹症之一。异位妊娠的发生部位以输卵管妊娠为最常见，约占 95% 左右。中医古籍文献中无此病名，按其临床表现，在"癥瘕""妊娠腹痛""胎动不安""胎漏"等病证中有类似症状的描述。

【诊断】

1. 诊断要点

（1）病史：多数有停经史，或有异位妊娠史、盆腔手术史、不孕、盆腔炎性疾病、放置宫内节育器、辅助生殖技术、输卵管发育不良、流产史等。

（2）症状

1）输卵管妊娠未破损：未发生破裂或流产时，可无明显症状，或有一侧少腹隐痛，或仅有不规则阴道流血。

2）输卵管妊娠破裂或流产

停经：多有停经史，除输卵管间质部妊娠停经时间较长外，多在 6 周左右。但也有 20% 左右的患者无明显停经史。

腹痛：当发生输卵管妊娠流产或破裂时，患者突感下腹一侧撕裂样疼痛。随着出血量的增多，疼痛可破击下腹或全腹。血液刺激膈肌时，可引起肩胛区放射性疼痛。内出血积聚于子宫直肠凹陷处，可出现肛门坠胀感。

阴道不规则流血：不规则阴道流血，量少，色深褐，有时可排出子宫内膜管型或碎片。少数患者阴道流血量较多，类似月经。

晕厥与休克：由于急性大量内出血及剧烈腹痛，可发生晕厥和休克。其程度与腹腔内出血及出血速度有关，而与阴道流血量不成比例。

（3）体征

1）输卵管妊娠未破损

妇科检查：子宫略大稍软，可触及一侧附件有软性包块，有轻度压痛。

2）输卵管妊娠破裂或流产

体格检查：腹腔内出血较多时，呈贫血貌，患者可出现面色苍白，脉数而细弱，血压下降等休克体征。

腹部检查：下腹部有明显压痛及反跳痛，尤以病侧为甚，腹肌紧张较轻，可有移动性浊音。

妇科检查：阴道后穹窿饱满，有触痛。宫颈抬举痛和摇摆痛明显。子宫稍大偏软。内出血多时，检查子宫有漂浮感。子宫一侧或其后方可触及包块，边界多不清楚，触痛明显。陈旧性宫外孕时，肿块边界稍清楚但不易与子宫分开。

（4）辅助检查

1）生殖内分泌激素测定：尿妊娠试验阳性或弱阳性；血 β-hCG、P 值低于停经天数，且上升缓慢。

2）B 型超声检查：宫内未见孕囊，附件区可见混合性包块；或子宫直肠凹见液性暗区。

3）阴道后穹窿穿刺或腹腔穿刺：可抽出暗红色不凝血。若内出血量多，可行腹腔穿刺。

4）诊断性刮宫：必要时行诊刮术，协助诊断。

2. 鉴别诊断

（1）宫内妊娠流产：与先兆流产、难免流产、不全流产、稽留流产相鉴别。妇科检查和 B 型超声有助于诊断。

（2）黄体破裂：多发生于排卵后期，下腹一侧突发性疼痛，出血多时有休克征。hCG 阴性，盆腔 B 型超声有助于诊断。

（3）卵巢囊肿蒂扭转：多有卵巢囊肿病史，常于体位改变时突发一侧下腹剧烈疼痛，宫颈举痛，一侧附件区扪及包块，触痛明显。盆腔 B 型超声有助于诊断。

（4）急性输卵管炎：无停经史，下腹部疼痛，多为双侧，伴发热，阴道分泌物增多，有异味。妇检宫颈举摆痛，子宫大小正常，压痛，附件增厚，压痛明显。血常规示白细胞增高。

（5）急性阑尾炎：无停经史，转移性右下腹疼痛，伴发热，恶心呕吐，麦式点压痛、反跳痛、肌紧张，血常规示白细胞增高。

【辨证】

1. 辨证要点

主要证候是"少腹血瘀"之实证或虚实夹杂证，重点是动态观察，判断胚胎存活与否甚为重要，可以参考血 β-hCG 水平的升降、B 型超声动态观察附件包块的大小和是否有胎心搏动来判别。

2. 证候

（1）未破损期

1）胎元阻络证：可有停经或不规则阴道流血，或一侧少腹隐痛，或宫旁扪及软性包块，轻压痛；hCG 阳性，或经 B 型超声证实为输卵管妊娠，但未破损；舌质正常，脉弦滑。

2）胎瘀阻滞证：可有停经或不规则阴道流血，腹痛减轻或消失；可有小腹坠胀不适，或小腹有局限性包块，hCG 阴性；舌质暗，脉弦细或涩。

（2）已破损期

1）气血亏脱证：停经，或有不规则阴道流血，突发下腹剧痛；面色苍白，四肢厥冷，冷汗淋漓，烦躁不安，甚或晕厥，血压明显下降，hCG 阳性，后穹窿穿刺或 B 型超声提示有腹腔内出血；舌淡，苔白，脉孔或细微。

2）气虚血瘀证：输卵管妊娠破损后不久，腹痛拒按，或有不规则阴道流血；头晕神疲，盆腔可扪及包块，hCG 阳性；舌质暗，脉细弦。

3）瘀结成癥证：输卵管妊娠破损日久，腹痛减轻或消失，小腹可有坠胀不适，盆腔有局限性包块，hCG 阳性或阴性；舌质暗，脉细弦。

【治疗】

1. 治疗原则

活血化瘀，消癥杀胚。根据病情的变化，及时采取适当的中医或中西医治疗措施。下列情况者应首选手术：①疑为输卵管间质部妊娠或残角子宫妊娠；②内出血较多；③妊娠试验持续阳性，包块继续长大或经非手术治疗无明显效果；④B 型超声提示胚胎存活；⑤要求绝育者。

2. 分证论治

（1）未破损期

1）胎元阻络证

治法：活血化瘀杀胚。

主方：宫外孕 I 号方（丹参、赤芍、桃仁）加天花粉、紫草、蜈蚣。

2）胎瘀阻滞证

治法：化瘀消癥。

主方：宫外孕 II 号方（丹参、赤芍、桃仁、三棱、莪术）加田七、九香虫、水蛭。

（2）已破损期

1）气血亏脱证

治法：止血固脱。

主方：四物汤（熟地黄、白芍、当归、川芎）加黄芪、党参。

（编者注：该方只适用于此证的术后治疗。）

2）气虚血瘀证

治法：益气养血，化瘀杀胚。

主方：宫外孕 I 号方（丹参、赤芍、桃仁）加紫草、蜈蚣、党参、黄芪、鸡血藤。

3）瘀结成癥证

治法：破瘀消癥。

主方：宫外孕 II 号方（丹参、赤芍、桃仁、三棱、莪术）加水蛭、九香虫、乳香、没药。

3. 中成药

（1）大黄䗪虫丸：适用于未破损期和瘀结成癥证。

（2）散结镇痛胶囊：适用于未破损期和瘀结成癥证。

（3）血府逐瘀胶囊：适用于未破损期和瘀结成癥证。

（4）桂枝茯苓胶囊：适用于未破损期和瘀结成癥证。

（五）异位妊娠病（输卵管妊娠）未破损期中医诊疗方案（试行）

摘自《24 个专业 105 个病种中医诊疗方案》，国家中医药管理局医政司，2011 年。

【疾病诊断】

1. 中医诊断

参照国家中医药管理局制定的《中医病证诊断疗效标准》、全国高等中医药院校规划教材《中医妇产学》（罗颂平主编，高等教育出版社，2008 年）、全国高等中医药院校研究生规划教材《中医妇科临床研究》（肖承悰主编，人民卫生出版社，2009年）。

2. 西医诊断

参照全国高等院校教材《妇产科学》（丰有吉、沈铿主编，人民卫生出版社，2006年）。

（1）病史：多有停经史。

（2）症状：或有下腹疼痛，或有不规则阴道流血。

（3）妇科检查：子宫略大，一侧附件区或可触及包块，有压痛。

（4）生化检查：β-hCG阳性，或曾经阳性现转为阴性。

（5）盆腔B超：宫内未见孕囊，宫旁出现轮廓不清的液性或混合性回声区，或该区查有胚芽或原始心管搏动，或腹腔内存在无回声暗区或子宫直肠窝有积液。

（6）或伴有腹腔移动性浊音，或伴有休克。

（7）或诊断性刮宫及病理检查未见妊娠组织。

【疾病分期和证候诊断】

1. 辨病分期要点

未破损期（输卵管妊娠未发生破裂、流产）：①多有停经史，无明显下腹疼痛，或伴有阴道不规则流血。②妇科检查，子宫略大，一侧附件区或可触及包块。③β-hCG阳性，或曾经阳性现转为阴性。④盆腔B超：宫内未见孕囊，宫旁出现轮廓不清的液性或混合性回声区，或该区查有胚芽或原始心管搏动。

2. 辨证分型要点

（1）未破损期　辨证分为两证。

1）胎元阻络证：或有不规则阴道流血或下腹隐痛，舌暗苔薄，脉弦滑。

2）胎瘀阻滞证：（因病例较少，不进入临床路径）。

胎元（包括胚胎和滋养细胞活性）已死亡，但未发生输卵管破裂或流产，腹痛减轻或消失，可有小腹坠胀不适，妇检或可触及局限性包块。β-hCG曾经阳性现转为阴性。舌质暗，脉弦细涩。

【治疗方案】

表 1-7-1　输卵管妊娠的病情影响因子评分模型

	1分	2分	3分
妊娠周数	≤6周	>6周~8周	>8周
腹痛	无	隐痛	剧痛
β-hCG	<1000IU/L	1000~3000IU/L	>3000IU/L
（B超）盆腔内 出血量最大径	<3cm	3~6cm	>6cm
（B超）输卵管 妊娠包块最大径	<3cm	3~5cm	>5cm

总积分_____

　　根据患者的诊断、辨病分期进行分层（两层），层内再根据中医辨证分型、病情影响因子评分模型的总积分进行分组治疗。

　　未破损期属胎元阻络证，β-hCG<1000IU/L，输卵管妊娠包块最大径≤3cm且病情影响因子积分≤8分者。

　　中医辨证治疗：以活血化瘀，杀胚止痛为治法。

　　（1）宫外孕Ⅰ号方加味。

　　（2）血府逐瘀口服液（丸或颗粒），10ml（或6g）口服，一日三次。

　　（3）散结镇痛胶囊，4粒，口服，一日三次。

　　（4）外用方：侧柏叶25g、黄柏25g、大黄20g、薄荷10g、泽兰20g，打粉后混合，水蜜调敷下腹痛处，一日一次。或选用具有活血化瘀、消癥散结止痛功效的中药封包外敷。

　　（5）丹参注射液，10ml，静脉滴注，一日一次。

　　【疗效评价】

　　1. 评价标准

　　（1）治愈：阴道流血停止，腹痛消失；β-hCG测定连续2次阴性；妇科B超检查妊娠包块缩小1/2以上。

　　（2）有效：阴道流血停止，腹痛消失；β-hCG测定连续2次阴性；妇科B超检查妊娠包块缩小不到1/2或无增大。

　　（3）无效：腹痛加剧或伴失血性休克；β-hCG持续阳性且有增高趋势；妇科B超检查妊娠包块增大。

　　2. 评价方法

　　（1）进入路径时，根据疾病分期、证候诊断和输卵管妊娠的病情影响因子评分模型进行评价。

　　（2）完成路径时，根据疾病分期、证候诊断和输卵管妊娠的病情影响因子评分模型进行评价。

四、不同方式治疗早期输卵管妊娠后的生殖状态

　　曹冬焱等[43]认为评价输卵管妊娠的治疗效果，主要是观察其生殖状态和并发症。生殖状态的观察指标主要有宫内妊娠率和足月活产率，并发症主要包括持续异位妊娠和再次异位妊娠。

（一）切除输卵管手术与保留输卵管手术后的生殖状态比较

　　输卵管妊娠的术式分为患侧输卵管切除术和保留输卵管的手术，保留患侧输卵管是否提高术后宫内妊娠率，目前仍存在争议。个别文献报道，切除患侧输卵管可影响同侧卵巢的血流，易致卵巢储备功能不良，同时因破坏了生殖道的连贯性，故术后宫内妊娠率明显降低；但Yao[44]等的回顾性研究认为切除患侧输卵管的手术并不降低术后宫内妊娠概率。同时，Bangsgaard N[45]、Van Beek JJ[46]等人较新的研究认为保留患侧输卵管有助于术后宫内妊娠率的提高，此两项研究均为回顾性研究，有待进一步研究论证。其可能原因是近年来随着诊断技术的提高，输卵管妊娠确诊时间较过去明显提前；腔镜仪器的不断

改进、手术技术的成熟，使腔镜手术日臻完善，因此保留患侧输卵管手术术后生殖状态有明显提高。

（二）开腹手术与腹腔镜手术后的生殖状态比较

手术方式主要包括开腹手术和腹腔镜手术，腔镜手术因其损伤小、恢复快等优势在输卵管妊娠中广泛应用，但对于生命体征不稳定的休克病人，目前仍主要应用开腹手术。Yao[47]等行回顾性研究认为腹腔镜手术与开腹手术术后宫内妊娠率和再次异位妊娠率无统计学差异。而 Tahseen S[48]等行配对研究则认为，腹腔镜术后宫内妊娠率较开腹手术高，且有显著的统计学差异。总之，腹腔镜手术具有总体不低于开腹手术的宫内妊娠率，而在重复异位妊娠率上两者未见统计学差异，作为微创手术，腹腔镜在治疗输卵管妊娠有独特优势。

（三）药物治疗与手术治疗后的生殖状态比较

关于药物治疗输卵管妊娠的效果，一直存在广泛争议。Tulandi、Sammour[49]认为药物治疗恢复时间长，不利于患者的健康和生活质量。但 Korell M[50]等人认为药物治疗后输卵管复通率及妊娠率均高于开腹或腹腔镜下保留输卵管手术，同时药物治疗还可以避免手术创伤和术后并发症，优于手术治疗。杨斌[51]等研究认为异位妊娠药物治疗后 1 年内的宫内妊娠率低于手术组，但 1 年后宫内妊娠率相似，其可能原因是输卵管部位妊娠组织吸收、机化需要一定时间，短时间内输卵管通畅率较手术组下降，但手术组病人 1 年后累计宫内妊娠率与药物组无统计学差异，考虑 1 年后有术后再粘连可能。陈广莉[52]等人的研究认为对于近期有生育要求的女性，腹腔镜手术明显优于药物治疗。前后几组研究的结论不同与随访时间不同可能性较大，同时根据孙云[53]的报道，中医药综合治疗对药物治疗后病人生育状态的改善有明显疗效。

（四）影响输卵管妊娠治疗后生殖状态的评价

报道输卵管妊娠治疗后生殖状态的文献数量不多，结论各异，其可能的原因是由于术后随访时间的长短及患者基础情况不同引起，如患者年龄、既往孕产次数、不孕史等，随机分组研究由于没有考虑基线因素容易导致混杂偏倚的产生。如何平衡混杂因素、客观有效地衡量输卵管治疗后的生殖状态是今后评价输卵管妊娠治疗效果的重要指标之一。

结合目前国内外研究，输卵管妊娠的早期诊断、早期治疗，不仅可使患者免于手术，也可帮助患者尽可能地维持生殖系统的完整性、通畅性，同时提高再次宫内妊娠概率，改善治疗后的生殖状态，因此是值得在临床实践和科学研究中给予持续关注的问题。中医学和西医学在早期输卵管妊娠的治疗过程中既有共性，又有个性，因此在治疗过程中，坚持以中西医结合为原则，充分发挥药物治疗和手术治疗的特点，发挥中医药在治疗输卵管妊娠过程中的杀胚、促进包块吸收和改善微循环的独特优势，最大程度地优化治疗方案。

参考文献

［1］戚丽,刘春华,张军燕.三阶段法治疗包块型异位妊娠[J].实用医药杂志,2006,23(3):308-309.

［2］蔡文娟.中药治疗异位妊娠 200 例临床观察[J].现代中西医结合杂志,2006,15(1):5.

［3］刘娟,刘颖.丹参药理活性成分研究进展［J］.辽宁中医药大学学报,2010,12(7):15-17.

［4］赵娜,郭治昕,赵雪,等.丹参的化学成分与药理作用［J］.国外医药·植物药分册,2007,22(4):155-156.

［5］沈云婕,王松梅,朱臻,等.丹参多酚酸盐体外抗肿瘤作用研究［J］.中国药房,2009,19(3):2332-2335.

［6］冀兰鑫,黄浩,李长志.赤芍药理作用的研究进展［J］.药物评价研究,2010,33(3):233-235.

［7］阮金兰,赵钟祥,曾庆忠.赤芍化学成分和药理作用的研究进展［J］.中国药理学通报,2003,19(9):965-969.

［8］Lee SMY,Li MLY,Tse YC,et al. Paeoniae Radix,a Chinese herbal extract,inhibit hepatoma cells growth by inducing apoptosis in a p53 independent pathway［J］. Life Sci,2002,71(19):2267-2277.

［9］国家中医药管理局《中华本草》编委会.中华本草(精选本)·上册［M］.上海:上海科学技术出版社,1998:740.

［10］林小明.桃仁化学成分和药理作用研究进展［J］.蛇志,2007,19(2):130-132.

［11］钱俏,胡建强.天花粉结晶蛋白治疗异位妊娠的疗效观察［J］.现代中西医结合杂志,2004,13(17):2247.

［12］汪晓菁.天花粉蛋白治疗未破裂型异位妊娠临床观察［J］.浙江中西医结合杂志,2003,13(8):500-501.

［13］杨晨,杨淑贤.天花粉治疗异位妊娠105例临床分析［J］.苏州医学院学报,2001,21(5):591.

［14］王丽君,张鑫毅,廖乡川.紫草总酚酸辅助米非司酮对妊娠大鼠的抗早孕作用［J］.中国中药杂志,2008,33(20):2378-2381.

［15］胡昱,李巨,鲁海鸥.紫草素对裸鼠皮下绒癌移植瘤的抗癌作用及机制的研究［J］.沈阳部队医药,2004,17(3):161-163.

［16］陈勤.天花粉蛋白注射液治疗异位妊娠的疗效观察［J］.实用妇产科杂志,2011,27(10):793-794.

［17］广东梅县地区人民医院妇产科.穿心莲治疗绒毛膜上皮癌与恶性葡萄胎60例小结［J］.中华医学杂志,1977(12):755.

［18］北京医学院生理学教研组.中药穿心莲对实验动物的终止妊娠作用［J］.生理学报,1978,30(1):75.

［19］陈芳军,赵青,江桂英.穿心莲注射液抗早期异位妊娠24例［J］.新中医,2008,40(10):88-89.

［20］陈可翼,史载祥.实用血瘀证学［M］.北京:人民卫生出版社,1999.

［21］周旭军.米非司酮联合桂枝茯苓胶囊治疗异位妊娠疗效观察［J］.南方医科大学学报,2008,28(10).

［22］郭李燕,陈秀廉.中药内外结合保守治疗异位妊娠64例疗效观察［J］.四川中医,2003,23(4):55-56.

［23］詹新林,冯宗文,蔡仁燕.25例异位妊娠药物治疗成功后附件包块后遗症的中药治疗观察［J］.中医药导报,2009,15(10):23-24.

［24］周英,邓高丕,陶莉莉.药物保守治疗未破裂异位妊娠47例临床研究［J］.现代中西医结合杂志,2001,10(16):1507-1508.

［25］张永兴.药物导入加灌肠治疗包块型异位妊娠疗效评价［J］.中国中医药信息杂志,2007,14(10):70.

［26］王红.异位妊娠的期待疗法探讨［J］.中华中医学杂志,2003,(3):142.

［27］刘薇.期待疗法治疗异位妊娠20例临床分析［J］.辽宁医学院学报,2007,28(5):75-76.

［28］Kirk E,Condous G,Boume T. The nonsurgical management of ectopic pregnancy［J］. Ultrasound Obstet Gyneco1,2006(1),27:9-100.

［29］Elson J,Tailor A,Banerjee S,et al. Expectant management of tubal ectopic pregnancy：prediction of successful outcome using decision tree analysis［J］. Ultrasound Obstet Gynecol,2004,23（6）：552-556.

［30］乐杰.妇产科学［M］.6版.北京：人民卫生出版社,2003：110-117.

［31］Rozenberg P,Chevret S,Camus E,et al. Medical treatment of ectopic pregnancies：a randomized clinical trial comparing methotrexate2mifep ristone and methotrexate-placebo［J］. Hum Reprod,2003,18（9）：1802-1808.

［32］Elson J,Tailor A,Banerjee S,et al. Expectant management of tubal ectopic pregnancy：prediction of successful outcome using decision tree analysis［J］. Ultrasound Obstet Gynecol,2004,23（6）：552-556.

［33］Menon S,Colins J,Barnhart KT. Establishing a human chorionic gonadotropin cutoff to guide methotrexate treatment of ectopic pregnancy：A systematic review［J］. Fertil Steril,2007,87：481-484.

［34］Lipscomb GH,Givens VM,Meyer NL,et al. Comparison of multidose and single-dose methotrexate protocols for the treatment of ectopic pregnancy［J］. Am J Obstet Gynecol,2005,192：1844-1847.

［35］李培莉.异位妊娠药物保守治疗46例临床分析［J］.中国现代药物应用,2011,5（15）：8-9.

［36］冷金花,郎景和.腹腔镜在异位妊娠诊治中的应用［J］.中国实用妇科与产科杂志,2000,16（4）：204.

［37］刘彦.实用妇科腹腔镜手术学［M］.北京：科学技术文献出版社,1999：6.

［38］Gracia CR,Brown Ha,Bamhart KT. Prophy lactic metho-trexate after linear salpingotomy：a decision analysis［J］. Fertil Steril,2001,76：1191.

［39］Ego A,Subtil D,Cosson M,et al. Survival analysis of fertility after ectopic pregnancy［J］. Fertil Steril,2001,75（3）：560-566.

［40］邱晓红,韩丽英,李荷莲.不同术式治疗输卵管妊娠后的生育结局研究［J］.中国内镜杂志,2006,12（10）：1022-1024.

［41］Bangsgaard N,Lund CO,Otyesen B,et al. Improved fertility following conservative surgical treatment of ectopic pregnancy［J］. BJOG,2004,111（6）：635.

［42］周剑利,韩素新,陈昭.不同手术途径及方法对输卵管妊娠术后生育结局的影响［J］.中国妇幼保健,2009,24（11）：1574-1578.

［43］曹冬焱,沈铿.输卵管妊娠治疗后的生殖状态［J］.中华妇产科杂志,2000,35（9）：569-569.

［44］Yao M,Tulandi T. Current status of surgical and nonsurgical management of ectopic pregnancy［J］. Fertil Steril,1997,67：421-433.

［45］Bangsgaard N,Lund CO,Ottesen B,Nilas L. Improve fertility following conservative surgical treatment of ectopic pregnancy［J］. BJOG,2004,111（6）：635-636.

［46］Van Beek JJ,Vollaard ES. Fertility after treatment for ectopic pregnancy：evaluation of the switch from laparotomy to laparascopy［J］. Ned Tijdschr Geneeskd,2005,19,149（8）：407-412.

［47］Yao M,Tulandi T. Current status of surgical and nonsurgical management of ectopic pregnancy［J］. Fertil Steril,1997,67：421-433.

［48］Tahseen S,Wyldes M. A comparative case-controlled study of laparoscopic vs laparotomy management of ectopic pregnancy：an evaluation of reproductive performance after radical vs conservative treatment of tubal ectopic pregnancy［J］. J Obstet Gynaecol,2003,23（2）：189-190.

［49］Tulandi T,Sammour A. Evidence-based management of ectopic pregnancy［J］. Curr Opin Obstet Cynecol,2000,12（4）：289-294.

［50］Korell M,Albrich W,Hepp H. Fertility after organ-preserving surgery of ectopic pregnancy：results of a multi-center study［J］. FertilSteril,1997,68：220-223.

［51］杨斌,史佃云.不同保守治疗方法对输卵管妊娠后受孕能力的影响［J］.中国妇幼保健,2008,23(10)：1439-1441.

［52］陈广莉,李立,唐培玲.两种保守疗法治疗输卵管妊娠后再次妊娠情况比较［J］.实用妇产科杂志,2010,26(2)：143-144.

［53］孙云.中医后续治疗对异位妊娠患者生殖能力的影响［J］.浙江中医杂志,2012,47(5)：335-336.

第二章

输卵管妊娠的基础研究

输卵管妊娠是妇科的常见病和多发病，其发病率呈逐年上升趋势。随着医学的进步和妇女健康意识的加强，药物治疗早期输卵管妊娠已成为可能。中医认为输卵管妊娠的主要病机是"少腹血瘀"，故其以"化瘀杀胚，消癥散结"为治疗原则。在20世纪60年代，山西医学院首先使用药物（宫外孕Ⅰ号方：丹参、赤芍、桃仁；宫外孕Ⅱ号方：丹参、赤芍、桃仁、三棱、莪术）治疗输卵管妊娠，并取得了突破性进展。中医药治疗，因其疗法多样，副作用少，单独或联合西药治疗，可缩短治疗时间，提高治愈率，不但能避免西药的一些副作用和手术的痛苦，而且能最大限度地帮助保全患者的生育能力，节约医疗资源。

目前对于中医药治疗输卵管妊娠的临床报道较多，但对于药物作用机理的基础研究进展较慢，自20世纪60年代山西医学院确立了宫外孕Ⅰ号方、Ⅱ号方治疗输卵管妊娠以来，几十年来其基础研究多集中在血液流变学的层面上。

现代中药药理研究表明[1]，活血化瘀药物可改善局部血液循环，抑制血小板聚集，对血凝块的分解和吸收有一定作用，其机理是促进单细胞系吞噬细胞机能，促使巨噬细胞向血凝块周围聚集，提高巨噬细胞吞噬自身红细胞的能力，故可阻止血肿包块的形成，同时对已形成的包块又能促使其吸收、消散；另外尚有消炎、抑菌、抑制胶原蛋白合成的作用，可防止感染，减少粘连，使结缔组织软化[2]。

近年来，随着对输卵管妊娠的组织学、细胞形态学乃至分子生物学等各个层次的深入研究，中医药对输卵管妊娠影响机制的基础研究也逐渐成为热点。

近10多年来，广州中医药大学第一附属医院邓高丕教授带领的研究团队，对治疗输卵管妊娠的化瘀消癥杀胚中药复方[3-9]进行了系列研究，利用细胞生物学、生物信息学、高通量配体筛选等现代生物技术以及适用的动物、细胞模型，通过建立稳定的人源输卵管妊娠滋养细胞的体外模型，建立人源妊娠绒毛组织块裸鼠体内移植模型，利用高效液相－质谱联合对化瘀消癥杀胚中药复方含药血清进行检测，建立了输卵管妊娠微环境的"种子－土壤学说"，较系统地从离体和在体实验中，从组织、细胞、分子和基因层面深入探索了化瘀消癥杀胚中药复方治疗输卵管妊娠的作用机制。

本章节所有有关输卵管妊娠的基础研究，均由广州中医药大学第一附属医院邓高丕教授带领的研究团队完成。

参考文献

[1] 沈映君. 中药药理学[M]. 上海：上海科学技术出版社，2004：124.

［2］山西医学院第一附属医院中西结合治疗宫外孕研究室. 中西医结合治疗宫外孕实验研究［J］. 中华妇产科杂志,1979,14(4):279.

［3］袁烁,邓高丕. 活血化瘀消癥杀胚中药复方含药血清对体外培养输卵管妊娠滋养细胞凋亡的影响［J］. 中华中医药杂志,2012,27(4):1003-1007.

［4］袁烁,刘玲,邓高丕. 加味宫外孕Ⅰ号方含药血清对体外培养的输卵管妊娠滋养细胞凋亡率和细胞周期的影响. 中华中医药学刊,2015,33(11):2598-2600.

［5］刘玲,袁烁,邓高丕. 化瘀消癥杀胚中药复方给药血浆的药物成分检测［J］. 时珍国医国药,2014,25(7):1759-1761.

［6］刘玲,邓高丕. 化瘀消癥杀胚中药复方含药血清对输卵管妊娠滋养细胞ER、PR、MMPs的影响［J］. 中华中医药杂志,2013,28(12):3701-3704.

［7］王瑞雪,邓高丕. 化瘀消癥杀胚中药复方对体外培养输卵管妊娠滋养细胞凋亡能力的影响［J］. 中华中医药杂志,2014,29(5):1645-1649.

［8］徐娟,邓高丕. 化瘀消癥杀胚中药对输卵管妊娠裸鼠体内模型的影响［J］. 中华中医药杂志,2014,29(10):3115-3118.

［9］李晓荣,黄艳茜,邓高丕. 化瘀消癥杀胚中药复方诱导人输卵管妊娠滋养细胞凋亡［J］. 中成药,2014,36(9):1813-1817.

第一节　高效液相－质谱（HPLC-MS）联合对化瘀消癥杀胚中药复方含药血清的检测

实验一　化瘀消癥杀胚中药复方含药血清的制备

一、研究目的与内容

用经临床验证有效的化瘀消癥杀胚中药复方饲养大鼠,制备化瘀消癥杀胚中药复方含药血清。采用体外模拟代谢后药物有效成分直接作用于靶点的方式,探讨中药复方起效的作用机理。

以化瘀消癥杀胚中药复方高、中、低剂量组饲养大鼠,并设立西药甲氨蝶呤组及生理盐水组作为对照组,制备含药血清并保存。观察化瘀消癥杀胚中药复方对大鼠一般情况,及子宫、卵巢湿重的影响,初步观察中药复方的毒副作用。为体外培养输卵管部位滋养细胞提供含药不同的培养基。

二、材料与方法

（一）材料

1. 实验用药物

（1）中药饮片：均购自广州中医药大学第一附属医院药学部,产地、批号见表 2-1-1。

表 2-1-1　中药饮片产地及批号

中药饮片名称	产地	批号	采购地
丹参	四川	100320	致信中药饮片厂
紫草	新疆	100320	致信中药饮片厂
桃仁	河北	100320	致信中药饮片厂
天花粉	浙江	100320	致信中药饮片厂
赤芍	吉林	100320	致信中药饮片厂

（2）注射用甲氨蝶呤：广州中医药大学第一附属医院中心药房供药，江苏恒瑞医药有限公司。批号：10050211；规格：100mg/ 瓶。

（3）生理盐水、水合氯醛等：均为广州中医药大学第一附属医院门诊药房提供正品药物。

2. 实验动物

健康雌性未孕 SD 大鼠 30 只，体重 220~240g，12~15 周龄。广东省医学动物实验中心提供，合格证号：0064134。

饲养条件：SPF 级 SD 大鼠饲养在广东省医学实验动物中心 SPF 级实验室 I，动物实验环境设施合格证号：SYXK（粤）2008-0002，室内保持 20~25℃，湿度 40%~70%。自由饮水、进食，采用 12 小时：12 小时昼夜间断照明，每周换水 3 次，换垫料 2 次，水料充足。SPF 级饲料产自广东省医学实验动物中心。

3. 主要仪器

AEG-220 电子天平，岛津（日本）；LXJ-2 离心沉淀机（上海医用分析仪器厂）；中药罐、大鼠盒、注射器、灌胃器、试管、毛细玻管、甲醛标本小瓶、手术器械（刀及刀柄、弯钳、无齿镊若干）。

（二）方法

1. 化瘀消癥杀胚中药复方的制备

按《人和动物间按体表面积折算的等效剂量比值表》换算，化瘀消癥杀胚中药复方水煎剂大鼠灌胃剂量是 1.5g 生药 /100g 体重。中药为广州中医药大学第一附属医院药学部一次性提供的正品中药，三层纱布包裹后，蒸馏水 500ml 浸泡 30 分钟，文火煎取 150ml，煎煮 3 次，混合煎取液，水浴浓缩成剂量为 1.5g/ml 的药液，−20℃保存备用。

2. 含药血清的制备

（1）动物与分组：取健康雌性未孕 SD 大鼠 30 只，随机分成中药 7 天组 - 高剂量，6 只；中药 7 天组 - 中剂量，6 只；中药 7 天组 - 低剂量，6 只；空白组，6 只；西药组，6 只。

（2）给药方法

1）中药中剂量组所用药物血清的供体大鼠灌胃量按以下方法计算：根据王力倩等[1]提出的参考公式：给药剂量 = 临床常用量 × 动物等效面积系数 × 培养基内血清稀释度，计算给药剂量。

大鼠理论等效剂量是人的单位体质量剂量的 6.25 倍[2]（样品的总生药量为人的一日服用量，按公斤体重公式：$\dfrac{d_B}{d_A}=\dfrac{R_B}{R_A}*\left(\dfrac{W_B}{W_A}\right)^{\frac{2}{3}}$，折算大鼠的等效剂量，作为给药剂量）。药物血清稀释度为 5，所以单位体质量大鼠每次灌胃估计量为人的单位体质量剂量的 31.25 倍，计算后每只大鼠每次灌胃量约为 1.5ml（5.4g/ml）。

2）西药组大鼠予正常喂食 7 天，至第 7 天空腹 12 小时后肌注甲氨蝶呤 1mg/ 只（参照"动物与人体的每公斤体重剂量折算系数表"[2] 计算所得）。

3）空白组大鼠予正常喂食及喂服 0.9% 生理盐水 7 天。

（3）血清采集：末次给药 1 小时后在麻醉下行腹主动脉采血，将同组大鼠血清混合，56℃，30 分钟灭活处理。22μm 微孔滤膜过滤、除菌，-20℃保存，以备体外培养绒毛滋养层用。

（4）指标检测

1）一般情况观察：每周测量 3 次体重、饮食量、饮水量，每日观察小鼠精神状态、活动力、反应、大便形态、腹泻等。

2）生殖器官湿重：解剖当日，取大鼠的子宫、卵巢进行称重。

3. 统计方法

所有数据用 SPSS15.0 作统计学处理，计量资料先进行正态性检验和方差齐性检验，满足要求者两样本均数比较用 t 检验，未满足要求者两样本均数比较用秩和检验，数值用 $\bar{x} \pm s$ 表示。

三、结果

1. 各实验组日常情况观察结果

中药高、中、低剂量组，西药组和空白组各组大鼠的精神状态、活动力、反应良好，无恶心、呕吐、腹泻等症状，大鼠在饲养过程中无一例死亡。

2. 化瘀消癥杀胚中药复方高、中、低剂量组对 SD 大鼠的体重、进食量、饮水量的影响（表 2-1-2、表 2-1-3、表 2-1-4）。

表 2-1-2 化瘀消癥杀胚中药复方对大鼠体重（g）的影响（$\bar{x} \pm s$）

组别	n	基础值	用药 / 饲养第 4 天	用药 / 饲养第 7 天
中药高剂量组	6	195.07 ± 12.40 ★	209.63 ± 13.55 ★	223.93 ± 14.58 ★
中药中剂量组	6	190.63 ± 6.084 ★	207.88 ± 9.395 ★	221.83 ± 10.08 ★
中药低剂量组	6	197.38 ± 14.58 ★	211.55 ± 14.53 ★	224.02 ± 12.99 ★
空白组	6	196.87 ± 20.44	212.87 ± 24.16	224.47 ± 23.83

注：与同一时间空白组比较，★ $P>0.05$。

表 2-1-3 化瘀消癥杀胚中药复方对大鼠进食量的影响（$\bar{x} \pm s$，g）

组别	n	基础值	用药 / 饲养第 4 天	用药 / 饲养第 7 天
中药高剂量组	6	44.90 ± 0.53 ★	43.23 ± 2.67 ★	29.07 ± 1.53 ☆
中药中剂量组	6	47.93 ± 2.97 ★	46.67 ± 0.64 ★	34.23 ± 2.56 ★
中药低剂量组	6	50.33 ± 3.72 ★	46.77 ± 1.11 ★	35.23 ± 2.94 ★
空白组	6	41.67 ± 1.27	46.57 ± 2.54	41.37 ± 2.85

注：与同一时间空白组比较，★ $P>0.05$，与同一时间空白组比较，☆ $P<0.05$。

表 2-1-4　化瘀消癥杀胚中药复方对大鼠饮水量的影响（$\bar{x} \pm s$，g）

组别	n	基础值	用药／饲养第 4 天	用药／饲养第 7 天
中药高剂量组	6	53.33 ± 7.64 [★]	48.33 ± 11.55 [★]	51.67 ± 10.41 [★]
中药中剂量组	6	55.00 ± 5.00 [★]	56.67 ± 10.41 [★]	66.67 ± 7.64 [★]
中药低剂量组	6	58.33 ± 5.77 [★]	53.33 ± 7.64 [★]	66.67 ± 16.07 [★]
空白组	6	53.33 ± 5.77	58.33 ± 2.89	58.33 ± 10.41

注：与同一时间空白组比较，★ $P > 0.05$。

从表 2-1-2、表 2-1-3、表 2-1-4 可见：与同一时间空白组比较，化瘀消癥杀胚中药复方高、中、低剂量组大鼠体重从开始饲养／用药第 4 天／用药第 7 天差异无统计学意义（$P > 0.05$）；与同一时间空白组比较，化瘀消癥杀胚中药复方高、中、低剂量组大鼠饮水量的差异无统计学意义（$P > 0.05$）；在饲养的第 7 天，中药高剂量组的大鼠进食量下降，与同一时间的空白组比较，差异具有统计学意义（$P < 0.05$），其余各组与同一时间的空白组对比，差异无统计学意义（$P > 0.05$）。

3. 化瘀消癥杀胚中药复方高、中、低剂量组及西药组对 SD 大鼠的子宫湿重、卵巢湿重的影响（表 2-1-5）。

表 2-1-5　化瘀消癥杀胚中药复方及甲氨蝶呤对大鼠子宫、卵巢湿重的影响（$\bar{x} \pm s$，g）

组别	n	子宫湿重	卵巢湿重
中药高剂量组	6	0.659 ± 0.244 [★]	0.187 ± 0.025 [★]
中药中剂量组	6	0.593 ± 0.119 [★]	0.152 ± 0.023 [★]
中药低剂量组	6	0.627 ± 0.227 [★]	0.140 ± 0.217 [★]
西药组	6	0.542 ± 0.243 [★]	0.166 ± 0.043 [★]
空白组	6	0.693 ± 0.281	0.162 ± 0.303

注：与同一时间空白组比较，★ $P > 0.05$。

从表 2-1-5 可见：与空白组比较，化瘀消癥杀胚中药复方高、中、低剂量组，西药组大鼠在按照实验方案用药后，其子宫湿重及卵巢湿重的差异无统计学意义（$P > 0.05$）。

四、讨论

（一）中药复方含药血清

1. 概述

1987 年，日本学者首次提出了"血清药理学"概念，指在动物经口服给药一段时间后采血分离血清，用此含药血清进行体外药理实验的一种实验方法，其为科学阐明中药复方的作用及其机制提供了新的研究方法[3]。运用血清药理学方法研究中药复方已被越来越多的学者认同和采用，尤其是给予中药后的动物血清添加法，可以视为复方的真正有效成分的"粗的药物"，避免了复方中难溶于水的成分对细胞产生干扰和毒性作用，同时通过体内的代谢后得到的血清药物，模拟了体内的内环境，更加准确地反映了药物的作用[4]。

中药复方多靶点作用机理认为，中药复方天然组合化学库中的多种有效成分以低于其某一单体成分治疗剂量进入人体后，有选择地反复作用于与某种疾病有关的多个直接靶点或间接靶点，从而达到治疗疾病的目的。故选择含药血清，因其能较接近地反映药物在体内的状态，使体外试验能更好重复在体试验的结果。

许多学者研究含药血清的时效，得出不同结论。时效即包括不同喂药时间和采血时间所获得的含药血清的药效。孟李[5]指出，重复多次给药使血药浓度达到稳定后，在一定时间范围内采血进行血清药理学实验均可获得较高而且相似的药理强度。然而冯伟等[6]则发现，长时间（8d后采血）与短时间（1d）无明显差异。关键在于2个方面：一是基于目前中药复方多为临床验方，制备含药血清时必须紧密结合临床实践以及考虑实验的可操作性；二是药物在血清中的蓄积浓度必须达到或接近药物均值。

2. 含药血清量效、时效关系及毒副作用的权衡

有研究认为[7]，如果把含药血清作为一种药物来看待，那么，药量的大小主要取决于2个方面：一是动物的给药量，在一定范围内，动物给药剂量越多，进入血循环的药物就越多，血药浓度就高，因而所取含药血清的体外药理效应就越强；二是培养体系或反应体系中的含药血清浓度（体积比），血清浓度愈高则药量愈大。含药血清的量效是由动物给药量和血清浓度共同决定的，由于培养体系中血清浓度的增减是十分有限的（血清浓度过高会对细胞产生毒性作用，在研究含药血清抑制细胞增殖或促细胞凋亡作用时，有可能得出假阳性结果），所以，相对固定含药血清浓度，通过改变动物给药量来调整药物血清的含药量，是一种较为现实的办法。

然而，除了效果正相关性研究外，因随着灌胃时间的延长，灌胃药量的增加，某些药物的毒副作用对实验动物及其含药血清的影响程度如何，这方面的研究鲜有报道。

（二）化瘀消癥杀胚中药复方含药血清

本实验采用的是一种较为通行的给药方法，即每日给药2次，连续7天，末次给药后1小时采血，并解剖生殖器官称量湿重。30只SD大鼠在整个实验过程中精神状态和进食情况较为良好，无死亡发生；大鼠体重、饮水量及解剖当日的子宫、卵巢湿重与生理盐水组比较，差异均无统计学意义（$P>0.05$）。中药高剂量组，在第7天饮食量下降，与生理盐水组比较有统计学意义（$P<0.05$）。

化瘀消癥杀胚中药复方中的天花粉、紫草、赤芍属于清热药；丹参、桃仁属于活血化瘀药。天花粉微苦、微寒，紫草性寒而滑，赤芍味苦性微寒；清热药药性寒凉，易伤脾胃，大量或久用容易使脾胃气机受损，运化失常，从而出现纳呆、便溏等症。活血化瘀药善于走散通行，从而易耗血动血。王清任在论膈下逐瘀汤中言明活血化瘀中药方的应用原则为"病轻者少服，病重者多服，总宜药去病止"。主要是由于活血化瘀中药多为散气劫阴之品，药性走窜，故宜中病即止，或观察到已耗伤机体正气，则应重新辨治，防止并发症的出现和对机体正气的耗伤。

中药含药血清除了药效值得探讨之外，毒副作用发生的可能性也应该值得重视。某些中药如峻下、滑利、祛瘀、破血、耗气、散气等中药，是否会引发实验动物内环境的改变，在制作含药血清的同时改变动物的体质。目前报道制备含药血清多采用正常实验动物口饲给药后采血，观察其对正常或病理状态下离体器官、组织、细胞或体外培养细胞的作用[7-9]。但机体在不同状态下肠道内菌群簇存在差别，而中药复方制剂临床服药对象主要是病理状态的患者；口服后药物经动物的生理脏器和病理脏器，如消化道吸收和代谢，尤其是病变肝脏代谢后，由于个体差异或状态不同，药物自身和机体产生的变化可能有所差别，由此导致作用部

位有效成分血药浓度差异。因此，研究病理状态下含药血清效应，其结果可能更真实[8]，病理状态动物制备的含药血清实验经过更为复杂，其对体外培养细胞的影响仍有待进一步探索[9]。

　　本实验对实验用 SD 大鼠做了一些初步的观察和检测，从大鼠的精神、体重、饮食及解剖生殖器官湿重等方面，说明灌胃化瘀消癥杀胚中药复方 7 天，暂未引起大鼠消化功能和内生殖靶器官的重大改变，未发现药物有重大的毒副作用。

参考文献

［1］王力倩,李仪奎,符胜光,等 . 血清药理学方法研究探讨[J]. 中药药理与临床,1997,13(3):29-31.

［2］施新猷 . 医用实验动物学[M]. 西安:陕西科技出版社,1989.

［3］Iwama H,Amagaya S,Ogihara Y,et al. Effect of shosaikoto a Japanese and Chinese traditional herbal medical mixture on the mitogentic activity of lipopolysaccharid:a new pharmacological testing mode [J]. JE Thon-Phamacol,1987,21(1):45.

［4］刘红 . 中药复方药理研究方法进展——血清药理学[J]. 湖北民族学院学报(医学版),2004,21(4):38-40.

［5］孟李,王宁生 . 含药血清的制备方法研究[J]. 中药新药与临床药理,1999,10(5):290.

［6］冯伟,石印玉 .MTT 法分析中药含药血清对体外软骨细胞增殖影响的研究[J]. 上海中医药大学学报,2000,14(1):43-44.

［7］刘建勋,韩笑,孙宇扬 . 含药血清药理作用强度与体内给药的量效、时效关系的研究[J]. 中国中药杂志,2006,31(10):829-831.

［8］刘成海,刘平,刘成,等 . 抗肝纤维化有效中药复方血清药理学方法探讨[J]. 中国实验方剂学杂志,1998,4(2):16-19.

［9］杨彦芳,王玉芹 . 中药复方血清药理学方法规范化探讨[J]. 中国中西医结合杂志,2000,20(5):380-381.

实验二　高效液相 – 质谱联合法（HPLC-MS）检测化瘀消癥杀胚中药复方含血清的药物成分

一、研究目的与内容

　　本实验拟通过高效液相 – 质谱联合分析方法（HPLC-MS）对灌服化瘀消癥杀胚中药复方的 SD 大鼠血清及空白 SD 大鼠血清、甲氨蝶呤 SD 大鼠血清、混合标准品溶液进行检测，并进行定性差比分析，作为血清药理学运用的质控方法，证明大鼠含药血清有效成分群的存在。

二、含药血清的制备

（一）材料

1. 实验用药物

　　（1）中药饮片：购自广州中医药大学第一附属医院药学部，产地、批号同实验一，见表 2-1-1。

　　（2）注射用甲氨蝶呤：广州中医药大学第一附属医院药学部提供，江苏恒瑞医药有限公司。批号：10050211；规格：100mg/瓶。

（3）生理盐水、水合氯醛等：均为广州中医药大学第一附属医院药学部提供正品药物。

2. 实验动物

同实验一。

3. 主要仪器

AEG-220 电子天平，岛津（日本）；LXJ-2 离心沉淀机（上海医用分析仪器厂）；中药罐、大鼠盒、注射器、灌胃器、试管、毛细玻管、甲醛标本小瓶、手术器械（刀及刀柄、弯钳、无齿镊若干）。

（二）方法

同实验一。

三、高效液相－质谱联合（HPLC-MS）法检测化瘀消癥杀胚中药复方含药血清的药物成分

本实验应用中药血清药物化学方法，对化瘀消癥杀胚中药复方给药后大鼠含药血清的成分进行分析，以对含药血清中的药物成分进行鉴定。

（一）仪器与试剂

1. 仪器

Finnigan TSQ 型三重四级杆液质联用仪，配有电喷雾离子化源（ESI）；四元梯度泵、在线脱气机、自动进样器和柱温箱（美国赛默飞世尔科技有限公司）；SB2512 型超声波清洗仪（宁波新芝公司）；5417R 型高速冷冻离心机；ePPendorf（德国）。

2. 试剂

色谱纯甲醇（美国天地公司）；超纯水（实验室自制，18.2MΩ）；色谱纯甲酸（美国天地公司）。

3. 对照品

对照品来源及批号见表 2-1-6，其中丹参酮Ⅱ A、丹酚酸 B 为丹参的对照品，苦杏仁苷为桃仁的对照品，芍药苷为赤芍的对照品，瓜氨酸为天花粉的对照品，左旋紫草素和 β，β'-二甲基丙烯酰阿卡宁为紫草的对照品。

表 2-1-6　对照品来源及批号

对照品名称	生产公司	批号
丹参酮Ⅱ A	中国药品生物制品检定所	110766-200619
苦杏仁苷	中国药品生物制品检定所	A0093
芍药苷	中国药品生物制品检定所	A0113
瓜氨酸	中国药品生物制品检定所	110875-200506
左旋紫草素	中国药品生物制品检定所	110769-200405
β，β'- 二甲基丙烯酰阿卡宁	中国药品生物制品检定所	111689-200502
丹酚酸 B	上海融禾医药科技有限公司	100429

（二）方法

1. 色谱条件

分析柱为菲罗门 C$_{18}$ 柱（100mm×2mm，4μm）；流动相为甲醇 -1% 甲酸水（70∶30，V/V）；流速为 400μl/min；进样量为 10μl。

2. 质谱条件

离子源为电喷雾离子化（ESI）源；喷雾电压 3700V；加热毛细管温度为 350℃；鞘气流速为 35L/min；辅助气流速为 5L/min；检测方式为正离子多离子反应监测。

用于定性分析的离子碎片及条件见表 2-1-7。

表 2-1-7　离子碎片及条件

化合物名称	母离子（M/Z）	子离子（M/Z）	碰撞能量（V）
丹参酮ⅡA	295	277.2	26
苦杏仁苷	479.9	347.1	19
芍药苷	503	341.1	21
瓜氨酸	176	70.2	29
左旋紫草素	287	218.1	10
β，β'- 二甲基丙烯酰阿卡宁	393	293.1	10
丹酚酸 B	717.0	321.0	39

3. 样品处理

取血清 400μl，加入提取试剂甲基叔丁基醚 2ml，涡旋混合 1 分钟，超声 10 分钟，静置 10 分钟，取上清液，挥干后加入 200μl 流动相溶解，取上清液 10μl 进样。

4. 对照品溶液的配置

称取一定量的标准品，用 70% 的甲醇 - 水溶液（V∶V）溶解、稀释成浓度约为 1μg/ml 的标准溶液。

四、结果

分别取混合对照品溶液和各组血清进样测定，结果如下；各标准品的 1 级、2 级质谱或色谱图见附图 2-1-1 至附图 2-1-6，混标总离子流三维图见附图 2-1-7。

对比各标准品及各组血清的 1 级、2 级色谱的离子流图。在 7 天低剂量组血清中找到瓜氨酸、β，β'- 二甲基丙烯酰阿卡宁、丹酚酸 B 及丹参酮ⅡA；在 7 天中剂量组血清中找到左旋紫草素、瓜氨酸、β，β'- 二甲基丙烯酰阿卡宁、芍药苷、丹酚酸 B 及丹参酮ⅡA；在 7 天高剂量组血清中找到瓜氨酸、β，β'- 二甲基丙烯酰阿卡宁、苦杏仁苷、芍药苷、丹酚酸 B 及丹参酮ⅡA。西药组和空白组的含药血清的不含有上述任何一种药物成分。

五、讨论

（一）中药复方含药血清的研究

目前，绝大多数中药及复方都是采用传统的口服给药的方式。中药所含成分极其复杂，中药口服给药后，经消化道的作用，部分成分发生了改变，药物成分有的被排泄，有的被选择性吸收，经肝脏作用后进入血液，通过血液运输到各器官组织或作用靶点而发挥作用。因此，不论中药含有多少成分，只有进入血液的成分才可能成为有效成分（外用药及直接作用于胃肠道的药物除外）。含药血清中含有的有效成分包括原形成分、代谢产物及内源性产物。因此，通过分析口服给药后含药血清中的成分，确定中药及复方在体内的直接作用物质，是研究确定中药药效物质基础的一种有效途径。中药复方含药血清质谱图，反映了复方进入体内的化学成分的分布、数目等，它的建立为中药药效物质基础的确认提供了依据。

（二）化瘀消癥杀胚中药复方给药后大鼠含药血清的成分分析

在相同色谱及质谱条件下，可以通过与对照品溶液中色谱峰的保留时间、紫外光谱图、一级质谱、二级质谱图和多重反应检测色谱图相对照，以检测样品中是否含有对照品所示物质。对比各标准品及各组血清的1级、2级色谱的离子流图，在7天低剂量组血清中找到瓜氨酸、β，β'-二甲基丙烯酰阿卡宁、丹酚酸B及丹参酮ⅡA；在7天中剂量组血清中找到左旋紫草素、瓜氨酸、β，β'-二甲基丙烯酰阿卡宁、芍药苷、丹酚酸B及丹参酮ⅡA；在7天高剂量组血清中找到瓜氨酸、β，β'-二甲基丙烯酰阿卡宁、苦杏仁苷、芍药苷、丹酚酸B及丹参酮ⅡA。

因此，经过液质联用对化瘀消癥杀胚中药复方含药血清的定性鉴定，可以初步判定，中药含药血清中确实存在化瘀消癥杀胚中药复方所有药物成分（丹参、赤芍、桃仁、紫草、天花粉），进而说明，中药含药血清的药物来源于丹参、赤芍、桃仁、紫草、天花粉。当然，目前检测的缺陷是尚不能证明中药含药血清中只由上述五味药组成而不含有其他药物成分。在确定中药含药血清中只由上述五味药组成而不含有其他药物成分这一要求上，尚需对中药含药血清质谱图的各个峰的性质进行鉴定，尤其是与标准品对照不相符的各峰进行性质鉴定，以确定为某种成分以及它的药物来源。

前面所述，7天低剂量组未检测到的苦杏仁苷、左旋紫草素及芍药苷，在7天中剂量组中检测到左旋紫草素及芍药苷，在7天高剂量组中检测到苦杏仁苷及芍药苷。这可能是由于低剂量组中苦杏仁苷、左旋紫草素及芍药苷的血药浓度较低，低于HPLC-MS/MS的最低检测限，导致未检测到，在7天中、高剂量组中其血药浓度已到达或超过HPLC-MS/MS的最低检测限，故而能检测到。而在7天中剂量组检测到的左旋紫草素，在7天高剂量组中反而未找到，这可能与动物代谢方面的个体差异有关。

（三）化瘀消癥杀胚中药复方含药血清成分分析可在目前研究基础上进一步深化

本实验已对化瘀消癥杀胚中药复方含药血清的成分初步进行了定性分析，在此基础上，下一步实验尚有很大的深入研究空间。在选择最佳的色谱和质谱条件的基础上，对中药含药血清质谱图中出现的各个峰进行全面、具体的定性分析，尤其是与标准品对照不相符的未知成分（可能为药物原形成分的代谢产物或药物引起的内源性产物）进行性质鉴定，确定为某种物质以及它的药物来源。在全面认识活血化瘀消癥杀胚中药复方含药血清的药物成分的基础上，进一步深入研究寻找其有效成分，使中药体外化学成分与其药效真正结合起来，进而阐明活血化瘀消癥杀胚中药复方的药效物质基础及作用机理的。

第二节   人输卵管妊娠滋养细胞体外培养方法

实验一   人输卵管妊娠滋养细胞体外培养方法
（采用差异贴壁法分离滋养细胞）

一、研究目的与内容

人类绒毛组织滋养细胞是一种妊娠相关细胞，在胚胎植入、母胎免疫耐受过程中发挥重要作用。人类绒毛滋养细胞体外培养用于妇产科、生殖医学、分子生物学等多种研究领域，可避开用人体实验进行研究所带来的伦理学问题。查阅国内外资料，目前以培养妊娠早期胎盘绒毛滋养细胞最为多见，绒毛滋养细胞的培养技术、分离纯化及鉴定方法也已较为成熟。

但输卵管妊娠部位的绒毛滋养层细胞体外培养的报道鲜见。本研究拟选取临床未服用药物，直接行手术治疗的输卵管妊娠患者的输卵管妊娠部位绒毛组织，进行滋养细胞体外培养，建立能反映人输卵管妊娠的细胞培养模式，希冀为输卵管妊娠的应用基础研究探寻一种可靠、稳定的模型研究载体。

二、标本采集

（一）研究对象

1. 病例来源

所有研究对象均来源于 2010 年 3 月至 2010 年 9 月在广州中医药大学第一附属医院妇科住院的输卵管妊娠患者，所有研究对象必须严格按照下列的诊断标准、纳入标准和排除标准进行筛选，并取得知情同意。

2. 诊断标准

（1）有停经史，下腹疼痛，或有不规则阴道流血。

（2）妇科检查示子宫常大或略大，一侧附件或可触及包块，有压痛。

（3）β-hCG 阳性。

（4）盆腔 B 超示宫内未见孕囊，宫旁出现混合性回声区，或该区有胚芽或原始心管搏动；或宫旁回声区虽然无输卵管妊娠声像特征，但腹腔内存在无回声暗区或直肠子宫陷凹处有积液。

（5）诊断性刮宫者，病检未见妊娠组织。

3. 纳入标准

（1）符合诊断标准项下（1）~（4），参考诊断标准（5）。

（2）患者入院后未服用药物，直接要求手术；或因输卵管妊娠破裂、流产而行急诊手术治疗者。

（3）已签署《手术知情同意书》。

4. 排除标准

（1）不符合诊断标准及纳入标准者。

（2）非输卵管妊娠的输卵管妊娠患者。

（3）术前曾经药物治疗干预过的患者。

（二）取材方法

取术中证实为输卵管妊娠患者的绒毛组织，快速送往实验室无菌操作台，在无菌条件下置于水浴 PBS 液中充分洗涤 3 次，仔细去除蜕膜及血污后进行绒毛滋养层细胞培养。

三、材料与方法

（一）材料

1. 实验材料

0.25% 胰酶，吉诺生物（USA）；胎牛血清，GIBCO（USA）；牛血清白蛋白，GIBCO（USA）；DNA 酶，吉诺生物（USA）；BIO-AMF-2 滋养层专用培养基，Bioind（以色列）；超净水，电导平 18-2（自制）；异硫氰酸荧光素（FITC）标记抗人细胞角蛋白 18（anti CK-18-FITC）（北京博奥森）；荧光素（CY3）标记抗人波形蛋白（anti Vim-18-CY3）（北京博奥森）；总 β 亚单位人绒毛膜促性腺激素测定试剂盒（化学发光法）（美国贝克曼）；秋水仙素（Sigma）；Giemsa 染料（Sigma）；激光共聚焦专用皿；无水乙醇等分析纯；眼科剪，眼科镊；移液器，无菌枪头；培养瓶，培养皿，75% 酒精等。

2. 主要仪器设备

317 型 CO_2 培养箱，Thermo（USA）；SW-CJ-IF 型净化工作台（苏州净化）；21-R 型冷冻离心机，Thermo（USA）；1.6-R 型冷冻离心机，Thermo（USA）；TD25-WS 型自动平衡离心机（长沙湘仪）；CX5PRO 型电热恒温箱（苏州江东）；LSM-710 型激光共聚焦显微镜，ZEISS（GER）；TS100 型倒置显微镜，Nikon（JP）；E200 型 三目显微镜（Nikon，JP）；DXI 800 型全自动化学发光免疫分析仪（Beckman USA）。

3. 培养条件

培养液为 BIO-AMF-2 滋养层专用培养基，pH 值 7.0~7.2，于 37℃，5%CO_2 条件下培养，每日观察细胞生长情况，当细胞长满瓶底 90% 左右时，用 0.25% 胰蛋白酶消化传代。

（二）方法

1. 滋养细胞的原代培养

（1）取材，将输卵管妊娠的绒毛组织置于 PBS 液中充分洗涤 3 次，仔细去除蜕膜及血污。

（2）在无菌操作台，将剩余组织剪碎至 $1mm^3$ 左右，约 1ml，收集至离心管中，加入等体积 0.25% 胰蛋白酶液。

（3）于 37℃水浴中振荡消化约 10 分钟。

（4）900r/min 离心 10 分钟，弃上清。

（5）将剩余组织轻吹打混匀后均匀铺入培养瓶中，加入 1ml BIO-AMF-2 滋养层专用培养基。

（6）37℃二氧化碳培养箱中培养 1 小时后取出，吸出上清及漂浮组织转入离心管中。

（7）离心后弃上清，将剩余组织轻吹打混匀后均匀铺入培养瓶中，加入 1ml BIO-AMF-2 滋养层专用培养基。

（8）1 小时后吸去上清及漂浮组织，离心管收集，离心后弃上清，将剩余组织轻吹打混匀后铺入新培养皿中。

（9）加入 1ml BIO-AMF-2 滋养层专用培养基，培养 1 小时后再补入 3ml 2μl 双抗。置二氧化碳培养箱中继续培养。

2. 差异贴壁法分离滋养细胞

（1）在细胞贴壁生长良好的培养瓶中，加入 0.25% 胰酶消化 5 分钟，加培养基终止消化，离心弃上清。

（2）铺入新培养瓶中，加培养基 3ml，轻轻吹打后，静置 20 分钟。置倒显微镜下观察，成纤维细胞贴壁（稍加摇荡也不浮起），由于成纤维细胞比上皮细胞贴壁快（成纤维细胞的贴壁时间为数十分钟，而滋养细胞贴壁时间为 1~2 小时），此时贴壁细胞主要为成纤维细胞，上皮细胞大多悬浮在培养液内，将培养液收集于另一培养瓶中。重复 3 次，后铺瓶，置于 CO_2 培养箱中，2 日后观察。

（3）观察可见大部分细胞伸展呈圆形，5、6 天后，细胞数量增多，呈三角形，连接成片，部分呈长梭形。

（4）待细胞长满瓶底 90% 左右时，用含 0.02% 的 Na_2EDTA 和 0.25% 的胰酶消化液传代。

（5）传代，部分冻存。

3. 人输卵管妊娠绒毛滋养细胞的传代培养

当细胞长满瓶底 90% 左右时，用 0.25% 胰蛋白酶消化，计数板计数，达到 1.0×10^7 个 /ml 时分开，以 5.0×10^6 个 /ml 接种于培养皿中继续传代培养。

4. 细胞扩增

用 0.25% 胰蛋白酶消化，计数板计数，达到 1.0×10^7 个 /ml 时分开，以 5.0×10^6 个 /ml 接种于培养皿中继续培养。细胞培养数由 5 皿扩增成 10 皿，继续后续实验。

5. 免疫荧光激光共聚焦显微镜扫描法鉴定人输卵管妊娠绒毛滋养细胞

（1）制作细胞爬片：用 0.25% 胰蛋白酶消化，计数板计数，以 2.0×10^6 个 /ml 的细胞悬液浓度接种于激光共聚胶专用皿中继续培养。

（2）培养条件：37℃，5% CO_2 培养箱；24 小时后细胞贴壁，换液。

（3）三天后，观察细胞贴壁良好、长成单层。预冷，0.01×PBS 洗 2 次 5 分钟，吸走洗液，加入 95% 乙醇 5ml 固定 30 分钟，-20℃保存。

（4）取出复温，预冷 0.01×PBS 洗 3 次 5 分钟，吸走洗液，加 3ml 5%BSA RT 封闭 1 小时，锡纸包封避光。

（5）滴加 1∶1 混合的 FITC 标记抗人细胞角蛋白 18，CY3 标记抗人波形蛋白 20μl，4℃过夜。

（6）取出后复温；预冷 0.01×PBS 洗五次 5 分钟。

（7）激光共聚焦显微镜观察：样品在激光共聚焦显微镜（ZEISS LSM-710）下扫描，光源分别用 488nm 和 543nm 波长的激光器激发绿色和红色荧光，控制软件为 ZEN2008，模式为 best signal 双通道扫描，扫描分辨率为 1024×1024pixel，用于图像采集的显微镜物镜为

ZEISS 20× 物镜，激光强度为 192，Pinhole 为 1AU，Master Gain 为 238，计算机数据采集，数字成像。

6. 化学发光法测定培养液中的 β–hCG 亚单位

（1）将培养液添加到含兔抗 β-hCG-碱性磷酸酶结合物和包被着山羊抗鼠 Ig-G-小鼠单克隆抗 β-hCG 复合物的顺磁性微粒的反应管中。

（2）在反应管中温浴完成。

（3）将化学发光底物 Lumi-Phos*530 添加到反应管中，对反应中所产生的光进行测量。

（4）所产生的光的量，由 Access 免疫测定系统所储存的多点校准曲线测定。

7. 滋养细胞生长曲线检测

（1）采用常规消化传代法。将细胞以 5×10^3 密度接种于 25ml 培养瓶中，共接 14 组，每组 3 瓶。

（2）每天检查 1 组，每瓶计数 4 次，取均值，再累计 3 瓶均值。连续计数 2 周，绘制逐日细胞数。

（3）以培养时间为横轴，细胞数为纵轴，连接成线即成滋养细胞生长曲线。

8. 滋养细胞细胞分裂指数检测

（1）将细胞悬液接种在有盖玻片的培养皿中，逐日取盖玻片，取前 3 小时加入终浓度为 0.02μg/ml 的秋水仙素，固定、Giemsa 染色、封片，镜下观察分裂相并计数。

（2）取得逐日分裂指数后，绘制细胞分裂指数曲线。

四、结果

（一）细胞形态学

倒置显微镜下观察可见大部分细胞伸展呈圆形，1 小时后可见部分细胞贴壁，24 小时后大部分细胞贴壁，5、6 天细胞数量明显增多，呈三角形，连接成片，部分呈长梭形。可见细胞为上皮样细胞形态，呈片状铺展生长。显微镜下细胞形态见附图 2-2-1。

（二）免疫荧光染色

采用直接免疫荧光双标显微技术检测 FITC 标记的 CK18 和 Cy3 标记的波形蛋白，在激光共聚焦显微镜下可见细胞胞浆中有丝状绿色荧光的为 CK18 阳性信号，胞浆包膜染色；未见红色荧光的波形蛋白信号，说明分离的细胞中无间质细胞生长，见表 2-2-1；激光共聚焦显微镜下图，见附图 2-2-2。

表 2-2-1　培养的滋养层细胞免疫组化染色结果

抗体	绒毛组织		培养的细胞
	滋养层细胞	内皮细胞 间质细胞	
抗角蛋白 18	+	−	+
抗波形蛋白	−	+	−

注：抗角蛋白染色阳性证明为上皮细胞；抗波形蛋白阳性为间质细胞，如蜕膜细胞。

（三）滋养细胞的分泌功能

6 例体外培养的滋养细胞，1.0×10^6/cells，传代培养 24 小时，在换液时留取培养液，检测绒毛膜促性腺激素（hCG）含量。结果、最高值为 19.43IU/L/1.0×10^6cells，最低为 1.92IU/L/1.0×10^6cells，见表 2-2-3。

表 2-2-3 细胞培养液中的 hCG 值（IU/L）

例数（n）	最高值	最低值	培养液中的 hCG 含量（$\bar{x} \pm s$）
6	19.43	1.92	10.025 ± 7.824

（四）滋养细胞生长曲线

实验结果显示细胞传代后的 6 天为滋养细胞的对数生长期，12 天后即进入平台期。细胞生长曲线见表 2-2-4，附图 2-2-3。

表 2-2-4 培养瓶中滋养细胞的密度（$\times 10^3$）

天				均值
1	5.1	5.2	5.1	5.13
2	5.8	5.9	5.8	5.83
3	6.6	6.7	6.6	6.33
4	7.8	7.6	7.8	7.73
5	8.9	9.1	9.2	9.07
6	11.8	11.4	11.5	11.57
7	20.1	19.9	20.3	20.10
8	41.1	41.2	40.8	41.03
9	65.9	66.1	66.8	66.27
10	102.1	101.2	100.1	100.13
11	140.9	140.8	142.2	141.30
12	163.1	162.3	162.1	162.50
13	165.1	165.9	166.4	165.80
14	167.5	167.1	167.7	167.43

（五）滋养细胞分裂指数

体外培养细胞生长、分裂繁殖的能力，可用分裂指数来表示。细胞分裂指数，是计算分裂细胞占全部细胞中比例的方法，用以表示细胞的增殖旺盛程度。一般要计算和观察 1000 个细胞中的分裂细胞数。它与生长曲线的趋势类似，随着分裂指数的不断提高，细胞进入了对数生长期；细胞总数达到平台期时，细胞数量很大，但细胞的分裂增值接近停止，分裂指数曲线值最低。

实验结果显示细胞传代后的 6 天开始，分裂指数上升明显，第 10 天为滋养细胞的分裂指数最高峰，第 12 天后明显下降。细胞分裂指数见表 2-2-5，附图 2-2-4。

表 2-2-5 倒置显微镜下具有分裂相的细胞数

天				均值（/1000）
1	23	26	25	24.7
2	29	31	28	29.3
3	35	38	41	38.0
4	47	49	45	47.0
5	55	56	58	56.3
6	74	81	75	76.7
7	113	121	122	118.7
8	175	187	183	181.7
9	231	249	242	240.7
10	371	375	389	378.3
11	164	172	181	172.3
12	43	49	41	44.3
13	36	28	31	31.7
14	24	21	28	24.3

（六）通过细胞的电镜观察鉴定

1. 电镜切片的制作

（1）在上述细胞爬片的基础上配包埋剂：包埋剂 spurr 需提前 3~4 天配备，催化剂要在其他的溶液混合搅拌 2 小时以上后再加，然后再充分搅拌 2 小时左右（慢速搅拌，避免产生气泡），用封口膜封好，4℃冰箱放置 3~4 天就可使用。

（2）固定：样品用锋利的刀片快速切成 1mm³ 大小的小块，2.5% 的戊二醛（0.1mol/L PBS 配）固定过夜。

（3）固定样品用的戊二醛，用 0.1mol/L PBS 缓冲液（pH=7.2）浸洗 3 次，每 5~10 分钟换一次。

（4）锇酸后固定 60 分钟，4℃冰箱放置。锇酸有毒，具挥发性，易伤黏膜，应在通风橱内操作。

（5）吸出锇酸，用 0.1mol/L PBS 缓冲液（pH=7.2）浸洗 3 次，注意吸干净管盖的液体，每 5~10 分钟换一次，锇酸废液应及时加入乙醇，使其沉淀回收。

（6）吸弃 PBS，依次加入 30%、50%、70%、80%、95% 丙酮室温放置脱水，每次 15 分钟。

（7）丙酮室温脱水 2 次，每次 10 分钟。

（8）吸弃部分丙酮，滴入包埋剂，丙酮：包埋剂约 =1∶1，37℃保持 2 小时。

（9）吸弃丙酮包埋剂混合液，加入丙酮：包埋剂约 =1∶4 混合液适量，37℃放置过夜。更换纯包埋液，45℃烘箱放置 2 小时。

（10）将样品名称或编号写在打印纸上，正面向上放入包埋板的小孔中。往包埋板内倒入少许包埋剂。用牙签挑起一小块样品放到包埋板内，每一孔的两端各放一小块。然后将包埋剂倒满包埋孔，尽量避免产生气泡。

（11）包埋聚合：45℃烘箱聚合 3 小时，65℃烘箱聚合 48 小时。

2. 扫描电镜观察结果

培养的输卵管妊娠滋养细胞表面的微绒毛丰富，排列整齐，分布均匀，粗细基本一致，细胞间可见清晰的桥粒连接。细胞核正常；线粒体形态正常，分布均匀；胞质内见大量的分布均匀的粗面内质网，可见核糖体附着，内质网腔正常。电镜图片见附图 2-2-5、附图 2-2-6。

五、讨论

（一）滋养细胞体外培养

人类胚胎植入的过程也是母胎半相合移植免疫耐受形成的过程，人绒毛膜滋养细胞在胚胎植入过程中起着重要的调节作用。尤其早孕期绒毛膜滋养细胞，在胚胎植入的侵袭和免疫调节中发挥关键作用[1]。正常胚胎的发育需要顺利植入子宫不被母体免疫系统排斥，及时打开子宫的血液循环以供应胚胎发育所需要的营养，分泌多种激素以维持妊娠。

体外培养研究人绒毛膜滋养细胞，由于不受复杂内外界环境的影响，可对细胞进行各种条件下的干预研究，因而对研究其作用和机制提供了一种很好的实验手段。

输卵管妊娠部位的绒毛滋养细胞，同样具备具有内分泌功能的合体滋养细胞和具有侵袭活性的绒毛外滋养细胞，故参照培养早期宫内妊娠的绒毛滋养细胞培养方法，体外分离培养输卵管妊娠部位绒毛滋养细胞。

（二）输卵管妊娠滋养细胞的分离及纯化

现有的滋养细胞原代培养方法主要有组织块培养法和消化分离法[2]，组织块培养法因污染细胞多而杂，不易纯化，且原代细胞生长周期长，约需要 20 天左右，故一般不被采用。本实验原代培养采用的是胰酶消化法消化分离细胞。人妊娠早期绒毛主要含有滋养细胞和间质细胞，滋养细胞又分为合体滋养细胞和细胞滋养细胞。由于合体滋养细胞较大，分散过程中易受损伤，附壁能力差，合体滋养细胞分化成熟，不能进行再分裂，传代培养中的合体滋养细胞主要由细胞滋养细胞分化出来的[3]。

如何排除间质细胞等其他细胞成分而保留所需细胞成分，是绒毛滋养细胞培养成功的关键。本实验中取材来源于输卵管妊娠的绒毛，同样存在着滋养细胞和间质细胞 2 种主要成分。本实验利用成纤维细胞和上皮细胞贴壁过程快慢的差异[4]，采用差异贴壁法分离纯化滋养细胞，多次重复操作，从而去除了成纤维细胞。

（三）输卵管妊娠滋养细胞的鉴定

1. 通过形态学鉴定

细胞培养需进行细胞鉴定，滋养细胞主要与间质细胞鉴别。通过光镜观察细胞的大体形态生长特性可粗略鉴别。通常情况下，离体培养的上皮细胞为扁平三角形，呈片状生长，细胞生长形态与成纤维细胞不符合，基本排除成纤维细胞。

2. 通过免疫荧光染色鉴定

细胞光镜的形态表述不能用于定性，细胞鉴定还需要检测细胞骨架。目前国际上比较认同的分子标志包括有细胞角蛋白（cytokeratin），细胞波形蛋白（vimentin）等。角蛋白是构成上皮细胞骨架蛋白，波形蛋白是内皮细胞及间质细胞的标志蛋白[5]。一般研究认为，上皮来源的绒毛膜滋养细胞只表达细胞角蛋白，而不表达波形蛋白[6]。

本实验采用直接免疫荧光双标显微技术检测 FITC 标记的 CK18 和 Cy3 标记的波形蛋白，在激光共聚焦显微镜下可见细胞胞浆中有丝状绿色荧光的为 CK18 阳性信号，胞浆包膜染色；未见红色荧光的波形蛋白信号，说明分离的细胞中无间质细胞生长。进一步证实了体外所培养的细胞为滋养细胞。

3. 通过分泌功能鉴定

滋养细胞约在受精后的 4 天出现，为一层扁平细胞构成细胞壁，可分为 2 种类型：合体滋养细胞和细胞滋养细胞。滋养细胞在整个妊娠期间都有旺盛的内分泌功能，除分泌 GnRH、促甲状腺刺激释放激素（TRH）、生长抑素、催乳素、绒毛膜促甲状腺素等含氮激素外，还分泌孕酮（P）、雌三醇（E_3）等类固醇激素以及分泌多种妊娠特异蛋白质、儿茶酚胺类物质和抑制素等。人绒毛膜促性腺激素（hCG）是在妊娠早期胎盘绒毛组织所分泌的糖蛋白激素，具有延长妊娠黄体寿命和调节胎盘甾体激素合成的功能[7]。

目前已明确，滋养细胞分为细胞滋养细胞和合体滋养细胞。细胞滋养细胞是分裂生长的细胞，可进一步分化为中间型滋养细胞和合体滋养细胞[8]；中间型滋养细胞，是细胞滋养层与合体滋养层之间的过渡型细胞，已经能够合成和分泌 hCG，但其分泌功能尚低；合体滋养细胞是由细胞滋养细胞分化而来，是行使功能的细胞[9]。Lysiak[10] 报道体外培养人绒毛滋养细胞中合体滋养细胞约为 38%。

早期输卵管妊娠，β-hCG 值是十分被关注的一项指标，因其能反映滋养细胞分泌功能和活跃程度，进而表现为对着床部位的侵袭和破坏。早期输卵管妊娠的绒毛滋养细胞，也应具有分泌 β-hCG 的功能。故本实验取传代培养的培养液，进行 β-hCG 检测，从表 2-2-3 中可见，培养液中具有 β-hCG 的存在，其均值为（10.03±7.82）IU/L，说明体外培养条件下的滋养细胞，具有合成激素能力。

杨柳等[11] 取新鲜绒毛组织进行体外培养，并加入一定剂量的紫草乙醇提取物，抽取培养液，用放射免疫法测定培养液中 hCG 含量，空白组的 hCG 基础值为（784.2 ± 8.06m）IU/ml。周楚华等[12] 取人早孕胎盘滋养细胞进行体外培养，检测 hCG 分泌与培养时间及细胞数量的关系，发现随着培养时间延长，hCG 分泌量增加，16 小时达到最高值，而后维持在较高水平；且细胞数量不同，分泌量也不同，随细胞数量增加，hCG 分泌增加。

本实验所取之细胞培养液 hCG 值较低，考虑其原因，乃因培养细胞的来源为输卵管妊娠部位的滋养细胞，滋养细胞的分泌功能较宫内妊娠者差，hCG 分泌水平较宫内妊娠者低。推测不同部位的滋养细胞，在体外培养后表现出来的不同的分泌特点，可能与来源细胞不同的种植部位和微环境不同所引起的。

（四）输卵管妊娠滋养细胞的细胞特性

陈晓等[13] 报道，绒毛膜细胞主要是滋养细胞，有丝分裂活跃，生长迅速，培养 24 小时后可见组织块边缘有细胞迁出，于 10~15 天左右生长最迅速。王云等[14] 报道，原代早孕人滋养细胞接种后第 3 天细胞生长开始加快，3~6 天细胞增殖明显加快，至第 7 天后复又减慢，进入平台期。施琼等[15] 实验显示细胞消化传代后的 12~48 小时为胚胎细胞的对数生长期，48 小时后即进入平台期。

　　本实验所培养的滋养细胞，原代细胞 24 小时后大部分细胞贴壁，5、6 天细胞数量明显增多，6 天为滋养细胞的对数生长期，12 天后即进入平台期。一般原代培养的生长周期较缓慢，另考虑本实验所取之细胞为输卵管妊娠滋养细胞，绒毛组织的密度明显较宫内妊娠者稀疏，故在原代培养的早期，细胞的活力较差。

（五）宫内外滋养细胞培养的异同

　　李幼飞等[16]研究指出，取材的绒毛若支体粗大稀疏，消化后细胞量明显不足，且细胞活力差，培养不易成功；绒毛分支稠密呈密集的绒状，则培养时细胞数量多，活力好，接种后细胞易贴壁，且生长迅速。

　　由于输卵管妊娠部位的绒毛组织，较宫内妊娠者体积细小，绒毛密度较稀疏。而且常因手术等原因，夹杂有较多的血细胞，或断裂而分散。行剖管取胚术者，在术中取出时，多为细散、破碎、不完整的绒毛组织，一般黏附在蜕膜组织中，被血细胞包围；行输卵管切除术者，形态可较为完整，则需要取材者在无菌的条件下，尽快地较完整地取出绒毛。由于母体细胞污染在绒毛取样中是常见的现象，对绒毛的挑选和净化，充分洗涤，仔细去除杂质、蜕膜及血污，减少和避免母体细胞污染是检测绒毛细胞分析结果准确性的前提条件。

参考文献

［1］Bischof P，Meisser A，Campana A. Biochemistry and molecular biology of trophoblast invasion［J］. Ann N Y Acad Sci，2001，943：157-162.

［2］King A，Thomas L，Bischof P. Cell culture models of trophoblast Ⅱ：trophoblast cell lines—a workshop report［J］.Placenta，2000，21（SupplA）：S113-119.

［3］Lysiak JJ，Hunt SJ，Lei PD，et al. Localization of transforming growth factor in the human placenta and deciduas：role in trophoblast growth［J］.Biol Reprood1，1993，49：885-891.

［4］Yura S，Sagawa N，Ogawa Y，et al. Augmentation of leptin synthesis and secretion through activation of protein kinases A and C in cultured human trophoblastic cels［J］.J Clin Endocrinol Metab，1998：83（10）：3609-3614.

［5］Thie M，Rospel R，Dettmann W. Interactions between trophoblast and uterine epithelium：Monitoring of adhesive force［J］.Hum eprod，1998，13（11）：3211-321.

［6］Tanaka S. Derivation and culture of mouse trophoblast stem cells in vitro［J］. Methods Mol Biol，2006，329：35-44.

［7］Henson MC，Shi W，Greene SJ，et al. Effects of pregnant human，non-pregnant human，and fetal bovine sera on human chorionic gonadotropin，estradiol，and progesterone release by cultured human trophoblast cells［J］. Endocrinology，1996，137（5）：2067-2074.

［8］刘斌，高英茂 . 人体胚胎学［M］. 北京：人民卫生出版社，1996：113-142.

［9］王燕蓉，卢小东，徐昌芬 . 枸杞多糖对体外培养的人绒毛膜滋养层细胞影响的研究［J］.陕西中医，1998，19（10）：473-475.

［10］Lysiak JJ，Hunt SJ，Lei PD，et al. Localization of transforming growthfactor α in the placenta and deciduas：role in trophoblast growth［J］. Biol Reprod，1993，49：885.

［11］杨柳，王秀华，张西玲，等 . 紫草乙醇提取物对体外培养人绒毛组织分泌 hCG 功能的影响［J］.甘肃中医学院学报，2001，18（1）：21-23.

[12] 周楚华,王建红,郑国高,等.人早孕胎盘滋养细胞培养及hCG分泌[J].江西中医学院学报,1993,5(3):29-30.

[13] 陈晓,陈莉,张敏.人早孕绒毛膜与蜕膜组织体外培养方法的研究[J].武警医学院学报,2002,11(1):14-16.

[14] 王云,李力,俞丽丽,等.一种简便人绒毛滋养层细胞体外原代培养方法的建立[J].重庆医学,2006,35(8):720-721.

[15] 施琼,朱旦,王箭,等.原代绒毛滋养层细胞的培养及转染研究[J].第三军医大学学报,2007,29(12):1203-1206.

[16] 李幼飞,李力,俞丽丽.早孕绒毛滋养层细胞体外培养方法的改良[J].重庆医学,2007,36(14):1389-1390.

实验二　人输卵管妊娠滋养细胞体外培养方法
（采用 Percoll 密度梯度法纯化滋养细胞）

一、研究目的与内容

滋养细胞是胎盘组织的主要功能细胞,具有类似恶性肿瘤的浸润特性,滋养细胞与子宫内膜接触,生长迅速,进而启动黏附、侵袭、血管新生、动脉重构等一系列侵入行为[1]。若滋养细胞着床于输卵管,这种侵袭特性同样存在,且由于输卵管局部缺氧、管壁薄弱,与妊娠相关的信号转导通路、转录调节因子以及绒毛内源性分化程序等调控失衡,更易导致滋养细胞对着床部位的过度浸润,进而造成输卵管破裂的发生[2]。通过体外培养输卵管妊娠滋养细胞,研究细胞增殖、凋亡、侵袭力以及这些细胞特性与影响疾病发生发展的各条信号通路或关键信号因子表达的关系,是研究输卵管妊娠发病机制和药物作用靶点的可行途径。

在滋养细胞的体外培养方法中,如何排除其他细胞成分而保留所需成分是培养成功的关键,目前滋养细胞纯化的方法有 BSA 梯度法、Percoll 密度梯度离心法、差异贴壁法、淋巴细胞分离液法等。

本节实验一,是以差异贴壁法纯化滋养细胞,成功地对输卵管妊娠的滋养细胞进行了体外培养及鉴定,为后续的实验研究提供了研究载体。本实验则是通过 Percoll 连续密度梯度分离纯化法分离滋养细胞,构建不同的对输卵管妊娠滋养细胞的体外培养模式。

二、标本采集

（一）研究对象

选取 2013 年 5 月 ~2013 年 8 月在广州中医药大学第一附属医院妇科病区住院的输卵管妊娠手术患者的绒毛组织,严格遵循以下诊断标准、纳入标准及排除标准,并取得其知情同意。

1. 诊断标准

（1）症状:有停经史,下腹隐痛或剧烈疼痛（小部分可无下腹疼痛）,或有不规则阴道流血。

（2）体征:贫血貌或面色苍白、脉快而细弱、血压下降。或下腹压痛、反跳痛。妇科检查:宫颈有举痛或摇摆痛。子宫常大或略大,一侧附件或可触及包块,有压痛。阴道后穹窿饱满、有触痛。

（3）辅助检查：β-hCG 阳性。盆腔 B 超：宫内未见孕囊，宫旁出现混合性回声区，或该区有胚芽或原始心管搏动，或宫旁回声区虽然无输卵管妊娠声像特征，但腹腔内存在无回声暗区或直肠子宫陷凹处有积液。或后穹窿穿刺抽出不凝血。或诊断性刮宫及病检未见绒毛。

2. 纳入标准

（1）符合诊断标准。

（2）患者未服用药物，直接要求手术；或因输卵管妊娠破裂、流产而行急诊手术治疗者。

（3）已签署手术和许可收集绒毛的《知情同意书》。

3. 排除标准

（1）不符合诊断标准及纳入标准者。

（2）非输卵管妊娠的输卵管妊娠患者。

（3）术前曾经药物治疗干预过的患者。

（二）取材方法

无菌条件下取新鲜的输卵管妊娠患者术中的绒毛组织，放入预冷的 4℃ PBS 中冰上快速送实验室，在超净工作台上用 4℃ PBS 冲洗 3 次，冲洗过程中去除血污。

三、材料与方法

（一）主要试剂与仪器

DMEM/F12 培养基：美国 Gibico 公司，LOT：8113324。

胎牛血清：美国 Gibico 公司，LOT：1365340。

25% 胰蛋白酶（含 EDTA）：美国 Gibico 公司，LOT：1255886。

Ⅰ型胶原酶：Sigma 公司，货号：C-0130。

Percoll 分离液：BIOSHARP，LOT：10055500。

Hanks'（10×）：Sigma 公司，LOT：RNBC1413。

HBSS（1×）：美国 Gibico 公司，LOT：1257347。

双抗（青霉素、链霉素）：Hyclone 公司，货号：SC30010。

磷酸盐缓冲液（1×）：Hyclone 公司，LOT：NYB0812。

一抗：Anti-Vimentin antibody（LOT：GR33451-1）：英国 abcam 公司。

Anti-Cytokeratin 18 antibody（LOT：GR63386-2）：英国 abcam 公司。

Anti-ErbB 2 antibody（LOT：GR100248-1）：英国 abcam 公司。

荧光标记二抗：Alexa Fluor 488 goat anti-mouse IgG（H+L），A11001：Promega 公司。

Alexa Fluor 488 goat anti-Rabbit IgG（H+L），A11008：Promega 公司。

Alexa Fluor 594 goat anti-mouse IgG（H+L），A11005：Promega 公司。

Alexa Fluor 594 goat anti-Rabbit IgG（H+L），A11012：Promega 公司。

Triton：Sigma 公司，货号：T8787。

山羊血清（Goat Serum，New Zealand Origin）：life technologies 公司，LOT：16210-064。

抗荧光淬灭封片剂（ProLong Gold antifade reagent with DAPI，Invitrogen Molecular Probes）：

life technologies 公司，LOT：P36931。

　　CO_2 培养箱：英国 RS Biotech 公司 30K6A3091。

　　电热恒温热水箱：科大创新股份有限公司中佳分公司 SSW-420-2S。

　　超纯水机：德国 Sartorius 公司 FC500MCL。

　　电热鼓风干燥箱：上海一恒科学仪器有限公司 DHG-9053A。

　　低速离心机：科大创新股份有限公司中佳分公司 SC-3610。

　　高速离心机：科大创新股份有限公司中佳分公司 HC-2062。

　　倒置荧光显微镜：日本 Nikon EclipseTi-s 534138。

　　高压灭菌锅：Hirayama HVE-50。

　　细胞自动计数仪：美国 CELLOMETER 公司 T4-203-0498。

　　制冰机：美国 Grant 公司 XB70。

　　电子天平：德国 Sartorius 公司 BSA124。

　　培养瓶、培养板、离心管：美国 Corning 公司。

　　酒精灯、移液器、烧杯、筛网、眼科剪、镊子等。

　　100%Percoll 分离液的配置：90%Percoll 原液 +10%10 × Hanks 充分混匀。

　　60%Percoll 分离液的配置：100%Percoll 分离液 6 份 +1 × Hanks4 份，充分混匀。

　　30%Percoll 分离液的配置：100%Percoll 分离液 3 份 +1 × Hanks7 份，充分混匀。

　　（二）实验方法

　　1. 绒毛组织滋养细胞的分离

　　眼科剪及镊子去除未冲净的血污，剪碎至 1~3mm³，加入 3 倍体积 PBS，800r/min 离心 5 分钟，弃上清。加入等体积的 25% 胰蛋白酶及 I 型胶原酶后，于 37℃恒温水浴箱内振荡消化 15~20 分钟，在显微镜下观察见少量漂浮的圆形细胞，组织内大量颗粒状细胞清晰可见，即加入等体积含 10% 胎牛血清的 DMEM/F12 培养基终止消化，吹打 1 分钟，肉眼见培养基变浑浊，残存绒毛组织多为细条状白色纤维带。收集上清，200 目孔径不锈钢滤网过滤。滤液置于 50ml 离心管中，800r/min 离心 5 分钟，弃上清，加入 3 倍体积无血清 DMEM/F12 清洗一次，800r/min 离心 5 分钟，弃上清，去除残存的消化酶。无血清 DMEM/F12 悬浮至 3ml。

　　2. 滋养细胞的纯化

　　用 Percoll 密度梯度法纯化。预先用 60%、30%Percoll 液各 3ml 缓慢加入 15ml 离心管中，60%Percoll 液在下，30%Percoll 液在上，再将分离所得细胞悬液缓慢加入预先铺好 Percoll 液的离心管中，使离心管出现三个液面层，1500r/min 离心 20 分钟。小心吸取 60%、30%Percoll 液中层的云雾状细胞条带置于 50ml 离心管内，加入 4 倍体积无血清的 DMEM/F12，800r/min 离心 5 分钟，弃上清；细胞计数仪计数，以无血清的 DMEM/F12 培养基调整细胞数为 $1×10^6$ 个细胞 /ml 接种于 25cm² 培养瓶中，置于 37℃、5% 二氧化碳培养箱中培养，1 小时后取出换瓶，加入等体积含 10% 胎牛血清的 DMEM/F12 培养基继续培养。24 小时首次换液，后每隔 48 小时换液一次。

　　3. 滋养细胞传代

　　当细胞长满瓶底 90% 时传代，用 PBS 清洗 2 次，加入 1ml 0.25% 胰酶的消化液进行消化，37℃孵育 3~5 分钟，镜下观察见细胞触角回缩变圆，间隙变大，少量细胞悬浮时加入等体积含 10% 胎牛血清的 DMEM/F12 培养基终止消化，轻轻晃动瓶身，轻柔吹打，镜下观察 90% 以上细胞悬浮，吸出细胞悬浮液置于 15ml 离心管中 800r/min 离心 5 分钟，弃上清。用含 10% 胎牛血清的 DMEM/F12 重悬，按 1 : 2 比例接种于 25cm^2 培养瓶中继续于 37℃、5% 二氧化碳培养箱中培养。

4. 免疫荧光细胞化学染色法细胞鉴定

传代至第四代，将细胞接种于预先放有盖玻片（多聚赖氨酸包被过）的六孔板中继续培养，待细胞长满 70%~80% 后取出，用温 PBS 清洗 3 次，用 4℃的甲醛固定 15 分钟；用预冷的 PBS 洗 3 次，再用 0.1% trition 室温透膜 5 分钟；PBS 洗 3 次后每孔加入 1ml 5% 山羊血清封闭，室温孵育 20 分钟；去血清，分别滴加 100μl 稀释的（1 : 100）Cytokeratin18 抗体、Anti-C-erbB-2 抗体和 Vimentin 抗体（阴性对照组用 PBS 代替一抗），室温孵育 1 小时；PBS 洗 3 次，滴加稀释的荧光二抗，室温避光孵育 1 小时；PBS 洗 3 次，滴加 DAPI 的抗荧光淬灭封片剂滴于载玻片上，封固，置于 −20℃过夜凝固；激光共聚焦显微镜上计算纯度。

5. 绘制细胞生长曲线

取第四代生长状态良好的细胞，细胞计数仪计数后，稀释将浓度调整到 1×10^5 个细胞 /ml，接种入 12 孔板。从次日起开始每日取 3 孔细胞用细胞计数仪计数，取平均值，连续 6 天，绘制出细胞的生长曲线。

四、结果

（一）输卵管妊娠滋养细胞原代培养、形态学观察和生长特性

绒毛组织消化时可见紧密排列的圆形细胞，分离纯化后的圆形细胞大而均一，24 小时后大部分细胞贴壁，悬浮的多为形态较小的血细胞，48 小时后可见少量散在细胞伸展，7 天后细胞数量明显增多，细胞呈三角形、类圆形，胞核较大，胞浆丰富，部分联合成片，呈铺路石子样。原代生长较慢，约 20~30 天长满 90%，可以传代。原代培养细胞多夹杂成纤维细胞，传代时先回缩变圆多为成纤维细胞，其他细胞约 3~5 分钟脱壁，传代后细胞生长速度明显增加，约 4~7 天爬满瓶底。倒置显微镜下细胞形态见附图 2-2-7。

（二）免疫荧光细胞化学染色法鉴定细胞

体外培养的滋养细胞表达抗 CK-18 阳性、Anti-C-erbB-2 阳性，染色后胞浆分别呈荧光绿色和红色；抗 Vimentin 阴性，胞浆不染色。细胞核染色荧光蓝色，按上述方法检测分离纯化后的滋养细胞纯度为 90% 以上，可用于下一步实验。结果见表 2-2-6 及附图 2-2-8。

表 2-2-6　滋养细胞免疫荧光细胞化学染色结果

抗体	绒毛组织		本实验滋养细胞
	滋养层细胞	血管内皮细胞、间质细胞	
抗 CK-18	+	−	+
抗 Vimentin	−	+	−
抗 C-erbB-2	+/−	−	+

注：角蛋白为上皮细胞特异表达蛋白；抗波形蛋白阳性者为间质细胞特异表达蛋白；Anti-C-erbB-2 阳性证明所培养的滋养细胞中具有侵袭性的绒毛外滋养细胞（EVCT）成分存在。

（三）细胞生长曲线

输卵管妊娠滋养细胞生长周期在第 3~4 天时达对数生长周期，之后因细胞生长密度抑制作用进入平台期。

五、讨论

（一）人输卵管妊娠滋养细胞模型建立的价值

体外实验以其实验条件和外界影响因素易于控制，且可避免体内实验的伦理学问题等优势在现代医学发展中起到至关重要的作用。细胞是一切生物体结构和功能的基本单位，具备生命个体固有的遗传信息和功能特性，因此细胞培养是体外实验的最好工具。人类滋养细胞体外模型的建立是研究滋养细胞相关疾病发展、治疗及转归的重要工具。中药复方成分复杂，作用靶点多样，影响因素繁多，而体外培养的细胞与体内细胞性状相似，是检测药物作用机理较好的实验对象。

（二）滋养细胞的原代培养及分离、传代

国内外体外滋养细胞的培养大致分为组织贴块法和酶消化法。组织贴块培养法简单易行，但原代细胞生长周期长，所得目标细胞量少，难以纯化。酶消化分离法包括胰酶、胶原酶和 Dnase 酶消化法等[3]，目前大多数学者采用酶消化法[4]，可在短时间内得到大量高纯度的细胞，但必须严格掌控胰酶的浓度和消化时间，减少细胞损伤。本实验采用胶原酶、胰酶联合消化法，减少了胰酶对细胞的损伤。

妊娠早期的绒毛组织主要为滋养层细胞、成纤维细胞，夹杂少量血管内皮细胞、Hofbauer 细胞及血细胞等[5]，如何排除其他细胞成分而保留所需成分是培养成功的关键。目前滋养细胞纯化的方法有 BSA 梯度法、Percoll 密度梯度离心法、差异贴壁法、淋巴细胞分离液法等。其中以 Kliman 等[6] 的 Percoll 连续密度梯度分离纯化法最为经典，此方法分离纯化滋养层细胞的纯度可达 90% 以上[7]，且细胞形态完整，活性好，功能高，但操作步骤繁琐，容易污染且费用较高。

文献报道滋养细胞在 Percoll 中所处的密度为 1048-1062g/L，而成纤维细胞在 Percoll 中所处的密度为 1035g/L 以下[8]，白菡等[9] 以此为依据，将分离梯度简化为 2 层，即 30%（密度为 1040g/L）和 60%（密度为 1080g/L），成功分离滋养细胞，其纯度达 94% 以上，方法简便、可靠，可得到较多的原代细胞。本实验滋养细胞的原代培养用简化后的 Percoll 法分离纯化，再利用细胞对胰酶敏感性不同及贴壁速度不同在传代时进行滋养细胞纯化，此外 Hofbauer 细胞及血细胞均属非贴壁细胞，在换液过程中皆可除去。重复以上操作，传至第四代时爬片鉴定。

（三）输卵管妊娠滋养细胞的鉴定

滋养细胞主要与由间质分化来的成纤维细胞相鉴定，目前国际上尚无统一的标准，研究者们多从细胞形态结构、细胞骨架、细胞功能等几个方面进行鉴定。从倒置显微镜下观察细胞的形态和生长特性可粗略进行区分，通常情况下体外培养的滋养细胞为扁平的多角形或三角形，呈片状生长，而成纤维细胞呈梭形，网格状生长。但因细胞形态受环境条件影响较大，所以细胞鉴定还需要依靠免疫细胞化学染色方法鉴别，较认同的分子标志有细胞角蛋白和波形

蛋白[10]。滋养细胞是人胚胎绒毛组织中唯一的上皮样细胞，而角蛋白是构成上皮细胞的骨架蛋白，波形蛋白是间质细胞的标志蛋白，故可借此将滋养细胞和间质细胞区分开[11]。但近些年来有些研究者发现来源于间质的滋养细胞中波形蛋白亦可表达阳性[12-13]。C-erbB-2是某些具有侵袭功能细胞的标志蛋白，而绒毛外滋养细胞（extravillous cytotrophoblasts，EVCT）是绒毛组织中惟一具有侵袭性的上皮细胞，可特异性地表达C-erbB-2[11]。

本实验通过对细胞进行角蛋白、波形蛋白及C-erbB-2免疫荧光染色，鉴定结果表明经Percoll密度梯度离心法联合差异贴壁法培养的滋养层细胞纯度达90%以上，符合实验要求。

参考文献

［1］Basha S，Vaidhyanathan S，Pauletti GM. Selection of peptide ligands for human placental transcytosis systems using in vitro phage display［J］. Methods Mol Biol，2011，716：141-156.

［2］刘静，沈海滨，郭佶伟. β-绒毛膜促性腺激素浓度变化与输卵管妊娠破裂相关性分析［J］. 中国妇幼保健，2014，29（1）：97-98.

［3］Trundley A，Gardner L，Northfield J，Chang C，et al .Methods for isolation of cells from the human fetal-maternal interface［J］.Method，Mol Med，2006，122：199-122.

［4］张小红，王会玲，白江涛，等. 两种方法培养人早孕绒毛滋养层细胞的比较［J］. 中国组织工程研究，2012，16（15）：2793-2796.

［5］龚洵，乔福元，刘海意，等. 人早孕绒毛滋养层细胞的体外分离与培养［J］. 华中医学杂志，2007，31（6）：443-444.

［6］Kliman HJ，Nesther JE，Sermasi E，et al. Purification，Characterization and in vitro differentiation of cytotrophoblasts from human terms placentae［J］.Endocrinology，1986，118（4）：1567-1582.

［7］Qu JP，Ying SY，Thomas K.Inhibin production and secretion in human placental cells cultured in vitro［J］. Obstet Gynecol，1992，79（5）：705-712.

［8］Ugele B，Hecht J，Kuss E. Binding of human IgG and F（ab'）2 and Fc fragments to cultured trophoblast cells from human term placenta［J］.Exp Cell Res，1998，224（1）：137-146.

［9］白蔺，何丽霞. 人早孕胎盘绒毛膜滋养层细胞体外培养模型的建立［J］. 中国组织化学与细胞化学杂志，2006，15（3）：319-322.

［10］King A，Thomas L，Bischof P. Cell culture models of trophoblast Ⅱ：trophoblast cell lines--a workshop report［J］.Placenta.，2000，21（Suppl A）：S113-S119.

［11］Malassine A，Hand schuh K，TsatsarisV，et al. Expression of HERV-W Envglycoprotein（syncytin）in the extravillous trophoblast of first trimester human placenta［J］. Placenta，2005，26（7）：556-562.

［12］袁烁，邓高丕. 化瘀消癥杀胚中药复方含药血清对体外输卵管妊娠滋养细胞凋亡的影响［J］. 中华中医药杂志，2012，27（4）：1003-1007.

［13］King A，Thomas L，Bischof P.Cell culture models of trophoblast Ⅱ：trophoblast cell lines-a workshop report.Placenta［J］. 2000，21（Suppl A）：S113-S119.

第三节 输卵管妊娠滋养细胞与宫内妊娠滋养细胞的比较研究

实验一 输卵管妊娠及正常宫内早孕滋养细胞的培养、分离、传代、鉴定及生长曲线

一、研究目的和内容

人绒毛滋养细胞是一种妊娠相关的细胞，它在胚胎植入、母胎免疫耐受过程均发挥着重要作用。由于不受复杂的内环境的影响，妊娠绒毛滋养层细胞体外培养可在人为条件下对细胞进行多方面的研究，不仅为研究妊娠相关疾病的发病机制提供了重要的实验工具，同时可避开用人体实验进行研究所带来的伦理学问题，是研究各种妊娠疾病的基础。

本研究拟体外分离培养输卵管妊娠部位的绒毛滋养层细胞及正常宫内早孕绒毛滋养层细胞并利用免疫细胞化学方法进行细胞鉴定，这是后续实验——宫内、宫外妊娠滋养细胞生物学特性的对比研究以及探讨化瘀消癥杀胚中药复方对输卵管妊娠滋养细胞影响的前提与必备实验。通过绘制 2 种滋养细胞生长曲线，探索体外培养的宫内、宫外滋养细胞生长增殖规律，根据它们的生长特点选择合适细胞接种浓度，是后续实验的前提和基础。

二、标本采集

（一）研究对象

1. 输卵管妊娠绒毛

来源于 2012 年 5 月 ~2012 年 10 月在广州中医药大学第一附属医院妇科病房住院手术的输卵管妊娠患者的绒毛组织。

2. 正常宫内早孕绒毛

来源于 2012 年 5 月 ~2012 年 10 月在广州中医药大学第一附属医院妇科门诊的停经 6~8 周健康妇女，经 B 超证实为正常宫内妊娠，胚胎发育正常，自愿要求终止妊娠而行人工流产的宫内妊娠绒毛组织。

所有输卵管妊娠研究对象还必须严格按照下列的诊断标准、纳入标准和排除标准选择。

（二）输卵管妊娠病例临床诊断标准

（1）有停经史，下腹疼痛（小部分可无下腹疼痛），或有不规则阴道流血。

（2）妇科检查：子宫常大或略大，一侧附件或可触及包块，有压痛。

（3）β-hCG 阳性。

（4）盆腔 B 超：宫内未见孕囊，宫旁出现混合性回声区，或该区有胚芽或原始心管搏动；或宫旁回声区虽然无输卵管妊娠声像特征，但腹腔内存在无回声暗区或直肠子宫陷凹处有积液。

（5）诊断性刮宫者，病检未见妊娠组织。

（三）输卵管妊娠病例纳入标准

（1）符合诊断标准（1）~（4），参考诊断标准（5）。

（2）患者未服用药物，直接要求手术；或因输卵管妊娠破裂、流产而行急诊手术治疗者。

（3）已签署手术和许可收集绒毛的《知情同意书》。

（四）输卵管妊娠病例排除标准

（1）不符合诊断标准及纳入标准者。

（2）非输卵管妊娠的输卵管妊娠患者。

（3）术前曾经药物治疗干预过的患者。

（五）取材方法

1. 输卵管妊娠绒毛取材方法

无菌条件下取术中输卵管妊娠患者的绒毛组织，放入含有 100U/ml 青霉素、100μg/ml 链霉素的 4℃ PBS 中，快速送往实验室，在无菌超净台内用 4℃ PBS 冲洗 3 次，去除血污，剪去蜕膜等其他物质，挑选漂起的绒毛枝剪下，迅速于超净工作台中分离细胞。

2. 正常宫内早孕绒毛取材方法

无菌条件下取宫内早孕负压吸宫术中患者的绒毛组织，放入含有 100U/ml 青霉素、100μg/ml 链霉素的 4℃ PBS 中，快速送往实验室，在无菌超净台内用 4℃ PBS 冲洗 3 次，去除血污，剪去蜕膜等其他物质，挑选漂起的绒毛枝剪下，迅速于超净工作台中分离细胞。

三、材料与方法

（一）材料

1. 试剂

（1）实验材料细胞培养试剂

胎牛血清：CIBCOTM，批号：8131650。

DMEM/F12 培养液：HyClone，批号：MXH0680。

0.25% 胰酶：吉诺生物（USA），批号：20110919。

青 / 链霉素混合液：批号：20120305。

CCK-8 试剂盒：日本同仁公司，批号：PC752。

细胞培养板、培养瓶：CORNING 公司。

PBS：吉诺生物（USA）。

超净水，电导平 18-2（自制）。

（2）免疫组化试剂

PBS 缓冲液（pH7.2~7.4）：1000ml 蒸馏水加氯化钠 8.5g，磷酸氢二钠 2.8g，磷酸二氢钠 0.4g。

0.01mol/L 枸橼酸钠缓冲溶液（pH6.0）：1000ml 蒸馏水中加枸橼酸三钠 3g，枸橼酸 0.4g。

SA1021 小鼠 IgG 免疫组化试剂盒：博士德生物技术有限公司，批号：06L31CJ。

SA1022 兔 IgG 免疫组化试剂盒：博士德生物技术有限公司，批号：O7J01AJ。

DAB 显色试剂盒：博士德生物技术有限公司，批号：07D16B22。

Anti-C-erbB-2（BA001，批号：Y-07E26）、Cytokeratin 18（批号：BM0032）、Vimentin（批

号：BM0135）抗体：博士德生物技术有限公司。

Giemsa 染料：Sigma。

无水乙醇等分析纯。

移液器，眼科镊，眼科剪，无菌枪头等。

2. 主要仪器设备

CXSPRO 型电热恒温箱（苏州江东）。

317 型 CO_2 培养箱（Thermo，USA）。

Sw-CJ- 工 F 型净化工作台（苏州净化）。

1.6-R 型冷冻离心机，（Thermo，USA）。

21-R 型冷冻离心机，（Thermo，USA）。

TD25-WS 型自动平衡离心机（长沙湘仪）。

E200 型三目显微镜（Nikon，JP）。

TS100 型倒置显微镜（Nikon，JP）。

DX1800 型全自动化学发光免疫分析仪（Beekman，USA）。

多功能酶标仪：瑞士 TECAN Genios。

纯水器：广州誉维生物技术仪器有限公司。

MDFU 5410 低温冰箱：日本 SANYO 公司。

Thermo 995 超低温冰箱：美国。

（二）培养方法

1. 滋养细胞的原代培养

（1）将输卵管妊娠绒毛组织置于 PBS 液中充分洗涤，共 3 次，仔细去除蜕膜、血污等杂质。

（2）将剩余绒毛组织剪碎至 $1mm^3$ 左右，共约 1ml，收集至离心管中，离心 10 分钟后，弃上清，再向离心管中加入等体积的 0.25% 胰酶。

（3）将离心管置于 37℃ 水浴振荡消化约 10 分钟左右。

（4）加入 2ml DMEM/F12 培养液，吹打混匀，用 200 目筛网过滤。

（5）将细胞液轻吹打混匀后均匀铺入培养瓶中。

（6）将细胞培养瓶置于 37℃ 二氧化碳培养箱中 1 小时后取出，吸出上清及漂浮组织转入离心管中。

（7）再次离心，弃上清，将剩余组织轻轻吹打混匀，均匀铺入细胞培养瓶中，再加入 10ml 的 DMEM/F12 培养液，置于二氧化碳培养箱中继续培养。

2. 滋养细胞的分离（差异贴壁法）

（1）在贴壁生长良好的细胞培养瓶中，加入 0.25% 胰酶消化细胞，加入 DMEM/F12 完全培养液终止消化，离心、弃去上清液。

（2）将细胞液铺入到新培养瓶中，加入 DMEM/F12 完全培养液 3ml，轻轻吹打后静置 20 分钟。于倒置显微镜下观察，由于成纤维细胞比上皮细胞贴壁快（成纤维细胞的贴壁时间为 10 分钟左右，而滋养细胞贴壁时间为 1~2 小时），理论上来讲，此时贴壁的细胞主要为成纤维细胞，而上皮细胞大多仍悬浮在培养液中，将细胞培养液收集于另一个培养瓶中，如此重复 3 次后铺瓶，置于 37℃的 CO_2 培养箱中继续培养。

（3）镜下观察可见大部分细胞伸展呈圆形，约 5、6 天后，细胞数量增多，呈三角形或长梭形并连接成片状。

（4）当细胞生长接近融合，铺满瓶底 90% 左右时，用 0.25% 的胰酶（含 0.02% EDTA）消化液传代，部分冻存。

3. 细胞的传代培养

（1）弃去培养液，加入 1ml 含 0.25% 胰酶的消化液进行消化（0.02%EDTA）。

（2）拧紧培养瓶瓶盖，于倒置显微镜下观察，看到细胞趋近于圆形，部分悬浮后，立即加入适量的 DMEM/F12 完全培养液终止消化，正常宫内早孕滋养细胞消化时间一般为 3 分钟（输卵管妊娠滋养细胞消化时间为 30 秒），轻轻吹打培养瓶中若干次以悬浮细胞，再吸出细胞悬浮液，将其转移至 15ml 离心管中，1000r/min 离心 5 分钟。

（3）弃离心管中上清液，加入 DMEM/F12 完全培养液重悬细胞，计数细胞数量，将细胞悬液进行分瓶，各加入适量完全培养基至细胞培养瓶中，置于 5%CO_2、37℃培养箱常规培养。

4. 免疫细胞化学鉴定细胞纯度

（1）细胞爬片终止培养后，PBS 洗 3 次，每次 2 分钟，细胞载片用 4% 的多聚甲醛室温固定 20 分钟。

（2）0.5%Triton X-100 通透 1 次，20 分钟，PBS 清洗标本 3 次，每次 5 分钟。

（3）用 3%H_2O_2 去离子水室温孵育 10 分钟，以消除内源性过氧化物酶活性，PBS 洗 3 次，每次 5 分钟。

（4）滴加 5%BSA 封闭液，室温 30 分钟，甩去多余液体。

（5）滴加一抗（50 倍稀释的 Anti-C-erbB-2 抗体、Cytokeratin 18 抗体和 Vimentin 抗体），4℃过夜后，置于室温 20 分钟，37℃ 20 分钟，然后 PBS 洗 3 次，每次 5 分钟。

（6）滴加生物素化二抗，37℃ 30 分钟，PBS 洗 3 次，每次 5 分钟。

（7）滴加链霉素化亲和素试剂，37℃ 30 分钟，PBS 洗 5 次，每次 5 分钟。

（8）DAB 显色；DAB 显色呈棕褐色为阳性结果。

（9）蒸馏水洗，苏木素复染 1min，饱和磷酸氢二钠分化。

（10）脱水、透明、封片、镜下随机观察 100 个细胞计算阳性率。（注：宫内早孕妊娠滋养细胞的培养、分离、传代及免疫细胞化学鉴定方法同输卵管妊娠滋养细胞）。

5. 细胞计数

吸取 10μl 制备好的单细胞悬液，加至血细胞计数板与盖玻片之间，显微镜下计数血细胞计数板 4 个大格内的细胞数，包括左侧和上方压线细胞，随后根据公式计算：细胞悬液的细胞数（个 /ml）=4 个大格细胞总数 /4×10^4（后续实验可稀释到所需细胞浓度，再接种细胞）。

6. 细胞冻存与复苏

（1）选取生长接近融合的细胞，弃去培养上清，加入适量 0.25% 胰酶消化，2 分钟后加入 DMEM/F12 完全培养基终止消化，轻轻吹打使其完全脱落并将其收集至离心管中，1000r/min 离心 5 分钟，吸弃上清，加入适量冻存液重悬，使其终浓度约为 1×10^7 个 /ml。

（2）细胞冻存遵循"慢冻"原则，将冻存管于 4℃放置 30 分钟，随后将其转入至 –20℃

放置 2 小时，随后转至 –80℃ 超低温冰箱中可保存数月，最后转移至液氮罐中保存。

（3）细胞复苏遵循"速溶"原则，从 –80℃ 超低温冰箱或液氮罐中取出冻存管，迅速投入 37℃ 水浴中，迅速摇动使冻存液快速融化。

（4）取出冻存管，用 75% 酒精棉球擦拭后旋开冻存管，吸出细胞悬液至培养瓶中，随后加入适量 DMEM/F12 完全培养液，放入 37℃，5% CO_2，饱和湿度的培养箱中培养。次日，更换培养液，继续培养或者传代。

7. 绘制细胞生长曲线及确定细胞最佳接种密度

取生长状态良好的细胞，按 1×10^3/ml，5×10^3/ml，1×10^4/ml，5×10^4/ml 接种于 96 孔板，每孔接种 200μl，每个浓度设置 3 个复孔，CCK8 法分别测定培养第 0、1、2、3、4、5、6 天的细胞活力。每天每个浓度取 3 个复孔，加入 20μl CCK8 试剂孵育 4h，酶标仪测 OD450，记录每日每个细胞浓度 OD450 值，取 3 个复孔的均值，以 OD450 值为纵坐标，时间为横坐标，绘制细胞生长曲线。宫内早孕妊娠滋养细胞生长曲线的绘制同输卵管妊娠滋养细胞。

四、结果

（一）两种妊娠滋养细胞的形态

倒置显微镜下观察：原代分离的滋养细胞铺入新培养瓶后，大部分细胞伸展呈圆形，1 小时后可见部分细胞贴壁，24 小时后大部分细胞贴壁及部分细胞聚集，5、6 天后，滋养细胞数量显著增多，大多呈不规则多角形或梭形、纺锤形、星形，核大呈卵圆形，位于胞质近中央，胞浆丰富透明。细胞贴壁生长，生长状态良好，细胞透亮，折光性良好。正常宫内早孕滋养细胞与输卵管妊娠滋养细胞外观上未见明显形态学差异。倒置显微镜下细胞形态见附图 2-3-1~ 附图 2-3-4。

（二）两种妊娠滋养细胞纯度的免疫细胞化学鉴定

结果显示，体外培养的两种妊娠滋养细胞表达抗 CK-18 阳性、抗 c-erbB-2 阳性，染色后胞浆染为棕色；而抗 Vimentin 阴性，胞浆不染色。即滋养细胞特征性地表达细胞角蛋白 CK-18，不表达波形蛋白 Vimentin，按上述方法检测分离纯化的滋养细胞纯度 >90%，结果见附图 2-3-5~ 附图 2-3-10。

（三）两种妊娠滋养细胞的生长曲线

正常宫内早孕滋养细胞、输卵管妊娠滋养细胞生长周期接近，接种浓度为 1×10^3 个 /ml 的细胞在第 7 天才开始出现增长的趋势，接种浓度为 5×10^3 个 /ml 的细胞在第 5 天开始进入指数增长期，接种浓度为 1×10^4 个 /ml 的细胞在第 3 天开始进入指数增长期，接种浓度为 5×10^4 个 /ml 的细胞在第 1 天开始进入指数增长期，随后的第 2、3、4 天一直处于指数增长期。5×10^3 个 /ml、1×10^4 个 /ml、5×10^4 个 /ml 的细胞在接种后的第 7 天均达到相同数量级，此时，细胞已经完全铺满 96 孔板的孔底，由于密度抑制，细胞停止生长，若再继续培养下去，由于培养液中营养物质的缺乏和代谢废物的累积，细胞增殖活力将下降。见附图 2-3-11~ 附图 2-3-12。

五、讨论

（一）两种妊娠滋养细胞的原代培养及分离、传代

研究者认为，目前体外培养的绒毛滋养细胞大多是细胞滋养细胞，合体滋养细胞只占到

38%[1]。滋养细胞的原代培养主要包括组织块法和酶消化法，前者操作简便，步骤较少，不容易受外界微生物污染。其缺点在于：①原代细胞生长增殖周期长，不能在短时间内获得大量细胞；②在生长过程中无法保证滋养层细胞的功能状态，且容易混杂由间质细胞分化来的成纤维细胞。酶消化法的一般步骤是将绒毛组织块加入适量的酶消化后，离心、取沉淀，加入培养液配制成一定浓度的细胞悬液后平铺于培养瓶中培养。与组织块法相比，细胞在短时间内可生长成片，酶消化法可以在短时期内得到大量活细胞，原代细胞产量、纯度相对于组织块法均较高。然而消化酶的选择对细胞选择、分离、成活率的高低有很大影响，采用不同的胰酶消化条件可收集绒毛组织中不同类型的细胞[2]，但由于消化酶消化作用强，使用时对其浓度和时间必须严格控制，否则会损害细胞膜的结构。查阅文献发现，目前滋养细胞原代培养方法的研究，大多基于以上两种方法，以及在此基础上的改良，均可收获比较满意的细胞数量及质量。本实验滋养细胞的原代培养采用的方法为单纯胰酶消化法，在未来的研究中，应进一步借鉴并改良传统酶消化法，例如根据 DNA 酶能减少胶冻样物质形成的特点，采用胰酶 /DNA 酶序贯消化法等更为优化的实验方法[3]。

妊娠早期的绒毛组织中含有滋养层细胞、血管内皮细胞、成纤维细胞、Hofbauer 细胞及血细胞等不同的细胞成分[4]。不同的分离纯化方法所获得的滋养层细胞纯度为 40%~90%。目前国内外采用的方法可概括为以下几种：系统差别消化法、Percoll 密度梯度离心法、BSA 梯度法、淋巴细胞分离液分离法、免疫亲和层析法、流式细胞仪分选法等。在实际应用中，以上各方法各有优劣，本研究采用的是差异贴壁法分离滋养细胞。

在滋养细胞体外培养体系的建立过程中，细胞的接种密度、培养基组成、酸碱度、离心的速度、消化时间的长短对滋养细胞存活均有不同程度的影响。由于输卵管妊娠绒毛标本非常珍贵，且其绒毛分支粗大稀疏，取材过程中易混杂血块、蜕膜等杂质成分，消化后细胞数量相比宫内滋养细胞较少、活力差，不容易培养；宫内早孕绒毛分支稠密，或呈密集绒絮状，消化后细胞数量多，活力佳，接种后细胞容易贴壁，生长迅速。罗善云等[5]研究结果亦表明：正常宫内早孕绒毛组织发育良好，外层为合体滋养细胞，内层为细胞滋养细胞，其中轴的结缔组织较多，互联成网状；而输卵管妊娠滋养细胞发育差，两层滋养细胞不明显，其中轴的结缔组织成分较少，且分布稀疏。我们前期经过多次预实验摸索，严格控制实验条件（如根据文献报道调整滋养层细胞生长培养基的最佳 pH 值为 6.8~7.0 等），最终获得了形态单一、生长稳定的宫内、宫外两种滋养细胞。然而，为了进一步提高滋养细胞培养的成功率和稳定性，仍有必要寻找更好的组织消化酶，以及低成本、有效地用于质量控制的分子标志。另外，作为细胞模型，还要考虑到培养过程中滋养细胞的变性和分化问题，即如何保证体外培养的滋养细胞和体内滋养细胞结构和功能的完全一致。

（二）两种妊娠滋养细胞的鉴定

对于滋养细胞的鉴定，目前国际上尚无统一的标准。本研究采用了显微镜下形态学和免疫细胞化学相结合的鉴定方法。

1. 显微镜下形态学鉴定

滋养细胞需要与间质细胞相鉴别，光镜下观察细胞的大体形态可粗略鉴别，通常情况下，离体培养的上皮来源细胞呈扁平多角形，呈片状铺展生长；而成纤维细胞则呈梭型，交织呈网格状[6]。根据光镜下滋养细胞与成纤维细胞不同的生长形态，基本可排除成纤维细胞。

2. 免疫细胞化学鉴定

细胞角蛋白（CK）是细胞骨架特有的蛋白，在此家族中 CK -7 在滋养细胞上表达的特异性最强，常用于滋养细胞鉴别；而波形纤维蛋白（vimentin）在子宫基质细胞、成纤维细胞等间质细胞中表达呈阳性，而在滋养细胞中则是阴性的，可借此将滋养细胞与间质细胞等区分开[7]。结合细胞角蛋白 CK-7 阳性，波形纤维蛋白阴性即可对滋养层细胞鉴定；C-erbB-2 是某些侵袭性肿瘤细胞的标志蛋白，EVCT 在绒毛组织中是惟一具有侵袭性的上皮型细胞，因此可特异性表达 C-erbB-2，而 VCT 则不表达 C-erbB-2，故该分子可作为区分 VCT 与 EVCT 的特异性标志[8]。但国内对此研究较少。刘涛[9]用低浓度胰蛋白酶消化方法和改良的复合酶消化梯度离心法两种不同方法培养细胞，鉴定均见表达 C-erbB-2 信号的 EVT。国内刘惠萍[10]、李珍[11]均报道所培养的滋养细胞中 CK18 和波形蛋白 Vim 共表达，表达部位在细胞质，前者推测该细胞在体外培养过程中，细胞性状发生改变，出现向间质细胞方向转化的部分性状。本实验所培养的滋养细胞，抗角蛋白 CK18 阳性表达，抗波形蛋白 Cy3 阴性，这说明体外分离培养的细胞为滋养细胞，其中无间质细胞生长。抗 C-erbB-2 阳性表达，则证实了体外培养的滋养细胞含有具有侵袭功能的绒毛外滋养细胞的成分，为后续滋养细胞侵袭实验奠定了基础。

（三）CCK-8 法检测体外培养的两种妊娠滋养细胞生长活力

Mosmann 建立的 MTT 比色法，具有简单、快速、经济、无放射污染等优点，是细胞生物学研究领域的分析细胞生长活性、增殖状态的常用方法之一[12]。但它也有其局限性：由于 MTT 经活细胞线粒体脱氢酶转化生成的蓝紫色结晶物并非水溶性，吸出培养基时容易带出结晶或者细胞，对实验结果会有一定影响。Cell Counting Kit- 8 简称 CCK-8 试剂，利用 CCK-8 试剂检测细胞活性的方法通常称为 CCK-8 法，它是为克服 MTT 法检测细胞活性稳定性不佳、对于重复性实验结果容易出现较大差异等不足而近年来新出现的细胞活性检测方法[13]，CCK-8 法的检测原理与常规 MTT 法略有不同，检测条件也略有差异，试剂经活细胞线粒体脱氢酶转化后形成的水溶性结晶，可直接比色，无需有机溶剂助溶，对细胞毒性小，实验误差亦较小。熊建文[14]利用 HL60 作为研究对象，对比了 MTT 法和 CCK-8 法在最佳检测时刻和检测波长等参数的差异，认为用 CCK-8 法检测的 OD 值与活细胞数的线性相关度要优于 MTT 法，CCK-8 法是一种灵敏度较高、重复性好的的细胞活性检测方法。本实验即采用了目前较为先进的 CCK-8 法来测定滋养细胞的生长活力。关于妊娠滋养细胞的增殖活力，陈晓等[15]报道，绒毛膜滋养细胞培养 24 小时后可见组织块边缘有细胞迁出，于 10~15 天左右生长最迅速。施琼等[16]实验显示细胞消化传代后的 12~48 小时为细胞的对数生长期，48 小时后即进入平台期。王云[17]研究发现，原代早孕人滋养细胞接种后第 3 天细胞生长开始加快，3~6 天细胞增殖明显加快，至第 7 天后复又减慢，进入平台期。

本研究显示，在同一细胞浓度下，正常宫内早孕滋养细胞、输卵管妊娠滋养细胞生长周期接近。然而，无论是正常宫内早孕还是输卵管妊娠滋养细胞，不同的细胞浓度，其开始进入指数增长期的时间有所差异——大体来看，在 1×10^3 个 /ml~5×10^4 个 /ml 的细胞接种浓度范围内，随浓度梯度的增加，细胞进入指数生长期的所需时间缩短，且 5×10^3 个 /ml、1×10^4 个 /ml、5×10^4 个 /ml 这三个浓度梯度的细胞在接种后的第 7 天均达到相同数量级，此时细胞已经铺满 96 孔板的孔底，由于密度抑制，细胞基本停止生长。这部分结果和王云的研究结果[17]较一致。

临床上，大家熟知输卵管妊娠滋养细胞分泌的 hCG 水平一般要低于同期正常宫内早孕滋养细胞分泌的 hCG 水平，从外观上看，输卵管妊娠绒毛组织的密度也明显较同期宫内妊娠者稀疏，但从本实验的结果看，两种体外培养的滋养细胞增殖能力却没有显著的差异，都有着相似的生长特征。

参考文献

[1] Zhang Xiao-hong, LI Yu-hong. The progress of human trimester pregnancy trophoblastic primary culture [J].J Chengde Med Coll,2009,26(4):436-438.

[2] 吴霞,李大金,袁敏敏,等. 人早孕期绒毛和绒毛细胞滋养细胞的分离、培养及鉴定[J]. 生殖与避孕,2004,24(2):70-73.

[3] 张琴,李俊男,陈黎,等. 人绒毛膜滋养层细胞的分离培养及 DC2SIGN 的表达研究[J]. 中华围产医学杂志,2006,9(4):245-247.

[4] 龚洵,乔福元,刘海意,等. 人早孕绒毛滋养层细胞的体外分离与培养[J]. 华中医学杂志,2007,31(6):443-444.

[5] 罗善云,孟云莲,刘少阳. 输卵管生殖生理与临床[M]. 武汉:武汉大学出版社,2003:8-9.

[6] 张小红,李玉红,许倩. 人早孕绒毛滋养层细胞原代培养:差异贴壁法与消化排除法联合应用的可行性[J]. 中国组织工程研究与临床康复,2010,14(28):5220-5223.

[7] GENBACEVO,MILER RK.Post-implantation differentiation and proliferation of cytotrophoblast cells:invitro models-a review [J].Placenta,2000,21(Suppl A):45-49.

[8] Malassine A,Hand schuh K,TsatsarisV,etal. Expression of HERV-W Envglycoprotein(syncytin)in the extravillous trophoblast of first trimester human placenta[J].Placenta,2005,26(7):556.

[9] 刘涛,陈娟娟,张丹丹. 早孕绒毛外细胞滋养细胞的体外培养方法[J]. 中国妇幼保健,2010,25(36):5460-5463.

[10] 刘惠萍,王若光,李春梅. 滋养层细胞原代体外培养体系的建立[J]. 实用预防医学,2006,13(5):1109-1111.

[11] 李珍,黄晓峰. 体外培养的人滋养层细胞的鉴定[J]. 第四军医大学学报,2005,26(14):1249-1252.

[12] Mosmann T. Rapid colorimetric assay for cellular growth and survival application to proliferation and cytotoxicity assays [J].J I mmunol Methods,1983,65(1):55.

[13] Tom inagaH,I shiyam M,Ohseto F,et al.A water-soluble tetrazolium salt useful for colorietric cell viability assay [J].Anal Commun,1999,36(1):47-50.

[14] 熊建文,肖化,张震西. MTT 法和 CCK-8 法检测细胞活性之测试条件比较[J]. 激光生物学报,2007,5(16):559-562.

[15] 陈晓,陈莉,张敏. 人早孕绒毛膜与蜕膜组织体外培养方法的研究[J]. 武警医学院学报,2002,11(1):14-16.

[16] 施琼,朱旦,王箭,等. 原代绒毛滋养层细胞的培养及转染研究[J]. 第三军医大学学报,2007,29(12):1203-1206.

[17] 王云,李力,俞丽丽,等.一种简便人绒毛滋养层细胞体外原代培养方法的建立[J].重庆医学,2006,35(8):720-721.

实验二　输卵管妊娠滋养细胞与正常宫内早孕滋养细胞的形态学扫描电镜观察

一、研究目的与内容

制备输卵管妊娠滋养细胞与正常宫内早孕滋养细胞扫描电镜样品，扫描电镜下观察比较两种滋养细胞表面形态的异同。

二、材料与方法

（一）实验材料与仪器

扫描电镜：德国 LEO-1430VP 型。

2.5% 戊二醛：上海金泓化工有限公司。

1% 锇酸：上海恒远生物科技有限公司。

（二）方法

扫描电镜制样步骤如下：制样对象为体外培养的输卵管妊娠滋养细胞、正常宫内早孕滋养细胞。

（1）培养细胞经 2.5% 戊二醛固定 1 小时。

（2）清洗：PBS，15 分钟 ×3 次。

（3）前固定：2.5%新鲜预冷戊二醛 4℃固定，2 小时后送电镜室继续进行制样。

（4）漂洗：PBS，15 分钟 ×3 次。

（5）脱水：50%、70%、90% 丙酮各 1 次，100% 丙酮 3 次，每次 15 分钟。

（6）置换：加入乙酸异戊酯，2 小时。

（7）把培养细胞放入临界点干燥仪中干燥，干燥后取出培养细胞用导电胶把样品固定在样品台上，在真空镀膜仪中镀膜，镀好后把样品放入扫描电镜中观察并摄影。

三、结果

扫描电镜均可比较清晰地观察到两种滋养细胞表面丰富的微绒毛样结构，二者外观形态无明显差异，二者均有细胞融合的现象，其相邻细胞之间发生融合时，表面微绒毛突起稍稍变短钝。见附图 2-3-13~ 附图 2-3-18。

四、讨论

扫描电镜是依靠样品表面放出的二次电子量的不同来形成图象反差的，能直接观察较大体积样品表面的三维立体结构，具有明显的真实感，因此扫描电镜非常适合于观察样品的表面结构，而且扫描电镜的样品制备和样品处理也非常方便[1]。扫描电镜还可用来观察细胞凋亡现象，在扫描电镜下，凋亡细胞一般显示细胞体积缩小，微绒毛减少或消失，部分细胞表面出现单个或多个泡状突起。孙耘田等[2]报道扫描电镜看到合体滋养细胞的整个细胞的表面有发育完好的微绒毛，这些微绒毛具有不同的高度，其中含有胞质及微丝，表面还可以发出许多细丝与临近的微绒毛相连络。这种微绒毛结构是合体细胞的特点。正是由于有丰富的微绒毛而使合体滋养细胞呈海绵状外观。王海燕等[3]也利用扫描电镜比较清晰地观察到绒毛外细胞滋养细胞（extravillous cytotrophoblast，EVCT）和绒毛细胞滋养细胞（villous cytotrophoblast，VCT）的差别：前者无微绒毛，相邻的 EVCT 虽然互相靠拢，但并不融合，细胞之间有明显的缝隙；后者与相邻细胞融合时，表面微绒毛突起变短钝，提示细胞融合发生在细胞表面平滑区。而与王海燕上述研究结果不同，吴霞等[4]用扫描电镜观察到 EVCT 细胞表面具微绒毛，呈放射状向周围突出。相邻的滋养层细胞间有明显间隙；VCT 表面亦具微绒毛，绝大多数细胞呈聚集状，但细胞间尚有间隙，部分滋养层细胞已融合成巨大的合体滋养细胞，扁平贴附于培养器皿表面。张磊等[5]对体外连续培养 72 代的滋养细胞人早孕滋养细胞株（HPT-8）进行鉴定分析，扫描电镜下可见细胞呈扁平、不规则多边形，表面有丰富的微绒毛和小泡。

　　本研究用扫描电镜观察到正常宫内早孕及输卵管妊娠滋养细胞表面均具有丰富的微绒毛样结构，二者外观形态并无明显差异，由于目前没有统一的扫描电镜观察标准，只是散见于研究者的文献报告，单单从"微绒毛"这一特征很难断定所观察到的滋养细胞究竟是为EVCT 还是 VCT。另外，正常宫内早孕滋养细胞与输卵管妊娠滋养细胞在扫描电镜下均观察到细胞融合的现象，相邻细胞之间发生融合时，表面微绒毛突起稍变短钝，部分滋养层细胞融合成巨大多核的合体滋养细胞，它们融合时的具体方式、过程也各不相同，或上下覆盖，或左右平行接触，或多个细胞聚居，具体如附图 2-3-13 至附图 2-3-18 所示。体外培养的输卵管妊娠滋养细胞与正常宫内早孕滋养细胞的生长周期大致相同；扫描电镜下二者外观形态无明显差异。

　　综上，本实验基于对"在正常位置和异常位置植入的滋养细胞本身有什么不同"的思考，采集了宫内正常早期妊娠的绒毛和输卵管妊娠的绒毛，严格统一培养条件和培养环境，进行细胞体外培养，最终成功培养了两种滋养细胞，并进行细胞鉴定和传代，从生长活性、微观形态等方面比较了输卵管妊娠与正常宫内早孕的滋养细胞生物学特性，为进一步探究化瘀消癥杀胚中药复方对滋养细胞的干预作用机制、阐明胚胎异位着床时输卵管局部发生的分子事件及级联反应网络等研究打下了基础。

参考文献

［1］杨勇骧.实用生物医学电子显微镜技术［M］.上海：第二军医大学出版社，2003.20-21.
［2］孙耘田，宋鸿钊，唐敏一.妊娠滋养细胞超微结构的研究［J］.国外医学·妇产科学分册，1982（4）：209-210.
［3］王海燕，归绥琪，邹琴娣.早孕期人细胞滋养层细胞的分化及分离、培养、鉴定［J］.生殖与避孕，2008，28（4）：215-221.
［4］吴霞，李大金，袁敏敏，等.人早孕期绒毛和绒毛细胞滋养细胞的分离、培养及鉴定［J］.生殖与避孕，2004，24（2）：70-73.
［5］张磊，门可，张景霞，等.人正常早孕滋养细胞体外培养株的系统鉴定［J］.中国公共卫生，2006，22（7）：818-820.

第四节　人绒毛组织块法裸鼠宫外妊娠移植模型的建立

一、研究目的与内容

目前输卵管妊娠的实验研究载体主要依赖体外模型，迄今为止国内外尚没有稳定的、能够反映输卵管妊娠关键病理变化的模型。本实验采用人源绒毛组织块移植法建立裸鼠宫外妊娠移植模型，弥补输卵管妊娠缺少有效的体内动物模型的空白，以探讨化瘀消癥杀胚复方中药对早期输卵管妊娠滋养细胞的调控机制作用，为后期进一步研究化瘀消癥杀胚复方中药的药效物质基础奠定基础。

二、材料与方法

（一）标本采集

1. 标本来源

所有绒毛标本均来源于 2012 年 11 月在广州中医药大学第一附属医院妇科门诊就诊、宫内正常妊娠 6~8 周且自愿要求终止妊娠的妇女，并知情同意。

2. 取材方法

无菌采集绒毛组织，置于含有双抗的 PBS 液中充分洗涤 3 次，仔细去除蜕膜及血污，至肉眼观察冲洗液颜色清亮，将绒毛挑起装入无菌预冷 PBS 液中，快速送至实验室；用眼科剪和镊子去除多余的蜕膜，适当修剪成 4~5mm³ 组织块，准备接种。

（二）材料

1. 实验试剂

青霉素 - 链霉素（双抗）、PBS 购自吉诺生物医药有限公司；其他：石蜡、二甲苯、酒精、伊红、苏木素、中性树胶。

2. 实验动物

（1）动物来源：健康雌性未孕 BALB/c-nu 裸鼠 45 只，SPF 级，体重 14.7~19.3g，5~6 周龄。由广东省医学实验动物中心提供，动物合格证号 4407208587。

（2）识别方法：采用鼠耳缘打孔标记法对裸鼠进行编号，以鼠耳孔号和笼具双重编号标记识别。

（3）饲养管理：动物饲养在广东省医学实验动物中心 SPF 级动物房，实验动物使用许可证号：SYXK（粤）2008-0002。动物饲养条件：6 只 / 箱，群养，饲养温度：20~26℃，湿度：40%~70%。采用 10 小时 : 14 小时昼夜间断照明，饲养室条件始终保持稳定，以保证试验结果的可靠性。喂以鼠专用全价颗粒饲料（由广东省医学实验动物中心提供）。自由进食饮水，饮用水为广东省医学实验动物中心提供的纯净水，由饮水瓶自由摄取。

（4）检疫：对购入裸鼠检疫 4 天。期间每日检查动物一次，若发现不健康的裸鼠立即剔除，选用健康裸鼠进行实验。

3. 主要仪器

RM2135 型轮转切片机（德国 LEICA 公司）；TS-12C 型生物组织全自动脱水机（湖北孝感医用仪器有限公司）；BM-Ⅶ型生物组织包埋机及冷冻机（湖北孝感医用仪器有限公司）；CS-Ⅵ型摊片烤片机（湖北孝感医用仪器有限公司）；RS-18 型生物组织全自动染色机（湖北孝感医用仪器有限公司）；BX41 型病理图像分析系统（日本奥林巴斯公司）；BS-3000A 系列电子天平，精度：0.1g（上海友声衡器有限公司）；注射器、手术器械（刀、弯钳、无齿镊等）。

（三）造模方法

按 30mg/kg 腹腔注射戊巴比妥钠麻醉裸鼠，将其仰卧固定于操作板上，腹部 75% 酒精消毒，自腹中线脐下方做一长约 1~1.5cm 的切口，进入腹腔，将处理好的两块人妊娠绒毛组织块分别贴于裸鼠两侧盆腔表面，依层关腹，缝合切口，密切观察动物的状态。

（四）指标观察

1. 一般情况

观察动物被毛、行为活动、精神状态等，每天观察记录 1 次；每周测量体重、摄食量和饮水量 2 次。

2. 种植包块观察

于造模第 7 天，麻醉后解剖裸鼠移植模型，观察种植部位有无包块形成，见包块形成为造模成功。

3. 病理学检测

将造模成功的 BALB/c-nu 裸鼠按照体重随机分为 3 组，中药组、西药组、空白组，并每组随机宰杀 1 只裸鼠，取种植部位组织，进行病理学检查，确定种植包块滋养细胞存活。

（1）制片：组织标本经取材、固定、修块、流水冲洗、脱水、透明、浸蜡、石蜡包埋后，石蜡切片，HE 染色、封片。

（2）镜检：显微镜下观察裸鼠皮下移植人宫内妊娠绒毛组织结构及细胞形态变化，并用 OLYMPUS BX41 显微镜拍照。

三、结果

（一）裸鼠一般生长情况

精神状态良好、活动力、反应力未见异常，无恶心呕吐、腹泻等症状、无死亡。

（二）种植包块观察

麻醉后解剖裸鼠移植模型，在 45 只裸鼠中，有 39 只在种植部位见包块形成，成模率为 86.67%，见附图 2-4-1。

（三）病理学检测

送检裸鼠体内移植组织块 3 例。镜下均见组织边缘绒毛滋养细胞细胞核清晰，见附图 2-4-2~ 附图 2-4-4。

四、讨论

（一）裸鼠体内移植模型是良好的实验载体

由于啮齿目动物发生的宫外妊娠多为腹腔妊娠，与灵长类动物输卵管妊娠的治疗、预后均不相同，因此，输卵管妊娠动物模型的研究一直以人源标本模型为主。近年来，啮齿目动物模型的同类研究有一些进展，但多围绕输卵管形态与功能的改变展开。

然而，组织在体内的微环境及代谢特点与体外培养的细胞仍存在差异，过去的实验模型尚不能模拟输卵管妊娠的关键病理状态，对于临床药物的深入研究难以提供可靠的研究载体。因此，更接近于人的生理、病理状态的动物模型，能获得与人体内相似的微环境，从而表现更为类似的生物学特性。本研究采用人源绒毛组织块移植法建立的裸鼠宫外妊娠移植模型，模拟了宫外妊娠的关键病理环节，为药物作用机制等进一步研究提供了良好的实验载体。

（二）造模方法的探讨

在动物模型研究中，裸鼠被誉为活的试管，这是因为其先天无毛、无胸腺，T淋巴细胞功能缺乏，对异种移植物不产生排斥反应。异种移植后的人体肿瘤在裸鼠体内仍保持其原有的组织形态、免疫学特点、特有的染色体组型以及对抗癌药和电离辐射等原有特性。那么，能否利用滋养细胞或绒毛组织块对裸鼠异种移植物、建立裸鼠宫外妊娠移植模型值得探讨。

输卵管妊娠病因复杂，然而，滋养细胞及其侵袭微环境可能是发病的关键环节。在本课题组的前期研究中，已经对体外培养的人源输卵管妊娠绒毛滋养细胞培养进行了研究，那么，能否将体外培养的人源输卵管妊娠绒毛滋养细胞移植裸鼠体内，从而将输卵管妊娠发生的"种子"和"土壤"这一病理关键问题稳定地反映在体内动物模型中呢？因此，本实验在模型建立的探索过程中，除了采用绒毛组织块移植法造模外，亦采用了滋养细胞注射法建立输卵管妊娠裸鼠模型：选择用胰酶消化后，收集培养的第4~5代滋养细胞，以 1×10^7 个 /ml 的人宫内滋养细胞和输卵管妊娠滋养细胞分别注射在裸鼠皮下、腹壁和输卵管近宫角部。造模后7天、15天分别观察包块情况，并行病理学检测。

实验结果显示，细胞注射法在建立输卵管妊娠的裸鼠移植模型时，成瘤失败率高，且造模后7天、15天行免疫组化检测，结果显示滋养细胞死亡，说明此法造模不能形成有持续活性的滋养细胞。这可能与滋养细胞特性有关。虽然滋养细胞有一定类似肿瘤细胞的侵袭性，但其毕竟不同于肿瘤细胞，难以形成新生血管以供给营养。而绒毛组织块种植法其种植部位在腹盆腔，腹膜强大的吸收能力及腹盆腔内丰富的血管，为绒毛组织块的黏附、种植提供了良好的条件。见附图 2-4-5~ 附图 2-4-7。

因此，绒毛组织块种植法裸鼠移植成功率高，种植后免疫组化显示滋养细胞存活，实验方法简便易行，既便于提高实验效率，也可为进行药物筛选及药效观察提供充足时间，是建立啮齿目动物宫外妊娠模型较为理想的方法。

第五节　建立输卵管妊娠微环境的"种子－土壤"学说

第一部分　化瘀消癥杀胚中药复方三种药物干预剂的制备方法

实验一　化瘀消癥杀胚中药复方含药血清制备方法

一、材料

（一）实验用药物

1. 中药饮片

均购自广州中医药大学第一附属医院药学部，产地、批号见表 2-5-1。

表 2-5-1　中药饮片产地及批号

中药饮片名称	产地	批号	采购地
丹参	四川	100320	致信中药饮片厂
紫草	新疆	100320	致信中药饮片厂
桃仁	河北	100320	致信中药饮片厂
天花粉	浙江	100320	致信中药饮片厂
赤芍	吉林	100320	致信中药饮片厂

2. 注射用甲氨蝶呤

广州中医药大学第一附属医院中心药房供药，江苏恒瑞医药有限公司，批号：10050211，规格：100mg/ 瓶。

3. 生理盐水、水合氯醛等

均为广州中医药大学第一附属医院门诊药房提供正品药物。

（二）实验动物

健康雌性未孕 SD 大鼠 30 只，体重 220~240g，12~15 周龄。广东省医学动物实验中心提供，合格证号：0064134。

饲养条件：SPF 级 SD 大鼠饲养在广东省医学实验动物中心 SPF 级实验室 Ⅰ，动物实验环境设施合格证号：SYXK（粤）2008-0002，室内保持 20~25℃，湿度 40%~70%。自由饮水、进食，采用 12 小时∶12 小时昼夜间断照明，每周换水 3 次，换垫料 2 次，水料充足。SPF 级饲料产自广东省医学实验动物中心。

（三）主要仪器

AEG-220 电子天平，岛津（日本）；LXJ-2 离心沉淀机（上海医用分析仪器厂）；中药罐、大鼠盒、注射器、灌胃器、试管、毛细玻管、甲醛标本小瓶、手术器械（刀及刀柄、弯钳、无齿镊若干）。

二、方法

（一）化瘀消癥杀胚中药复方的制备

按《人和动物间按体表面积折算的等效剂量比值表》换算，化瘀消癥杀胚中药复方水煎剂大鼠灌胃剂量是 1.5g 生药 /100g 体重。中药为广州中医药大学第一附属医院药学部一次性提供的正品中药，三层纱布包裹后，蒸馏水 500ml 浸泡 30min，文火煎取 150ml，煎煮 3 次，混合煎取液，水浴浓缩成剂量为 1.5g/ml 的药液，–20℃保存备用。

（二）含药血清的制备

1. 动物与分组

取健康雌性未孕 SD 大鼠 30 只，随机分成中药 7 天组 - 高剂量，6 只；中药 7 天组 - 中剂量，6 只；中药 7 天组 - 低剂量，6 只；生理盐水组，6 只；甲氨蝶呤组，6 只。

2. 给药方法

（1）中药中剂量组：所用药物血清的供体大鼠灌胃量根据以下方法计算：给药剂量 = 临床常用量 × 动物等效面积系数 × 培养基内血清稀释度。

大鼠理论等效剂量是人的单位体质量剂量的 6.25 倍（样品的总生药量为人的一日服用量，

按公斤体重公式：$\dfrac{d_B}{d_A} = \dfrac{R_B}{R_A} * \left(\dfrac{W_B}{W_A}\right)^{\frac{2}{3}}$，折算大鼠的等效剂量，作为给药剂量）。药物血清稀释

度为 5，所以单位体质量大鼠每次灌胃估计量为人的单位体质量剂量的 31.25 倍，计算后每只大鼠每次灌胃量约为 1.5ml（5.4g/ml）。

（2）西药组：大鼠予正常喂食 7 天，至第 7 天空腹 12 小时后肌注甲氨蝶呤 1mg/ 只（参照"动物与人体的每千克体重剂量折算系数表"计算所得）。

（3）空白组：大鼠予正常喂食及喂服 0.9% 生理盐水 7 天。

3. 血清采集

末次给药 1 小时后在麻醉下行腹主动脉采血，将同组大鼠血清混合，56℃，30 分钟灭活处理。22μm 微孔滤膜过滤、除菌，–20℃保存，以备体外培养绒毛滋养层用。

实验二　化瘀消癥杀胚中药复方水提醇沉液制备方法

一、材料

1. 中药饮片

均购自广州中医药大学第一附属医院药学部，产地、批号见表 2-5-2。

表 2-5-2　中药饮片产地及批号

中药饮片名称	产地	批号	采购地
丹参	四川	120501	致信中药饮片厂
紫草	新疆	120501	致信中药饮片厂
桃仁	河北	120501	致信中药饮片厂
天花粉	浙江	120501	致信中药饮片厂
赤芍	吉林	120501	致信中药饮片厂

2. 注射用甲氨蝶呤

广州中医药大学第一附属医院药学部供药，山西普德药业股份有限公司，批号：02110901，规格：5mg/ 支。

二、方法

1. 化瘀消癥杀胚中药复方水提醇沉液的制备方法

（1）原生药材提取及过滤：取化瘀消癥杀胚中药复方 2 剂，共150g，置于 2000ml 圆底烧瓶中，加入 900ml 蒸馏水，浸泡 40 分钟后，电热套 2000℃加热（注意圆底烧瓶不可触碰加热套内壁），回流提取 2 次，每次 1 小时（微沸后），棉花过滤，合并 2 次滤液。

（2）水提液的制备：将所得滤液于旋蒸仪上 800℃减压浓缩至 75ml，得 2g/ml 浓缩液，留浓缩液 25ml，另 50ml 置离心管内封装，4℃冰箱保存备用。

（3）水提醇沉液的制备：将离心管内 50ml 浓缩液加入 100ml 的 95% 乙醇，使乙醇终浓度为 63%。充分振摇后放置过夜，取上清液，浓缩挥干溶剂，以蒸馏水定容至 100ml，得 1g/ml 浓缩液，安剖瓶封装。

（4）中药提取物的灭菌：将封装后的中药提取液置热压灭菌锅内灭菌，灭菌环境为 131℃（0.18MPa），30 分钟。灭菌完毕后，4℃冰箱保存药液备用。

2. 对照组药物的配制

（1）西药组 - 甲氨蝶呤（MTX）阳性对照组：将甲氨蝶呤溶于无血清的 DMEM/F12，过 0.22 目滤网，配制成浓度为 1mg/ml，分装冻存。使用时再用无血清的 DMEM/F12 稀释成 5ug/ml，现配现用。

（2）空白组 - 阴性对照组：无血清的 DMEM/F12 培养基。

实验三　化瘀消癥杀胚中药复方水提液制备方法

一、材料

1. 中药饮片

均购自广州中医药大学第一附属医院药学部，产地、批号见表 2-5-3。

表 2-5-3　中药饮片产地及批号

中药饮片名称	产地	批号	采购地
丹参	四川	130601	致信中药饮片厂
紫草	新疆	130601	致信中药饮片厂
桃仁	河北	130601	致信中药饮片厂
天花粉	浙江	130601	致信中药饮片厂
赤芍	吉林	130601	致信中药饮片厂

2. 注射用甲氨蝶呤

Sigma 公司，货号：06563，规格：5mg/ 支。

二、方法

1. 化瘀消癥杀胚中药复方水提液的制备方法

全方的药物组成：丹参 15g、赤芍 15g、桃仁 15g、紫草 15g、天花粉 15g。取原方 2 剂，共 150g，将药材粉碎成粗粉，加 8 倍药物体积水置于 2000ml 圆底烧瓶中，浸泡 30 分钟后，电热套 100℃加热，回流提取 2 次，每次微沸后再煎煮 1 小时，棉花过滤，合并 2 次滤液。将所得滤液于旋转蒸发仪上减压浓缩至 1000ml，得 150mg/ml 浓缩液，调 pH 值至中性，过纸膜，分装 –20℃保存。使用前室温溶解，过 0.22 目滤网，用无血清的 DMEM/F12 培养基稀释成 5、10、20、30、40mg/ml，现配现用。

2. 对照组药物的配制

（1）西药组 - 甲氨蝶呤（MTX）阳性对照组：将甲氨蝶呤溶于无血清的 DMEM/F12，过 0.22 目滤网，配制成浓度为 1mg/ml，分装冻存。使用时再用无血清的 DMEM/F12 稀释成 5ug/ml，现配现用。

（2）空白组 - 阴性对照组：无血清的 DMEM/F12 培养基。

3. 中西药结合组

化瘀消癥杀胚中药复方水提液中剂量（10mg/ml）与甲氨蝶呤 1ug/ml 联合使用，配制方法同上。

三、小结

目前，对于中药干预体外培养的细胞，尚无统一的认识。应用较多的大概有以下两种方法：①直接添加法：这种方法有一定的局限性，因为中药粗制剂中的有效成分并不一定是其在人体内发挥作用的真正有效组分，使用单纯粗制剂直接体外实验，比较难以取得与体内药物作用一致的结果。另外，直接将中药复方加入体外细胞培养液的方法，更易受制剂杂质、渗透压、电解质、pH 值等因素的影响；②含药血清方法：这种方法可避免直接添加法的一系列干扰因素，其优点是不仅能反映中药复方及其代谢产物的药理效应，还可以反映可能由药物诱导的机体内源性成分产生的作用[1]，然而，由于技术水平等原因，含药血清在细胞培养液中的浓度一般不可超过 20%，这导致体外培养的血药浓度难以达到体内真实血药浓度水平。目前，用含药血清法进行细胞培养的实验，大多报道是采用动物含药血清，鲜见采用含药人血清的报告[2]。因此，这种方法也并不能最大限度地模拟体内环境。

关于中药复方剂型选择的问题：为建立输卵管妊娠微环境的"种子 - 土壤"学说，探究化瘀消癥杀胚中药复方的作用机制问题，本系列研究运用了以上 3 种不同的方法制备中药干预剂，以便克服各种方法本身的局限性，更全面地评价药物对离体和在体细胞 / 组织作用的真实效果。

以下系列的实验研究，都是基于此三种中药干预剂的基础上开展的。

参考文献

[1] 王宁生,雷燕,刘平,等. 关于血清药理学的若干思考[J]. 中国中西医结合杂志,1999,19(5):263-266.

［2］An in SA，Vince G，Quenby S. Trophoblast invasion［J］. Hum Fertil（Camb），2004，7（3）：169-174.

第二部分　化瘀消癥杀胚中药复方水提醇沉液对输卵管妊娠及其黏膜超微结构的影响

一、研究目的和内容

制备化瘀消癥杀胚中药复方作用前后的输卵管妊娠滋养细胞透射电镜样品，镜下观察用药前后输卵管妊娠滋养细胞内部超微结构的变化。

二、材料与方法

（一）实验材料、药物与仪器

1. 实验材料

2. 5% 戊二醛（上海金泓化工有限公司）；1% 锇酸（上海恒远生物科技有限公司）。

2. 实验用药物　见本节第一部分实验二。

3. 主要仪器

H-7500 型透射电镜（HITACHI 日本）；SHZ-B 型循环水式多用真空泵（巩义予华仪器有限责任公司）；TC-15 套式恒温器（海宁新华医疗仪器厂）；RE-52AA 旋转蒸发仪（巩义予华仪器有限责任公司）；圆底烧瓶、冷凝管、烧杯、量筒等若干（四川蜀牛玻璃仪器公司）。

（二）方法

1. 化瘀消癥杀胚中药复方水提醇沉液及对照组药物配置方法

见本节第一部分实验二。

2. 输卵管妊娠滋养细胞的体外培养方法

见本章第二节。

3. 化瘀消癥杀胚中药复方水提醇沉液与输卵管妊娠滋养细胞共培养

将生长状态良好的输卵管妊娠滋养细胞以 1×10^4 个 /ml 接种于 6 孔板内，每孔 1ml，37℃，5% CO_2 恒温培养箱中培养 2 天，弃原培养液，加入无血清的 DMEM/F12 培养液，置于 37℃，5% CO_2 恒温培养箱中继续培养 24 小时，使细胞生长同步化，弃去培养液，加入不同浓度的中药水提醇沉液，使其终浓度分别为 2.5mg/ml、5mg/ml、10mg/ml，然后在 37℃，5% CO_2、饱和湿度条件下培养 48 小时。

4. 透射电镜制样方法步骤

制样对象：①未经化瘀消癥杀胚中药复方作用的输卵管妊娠滋养细胞；②化瘀消癥杀胚中药复方中剂量组，即 5mg/ml 作用 48 小时后输卵管妊娠滋养细胞。

（1）收集细胞：预先 1 天细胞换新鲜培养基，第 2 天将处于对数生长期的细胞约 10^6/ml，常规消化，PBS 离心漂洗（800r/min）2 次，最后一次收集于 EP 管中，离心速度稍高（1200r/min），成肉眼可见之细胞团块。

（2）前固定：弃去缓冲液，加入 2.5% 新鲜预冷戊二醛 4℃固定，后送电镜室继续进行制样。

（3）漂洗：0.1mol/L PBS 漂洗 4 次，每次 15 分钟。

（4）后固定：1% 锇酸固定 1~2 小时。

（5）漂洗：双蒸水漂洗 4 次，每次 15 分钟。

（6）脱水：50%、70%、90% 丙酮各 1 次，100% 丙酮 3 次，每次 15 分钟。

（7）浸透：丙酮：环氧树脂 =1：1 浸 1 小时；丙酮：环氧树脂 =1：2 浸 2 小时；纯环氧树脂浸透过夜。

（8）包埋、聚合：浸透后的标本于包埋胶囊的纯环氧树脂中，72℃，8 小时。

（9）超薄切片、染色：修块后切 60~90nm 超薄片，200 目铜网捞片，醋酸双氧铀 - 柠檬酸铅染色，置于透射电子显微镜下观察并摄影。

三、结果

透射电镜下输卵管妊娠滋养细胞形态：见附图 2-5-1~ 附图 2-5-10。

输卵管妊娠滋养细胞胞膜完整、光滑、表面可见微绒毛，细胞质密度较高，核内染色质分布均匀、核仁大，基本完整，居中或者边移；核膜周围可见小空泡状的脂滴；细胞器亚微结构清晰完整，还可见到粗面内质网、高尔基体等结构。

化瘀消癥杀胚中药复方作用于输卵管妊娠滋养细胞 48h 后，观察到滋养细胞体积变小、皱缩，细胞表面的微绒毛减少，核质萎缩、碎裂，个别形成凋亡小体，核膜消失；部分染色质出现固缩，沿核膜形成数个团块状边集，核仁解体；细胞器外渗、肿胀，细胞质内空泡状脂滴显著增多；内质网扩张呈泡状，与质膜融合，有些细胞可见细胞骨架解体，细胞核裂解为碎块，进而细胞质膜内陷，将细胞分隔，产生多个有膜包裹的凋亡小体。

四、讨论

透射电镜对样品要求比较高，观察重点在于细胞排列、连接、细胞核形态、染色质分布、细胞内部各种细胞器数量及形态变化情况等。在透射电镜下，输卵管妊娠滋养细胞微绒毛基底部附近的胞质内有许多小空泡，这是合体滋养细胞胞饮活动的证据。核膜周围见小空泡状脂滴，说明体外培养的输卵管妊娠滋养细胞具有分泌的能力；胞质内有大量的内质网及核糖体颗粒，合体细胞与细胞滋养细胞间或可看到桥粒或桥粒样结构。

"细胞凋亡" 概念的提出最初源于对细胞形态学特征的观察[1]。随着细胞凋亡研究的进展，对于细胞形态学检测，主要有光学显微镜、透射电镜、扫描电镜和特殊的形态学染色方法等，这些检测方法各有其优势，其中，透射电镜的证据仍为目前比较公认的证明细胞是否发生凋亡的形态学依据，因为透射电镜不仅可用于观察不同凋亡时期细胞的结构变化，还可将观察信息通过荧光屏再现，使细胞精细的超微结构清晰易见，它能提供凋亡发生最确切的证据，故现仍被认为是判断细胞凋亡的金标准[2-3]。细胞凋亡是一个动态的连续过程，期间并无严格的区分点，而且凋亡过程非常快，甚至在几分钟之内发生。电镜下细胞的凋亡可分为 2 个阶段：第一阶段为细胞核、细胞质固缩及凋亡小体的形成；第二阶段是凋亡小体被其他细胞吞噬和降解。程勇前等[4]通过透射电镜观察分离纯化后细胞滋养层细胞，观察到 3 种形态：未成熟细胞滋养层、过渡型细胞滋养层细胞、成熟细胞滋养层细胞，其中成熟细胞滋养层细胞体积较大，表面微绒毛发达，可见较多被膜小凹，胞质内可见较多膜包小泡及丰富的微丝，脂滴较多。培养 48 小时 后的细胞电镜观察可见多个核的合体滋养层细胞，细胞内可见桥粒等细胞连接结构和一些局部的细胞间隙。

　　本实验用透射电镜观察到化瘀消癥杀胚中药复方作用于输卵管妊娠滋养细胞 48 小时后细胞体积变小、皱缩，细胞表面的微绒毛减少，核质萎缩、碎裂，个别形成凋亡小体，核膜消失；部分染色质出现固缩，沿核膜形成数个团块状边集，核仁解体；细胞器外渗、肿胀、细胞质内空泡状脂滴显著增多；内质网扩张呈泡状，与质膜融合，细胞骨架解体倾向。这表明化瘀消癥杀胚中药复方诱导输卵管妊娠滋养细胞发生凋亡具有确切的形态学方面的依据。

参考文献

［1］Hacker G. The morphology of apoptosis［J］. Cell Tissue Res, 2000, 301 (1): 5-17.

［2］矫毓娟, 刘江红. 细胞凋亡的检测方法［J］. 中国神经免疫学和神经病学杂志, 2004, 11 (1): 53-56.

［3］Saafi EL, Konarkowska B, Zhang S, et al. Ultrastructural evidence that apoptosis is the mechanism by which human amylin evokes death in RINm5F pancreatic islet beta-cells［J］. Cell Biol Int, 2001, 25 (4): 339-350.

［4］程勇前, 聂青和, 周永兴, 等. 人胎盘滋养层细胞的分离培养及 IgG Fc γ R 在滋养层细胞的表达［J］. 医学研究生学报, 2002, 15 (2): 107-108.

第三部分　化瘀消癥杀胚中药复方水提醇沉液对输卵管妊娠滋养细胞侵袭力的影响

一、研究目的与内容

　　本实验应用 Matrigel 模拟细胞外基质以诱导滋养细胞通过 Transwell 小室的侵袭运动，希冀比较输卵管妊娠与正常宫内早孕滋养细胞侵袭能力，并评价化瘀消癥杀胚中药复方对输卵管妊娠滋养细胞侵袭能力的影响，为进一步探讨输卵管妊娠的微环境调控机制提供证据。

二、材料与方法

（一）材料

1. 实验试剂

胎牛血清：CIBCOTM，批号：8131650。

0.25% 胰酶 +0.02%EDTA：CIBCOTM，批号：20110919。

DMEM/F12 培养液：HyClone，批号：MXH0680。

Matrigel Basement Membrane Matrix：BD Bioscience。

2. 主要仪器设备

24 孔 Transwell 侵入小室和带有微孔的聚碳酸酯膜（膜直径 6.5mm，微孔直径 8μm）：Corning Costar 公司。

小滤器、培养瓶、培养板：Corning Costar 公司。

二氧化碳培养箱：MCO175（日本 SANYO 公司）。

低温冰箱：MDFU 5410（日本 SANYO 公司）。

E200 型三目显微镜：NikonJP。

（二）方法

1. 化瘀消癥杀胚中药复方水提醇沉液及对照组药液的制备方法

同本节第一部分实验二。

2. 输卵管妊娠滋养细胞的体外培养方法

见本章第二节。

3. Transwell 小室实验方案

（1）Matrigel 的制备：在 –20℃下取出分装的 Matrigel，放置于 4℃冰箱过夜，使其解冻，隔日在细胞超净台上以无血清的 DMEM/F12 培养液稀释 Matrigel，至浓度为 1mg/ml。

（2）铺胶、包被基底膜：取出在 –20℃下预冷好的 24 孔板，把 50μl 稀释好的 Matrigel 均匀铺于 Transwell 小室的底部，在 37℃培养箱中放置 3 小时，使 Matrigel 充分凝聚。

（3）各组药物与滋养细胞共培养：将生长状态良好的输卵管妊娠滋养细胞以 1×10^4 个 / ml 接种于 6 孔板内，每孔 1ml，37℃，5%CO_2 恒温培养箱中培养 2 天，弃原培养液，加入无血清的 DMEM/F12 培养液，置于 37℃，5% CO_2 恒温培养箱中继续培养 24 小时，使细胞生长同步化，弃去培养液，加入不同浓度的中药水提醇沉液，使其终浓度分别为 2.5、5、10mg/ml，同时设立西药组（甲氨蝶呤，按照人临床常规用量折算为终浓度 5μg/ml）和空白组。然后在 37℃，5% CO_2、饱和湿度条件下培养 48 小时。

（4）接种细胞：将进入对数生长期的各组滋养细胞以 0.25% 胰酶消化、离心、弃上清液，以无血清 DMEM/F12 培养基重悬细胞沉淀，吹打均匀后计数细胞，调整至所需的浓度。接种 1.0×10^4 个滋养细胞于 Matrigel 包被的 Transwell 小室中，小室内的培养基为无血清的 DMEM/F12，体积是 200μl，然后于小室外（即 24 孔板的孔内）加入 500μl 含 10% 胎牛血清的 DMEM/F12 培养基，以提供细胞侵袭运动的趋化因子，放置于细胞培养箱，再继续培养 24 小时。

（5）细胞的固定染色：自 24 孔板中取出 Transwell 小室，用 $1 \times$ PBS 轻轻冲洗 3 次，再用小棉签轻轻擦去小室底部微孔滤膜上层的细胞，将小室置于固定液（甲醇 - 冰乙酸 =3：1）中放置 10 分钟，取出小室放入苏木精中浸泡，染色 5 分钟。

（6）实验结果观察：沿小室底部边缘小心剪下滤膜，显微镜下观察穿过 Matrigel 及微孔至滤膜背面的滋养细胞，于光学显微镜下计数 5 个视野的细胞数目，取平均值。

4. 统计方法

数据统计采用 SPSS19.0 FOR WINDOWS 软件处理，若方差齐，两组均数比较作两独立样本的 t 检验；多组间均数比较采用单因素方差分析；进一步组内两两比较，采用最小显著差异 t 检验（即 LSD-t）。若方差不齐，采用秩和检验。

三、结果

各组滋养细胞侵袭状况见附图 2-5-11~ 附图 2-5-12，表 2-5-4。

表 2-5-4　输卵管妊娠滋养细胞各药物组侵袭能力的比较（$\bar{x} \pm s$）

组别	穿膜细胞个数
输卵管妊娠滋养细胞组（空白组）	$86.61 \pm 3.36^{\triangle}$
中药 2.5mg/ml 组	$72.43 \pm 4.167^{\star\triangle}$
中药 5mg/ml 组	$68.19 \pm 2.86^{\star}$
中药 10mg/ml 组	$57.21 \pm 3.11^{\star\triangle}$
西药组	$67.00 \pm 4.36^{\star}$

注：与空白组比较，☆ $P<0.05$；与西药组比较，△ $P<0.05$。

从表 2-5-4 可见：与空白组比较，各加药组与空白组比较均有统计学意义（$P<0.05$）；与西药组比较：①西药组的穿膜细胞个数多于中药 2.5mg/ml 组（西药组优于中药 2.5mg/ml 组），差异具有统计学意义（$P<0.05$）；②西药组与中药 5mg/ml 组对比，差异无统计学意义（$P>0.05$）；③中药 10mg/ml 组的穿膜细胞个数多于西药组（中药 10mg/ml 组优于西药组），差异具有统计学意义（$P<0.05$）。

四、讨论

（一）滋养细胞侵袭与胚胎植入

众所周知，正常宫内早期妊娠时，胚胎着床的一个重要前提就是滋养细胞有节制地侵入子宫内膜基质，若这个侵入过程调节失控就会导致病变。滋养细胞侵蚀与肿瘤细胞的侵袭转移特性有很多相似之处，但是滋养细胞的侵蚀不是无限制的，它受到一系列蜕膜和滋养细胞内的活性因子精确的调控，如细胞黏附分子（CAM）和细胞外基质（ECM）因子、蛋白酶和抑制因子、生长因子、细胞杀伤因子等。它还具有严格的时空限制：侵袭时间仅仅发生于妊娠早期，侵袭部位仅仅局限于子宫蜕膜、肌层内 1/3[1]。同样，输卵管妊娠时，滋养层细胞黏附并植入输卵管黏膜是胚胎异位着床的先决条件。本实验正是探讨了输卵管妊娠滋养细胞和正常宫内早孕滋养细胞侵袭能力有无不同，以及化瘀消癥杀胚中药复方是否抑制了输卵管妊娠滋养细胞的侵袭能力。

（二）滋养细胞侵袭与 MMPs 的关系

细胞穿过基底膜及侵入细胞外基质时，必须对其中的重要成分如基质糖蛋白、各种胶原、以及蛋白多糖进行蛋白酶解，因此判断一种细胞有无浸润活性就取决于它有无分泌蛋白酶的能力。滋养细胞具有浸润性就是由于自身能分泌 MMP，MMP 是一类锌离子依赖性蛋白水解酶，可降解细胞外基质，为滋养细胞浸润提供必要条件[2]。Kocera 等对输卵管妊娠的研究表明，滋养层细胞可表达 MMP1、MMP2 和 TIMP，这些分子参与了输卵管妊娠的早期植入行为[3]。秦力等[4]研究表明，MMP2、9、14 和 TIMP1、2、3 于所有绒毛外细胞滋养细胞（EVCT）中均有表达，在输卵管妊娠时，由于输卵管壁较薄，内膜的蜕膜反应差，MMP/TIMP 的表达失常可能是输卵管妊娠受精卵着床的可能机制。

（三）滋养细胞侵袭模型的应用

Matrigel 是一种来源于 EHS 小鼠肉瘤的 ECM 蛋白，目前常被用于研究细胞的分化、迁移、侵袭行为[5]。在 Transwell 小室系统中，滋养细胞首先黏附到 Matrigel 表面，继而通过分泌 MMP 消化降解 Matrigel，之后细胞迁移运动穿过滤膜，最后附着在多孔滤膜背面，最后通过计数穿膜细胞个数来评价细胞的侵袭能力及实验药物对细胞侵袭能力的影响。秦立赞[6]为研究滋养细胞的侵袭行为，建立了可保持绒毛外细胞滋养细胞（EVCT）与蜕膜基质细胞（DSC）生物学特性的共培养细胞模型，在 Transwell 小室上室的有孔底膜上培养绒毛外细胞滋养细胞，同时把蜕膜基质细胞培养在下室底面，这样 2 种细胞各自分泌的激素、相关细胞因子和生长因子、参与浸润过程的蛋白酶和蛋白酶抑制剂在上下室之间可互通交流、相互作用，成功模拟了体内 EVCT 侵袭蜕膜层的状态。章汉旺等[7]利用 Matrigel 侵袭试验分析不同浓度胰岛素生长因子（IGF-Ⅱ）对滋养细胞的侵袭力的影响，结果发现 IGF-Ⅱ可以明显促进原代培养的人早孕滋养细胞的迁移和侵袭力，并随着药物浓度和时间的增加而增强，各组间有显著性差异。

（四）滋养细胞侵袭的调控

目前对滋养细胞侵袭功能的调控机制仍未能完全阐明，但不管通过何种因素起作用，最终都要通过细胞信号传导途径来调节滋养细胞侵袭功能，目前研究较多的有局部黏附激酶、小分子 G 蛋白、磷酸肌醇 3 激酶、丝裂原活化蛋白激酶、JAK/STAT 信号转导通路和 Smad 族的信号蛋白等 6 个与滋养细胞侵袭力相关的主要信号传导通路[8]。韩雪川等[9]研究认为米非司酮能上调人早孕绒毛组织中 TGF2β/smads 信号通路的功能状态，从而可能诱导 PAI 基因的表达，PAI1 通过抑制细胞外基质的降解而抑制滋养细胞的侵袭、浸润，可能是该药物引起流产的机制之一。

（五）输卵管妊娠滋养细胞侵袭力的研究

从滋养细胞侵袭能力对比来看，输卵管妊娠和宫内妊娠并无区别，但中药复方对输卵管妊娠滋养细胞的侵袭能力有不同程度的影响，甚至中药 10mg/ml 组优于西药组，这说明中药复方抑制了滋养细胞的侵袭行为，而早期输卵管妊娠同宫内妊娠一样，也是凭借滋养细胞的浸润侵袭而附着于输卵管部位，抑制其侵袭运动可能是阻止妊娠组织进一步的浸润管壁的机制之一。如前所述，滋养细胞侵袭受多种因素的调控，本实验只是粗略模拟了滋养细胞侵袭的结果，而中药复方究竟在侵袭的哪个信号转导通路、环节、相关分子产生作用，则需要更进一步深入研究。

参考文献

[1] Ferretti C, Bruni L, Dangles-Marie V, et al. Molecular circuits shared by placental and cancer cells, and their implications in the proliferative, invasive and migratory capacities of trophoblasts [J]. Hum Reprod Update, 2007, 13(2): 121.

[2] Cohen M, Bischof P. Factors regulating trophoblast invasion [J]. Gynecolobstet Invest, 2007, 64: 1262-1264.

[3] Kucera E, Konig F, Tangl S, et al. Bcl-2 expression as a novel immunohistochemical marker for ruptured tubal ectopic pregnancy [J]. Hum Re-prod, 2001, 16(6): 1286-1290.

[4] 秦力, 王雁玲. 输卵管妊娠着床窗口的分子基础及母胎界面相关分子的表达[J]. 生殖医学杂志,

2003,12(6):371-373.

[5] Yun SJ,Park HJ,Yeom MJ,et al. Effect of electroacupuncture on the stress-induced changes in brain-derived neurotrophic factor expression in rat hippocampus[J]. Neurosci Lett,2002,318:85-88.

[6] 秦立赞,陈士岭,张曦倩,等.人绒毛外细胞滋养层细胞与蜕膜基质细胞共培养模型的建立[J].南方医科大学学报,2006,26(7):914-917.

[7] 章汉旺,马文红,李坚雄.胰岛素生长因子Ⅱ促进人早孕滋养细胞的迁移和侵袭[J].中国妇幼保健,2009,24(5):659-661.

[8] 俞丽丽,李力.调节滋养细胞侵袭力的信号传导通路[J].生殖与避孕,2008,28(7):419-422.

[9] 韩雪川,李明江,赵兴波.米非司酮对人早孕绒毛组织中 TGF-β/smads 信号通路功能状态的影响[J].山东大学学报(医学版),2009,47(7):93-95.

第四部分　化瘀消癥杀胚中药复方对输卵管妊娠滋养细胞凋亡及凋亡相关蛋白表达的影响

实验一　化瘀消癥杀胚中药复方含药血清对输卵管妊娠滋养细胞凋亡率与凋亡相关蛋白 Bcl-2/Bax 的影响

一、研究目的与内容

选择符合药物治疗的经知情同意后的早期输卵管妊娠患者的输卵管妊娠绒毛组织,采用以体外培养的人输卵管妊娠滋养细胞作为研究载体,以化瘀消癥杀胚中药复方对 SD 大鼠进行灌胃后,采血所得的含药血清对人输卵管妊娠绒毛细胞进行培养,并设立甲氨蝶呤 SD 大鼠含药血清及空白 SD 大鼠血清体外培养的输卵管绒毛滋养细胞作为对照组。通过流式细胞法(FCM)检测细胞凋亡率;蛋白质印迹法(Western Blot)检测凋亡相关蛋白 Bcl-2 和 Bax 的表达。拟从细胞凋亡方面探讨化瘀消癥杀胚中药复方对输卵管妊娠滋养细胞靶部位的作用机制。

二、材料与方法

(一)材料

1. 试剂与药物

0.25% 胰酶,吉诺生物(USA)。

胎牛血清,GIBCO(USA)。

BIO-AMF-2 滋养叶培养基,BIOIND(ISREAL)。

生理盐水含药血清。

西药甲氨蝶呤含药血清:同本节第一部分实验一。

化瘀消癥杀胚中药复方含药血清:同本节第一部分实验一。

2. 主要仪器设备

317 型二氧化碳培养箱,Thermo(USA)。

SW-CJ-2F 型净化工作台(苏州净化)。

TS100 型倒置显微镜 Nikon（JP）。

E200 型三目显微镜 Nikon（JP）。

TD25-WS 型自动平衡离心机，长沙湘仪。

21-R 型冷冻离心机，Thermo（USA）。

1.6-R 型冷冻离心机，Thermo（USA）。

（二）方法

1. 化瘀消癥杀胚中药复方含药血清及对照组药液的制备方法

同本节第一部分实验一。

2. 输卵管妊娠滋养细胞的体外培养方法

见本章第二节。

3. 含药血清干预细胞的实验方案

（1）中药组：培养液中加入灌服化瘀消癥杀胚中药复方 7 天的中剂量组（浓缩药液 3g/只 / 日 2 次 ×7 天）大鼠血清，含药血清的浓度选取 5%。

（2）空白组：培养液加入生理盐水灌胃后的大鼠血清，含药血清的浓度选取 5%。

（3）西药组：培养液中加入甲氨蝶呤（采血前 1 小时腹腔注射 1mg/ 只）肌注后的大鼠血清，含药血清的浓度选取 5%。

3 组细胞分别与含药血清作用 72 小时，制备悬浮细胞做细胞凋亡检测，提取总蛋白做 Western-Blot。

三、化瘀消癥杀胚中药复方含药血清对输卵管妊娠滋养细胞凋亡的影响

（一）材料

1. 试剂与药物

0.25% 胰酶，吉诺生物（USA）。

BIO-AMF-2 滋养叶培养基，BIOIND（ISREAL）。

AnnexinV-FITC+PI 凋亡检测试剂盒，Beckman Coulter（USA）。

无水乙醇等均为分析纯。

其他离心管等耗材。

2. 主要仪器设备

EPICS XL 型流式细胞仪，Beckman Coulter（USA）。

其余仪器设备，同本实验"二"。

（二）实验步骤

（1）取对数生长期细胞，吸出培养液，PBS 洗 1 次，加入 0.25% 胰酶和 0.02% EDTA-Na$_2$ 适度消化，加含血清培养基终止消化后转入离心管，800r/min 离心 15 分钟，去上清。预冷 PBS 洗 2 次，800r/min 离心 15 分钟。收集细胞沉淀。

（2）用 5ml 注射器打入 70%（预冷）乙醇，4℃固定过夜（1 周内检测）。

（3）取出复温，800r/min 离心 15 分钟，去乙醇，预冷 PBS 洗 2 次，800r/min 离心 15 分钟，加 0.5ml Binding Buffer 悬浮细胞，务必均匀吹散，浓度大约为 1.0×10^6 个 /ml。

（4）没做处理细胞组制备双阴性、Annexin V-FITC 单染、PI 单染、AnnexinV-FITC+PI 双染细胞来设门和做荧光补偿。

（5）在悬浮细胞液中加入 5μl Annexin V-FITC，轻轻混匀后于 2~8℃避光孵育 15 分钟。加入 10μl PI 后轻轻混匀后于 2~8℃避光孵育 10 分钟，300 目（孔径 40~50μm）尼龙网过滤，上机检测。

（6）功率为 15mW，可调检测器为高敏感的光电倍增管（PMT），FITC 激发光波长为 488nm，发射波波长为 525nm；PI 激发光波长为 488nm，发射波波长为 630nm，散射光 FS、SS 检测，荧光信号 FL1 FITC、FL3 ECD 通道实时检测，收集 Log 和 Lin 信号，重复 3 次。

（7）控制与分析软件，信号采集 EXPO32 ADC XL 4 Color，信号分析 Summit。

（三）结果

滋养细胞与 5% 含药血清共同作用 72 小时后，可提高滋养细胞的凋亡率，且中药的影响作用更显著。见表 2-5-5，西药组与空白组比较，细胞凋亡率上升，差异具有统计学意义（$P<0.05$）；中药组与空白组凋亡率比较，细胞凋亡率上升，差异具有统计学意义（$P<0.05$）；中药组与西药组比较，差异无统计学意义（$P>0.05$）。细胞凋亡率图见附图 2-5-11~附图 2-5-13。

表 2-5-5　含药血清对滋养细胞细胞凋亡率的影响（$\bar{x}\pm s$）

组别	例数（n）	凋亡率（%）
空白组	6	0.98 ± 0.55
西药组	6	3.40 ± 2.57 ☆
中药组	6	5.18 ± 2.59 ☆▲

注：与空白组比较，☆ $P<0.05$；与西药组比较，▲ $P>0.05$。

四、化瘀消癥杀胚中药复方含药血清对输卵管妊娠滋养细胞凋亡相关蛋白的影响

（一）材料

1. 试剂与药物

兔抗人 Bcl-2 抗体（Bcl-2 Rabbit Ab-Cell），Signaling Technology, Catalog No: 2876（USA）。

兔抗人 Bax 抗体（Bax Rabbit Ab-Cell），Signaling Technology, Catalog No: 2272（USA）。

兔抗人微观蛋白抗体（Tubulin Rabbit Ab），BIO-RAD（USA）。

BCATM 蛋白浓度测定试剂盒（BCATM Protein Assay Kit），Thermo（USA）。

辣根过氧化酶标记羊抗兔二抗（HRP-Goat Anti-Rabbit 二抗），Proteintech Group（USA）。

蛋白裂解液（碧云天）。

ECL Western Blot 检测试剂盒（南京凯基生物）。

0.25μm PVDF 膜，MILLIPORE（USA）。

牛血清白蛋白，GIBCO（USA）。

X 光胶片（富士）。

其他试剂均为分析纯。

2. 主要实验仪器

5417R 型高速冷冻离心机，eppendorf（Germany）。

Elx 型通用酶标仪，BIO-TEK（USA）。

Power Pac HV 型电泳仪，Bio-Rad（USA）。

VE-180 型电泳槽（上海天能）。

VE-186 型电转槽（上海天能）。

TS-8 型转移脱色摇床（江苏海门麒麟医用仪器厂）。

Universal Hood Ⅱ型凝胶成像系统，BIO-RAD（USA）。

（二）Western-blot 法检测凋亡相关蛋白 Bcl-2 和 Bax 步骤

提蛋白→蛋白定量→电泳→电转→封闭→孵一抗→孵二抗→ECL 发光→凝胶成像→灰度值分析。

（1）提蛋白：往培养皿加入 100μl 裂解液，10 分钟内用细胞刮反复刮刷，充分裂解贴壁细胞后转移至离心管，暂不使用时 –80℃保存。

（2）蛋白定量：收集完蛋白样品，为确保每个蛋白样品的上样量一致，BCATM Protein Assay Kit 定量每个蛋白样品的总蛋白浓度。

（3）电泳：配制 10%SDS-PAGE 凝胶。在收集的蛋白样品中加进适量浓缩的 SDS-PAGE 蛋白上样缓冲液。100℃沸水浴加热 5 分钟，蛋白充分变性。冷却到室温后，把蛋白样品直接上样到 SDS-PAGE 胶加样孔内。电泳电压 100V，时间为 90 分钟。

（4）电转：PVDF 膜甲醇泡 5 分钟。小心取出胶，盖上 PVDF 膜，电转电压 300V，时间为 120 分钟。

（5）封闭：转膜完毕后，立即把膜放置到预先预备好的 Western 洗涤液中，漂洗 1~2 分钟，以洗清膜上的转膜液。吸尽洗涤液，加进 5%BSA 封闭液，在摇床上缓慢摇动，室温封闭 60 分钟。

（6）孵一抗：按照 1∶1000 比例稀释一抗。吸尽封闭液，立即加进稀释好的一抗，室温侧摆摇床上缓慢摇动孵育 1 小时。4℃缓慢摇动孵育过夜。回收一抗。加进 Western 洗涤液，在侧摆摇床上缓慢摇动洗涤 5~10 分钟。吸尽洗涤液后，再加进洗涤液洗涤 5~10 分钟。共洗涤 3 次。

（7）孵二抗：吸尽洗涤液，立即加进稀释好的二抗，室温在侧摆摇床上缓慢摇动孵育 1 小时。回收二抗。加进 Western 洗涤液，在侧摆摇床上缓慢摇动洗涤 5~10 分钟。吸尽洗涤液后，再加进洗涤液洗涤 5~10 分钟。共洗涤 3 次。

（8）ECL 发光：使用 ECL 检测试剂盒来检测发光。X 光胶片曝光，压片暗盒压片，手工洗照片。

（9）胶片成像。

（10）灰度值分析。

（三）结果

1. 含药血清对 Bcl-2 蛋白表达量的影响

滋养细胞与 5% 含药血清共同作用 72 小时后，可降低 Bcl-2 蛋白表达量。见表 2-5-6，西药组与空白组比较，Bcl-2 蛋白表达量降低，差异具有统计学意义（$P<0.05$）；中药组与空白组比较，Bcl-2 蛋白表达量降低，差异具有统计学意义（$P<0.05$）；中药组与西药组比较，差异无统计学意义（$P>0.05$）。Bcl-2 的 Western-blot 胶片图，见附图 2-5-14。

表 2-5-6 含药血清对滋养细胞 Bcl-2 蛋白表达的影响（$\bar{x} \pm s$）

组别	例数（n）	蛋白相对含量（%）
空白组	6	29.89 ± 2.06
西药组	6	24.07 ± 4.90 ☆
中药组	6	18.86 ± 5.17 ☆▲

注：与空白组比较，☆ $P<0.05$；与西药组比较，▲ $P>0.05$。

2. 含药血清对 Bax 蛋白表达量的影响

含药血清与滋养细胞共同培养 72 小时后，Bax 蛋白表达量未见有明显变化，见表 2-5-7。两组含药血清与空白组比较，差异均无统计学意义（$P>0.05$）。Bax 的 Western-blot 胶片图，见附图 2-5-14。

表 2-5-7 含药血清对滋养细胞 Bax 蛋白表达的影响（$\bar{x} \pm s$）

组别	例数（n）	蛋白相对含量（%）
空白组	6	35.31 ± 1.70
西药组	6	35.96 ± 2.37 ★
中药组	6	35.76 ± 1.55 ★▲

注：与空白组比较，★ $P>0.05$；与西药组比较，▲ $P>0.05$。

五、讨论

（一）细胞凋亡

细胞凋亡（apoptosis）是指细胞在一定的生理及病理条件下，遵循自身的程序，自己结束其生命的过程，最后细胞裂解为若干凋亡小体，被其他细胞吞噬。现在很多情况下，亦称为程序性细胞死亡（programmed cell death，PCD）。

1. Annexin V-FITC+PI 染色法流式细胞仪检测细胞凋亡

Annexin V-FITC+PI 染色的原理是通过凋亡形态学检测——细胞膜改变进行的。细胞凋亡比较早期时，细胞膜即出现了一些改变，细胞膜磷脂双分子层中的磷脂酰丝氨酸（PS）从细胞膜内翻转到细胞膜外，暴露于细胞膜；Annexin V 是一种 Ca^{2+} 依赖的磷脂结合蛋白，在 Ca^{2+} 存在的情况下，与磷脂酰丝氨酸有很高的亲和力，因此 Annexin V 是检测细胞早期凋亡的灵敏指标。当 Annexin V 被荧光素标记时，可在流式细胞仪上或荧光显微镜下检测到早期凋亡的细胞。细胞凋亡与坏死的最大区别为前者的细胞膜保持完整，而后者的细胞膜破碎。碘化丙啶（PI）作为一种可嵌入 DNA 双链的红色荧光物质，不能通过完整的细胞膜，因此对活细胞和早期凋亡的细胞不能染色，但可进入坏死细胞（包括晚期凋亡细胞），使其发出红色。

依据细胞凋亡早期，质膜质双层中的磷脂酰丝氨酸（PS）由内层向外层迁移，但其通透性保持完好，因此用 FITC 标记的磷脂酰丝氨酸结合蛋白（Annexin V）和核酸染料碘化丙啶（PI）进行染色，细胞呈 FITC$^+$/PI$^-$。细胞坏死在其早期，细胞膜的完整性就已破坏，此时细胞呈 FITC$^+$/PI$^+$。经流式细胞分析可鉴别活细胞、凋亡细胞和坏死细胞。在双参数流式细胞仪的散点图上，左下象限代表活细胞，为（FITC⁻/P1⁻）；右上象限代表非活细胞，即坏死细胞及晚期凋亡细胞，为（FITC⁺/PI⁺）；右下象限代表早期凋亡细胞，显现（FITC⁺/PI⁻）；左上象限代表收集过程中出现损伤的细胞（FITC⁻/PI⁺）。

2. 细胞凋亡与输卵管妊娠

妊娠时，由凋亡引起的程序化的细胞死亡发生在母儿双方接触面，在种植、蜕膜化中起到重要作用。凋亡总是由胚胎接触部位开始，且以胚胎接触部位最显著。

输卵管妊娠传统上认为种植在输卵管管壁上，然而，这个种植的受精卵很快侵袭上皮进入肌层，因为管壁缺少黏膜层，侵袭入黏膜下层直达母体血管[1]。蜕膜为发育胚胎提供营养和保护它反抗母方免疫排斥反应。输卵管组织蜕膜发育不全，缺乏蜕膜容易引起合体滋养层的细胞凋亡，使合体滋养层也失去提供营养的作用，因此不易于胚胎发育成长[2]。

从表 2-5-5 可以看出，西药组及中药组含药血清与滋养细胞作用后，细胞凋亡率上升，与空白组比较，差异具有统计学意义（$P<0.05$）；中药组与西药组比较，差异无统计学意义（$P>0.05$）。与含药血清作用后，凋亡发生增加，凋亡率升高，从而使滋养细胞对输卵管管壁无限制的增殖和侵袭减少，进而最大程度地保全输卵管组织的完整性，防止病情恶化的发生。诱导滋养细胞凋亡，可能是中药发挥杀胚效应的机制之一。

（二）凋亡相关蛋白

1. Bcl-2、Bax 及两者比例

Bcl-2 是参与凋亡调控的基因家族。Bcl-2 主要的生物学功能是增加细胞对多种凋亡刺激因素的抵抗力，不影响细胞增殖，只是减少细胞凋亡，延长细胞寿命[3]。Bcl-2 在线粒体中可直接调节膜上通透性转换孔来调节线粒体膜的通透性，以阻止细胞色素 C 释放入胞质而抑制细胞凋亡。Bax 是一种胞液蛋白，当凋亡发生时，Bax 从胞质中转移到线粒体膜上，并且形成一个通道，改变膜的通透性，引起细胞色素 C 释放入胞浆，激活 Caspases 家族，最终引起凋亡[4]。Bcl-2 通过抑制 Bax 插入线粒体膜或通过直接、间接地抑制 Bax 通道的活性来阻止细胞色素 C 的释放[5]，来调控细胞的生死。

有研究表明，Bcl-2 和 Bax 各自可形成同源二聚体，Bcl-2 和 Bax 蛋白水平的相对高低与凋亡调控直接相关，Bax 增高促进细胞凋亡，Bcl-2 蛋白在胎盘中主要表达于合体滋养细胞，而细胞滋养层较少表达[6]。通常 Bcl-2 和 Bax 的比值决定了细胞凋亡的发生与否，当该值增加时抑制细胞凋亡，该比值下降时则促进细胞凋亡。

2. Bcl-2/Bax 与输卵管妊娠

Bcl-2 主要在合体滋养层中表达，其表达量高于细胞滋养层[7]。在输卵管部位的妊娠，Bcl-2 表达量升高，反映了输卵管滋养层细胞的无限制增殖，凋亡引导失调。这可能与输卵管妊娠由于植入部位不同使得母体微环境改变，导致滋养细胞自分泌因素和母体旁分泌因素的失调，进而影响了滋养细胞的侵袭活性与自我凋亡的调节能力有关[7]。

化瘀消癥杀胚中药复方与滋养细胞作用后，能使其抑制凋亡蛋白 Bcl-2 表达水平降低，Bcl-2/Bax 的比例降低。其促凋亡机制可能是：一方面 Bax 通过与 Bcl-2 相关蛋白形成异源二聚体，使其失去抑制细胞凋亡的活性。Bcl-2 和 Bax 可形成异源二聚体，这些蛋白在整合入

膜时可能产生异源二聚体通道，该通道受 Bcl-2 和 Bax 比例的影响[8]。

　　从中医药治疗输卵管妊娠的角度考虑，随着时间的推移，化瘀消癥杀胚中药复方治疗使输卵管部位滋养细胞 Bcl-2 表达水平减低，Bcl-2/Bax 的比例降低，凋亡率升高，使滋养细胞增殖能力减弱，侵袭的程度下降，输卵管不会因为输卵管妊娠病灶增殖和向输卵管黏膜基层内浸润生长而承受更大的张力，减小了破裂的风险，从而使疾病往好的方向发展，与刘凛[9]所报道的当 Bcl-2 水平升高使抗凋亡因素占优势，进而增强细胞侵袭活性，导致输卵管妊娠破裂的推理相似。Kucera 也有相似推论[7]。

　　本研究的细胞凋亡率及细胞凋亡相关蛋白的结果是推导同样一个结论，即中药含药血清与滋养细胞作用后，使其细胞凋亡率上升，下调抗凋亡蛋白 Bcl-2 的表达，降低 Bcl-2/Bax 比值，从而推断，化瘀消癥杀胚中药复方可能通过促进凋亡的途径起到治疗输卵管妊娠的作用。

　　在输卵管妊娠中，受精卵种植在输卵管代表一个形态学上正常的胚胎种植在不正常的位置，一方面其滋养细胞引起正常的免疫和分泌活动，另一方面输卵管组织蜕膜化不能够正常的发生[10]，局部细胞凋亡及侵袭活性发生改变。恰是这个病理学的状态，为下一步进行输卵管妊娠的研究提供了继续探索的方向。

参考文献

［1］Kucera E，Konig F，Tangl S，et al. Bcl-2 expression as a novel immunohistochemical marker for ruptured tubal ectopic pregnancy［J］.Hum Reprod，2001，16（6）：1286-1290.

［2］Pauerstein CJ，Croxatto HB，Eddy CA，et al. Anatomoy and patholophy of tubal pregnancy［J］.Obstet Gynecol，1986，67（3）：301-308.

［3］Kim CJ，Choe YJ，Yoen BH，et al. Patterns of bcl-2 expression in placenta［J］.J Soc Gencol Invest，1996，3（Suppl）：226.

［4］Liao SL，Kao TK，Chen WY，et al.Tetramethylpyrazine reduces ischemic brain injury in rats［J］.Neurosci Lett，2004，372（1-2）：40-45.

［5］Wang E，Marcotte R，Petrolakins E. Singaling pathway for apoptosis：a racetrack for life or death［J］. Cellular Biochem Suppl，1999，32：95-102.

［6］Cummings MC，Winterford CM，Walker NI. Apoptosis［J］.Am J Surg Pathol，1997，21：88-101.

［7］Rangoa UV，Krusch EA，Kertschanska S，et al. Apoptosis of extravillous trophoblast Cells Limits the trophoblast invasion in uterine but not in the tubal pregnancy during first trimester［J］. Placenta，2003，24（10）：929-940.

［8］Granville DJ，Carthy CM，Hunt DWC，et al. Apoptosis：molecular aspects of cell death and disease［J］.Lab Invest 1998，78：893-913.

［9］刘凛. 输卵管妊娠破裂型与流产型患者血清中 PGE2 与 Bcl-2 蛋白含量的变化［J］. 江西医药，2006，41（5）：268-270.

［10］Marx L，Arck P，Kapp M，et al. Leukocyte populations，hormone receptors and apoptosis in ectopic and ectopic first trimester human pregnancies［J］. Hum Reprod，1999，14（4）：1111-1117.

实验二 化瘀消癥杀胚中药复方水提醇沉液对输卵管妊娠滋养细胞凋亡蛋白 Fasl 和 Caspase-3 的影响

一、研究目的与内容

采用 Western-blot 法检测化瘀消癥杀胚中药复方对输卵管妊娠滋养细胞凋亡蛋白 Fasl 和 Caspase-3 表达的影响，拟从细胞凋亡方面探讨化瘀消癥杀胚中药复方对输卵管妊娠滋养细胞靶部位的作用机制。

二、材料与方法

（一）材料

1. 试剂与药物

过硫酸胺（APS） Sigma 产品。

双丙烯酰胺（N-N-甲叉双丙烯酰胺） Sangon 产品。

丙烯酰胺 Sigma 产品。

四甲基乙二胺（TEMED） Sigma 产品。

三羟甲基氨基甲烷（Tris） 广州捷倍思，批号 20120427。

甘氨酸（Glycine） Mbchen 产品。

十二烷基磺酸钠（SDS） 广州捷倍思，批号 112428。

甲醇 广州化学试剂厂，批号 20100303-2。

碧波 BCA 蛋白浓度测定试剂盒 广州浩玛生物科技有限公司，批号 BP311。

Caspase-3 一抗 Santa 公司，货号 sc-7148。

FAS-L 一抗 Santa 公司，货号 sc-834。

GAPDH 一抗及所有二抗 广州威佳科技有限公司。

预染蛋白 Marker 英国 NEB。

SuperECL Plus 超敏发光液 Thermo，批号 MD15645。

5×SDS-PAGE 蛋白上样缓冲液 广州浩玛生物科技有限公司，批号 111031。

小牛血清白蛋白（BSA） 广州浩玛生物科技有限公司，20120826。

显影粉、定影粉 广州浩玛生物科技有限公司。

2. 实验溶液的配制

（1）1.5mol/L Tris-HCl（pH8.8）：称取 18.17g Tris 碱，加纯水 80ml，缓慢地加浓盐酸至 pH8.8（约加 3ml），后加纯水定容至 100ml。

（2）1mol/L Tris-HCl（pH6.8）：称取 12.114g Tris 碱，加纯水 80ml，缓慢地加浓盐酸至 pH6.8（约加 8ml），后加纯水定容至 100ml。

（3）10%（W/V）SDS：称取 10g SDS，加纯水 100ml，室温保存。

（4）10% 过硫酸胺：称取 0.2g 过硫酸胺，溶于 2ml 纯水中，4℃保存，一周内使用。

（5）30% 丙烯酰胺储存液：称取 29g 丙烯酰胺，1g 甲叉双丙烯酰胺，加纯水 100ml，缓慢搅拌至粉末完全溶解，置于棕色瓶中，4℃保存。

（6）10×SDS-PAGE 蛋白电泳缓冲液（pH8.3）：称取 Tris 碱 6g，甘氨酸 28.8g，SDS 2g 加纯水 200ml 溶解，4℃保存，用时 10 倍稀释。

（7）10×电转缓冲液：称取 Tris 碱 12.13g，甘氨酸 57.67g，加纯水 200ml 溶解，4℃保存，用时稀释为 1×，添加 20% 甲醇。

（8）TBS 溶液：分别量取 2M Tris-HCl（pH7.5）5ml，4mol/L NaCl 37.5ml，加纯水定容至 1000ml，4℃保存。

（9）TBST 溶液：TBS 溶液添加 0.1% Tween-20，现用现配。

（10）封闭液（5% BSA/TBS）：称取 1g BSA，TBS 溶液 20ml 溶解，现用现配。

3. 主要仪器设备

离心机　德国 Eppendorf 公司 5410R 型。

电泳仪　美国 Bio-rad 公司。

纯水器　德国 MILLOPORE 公司。

低温冰箱　日本 SANYO 公司 MDFU5410。

超低温冰箱　美国 Thermo 995。

微量移液器　0.5~10μl（Finnpipette, 芬兰）；20~200μl（Gilson, 德国）；200~1000μl（Gilson, 德国）。

DYCZ-24DN 型垂直板电泳仪　北京六一仪器厂。

DYCZ-40D 型电转移装置　北京市六一仪器厂。

电子分析天平　日本岛津 AEL-160 精度 1/10 000g。

光密度扫描仪　美国 BIO-RAD GS-800。

超净工作台　哈尔滨东联电子技术开发有限公司。

全自动蒸汽消毒锅　日本 HIRAYAMA HVE-50。

TS-1 型脱色摇床　江苏海门市其林贝尔仪器制造有限公司。

定性滤纸　杭州新华纸业有限公司。

暗盒　汕头市粤华医疗器械厂有限公司。

增感屏　上海医疗器械股份有限公司齿科医械厂。

X 光片　富士医疗用 X 光胶片，批号：4741008378。

台式冷冻恒温振荡器　太仓市实验设备厂 THZ-C-1。

PVDF 膜　0.22μm，Millipore。

4. 原代培养的输卵管妊娠滋养细胞

同本章第二节。

5. 实验药物的配制

化瘀消癥杀胚中药复方水提醇沉液配制方法，同本节第一部分实验二。

水提醇沉液均用 DMEM 培养液稀释，用 pH 试纸测其 pH 值（pH 反应呈中性），在无菌条件下，过 0.22μm 微孔滤膜，分别配制成低浓度（2.5mg/ml）、中浓度（5mg/ml）、高浓度（10mg/ml）的储备液，–20℃保存备用，使用前溶解至室温。

甲氨蝶呤用 DMEM 培养液稀释为 5μg/ml，用 pH 试纸测其 pH 值（pH 反应呈中性），在无菌条件下，过 0.22μm 微孔滤膜，–20℃保存备用，使用前溶解至室温。

6. 实验分组

实验设中药低、中、高剂量组（2.5、5、10mg/ml）、空白组（含细胞和全培养基）、西药组（甲氨蝶呤），作用时间均为 48 小时。

（二）方法

1. 细胞复苏、培养、计数、传代

方法同本章第二节。

2. 观察化瘀消癥杀胚中药复方对输卵管妊娠滋养细胞凋亡蛋白 Fasl 和 Caspase–3 表达的影响

Western blot 技术是通过 SDS- 聚丙烯酰胺凝胶电泳（SDS-PAGE）对目标蛋白质进行分离，然后将凝胶上的蛋白质以电转印的方法转移至固相支持物上（如硝酸纤维素膜等），再用特异抗体作为探针，显色用标记的二抗，对靶蛋白进行检测的方法[1]。因而可对样品中的目标蛋白进行鉴定和半定量分析。

（1）细胞处理：将生长状态良好的细胞以 1×10^4 个 /ml 接种于 6 孔板内，每孔 1ml，37℃、5%CO_2 恒温培养箱中培养 2 天，弃原培养液，加入无血清的 DMEM/F12 培养液，置于 37℃、5% CO_2 恒温培养箱中继续培养 24 小时，使细胞生长同步化，弃去培养液，加入不同浓度的中药水提醇沉液，使其终浓度分别为 2.5、5、10mg/ml，同时设立西药组（甲氨蝶呤：按照人临床常规用量折算为终浓度 5μg/ml）和空白组，每组设立 5 个重复。然后在 37℃、5%CO_2 饱和湿度条件下培养 48 小时。

（2）Western-blot 过程

1）蛋白提取。①倾去细胞上清液，预冷 PBS 液冲洗 2 次甩干后，每孔加入 200μl 蛋白提取液，充分湿润板底，冰上放置 20 分钟。②用细胞刮刮下细胞，使蛋白提取液积于孔底一边，用 200μl 枪头反复吹打数次后将溶液转移至预冷的 EP 管中，冰上静置 1 小时。③4℃，12 000r/min 离心 10 分钟。小心地将上清吸至另一干净的预冷的 EP 管中，弃去沉淀。④BCA 蛋白定量法测定蛋白浓度，–80℃保存备用。

2）BCA 法测定蛋白浓度。①稀释 BSA 标准品：取 7 个干净的 EP 管，分别标记为 A → F，其中 A 管不加入稀释液，B、C、D、E、G 管均加入 200μl 稀释液，而 F 管中加入 400μl 稀释液。随后，取 2mg/ml 的 BSA 标准品 100μl 加入 A 管，使得 A 管 BSA 终浓度为 2000μg/ml；200μl 加入 B 管，使得 B 管 BSA 终浓度为 1000μg/ml；从 B 管中吸取 200μl 溶液加入 C 管，使得 C 管 BSA 终浓度为 500μg/ml；从 C 管中吸取 200μl 溶液加入 D 管，使得 D 管 BSA 终浓度为 250μg/ml；从 D 管中吸取 200μl 溶液加入 E 管，使得 E 管 BSA 终浓度为 125μg/ml；从 E 管中吸取 100μl 溶液加入 F 管，使得 F 管 BSA 终浓度为 25μg/ml；G 管中不加入 BSA 标准液，BSA 终浓度为 0μg/ml。②配制 BCA 工作液：根据 BSA 标准品和待测样品的数量，将试剂 A 和试剂 B 以 50∶1 的体积比混匀，具体实验中试剂 A 量取 20ml，试剂 B 量取 0.4m。③96 孔板检测：将稀释好的标记为 A~G 的 BSA 标准品和待测蛋白样品（原液或稀释液）各 25μl 分别加到作好标记的 96 孔板孔中；每孔加入 200μLBCA 工作液，充分混

匀，盖上 96 孔板盖，37℃孵育 30 分钟；冷却至室温；用酶标仪测定 562nm 处的吸光值；绘制标准曲线，计算样品中的蛋白浓度。

3）蛋白质的 SDS- 聚丙烯酰胺凝胶电泳（SDS-PAGE）。计算含 50μg 蛋白的溶液体积，补充纯水至 16μl，加入 4μl 5×SDS-PAGE 蛋白上样缓冲，混匀，沸水浴 100℃加热 5 分钟，冰上冷却 5 分钟，4℃ 12 000r/min 离心 2 分钟，以 50μg-20μl 蛋白上样。然后按以下步骤操作：

① 固定安装玻璃板形成制胶模具，切勿把玻璃弄坏。

② 配制分离胶（12%）

纯水	1.6ml
30% 丙烯酰胺	2.0ml
1mol/L Tris-HCL（pH8.8）	1.3ml
10%SDS	0.05ml
10% 过硫酸胺	0.05ml
TEMED	0.004ml

③ 加入过硫酸胺和 TEMED 后立即混匀内容物倒入到固定好的玻璃板中，同时留出灌注浓缩胶所需空间（梳子的齿长再加 0.5cm）再在胶液面上小心注入一层水（约 2~3mm 高）以排除气泡和阻止氧气进入凝胶溶液。

④ 分离胶聚合完全后（约 45 分钟）倾出覆盖水层，再用滤纸吸尽残留水。

⑤ 制备浓缩胶：下列配方配制浓缩胶（5%），在另一小烧杯中配制一定体积及一定浓度的丙烯酰胺溶液，加入 TEMED 后应立即快速旋动混合物倒入玻璃板中。

纯水	1.4ml
30% 丙烯酰胺	0.33ml
1mol/L Tris-HCL（pH6.8）	0.25ml
10% SDS	0.02ml
10% 过硫酸胺	0.02ml
TEMED	0.004ml
总体积	2ml

⑥ 胶灌入之后将干净的梳子插入到浓缩胶内，注意不要有气泡混入，将凝胶置于室温静置约 20 分钟，待胶聚合好，小心拔出梳子，将凝胶固定于电泳装置上。

⑦ 往内外电泳槽内加入 1×Tris- 甘氨酸电泳缓冲液。

⑧ 以加样器取 25μl 处理好的样品（每个蛋白样品取 50μg）注入加样孔中，最后加入预染的蛋白质 Marker 6μl。先用恒压 60V 使样品进入分离胶（跑平即可），随后将电压提升至 120V 继续电泳直至溴酚蓝到达分离胶底部上方约 0.5cm，然后关闭电源。

⑨ 从电泳装置上卸下玻璃板，用刮勺撬开玻璃板，在凝胶上部一角处切去一角，标注加样顺序。

4）蛋白质的免疫印迹。将电泳结束后的胶片放入转印缓冲液中，将转印膜也放入转印缓冲液中浸润。①进行转膜，膜在正极，胶在负极，分别用滤纸 3 张 / 面压住胶和膜。

转移时电压 100V，转移时间 1 小时，电转移时会产热，应在转移装置的外面加入冰块进行除热。②转移结束后，卸下电泳装置，把 PVDF 膜放入盛有 5% 脱脂奶粉封闭液中，封闭 2 小时或过夜。③封闭完毕后用 TBST 洗膜 5 次，每次间隔 5 分钟，随后加一抗（其中 Fasl 和 Caspase-3 1∶800 稀释，内参 GAPDH 1∶500 稀释），37℃孵育 1.5 小时。④洗膜 5 次，每次间隔 5 分钟。⑤加辣根过氧化物酶标记二抗（其中 Fasl 和 Caspase-3 1∶5000 稀释，内参 GAPDH 1∶5000 稀释），37℃孵育 1 小时。⑥洗膜 5 次，每次间隔 5 分钟。

5）蛋白质的化学发光（ECL）检测。①将 SuperECL Plus 超敏发光液试剂盒中 A、B 2 种试剂等体积混合，总体积足够覆盖膜（本实验用 2ml）。②1 分钟后，吸去洗涤过的膜上的多余缓冲液，然后将混合试剂加在有蛋白质的一面，静止状态下室温中精确孵育 3 分钟。③滤纸吸去多余的混合试剂，用保鲜膜将膜包起，轻轻赶走气泡。④将膜放于胶片夹中，有蛋白的一面向上，动作要快，尽量缩短孵育与曝光之间的时间间隔。⑤关灯，取一张胶片置于膜上，小心关上胶片夹，曝光约 15 秒（注：在暗室中，使用安全的红光，曝光时不要移动胶片）。⑥取出胶片后，放在显影剂中漂洗，边洗边观察显色情况，一般约 1~2 分钟。⑦从显影剂中取出胶片，清水中漂洗片刻，放入定影剂中定影，一般约 1~2 分钟。⑧定影剂中取出胶片，放在自来水下冲洗，晾干。⑨用 BIO-RAD GC-800 光密度扫描仪对胶片进行扫描并保存。

3. 统计学分析

用 Image J 分析软件对蛋白含量进行密度分析，以目的蛋白与 GAPDH 的密度比值作为目的蛋白的相对含量。结果采用 $\bar{x} \pm s$ 表示；数据统计采用 SPSS19.0 FOR WINDOWS 软件处理，多组间均数比较若方差齐，采用单因素方差分析；若方差不齐，采用完全随机设计多个样本比较的 Kruskal-Wallis H 检验。

三、结果

（一）BCA 法绘制蛋白标准曲线

以光密度吸收值为横坐标，BSA 浓度为纵坐标绘制蛋白标准曲线，酶标仪所测结果见表 2-5-8。

表 2-5-8　BCA 法绘制蛋白标准曲线

蛋白浓度（μg/ml）	25	125	250	500	1000	2000
BCA1	0.138	0.189	0.244	0.384	0.648	1.127
BCA2	0.140	0.195	0.239	0.392	0.652	1.159

标准曲线方程 C=1955.3×OD−247.3（R^2=0.9995）

（二）化瘀消癥杀胚中药复方对输卵管妊娠滋养细胞 FASL 和 Caspase-3 的影响

采用已建立的方法检测各实验组 FASL 和 Caspase-3 蛋白的表达，结果见表 2-5-9 及附图 2-5-15。

表 2-5-9   不同处理组输卵管妊娠滋养细胞 Fasl 和 Caspase-3 蛋白相对含量（$\bar{x} \pm s$）

组别	Fasl 蛋白相对含量	Caspase-3 蛋白相对含量
空白组	0.095 ± 0.018	0.074 ± 0.014
中药低剂量组	0.246 ± 0.025 ☆△	0.205 ± 0.086 ☆△
中药中剂量组	0.790 ± 0.059 ☆▲	0.788 ± 0.127 ☆▲
中药高剂量组	1.025 ± 0.065 ☆▲	1.001 ± 0.033 ☆▲
西药组	1.180 ± 0.034 ☆▲	1.075 ± 0.048 ☆▲

注：与空白组比较，☆ $P<0.05$；与西药组比较，▲ $P>0.05$，△ $P<0.05$。

与空白组相比，中药高、中、低剂量组、西药组均能增加 Fasl 的表达，差异具有统计学意义（$P<0.05$）；与西药组相比，中药高、中剂量组 Fasl 表达的水平差异无统计学意义（$P>0.05$），而中药低剂量组 FASL 的表达水平低于西药组，差异具有统计学意义（$P<0.05$）。

就 Caspase-3 来说，其蛋白相对含量在各组的表达和 Fasl 是一致的。

四、讨论

（一）Fasl 和 Caspase-3

Fas 是 1989 年发现的，1993 年正式命名为 CD-95 分子，属 Ⅰ 型跨膜糖蛋白，属于肿瘤坏死因子 TNF 或神经生长因子 NGF 受体家族中的一员。凋亡相关蛋白的配体（Fas ligand，Fasl）是一种分子量约为 40 000 的 Ⅱ 型跨膜糖蛋白，属于 TNF 家族，它与在胎盘 / 蜕膜界面的表达 Fas 的母体免疫细胞结合后，向细胞内传导死亡信号，后者遭受细胞凋亡，从而促成母胎界面的免疫赦免[2]。

天冬氨酸特异酶切的半胱氨酸蛋白酶（cysteinyl aspartate-specific proteinases，Caspases）家族是哺乳动物细胞凋亡的介导和执行者，是一类与 CED-3 具有序列和结构同源性的蛋白酶。来自细胞内外的凋亡信号首先通过活化不同的 Caspase 启始因子，再由上游 Caspase 激活级联下游的 Caspase 效应分子，最终由效应分子特异性地水解细胞中的一系列底物而导致细胞解体[3]。因此又称其为"死亡蛋白酶"。一般情况下，细胞质中的 Caspase-3 无活性，仅仅以前体形式存在。细胞受到凋亡信号刺激时 Caspase-3 被激活，诱导细胞发生凋亡。因此，Caspase-3 的表达反映了细胞凋亡水平和导致凋亡始动因素的存在。在已发现的数十种 Caspase 家族成员中，Caspase-3 处于凋亡序列级联反应的下游，是 Caspase 家族中最重要的凋亡执行者之一，它负责对全部或部分关键性蛋白的酶切，是多种凋亡刺激信号传递的汇聚点；研究认为，Caspase-3 的活化是细胞凋亡进入不可逆阶段的重要标志[4]。另外，Huppertz 等发现 Caspase-3 参与绒毛滋养细胞的转换及合体细胞的融合[5]。

（二）细胞凋亡的执行和 Fasl、Caspase-3 的关系

细胞接受凋亡调节信号后，凋亡的执行主要有 3 条下游通路：一是死亡信号受体途径[6]，二是线粒体通路，三是内质网通路。后两者研究均较少。目前研究最透彻的是 Fas/Fasl 系统。

一旦细胞受到某些凋亡信号的刺激，Fas 通过与其特异性配体 Fasl 结合而在细胞膜表面发生聚合，形成复合物通过与 FADD 结合，后者的氨基酸末端含有另一种接合器元件 DED，再与 Caspase-8 特异的结构域结合并使 Caspase-8 形成二聚体而自身激活，进而引起下游 Caspase-3 等酶系激活启动级联切割程序而导致细胞凋亡。目前，Fas/Fasl 系统在母胎免疫耐受方面的研究较多。如 Hammer 等研究发现母胎界面 Fas/Fasl 的表达主要通过少量的胚胎抗原进入母体后，激活特异性的 T 淋巴细胞，使其表面表达大量 Fas，而与胎盘接触后，滋养细胞表面的 Fasl 与 T 淋巴细胞上的 Fas 作用导致特异性的 T 淋巴细胞凋亡，从而产生胎儿特异性的免疫耐受[7]。

（三）宫内正常妊娠和病理妊娠时滋养细胞的凋亡

正常妊娠存在一定程度的滋养细胞凋亡，主要以合体滋养细胞为主。在胚胎发育过程中，适度的细胞凋亡有利于绒毛内血管腔和分支形成，被认为对胚胎的正常发育具有积极的保护作用[8]。但胎盘内细胞增殖和凋亡平衡的破坏，即滋养细胞的过度凋亡则可能直接参与胎盘的剥离，导致流产或早产[9]。

大量实验研究表明：Fas 多表达于活化的 T 细胞表面[10]，Fasl 在人类妊娠滋养细胞表面有持续性表达[11]。因此可以推测，胎盘 Fasl 的表达可能通过诱导母体循环中白细胞的凋亡允许滋养细胞侵入子宫肌层而逃避免疫识别，使胎儿移植物得以存活；而表达 Fas 的浸润性滋养细胞同样可以与表达 Fasl 的 T 细胞结合诱导凋亡，从而限制其浸润深度。

目前，多个关于流产的实验和临床研究提示自然流产和稽留流产时均存在滋养细胞凋亡的增加。如张保华[12]研究发现 Caspase-3 在绒毛组织的合体滋养细胞和细胞滋养细胞的胞浆中均有表达，其在自然流产组中的表达明显高于人工流产组（$P<0.05$），认为滋养细胞中 Caspase-3 基因的表达增高可能是引起自然流产的原因；张艳红[13]认为在自然流产中，绒毛及蜕膜细胞的凋亡受 p53 基因及 Fasl 的共同调控，凋亡过度可能是其发病的分子机制。朱劲松等[14]通过检测凋亡调控因子 Fas、Fasl 在复发性流产（RSA）患者胎盘绒毛滋养细胞以及蜕膜中的表达情况，发现 RSA 组患者胎盘绒毛滋养细胞 Fasl 的表达以及蜕膜中 CD3（+）T 淋巴细胞 Fas 抗原的表达情况均低于正常妊娠组，认为 RSA 的发生可能与绒毛滋养细胞表面 Fasl 表达减少，以及蜕膜中 Fas（+）T 淋巴细胞凋亡减少有关。

（四）输卵管妊娠滋养细胞的凋亡情况

同样，在输卵管妊娠时，受精卵种植在输卵管管壁上，并可进一步侵袭上皮进入肌层、黏膜下层而直达母体血管[15]。因输卵管组织蜕膜发育不全，缺乏蜕膜化本身容易引起合体滋养细胞凋亡，使合体滋养层失去了提供营养的作用，因此不易于胚胎发育和成长[16]，可以推测表达 Fas 的浸润性滋养细胞同样可以与表达 Fasl 的 T 细胞结合诱导凋亡，从而进一步限制其浸润深度。

从本实验研究结果来看，与空白组相比，无论是中药复方还是甲氨蝶呤均能显著增加 Fasl 的表达；与西药组相比，中药高、中剂量组增加 Fasl 表达的水平和西药组无显著性差异（$P>0.05$），而中药低剂量组 Fasl 的表达水平明显低于西药组（$P<0.05$）；就 Caspase-3 来看，其在各组的表达和 Fasl 是一致的。据此可以推测，化瘀消癥杀胚中药复方诱导输卵管妊娠滋

养细胞凋亡可能是通过上调细胞膜表面的 Fasl 蛋白的表达，当 Fas/Fas 系统被激活后，将凋亡信号由胞外传入胞内，在连接分子的媒介下，汇合于 Caspase-3，再由 Caspase-3 催化诸多与凋亡形成有关的靶分子分解，最终导致细胞凋亡事件的发生。

综上所述，细胞凋亡是一个多因素控制的精密过程，启动细胞凋亡的因素可源于细胞外，也可能源于细胞内环境的改变，是否存在一条或几条诱导细胞凋亡的主要信号通道、输卵管妊娠与细胞凋亡的因果关系以及化瘀消癥杀胚中药复方确切的机制仍是有待进一步寻求解答的问题。

参考文献

［1］胡维新.临床分子生物学［M］.北京：人民卫生出版社，2011：90-91.

［2］Nagata S，Goldstein P.The Fas death factor［J］.Science，1995，267：1449-1456.

［3］Marani M，Tenev T，Hancock D，et al.Identification of novel isoforms of the BH3 domain protein Bim which directly activate Bax to trigger apoptosis［J］.Mol Ceil Biol，2002，22（11）：3577-3589.

［4］Huppertz B，Frank HG，Reister F，et al.Apoptosis cascade progresses during turnover of human trophoblast：analysis of villous cytotropho-blast and syncytial fragments in vitro［J］.Lab Invest，1999，79（12）：1687-1702.

［5］Huppertz B，Hemmings D. Extravillous trophoblast apoptosis：a workshop report［J］. Placenta，2005，26（Suppl A）：546.

［6］张艳红，金镇，曲陆荣，等.妊娠维持与细胞凋亡［J］.中国医科大学学报，2000，29：128-130.

［7］Hammer A，Dobr G. Expression of Fas ligand in first trimester and term human placental villi［J］.J Reprod Immunol，2000，46（2）：83-90.

［8］Tertemiz F，Kayis li UA，Arici A，et al.Apoptosis contributes to vascularlum en formation and vascular branching in human placental vasculogenesis［J］. Biol Reprod，2005，72（3）：727.

［9］孙阳，赵轩，敖竹君，等.细胞凋亡和 PCNA 在早孕绒毛滋养细胞及蜕膜中的表达与自然流产的关系［J］.现代妇产科进展，2002，11（2）：116-118.

［10］Hammer A，Blas hitz A，Daxbock C，et al.Fas and Fas-ligand are expressed in the uteroplacental unit of first-trimester pregnancy1［J］.Am J Reprod Immunol，1999，41：41-51.

［11］邱红玉，孙永玉.正常妊娠胎盘滋养细胞表面 Fas 配体表达的研究［J］.中华妇产科杂志，2001，36：402-404.

［12］张保华，郭巧玲，阚小堤.自然流产滋养细胞中 Caspase-3 基因的表达［J］.医药论坛杂志，2004，25（21）：26-27.

［13］张艳红，金镇，曲陆荣，等.妊娠维持与细胞凋亡［J］.中国医科大学学报，2000，29：128-130.

［14］朱劲松，高英敏，王海琳.复发性流产患者滋养细胞及蜕膜凋亡因子 Fas、Fasl 表达的研究［J］.中国妇产科临床杂志，2005，6（2）：124-126.

［15］Kueera E，Konig F，Tang S，et al. Bcl-2 expression as a novel immunohistochemical marker for ruptured tubal ectopic pregnancy［J］.Hum Reprod，2001，16（6）：1286-1290.

［16］Pauerstein CJ，Croxatto HB，Eddy CA，et al.Anatomoy and patholophy of tubal pregnancy［J］.Obstet Gynecol，1986，67（3）：301-308.

实验三　化瘀消癥杀胚中药复方水提液对体外培养输卵管妊娠滋养细胞和宫内早孕滋养细胞的凋亡诱导

一、研究目的与内容

细胞增殖是生物体重要的生命特征，细胞以分裂方式进行增殖，用以补充体内衰老和死亡的细胞，是生物体生长、发育、繁殖以及遗传的基础。细胞凋亡是指为维持内环境稳定，由基因控制的细胞自主有序的死亡，它涉及一系列基因激活、表达以及调控等的作用，是为更好适应生存环境[1]。细胞增殖和细胞凋亡与输卵管妊娠疾病的发展密切相关。本部分的研究目的是通过体外实验，明确化瘀消癥杀胚中药复方对输卵管妊娠滋养细胞和宫内早孕滋养细胞增殖和凋亡的影响，并筛选出抑制滋养细胞生长及促进其凋亡的最佳用药浓度，通过不同方法观察细胞凋亡的形态学变化。

二、材料与方法

（一）材料

1. 主要试剂

CCK8：南京建成公司，货号：A311-01。

Annexin V-FTTC 细胞凋亡试剂盒：上海贝博生物公司，LOT：BB130031。

Hoechst33342：Sigma 公司　货号：30017。

余细胞培养试剂同第一节。

2. 主要仪器

套式恒温器　巩义市予华仪器有限公司　　PTHW。

旋转蒸发仪　巩义市予华仪器有限公司　　RE-2000E。

酶标仪　美国 Thermo 公司　Multiskan FC。

脱色摇床　海门市其林贝儿尔公司　TS-2000A。

透射电子显微镜　日本日立公司　H-7650。

超薄切片机　日本日立公司　LEICA EM UC7。

流式细胞仪　美国 Beckman 公司　FC500。

高速冷冻离心机　美国 Sigma 公司　3K30。

圆底烧瓶、冷凝管、烧杯、量筒等若干　四川蜀牛玻璃仪器公司。

3. 体外培养输卵管妊娠滋养细胞和宫内早孕滋养细胞

同本章第三节。

（二）方法

1. 化瘀消癥杀胚中药复方水提液的配置

同本节第一部分实验三。

2. 化瘀消癥杀胚中药复方对两种滋养细胞生长的影响

将生长状态良好的细胞以培养液制成 5×10^5/ml 单细胞悬液，每孔 100μl 接种于 96 孔培养板内（最后一列孔为无细胞的空白调零组），观察细胞贴壁且生长状态良好，用不含血清的 DMEM/F12 继续培养细胞 24 小时后，加入新鲜配制的化瘀消癥杀胚中药复方 5、10、20、30、40mg/ml，每组设 6 个复孔，同时设空白组，平行接种于 6 块培养板上，每天换液。分别继续培养 1~6 天，每天同一时间取一块板，弃旧培养基，PBS 清洗 2 次，每孔加入 90μl 的培养基和 10μl 的 CCK8 试剂（尽量不要在孔中产生气泡），将培养板在培养箱内孵育 4 小时。用酶标仪在 450nm 处测定各孔吸光值（OD），以空白调零组去除 CCK8 试剂本身的 OD 值所带来的误差。记录结果，计算各实验分组细胞生长抑制率（%）=（1-实验组吸光度 / 对照组吸光度）×100。以时间为横坐标，细胞生长抑制率为纵坐标绘制不同给药时间、不同给药浓度药物作用后的细胞生长抑制曲线，并确定中药作用时间及高、中、低组的剂量。

3. 化瘀消癥杀胚中药复方对两种滋养细胞形态学的影响（Hoechst 染色法）

将滋养细胞接种于 6 孔板中，待细胞长满 80% 时，根据实验分组［（中药高剂量组 20mg/ml、中剂量组 10mg/ml、低剂量组 5mg/ml，西药组（甲氨蝶呤 5μg/ml），中药 + 西药组（中药复方中剂量 10mg/ml 与甲氨蝶呤 1μg/ml），空白组］，37℃孵育 48 小时；弃上清，PBS 冲洗 2 次，加入 0.5ml Hoechst（用 DMEM/F12 培养基按 1∶1000 比例稀释），37℃避光孵育 30 分钟，PBS 冲洗 2 次，置倒置荧光显微镜下观察，可检测到呈蓝色的细胞核。

4. 化瘀消癥杀胚中药复方对 2 种滋养细胞超微结构的影响

将生长状态良好的滋养细胞以 1×10^5 个 /ml 每孔 1ml 接种于 6 孔板内，37℃、5% CO_2 恒温培养箱中培养，观察细胞贴壁且生长状态良好后，用不含血清的 DMEM/F12 继续培养细胞 24 小时后，根据实验分组（中药高剂量组 20mg/ml、中剂量组 10mg/ml、低剂量组 5mg/ml，西药组，中药 + 西药组，空白组），加入新鲜配制的含药培养基共培养 48 小时。

（1）前固定：常规消化，PBS 清洗 2 次，最后一次清洗收集于 EP 管中，1000r/min 离心 5 分钟，弃上清，加入 2.5%~3% 戊二醛，4℃固定 2~4 小时。

（2）漂洗：0.1mol/L PBS 漂洗 2 次，每次 10 分钟。

（3）后固定：1% 锇酸 1.5~2 小时，0.1mol/L PBS 漂洗 2 次，每次 5 分钟。

（4）脱水：50%、70% 乙醇逐级脱水 1 次，每级 10 分钟，80%、90%、100% 丙酮逐级脱水 2 次，每级 10 分钟。

（5）置换：100% 丙酮 - 环氧树脂 Epon812 包埋剂以 1∶1 混合，置换 40 分钟。

（6）浸透：环氧树脂 Epon812 包埋剂 37℃浸透过夜。

（7）包埋：将组织置包埋模内 Epon812 包埋剂包埋，60℃聚合 48 小时。在解剖显微镜下修块，将组织块表面修平整，暴露组织并根据组织表面的形状修成梯形、正方形或长方形。

（8）超薄切片：在 AO 超薄切片机下切 40~60nm 的超薄切片，用铜网捞片。

（9）电子染色：70% 乙醇配制的饱和醋酸铀染色 3 分钟，双蒸水漂洗，铅染液染 3 分钟，双蒸水漂洗。干燥后电镜观察。

5. 药物干预后 2 种滋养细胞的凋亡率［流式细胞术（flow cytometry，FCM）］

将对数生长期的 2 种滋养细胞加入无血清的 DMEM/F12 培养液，于 37℃、5%CO_2 培养箱中继续培养 24 小时，弃培养基，根据实验分组（中药高剂量组 20mg/ml、中剂量组 10mg/

ml、低剂量组 5mg/ml，西药组，中药＋西药组，空白组）。加药后按常规条件培养 48 小时后，PBS 洗涤细胞 2 次，加入适量胰蛋白酶消化，收集细胞悬液，1000r/min 4℃低温离心 5 分钟，弃上清；加入预冷的 PBS 洗涤 2 次后每管加入 400μl Binding Buffer 重悬后，加入 5μl Annexin V-FTTC，4℃避光孵育 15 分钟后加 10μl PI 4℃避光孵育 5 分钟，混匀上流式细胞仪检测。

6. 统计学处理

以上实验至少重复 3 次，统计学处理采用统计软件包 SPSS17.0，数据均以 $\bar{x}\pm s$ 表示，药物组间比较采用完全随机设计的方差分析，以 $P<0.05$ 为有统计学意义。

三、结果

（一）各组对 2 种滋养细胞的生长抑制作用（CCK8 法检测）

1. 化瘀消癥杀胚中药复方对 2 种滋养细胞的生长抑制作用

经过终浓度为 5、10、20、30、40mg/ml 的化瘀消癥杀胚中药复方水提液处理后的 2 种滋养细胞，不同作用时间对其的生长抑制作用各不同，见表 2-5-10、表 2-5-11。

表 2-5-10　不同浓度中药对输卵管妊娠滋养细胞的生长抑制（%）（$\bar{x}\pm s$）

时间（d）	空白组	中药浓度				
		5mg/ml	10mg/ml	20mg/ml	30mg/ml	40mg/ml
1	0	13.33 ± 5.69	15.67 ± 3.500	22.33 ± 8.08 ☆	34.67 ± 11.59 ☆	50.33 ± 21.13 ☆
2	0	20.00 ± 1.00 ☆	23.00 ± 5.57 ☆	41.33 ± 10.12 ☆	57.00 ± 16.37 ☆	73.33 ± 21.36 ☆
3	0	22.27 ± 1.16 ☆	31.00 ± 3.56 ☆	54.00 ± 6.08 ☆	77.00 ± 12.77 ☆	89.33 ± 7.37 ☆
4	0	25.00 ± 3.46 ☆	40.67 ± 5.51 ☆	62.00 ± 9.54 ☆	82.67 ± 4.73 ☆	91.67 ± 3.51 ☆
5	0	39.67 ± 5.03 ☆	52.68 ± 3.79 ☆	72.33 ± 3.22 ☆	92.00 ± 1.00 ☆	94.67 ± 1.53 ☆
6	0	46.67 ± 9.81 ☆	58.67 ± 8.51 ☆	76.00 ± 3.00 ☆	90.33 ± 3.06 ☆	93.67 ± 3.22 ☆

注：与空白组比较，☆ $P<0.05$。

表 2-5-11　不同浓度中药对宫内早孕滋养细胞的生长抑制（%）（$\bar{x}\pm s$）

时间（d）	空白组	中药浓度				
		5mg/ml	10mg/ml	20mg/ml	30mg/ml	40mg/ml
1	0	8.73 ± 3.04	22.13 ± 4.31 ☆	24.40 ± 4.17 ☆	57.00 ± 6.84 ☆	70.43 ± 18.66 ☆
2	0	18.40 ± 1.47 ☆	33.43 ± 4.80 ☆	49.70 ± 2.54 ☆	70.00 ± 11.90 ☆	86.67 ± 3.20 ☆
3	0	29.37 ± 3.49 ☆	37.47 ± 4.13 ☆	54.77 ± 3.09 ☆	85.27 ± 4.08 ☆	89.97 ± 2.75 ☆
4	0	35.03 ± 2.35 ☆	44.20 ± 0.66 ☆	65.40 ± 5.11 ☆	87.53 ± 6.59 ☆	90.07 ± 5.53 ☆
5	0	38.47 ± 1.83 ☆	57.03 ± 0.32 ☆	77.60 ± 12.80 ☆	91.40 ± 1.37 ☆	93.87 ± 0.86 ☆
6	0	38.90 ± 3.22 ☆	62.77 ± 3.97 ☆	81.13 ± 11.33 ☆	93.23 ± 0.80 ☆	95.40 ± 1.40 ☆

注：与空白组比较，☆ $P<0.05$。

2. 化瘀消癥杀胚中药复方对 2 种滋养细胞时间、剂量变化的量效关系曲线

见附图 2-5-16 至附图 2-5-17。

化瘀消癥杀胚中药对输卵管妊娠滋养细胞的量效关系拟合方程式为 $Y=-10.325+9.048×$ 时间（天）$+1.592×$ 剂量（$P<0.05$，Y 为抑制率）。由方程式与曲线（附图 2-5-16）分析表明化瘀消癥杀胚中药作用不同时间、不同剂量对输卵管妊娠滋养细胞的抑制率呈正相关性，随着时间、剂量的增大，对其生长抑制率增大（效应增强），且剂量对滋养细胞的生长抑制作用大于时间对其的作用。

化瘀消癥杀胚中药对宫内妊娠滋养细胞的量效关系拟合方程式为 $Y=-1.922+7.255×$ 时间（天）$+1.723×$ 剂量，（$P<0.05$，Y 为抑制率）。由方程式与曲线（附图 2-5-17）分析表明化瘀消癥杀胚中药作用不同时间、不同剂量对宫内早孕滋养细胞的抑制率呈正相关性，随着时间、剂量的增大，对其生长抑制率增大（效应增强），且剂量对滋养细胞的生长抑制作用大于时间对其的作用。

3. 化瘀消癥杀胚中药复方作用时间、浓度的确定

化瘀消癥杀胚中药复方作用 2 种滋养细胞 48 小时后，随着药物浓度的增加，2 种滋养细胞的抑制曲线无明显差异（$P>0.05$），根据指数递减方程 $y=A1*exp(-x/t1)+y0$ 和药物浓度作用曲线，可算出化瘀杀胚中药复方对输卵管妊娠滋养细胞作用 48h 的半数最大抑制浓度：$IC50=20.12mg/ml$；对宫内早孕滋养细胞作用 48 小时的半数最大抑制浓度：$IC50=23.98mg/ml$。以此为依据，实验中药浓度分高剂量组 20mg/ml、中剂量组 10mg/ml、低剂量组 5mg/ml。见附图 2-5-18。

（二）细胞凋亡的形态学评价

倒置荧光显微镜下观察可见，不同浓度中药组中均出现不同程度核固缩、核碎裂及凋亡小体，以中药高剂量组 20mg/ml、中药+西药组［中药复方中剂量（10mg/ml）与甲氨蝶呤 1μg/ml］最明显。输卵管妊娠滋养细胞与宫内早孕滋养细胞的凋亡形态无明显差异。见附图 2-5-19~ 附图 2-5-20。

（三）化瘀消癥杀胚中药复方对两 2 细胞超微结构的影响

正常空白组中的 2 种细胞均可见细胞表面微绒毛丰富，核仁大而明显，呈多样性，常染色质为主，胞质丰富，内质网扩张明显，高尔基体上有丰富的糖原颗粒，髓样小体，可见脂滴，两细胞连接处可见细胞桥连。

各药物组作用 48h 后，观察滋养细胞表面微绒毛减少，体积变小、不同程度皱缩，常染色质变少，异染色质增多，集中在核仁边缘，或核仁萎缩、破裂，个别形成凋亡小体，内质网扩张呈泡状，与质膜融合，细胞器外渗、肿胀、细胞质内空泡状脂滴显著增多。2 种滋养细胞的凋亡形态无明显差异。见附图 2-5-21~ 附图 2-5-22。

（四）化瘀消癥杀胚中药复方对两种滋养细胞凋亡的影响

各药物组作用于输卵管妊娠滋养细胞 48 小时后，与空白组相比，随着药物浓度的增加，细胞凋亡率也相应增加，与空白组对比，中药高、中剂量组凋亡率增加，差异具有统计学意义（$P<0.05$）；与西药组相比，中药高剂量组凋亡率增加，差异具有统计学意义（$P<0.05$）；中药+西药组与中药高剂量组凋亡率比较，差异无统计学意义（$P>0.05$）。见附图 2-5-23、表 2-5-12。

表 2-5-12 各药物组对输卵管妊娠滋养细胞凋亡的影响（$\bar{x} \pm s$）

组别	凋亡率（%）	组别	凋亡率（%）
空白组	8.17 ± 1.38	中药高剂量组	20.60 ± 3.55 ☆△
中药低剂量组	10.70 ± 2.07 ★▲	西药组	15.93 ± 1.23 ☆
中药中剂量组	13.13 ± 0.55 ☆▲	中药 + 西药组	17.60 ± 0.79 ☆▲

注：与空白组比较，★ $P>0.05$，☆ $P<0.05$；与西药组比较，▲ $P>0.05$，△ $P<0.05$。

各药物作用于宫内早孕滋养细胞 48 小时后，与空白组相比，随着药物浓度的增加，细胞凋亡率也相应增加。与空白组对比，中药高剂量组凋亡率增加，差异具有统计学意义（$P<0.05$）；与西药组相比，中药高剂量组凋亡率增加，但差异无统计学意义（$P>0.05$）；中药 + 西药组与中药高剂量组凋亡率比较，差异无统计学意义（$P>0.05$），见附图 2-5-24、表 2-5-13。

表 2-5-13 各药物组对宫内妊娠滋养细胞凋亡的影响（$\bar{x} \pm s$）

组别	凋亡率（%）	组别	凋亡率（%）
空白组	5.40 ± 4.64	中药高剂量组	20.87 ± 2.17 ☆▲
中药低剂量组	10.10 ± 4.36 ★△	西药组	17.93 ± 5.17 ☆
中药中剂量组	14.13 ± 3.56 ☆▲	中药 + 西药组	17.10 ± 2.40 ☆▲

注：与空白组比较，★ $P>0.05$，☆ $P<0.05$；与西药组比较，▲ $P>0.05$，△ $P<0.05$。

2 种滋养细胞各个浓度的细胞凋亡率相比，并无明显差异（$P>0.05$），见附图 2-5-25。

四、讨论

（一）化瘀消癥杀胚中药复方干预浓度的筛选

CCK-8 法是用于测定细胞增殖或毒性实验中活细胞数目的一种高灵敏度、无放射性的比色检测法，可替代传统的 MTT 法。因其灵敏度高、重复性好、操作简便被广泛应用于一些生物活性因子的检测、细胞毒性实验、大规模的抗肿瘤药物筛选以及肿瘤放射敏感性测定等。

实验首选进行中药组水提液用药浓度的筛选，根据 CCK-8 的结果可以看出各组药物对滋养细胞增殖呈时间、浓度依赖性，输卵管妊娠滋养细胞与宫内早孕滋养细胞抑制率大致相同。而 30mg/ml、40mg/ml 剂量组细胞毒作用较大，作用 24 小时后抑制率大于 50%，20mg/ml 剂量组在作用后 48 小时后其输卵管妊娠滋养细胞与宫内滋养细胞抑制率分别为 49.7%、41.7%，故选用 20mg/ml 剂量组为中药高剂量组。

目前西药治疗输卵管妊娠多用甲氨蝶呤和米非司酮。滋养细胞对甲氨蝶呤敏感度高，且文献报道用甲氨蝶呤治疗输卵管妊娠为主流趋势，故本实验选择甲氨蝶呤作为阳性对照药。Kodithuwakku 等在研究免疫因子 Olfactomedin-1 激活 Wnt 通路促进输卵管妊娠发展的研究中用 MTX 5μg/ml 作为阳性对照药[2]。陈亚侠等[3]在绒毛膜癌耐药株的研究中发现当 MTX 浓度为 5μg/ml 对耐药的绒毛膜癌细胞株有明显的促凋亡作用，在大量文献研究的基础上，本实验选用甲氨蝶呤 5μg/ml 为阳性对照药物组。

（二）化瘀消癥杀胚中药复方对 2 种滋养细胞凋亡的影响

细胞凋亡是 1972 年 Kerr 首先提出来，是一种有具有标志性的形态学改变及生物化学特征（凋亡小体）的细胞死亡方式，亦称程序性细胞死亡。细胞凋亡存在的生理意义是清除过度增生、机体不再需要或已发生突变的细胞，以及清除攻击自身组织的免疫细胞等，从而使机体处于动态平衡的正常状态。Kokawa 等[4]在输卵管妊娠绒毛和蜕膜中检测到特征性的细胞凋亡 DNA 梯状条带，认为凋亡主要位于滋养细胞，这与妊娠早期滋养细胞主要表达促凋亡基因有关。现代研究表明，细胞凋亡对疾病的发生、发展及药物治疗有极为重要的影响，尤其对中医中药来讲，诱导或抑制细胞凋亡成为阐述其治疗机制的主要手段。

检测细胞凋亡的方法多样，主要包括形态学观察和生化检测方法。形态学观察是鉴定细胞凋亡最可靠的方法，包括细胞染色法、透射电镜、荧光显微镜法等，其中细胞染色法简单易行，透射电镜可观察细胞的超微结构。但形态学观察只能定性而不能定量，生化检测方法弥补了这一不足，其中包括 TUNEL 法、琼脂凝胶电泳技术、Annexin V-FITC 凋亡检测方法，其中 Annexin V 对早期凋亡敏感性最强，结合 PI 双染可以区分早期凋亡细胞和晚期凋亡细胞以及坏死细胞，采用流式细胞仪进行定量检测。

本实验通过 Hoechst 染色、透射电镜对化瘀消癥杀胚中药复方作用 2 种滋养细胞后的凋亡形态进行观察，发现 2 种滋养细胞在正常状态时的大致形态和超微结构大致相同，凋亡形态亦无明显差异。流式细胞仪 Annexin V-FITC/PI 法检测 2 种滋养细胞凋亡率发现，中药中、高剂量组凋亡率明显增加（$P<0.05$），而与中药＋西药组、西药组并无明显差异（$P>0.05$），2 种滋养细胞在不同药物浓度作用下凋亡率大致相同（$P>0.05$）。

化瘀消癥杀胚中药复方由丹参、赤芍、桃仁、天花粉、紫草组成。现代药理学研究发现丹参具有抗凝、促纤溶，扩血管，改善微循环，抗肿瘤等药理作用[5]。赤芍具有抑制血小板和红细胞聚集、抗凝和抗血栓、抗肿瘤等作用[6]。桃仁具有扩张血管、抗血栓、抗凝血、抗肿瘤、抗炎等作用[7]。天花粉是从我国传统中药葫芦科植物栝楼的块根中提取的，天花粉结晶蛋白直接、专一、迅速作用于胎盘合体滋养细胞，促进核糖体失活，抑制胞内蛋白质合成，导致滋养层变性坏死，胚胎组织死亡[8]；紫草能够降低血清 hCG 水平，抑制黄体发育，阻碍破坏绒毛生长[9]。

国内医家对这 5 种药物的作用亦做了大量的研究，但主要集中在临床方面。秦文平等[10]应用宫外孕方联合甲氨蝶呤及米非司酮治疗输卵管妊娠 68 例，对照组用甲氨蝶呤及米非司酮治疗，治疗组在治疗成功率、血 β-hCG 下降情况、转阴时间、盆腔包块缩小率及平均住院日均优于对照组，差异比较均有统计学意义（$P<0.05$）。王丽君等[11]发现大鼠口服紫草总酚酸 720mg/kg 能够显著性提高米非司酮（8.0mg/kg）的妊娠抑制率（$P<0.05$），并增加实验组平均死胎数，对雌二醇和睾酮无明显影响。

参考文献

［1］Wu L, Wang Y, Tian D, Knockdown of survivin expression by siRNA induces apoptosis of hepatocellular carcinoma cells［J］.J Huazhong Univ Sci Technolog Med Sci, 2007, 27（4）: 403-406.

［2］Kodithuwakku SP, Pang RT, Ng EH, et al. Wnt activation downregulates olfactomedin-1 in Fallopian tubal epithelial cells: a microenvironment predisposed to tubal ectopic pregnancy.Lab Invest, 2012, 92（2）: 256-264.

［3］陈亚侠. 人绒毛膜癌甲氨蝶呤耐药细胞株的建立及耐药机制的研究［D］. 杭州：浙江大学，2004.

［4］Kokawa K，Shikone T，Nakano R，et al. Apoptosis in human chorionic villi and deciduas during normal embryonic development and spontaneous abortyion in the first trimester［J］. Placenta，1998，19（1）：21-26.

［5］刘娟，刘颖. 丹参药理活性成分研究进展［J］. 辽宁中医药大学学报，2010，12（7）：15-17.

［6］冀兰鑫，黄浩，李长志. 赤芍药理作用的研究进展［J］. 药物评价研究，2010，33（3）：233-235.

［7］王仁芳，范令刚，高文远，等. 桃仁化学成分与药理活性研究进展［J］. 现代药物与临床，2010，25（6）：426-429.

［8］Murphy PM.The molecular biology of leykocyte chemmoattractant receptors［J］. Annu Rev Immunol，1994，12：553-633.

［9］Hsu WL，Chen YH，King AE，et al. Expression of secretory leukocyte protease inhibitor and elafin in human fallopian tube and in an in vitro model of Chlamydia trachomatis infection［J］. Hum Reprod，2009，24：679-686.

［10］秦文平，彭丽英，牛英慧. 宫外孕方联合甲氨蝶呤及米非司酮治疗输卵管妊娠68例临床观察［J］. 河北中医，2010，32（5）：701-702.

［11］王丽君，张鑫毅，廖矛川. 紫草总酚酸辅助米非司酮对妊娠大鼠的抗早孕作用［J］. 中国中药杂志，2008，33（20）：2378-2381.

实验四 化瘀消癥杀胚中药复方水提液对输卵管妊娠滋养细胞和宫内早孕滋养细胞凋亡相关蛋白的影响

一、研究目的与内容

本部分的研究目的是在上一实验的基础上，通过体外实验，探究化瘀消癥杀胚中药复方对输卵管妊娠及宫内早孕滋养细胞凋亡相关蛋白的影响，以期进一步验证化瘀消癥杀胚中药复方促进细胞凋亡的作用。

二、材料与方法

（一）材料

1. 主要试剂

兔抗人 Bax 抗体　美国 Cell Signaling Technilogy 公司，#5023，Lot：2。

Fasl　美国 Cell Signaling Technology 公司，批号：#4273，Lot：2。

兔抗人 Caspase-3 抗体　美国 Cell Signaling Technology 公司，#9665，Lot：3。

兔抗人 Caspase-8 抗体　美国 Cell Signaling Technology 公司，#4790，Lot：3。

Caspase-9 美国　Cell Signaling Technology 公司，#9502，Lot：8。

配胶试剂盒　碧云天生物技术研究所 P0012。

一抗稀释液　碧云天生物技术研究所 P0023。

免疫染色固定液　碧云天生物技术研究所 P0098。

Western 转膜液　碧云天生物技术研究所 P0021。

一抗二抗去除液　碧云天生物技术研究所 P0025。

RIPA 裂解液 碧云天生物技术研究所 P0013。

脱脂奶粉 广州翔博生物科技有限公司，XB-BD-100。

BSA 蛋白浓度测定试剂盒 广州翔博生物科技有限公司。

二抗：Anti-Rabbit IgG（H&L）HRP Conjugate（W4011）、Anti-Mouse IgG HRP Conjugate（W4021），Promega 生物技术有限公司。

三羟甲基氨基甲烷（Tris） 上海生工生物工程有限公司，TB0194。

甘氨酸（Glycine） Life Science Products & Services，GB0235。

十二烷基磺酸钠（SDS） Life Science Products & Services，SB0485。

NC 膜 Merk Millipore，9004-70-0。

RT 试剂盒 TAKARA 公司，Lot：AK4401。

定量 PCR 试剂盒 TAKARA 公司，Lot：AK2902。

Trizol Invitrogen 公司，货号：15596-026。

2. 主要实验仪器

化学发光成像分析仪 GE ImageQuant LAS 4000。

PCR 仪 BIO-RAD 公司，IQ-5。

1.5ml EP 管 Axygen 公司，MCT-150-C。

0.2ml PCR 管 Axygen 公司，PCR-02-C。

配胶、电泳、转膜相关器械、凝胶成像系统均为美国 Bio-Rad 公司。

其余实验试剂及仪器同前。

（二）各实验组细胞

输卵管妊娠及宫内早孕滋养细胞

具体培养方法见本章第三节。

实验分组中药高剂量组 20mg/ml、中剂量组 10mg/ml、低剂量组 5mg/ml，西药组（甲氨蝶呤）5μg/ml，中药＋西药组（中药复方中剂量 10mg/ml 与甲氨蝶呤 1μg/ml），空白组。作用时间均为 48 小时。

（三）方法

1. Wester-Blot 法检测凋亡相关蛋白

（1）蛋白提取：①六孔板内处理过的细胞用预冷的 PBS 洗 3 次，最后一次吸干液体。每孔加入 100μl RIPA 裂解液（含蛋白酶抑制剂，磷酸酶抑制剂），用细胞刮轻轻刮取细胞数次，显微镜下观察不到贴壁细胞为止。②将含细胞的裂解液吸取到一新的 EP 管中，置于冰上裂解 30 分钟，期间每隔 10 分钟涡旋一次；裂解结束后于 4℃，12000g 离心 15~20 分钟，吸取上清到新的干净 EP 管中，放于 -20℃保存。

（2）蛋白定量：BSA 蛋白定量法测定蛋白浓度后，计算含 20mg 蛋白的溶液体积即为上样量。取出上样样品至 0.5ml 离心管中，加入 5×SDS 上样缓冲液至终浓度为 1×SDS（上样总体积一般不超过 35ml，加样孔的最大限度可加 40ml 样品）。上样前要将样品于沸水中煮 5 分钟使蛋白变性。

（3）电转

①电泳：配制 12%SDS 聚丙烯酰胺凝胶，凝固后装入电泳仪，加入足够的电泳液，将配好的蛋白样品与预染 marker 加入到上样孔中开始电泳，条件：70V，30 分钟；120V，60 分钟。②转膜（湿转）：准备好 NC 膜（7.5cm×4cm）和滤纸，浸泡于电转液中；根据目的蛋白的分子量，按照 marker 指示位置切胶，打开转移盒并放置浅盘中，用转移缓冲液将海绵垫完全浸透后将其放在转移盒壁上，海绵上再放置一张浸湿的滤纸，按"海绵 - 滤纸 - 凝胶 -NC 膜 - 滤纸 - 海绵"的顺序装置好（注意不能有气泡且装置电极槽不能放反）；将冰盒装入缓冲液槽，注满 4℃预冷的转膜缓冲液，置于冰上，按恒流 250mA 转膜 65 分钟。

（4）封闭：转膜结束后，将膜取出放入洗膜盒内用 Western 转膜液快洗 2~3 次，每次 5 分钟；洗完后加入 5% 脱脂牛奶室温封闭 1 小时。

（5）一抗孵育：将封闭好的膜用 Western 转膜液洗 3 次，每次 5 分钟，置于塑料膜内，加入 1：1000 稀释的一抗，用塑料封口机封闭开口，置于 4℃冰箱内过夜。

（6）二抗孵育：将孵育过夜的一抗回收，用 Western 转膜液洗膜 3 次，每次 5 分钟；根据一抗种属来源（兔或小鼠），稀释相应的 HRP 标记二抗，与膜在室温孵育 1 小时。

（7）发光显影：二抗孵育后 TBST 洗 3 次，每次 5 分钟；按 1：1 的比例配制 ECL 化学发光底物 2ml，将膜的正面反扣于发光液中孵育 1 分钟，取出后正面朝上置于保鲜膜内，放入化学发光成像分析仪内，自动曝光出黑色条带，保存后导出图片进行分析。

2. QT–PCR 法检测凋亡相关蛋白基因的表达

（1）RNA 提取：①药物处理后的细胞经预冷的 PBS 洗 3 次后，弃去液体，加入 1ml Trizol，反复吹打使细胞脱落，吸入 1.5ml EP 管中，室温静置 5 分钟。②加入 200μl 氯仿，振荡混匀 15 秒，室温放置 10 分钟，4℃ 12 000g 离心 15 分钟。③吸取上层水相（不要吸到中间层的蛋白），至另一离心管中，加入 0.5ml 异丙醇混匀，室温放置 10 分钟。④4℃ 12 000g 离心 10 分钟，弃上清，RNA 沉于管底。⑤加入 1ml75% 乙醇，温和振荡离心管，悬浮沉淀。⑥4℃ 7500g 离心 5 分钟，尽量弃上清，冰上晾干 10 分钟。⑦用适量 DEPC 水（约 20~30μl）溶解 RNA 样品，定量后进行 RT 反应。

（2）RT 反应

10μl 反应体系

试剂	使用量	试剂	使用量
5 × PrimeScript®Buffer（for Real Time）	2μl	Total RNA	0.5μg
PrimeScript® RT Enzyme Mix I	0.5μl	RNase Free dH2O	6μl
Oligo dT Primer（50μM）	0.5μl	总体积	10μl
Random 6 mers（100μM）	0.5μl		

混合好后加入 PCR 仪内，设置程序为：37℃，15 分钟→ 85℃，5 秒。反应结束后的 cDNA 用于 Real Time PCR 反应的模版。

（3）荧光定量 PCR 反应：①检测序列片段大小。②设计引物：内参片段：GAPDH-100bp；目的片段：Caspase-3：85bp；Caspase-8：127bp；Caspase-9：89bp；BAX：113bp；

Fasl：172bp。

引物名称	引物序列（5'-3'）
Bax（F）	TGCTTCAGGGTTTCATCCAGG
Bax（R）	TGAGACACTCGCTCAGCTTC
Fasl（F）	GTGGCCCATTTAACAGGCAAG
Fasl（R）	TTGCAAGATTGACCCCGGAA
Caspase3（F）	GTGAGGCGGTTGTAGAAGAGTT
Caspase3（R）	CTCACGGCCTGGGATTTCAA
Caspase8（F）	TTCAGACTGAGCTTCCTGCC
Caspase8（R）	GGCTGCTCAGACAGCAGAT
Caspase9（F）	GGAAGAGCTGCAGGTGGAC
Caspase9（R）	CCTGCCCGCTGGATGTC
GAPDH（F）	TCCTGAATTGAATGGCAAGCT
GAPDH（R）	GGAGGCCCCCTTCTCGAT

③ 25μl 反应体系：

试剂	使用量	试剂	使用量
SYBR®Premix Ex Taq TMII（2×）	12.5μl	DNA 模板	2μl
PCR Forward Primer（10μmol/L）	1μl	dH₂O（灭菌蒸馏水）	8.5μl
PCR Reverse Primer（10μmol/L）	1μl	总体积	25μl

④ 反应条件：混合好后加入八连管中，于 BIO-RAD 荧光定量 PCR 仪（IQ-5）中进行反应，程序如下：95℃变性 30 秒→95℃变性 5 秒；60℃变性 30 秒（40 个循环）→95℃变性 15 秒；60℃变性 30 秒。反应结束后读取 Ct 值，用双 Δ 算法计算出 mRNA 相对表达变化。

三、结果

（一）化瘀消癥杀胚中药复方对输卵管妊娠滋养细胞 Bax、Fasl、Caspase-3、Caspase-8、Caspase-9 蛋白及其 mRNA 表达的影响

1. Bax、Fasl、Caspase-3、Caspase-8、Caspase-9 蛋白的表达

首先根据 Bio-Rad Quantity One 软件半定量得到各目的蛋白的相对灰度值，将原始资料进行均一化处理（加药组均除以空白组）以校正误差，进行方差分析。

（1）Bax 蛋白：与空白组相比，中药高、低剂量组、中药＋西药组的 Bax 蛋白表达增加，差异具有统计学意义（$P<0.05$）；与西药组相比，中药高剂量组、中药＋西药组的 Bax 蛋白表达增加，差异具有统计学意义（$P<0.05$）。

（2）Fasl 蛋白：与空白组相比，中药高、中剂量组、中药＋西药组的 Fasl 蛋白表达量增加，差异具有统计学意义（$P<0.05$）；与西药组相比，中药高剂量组、中药＋西药组的 Fasl 蛋白表达量增加，差异具有统计学意义（$P<0.05$）。

（3）Caspase-3 蛋白：与空白组、西药组相比，中药高、中、低剂量组、中药＋西药组的 Caspase-3 蛋白表达量均有增加（$P<0.05$）。

（4）Caspase-8 蛋白：与空白组相比，中药高剂量组 Caspase-8 蛋白表达量增加，但差异无统计学意义（$P>0.05$）；与西药组对比，中药组、中药＋西药组 Caspase-8 蛋白表达量，但差异无统计学意义（$P>0.05$）。

（5）Caspase-9 蛋白：与空白组相比，中药高、低剂量组、中药＋西药组、西药组 Caspase-9 蛋白表达量增加，差异具有统计学意义（$P<0.05$）；与西药组相比，中药高、低剂量组、中药＋西药组 Caspase-9 蛋白表达量，但差异无统计学意义（$P>0.05$）。见表 2-5-14、附图 2-5-26、附图 2-5-27。

表 2-5-14　不同处理组输卵管妊娠滋养细胞各凋亡蛋白相对含量（$\bar{x} \pm s$）

组别	Bax	Fasl	Caspase-3	Caspase-8	Caspase-9
空白组	1.00 ± 0.00	1.00 ± 0.00	1.00 ± 0.00	1.00 ± 0.00	1.00 ± 0.00
中药低剂量组	1.74 ± 0.29 ☆▲	1.41 ± 0.25 ★▲	1.44 ± 0.09 ☆△	1.06 ± 0.19 ★▲	1.51 ± 0.35 ☆▲
中药中剂量组	1.26 ± 0.15 ★▲	1.50 ± 0.28 ☆▲	1.58 ± 0.33 ☆△	1.11 ± 0.11 ★▲	1.08 ± 0.31 ★▲
中药高剂量组	2.00 ± 0.29 ☆△	2.05 ± 0.23 ☆△	2.46 ± 0.35 ☆△	1.22 ± 0.10 ★▲	1.53 ± 0.30 ☆▲
中药＋西药组	2.47 ± 0.35 ☆△	2.16 ± 0.30 ☆△	1.65 ± 0.20 ☆△	1.05 ± 0.15 ★▲	1.80 ± 0.25 ☆▲
西药组	1.30 ± 0.28 ★	1.12 ± 0.22 ★	0.95 ± 0.06 ☆△	1.05 ± 0.09 ★	1.64 ± 0.21 ☆

注：与空白组比较，★ $P>0.05$，☆ $P<0.05$；与西药组比较，▲ $P>0.05$，△ $P<0.05$。

2. Bax mRNA、Fasl mRNA、Caspase-3 mRNA、Caspase-8 mRNA、Caspase-9 mRNA 的表达

（1）Bax mRNA：与空白组相比，中药＋西药组的 Bax mRNA 值增加，差异具有统计学意义（$P<0.05$）；与西药组相比，中药高、中、低剂量组 Bax mRNA 差异无统计学意义（$P>0.05$）。

（2）Fasl mRNA：与空白组相比，中药高剂量组、中药＋西药组的 Fasl mRNA 值增加，差异具有统计学意义（$P<0.05$）；与西药组相比，中药高剂量组、中药＋西药组的 Fasl mRNA 值增加，差异具有统计学意义（$P<0.05$），中药中、低剂量组的 Fasl mRNA 值差异无统计学意义（$P>0.05$）。

（3）Caspase-3 mRNA：与空白相比，中药高剂量组、中药＋西药组的 Caspase-3 mRNA 值增加，差异具有统计学意义（$P<0.05$）；与西药组相比，中药高剂量组 Caspase-3 mRNA 值增加，差异具有统计学意义（$P<0.05$），中药中、低剂量组、中药＋西药组 Caspase-3 mRNA 值差异无统计学意义（$P>0.05$）。

（4）Caspase-8 mRNA：与空白组相比，中药高、中、低剂量组、中药＋西药组 Caspase-8 mRNA 值增加，差异具有统计学意义（$P<0.05$）；与西药组相比，中药高剂量组 Caspase-8 mRNA 值增加，差异具有统计学意义（$P<0.05$），中药中、低剂量组、中药＋西药组 Caspase-8 mRNA 值差异无统计学意义（$P>0.05$）。

（5）Caspase-9 mRNA：与空白组相比，中药高剂量组的 Caspase-9 蛋白表达量增加，差异具有统计学意义（$P<0.05$）；与西药组相比，中药高、中、低剂量组、中药＋西药组 Caspase-9 mRNA 值差异无统计学意义（$P>0.05$）。见表 2-5-15、附图 2-5-28。

表 2-5-15　不同处理组输卵管妊娠滋养细胞各相关凋亡基因的表达水平（$\bar{x} \pm s$）

组别	Bax mRNA	Fasl mRNA	Caspase-3 mRNA	Caspase-8 mRNA	Caspase-9 mRNA
空白组	1.00 ± 0.00	1.00 ± 0.00	1.00 ± 0.00	1.00 ± 0.00	1.00 ± 0.00
中药低剂量组	3.16 ± 1.73 ★▲	1.35 ± 0.20 ★▲	1.53 ± 0.52 ★▲	2.48 ± 0.96 ☆▲	1.51 ± 0.39 ★▲
中药中剂量组	2.09 ± 0.62 ★▲	1.39 ± 0.22 ★▲	1.90 ± 0.68 ★▲	3.03 ± 0.89 ☆▲	3.04 ± 2.73 ★▲
中药高剂量组	2.53 ± 0.25 ★▲	1.81 ± 0.26 ☆△	4.88 ± 1.79 ☆△	3.62 ± 0.98 ☆△	4.43 ± 3.38 ☆▲
中药 + 西药组	4.22 ± 2.49 ☆△	1.60 ± 0.42 ☆△	2.78 ± 0.96 ☆▲	2.41 ± 0.71 ☆▲	2.07 ± 0.58 ★▲
西药组	1.69 ± 0.81 ★	1.16 ± 0.10 ★	1.86 ± 0.50 ★	1.82 ± 0.59 ★	1.81 ± 0.41 ★

注：与空白组比较，★ $P>0.05$，☆ $P<0.05$；与西药组比较，▲ $P>0.05$，△ $P<0.05$。

（二）化瘀消癥杀胚中药复方对宫内妊娠滋养细胞 Bax、Fasl、Caspase-3、Caspase-8、Caspase-9 蛋白及其 mRNA 表达的影响

1. Bax、Fasl、Caspase-3、Caspase-8、Caspase-9 蛋白的表达

（1）Bax 蛋白：与空白组相比，中药高、中剂量组 Bax 蛋白表达增加，差异具有统计学意义（$P<0.05$）；与西药组相比，中药高、中剂量组 Bax 蛋白表达增加，差异具有统计学意义（$P<0.05$）。

（2）Fasl 蛋白：与空白组相比，中药高剂量组、西药组、中药 + 西药组的 Fasl 蛋白表达量增加，差异具有统计学意义（$P<0.05$）；与西药组相比，中药低剂量组 Fasl 蛋白表达量减少，差异具有统计学意义（$P<0.05$），中药高、中剂量组、中药 + 西药组 Fasl 蛋白表达量差异无统计学意义（$P>0.05$）。

（3）Caspase-3 蛋白：与空白组相比，中药高、中、低剂量组、中药 + 西药组、西药组的 Caspase-3 蛋白表达量均有增加，差异具有统计学意义（$P<0.05$）；与西药组相比，中药高剂量组 Caspase-3 蛋白表达量增加，差异具有统计学意义（$P<0.05$），中药中、低剂量组、中药 + 西药组 Caspase-3 蛋白表达量差异无统计学意义（$P>0.05$）。

（4）Caspase-8 蛋白：与空白组相比，中药高、中、低剂量组、中药 + 西药组、西药组的 Caspase-8 蛋白表达量增加，差异具有统计学意义（$P<0.05$）；与西药组相比，中药高、低剂量组 Caspase-8 蛋白表达量减少，差异具有统计学意义（$P<0.05$），中药中剂量组、中药 + 西药组 Caspase-8 蛋白表达量差异无统计学意义（$P>0.05$）。

（5）Caspase-9 蛋白：与空白组相比，中药高、中剂量组、中药 + 西药组、西药组的 Caspase-9 蛋白表达量增加，差异具有统计学意义（$P<0.05$）；与西药组相比，中药低剂量组 Caspase-9 蛋白表达量减少，差异具有统计学意义（$P<0.05$），中药高、低剂量组、中药 + 西药组 Caspase-9 蛋白表达量差异无统计学意义（$P>0.05$）。见表 2-5-16、附图 2-5-29、附图 2-5-30。

表 2-5-16　不同处理组宫内妊娠滋养细胞各凋亡蛋白相对含量（$\bar{x} \pm s$）

组别	Bax	Fasl	Caspase-3	Caspase-8	Caspase-9
空白组	1.00 ± 0.00	1.00 ± 0.00	1.00 ± 0.00	1.00 ± 0.00	1.00 ± 0.00
中药低剂量组	1.23 ± 0.12 ★▲	1.23 ± 0.08 ★△	2.05 ± 0.33 ☆▲	1.70 ± 0.47 ☆△	1.13 ± 0.15 ★△
中药中剂量组	2.22 ± 0.59 ☆△	1.58 ± 0.28 ★▲	1.91 ± 0.32 ☆▲	2.42 ± 0.45 ☆▲	2.70 ± 0.74 ☆▲
中药高剂量组	2.34 ± 0.60 ☆△	2.51 ± 0.43 ☆▲	2.45 ± 0.39 ☆△	2.28 ± 0.47 ☆△	2.81 ± 0.79 ☆▲
中药 + 西药组	1.21 ± 0.08 ★▲	2.24 ± 0.84 ☆▲	2.34 ± 0.37 ☆▲	2.64 ± 0.53 ☆▲	2.36 ± 0.84 ☆▲
西药组	1.17 ± 0.17 ★	2.44 ± 0.85 ☆	1.85 ± 0.22 ☆▲	2.84 ± 0.60 ☆	2.78 ± 0.68 ☆

注：与空白组比较，★ $P>0.05$，☆ $P<0.05$；与西药组比较，▲ $P>0.05$，△ $P<0.05$。

2. Bax mRNA、Fasl mRNA、Caspase-3 mRNA、Caspase-8 mRNA、Caspase-9 mRNA 的表达

（1）Bax mRNA：与空白组相比，中药高、中、低剂量组、中药 + 西药组 Bax mRNA 值增加，差异具有统计学意义（$P<0.05$）；与西药组相比，中药高、中剂量组、中药 + 西药组 Bax mRNA 值增高，差异具有统计学意义（$P<0.05$）。

（2）Fasl mRNA：与空白组相比，中药高剂量组、中药 + 西药组、西药组的 Fasl mRNA 值增加，差异具有统计学意义（$P<0.05$）；与西药组相比，中药高、中、低剂量组、中药 + 西药组 Fasl mRNA 值差异无统计学意义（$P>0.05$）。

（3）Caspase-3 mRNA：与空白组相比，中药高、低剂量组的 Caspase-3 mRNA 值增加，差异具有统计学意义（$P<0.05$）；与西药组相比，中药高剂量组 Caspase-3 mRNA 值增加，差异具有统计学意义（$P<0.05$），中药中、低剂量组、中药 + 西药组 Caspase-3 mRNA 值差异无统计学意义（$P>0.05$）。

（4）Caspase-8 mRNA：与空白相比，中药高剂量组、中药 + 西药组 Caspase-8 mRNA 值增加，差异具有统计学意义（$P<0.05$）；与西药组相比，中药高剂量组、中药 + 西药组 Caspase-8 mRNA 值增加，差异具有统计学意义（$P<0.05$），中药中、低剂量组 Caspase-8 mRNA 值差异无统计学意义（$P>0.05$）。

（5）Caspase-9 mRNA：与西药组相比，中药高剂量组、中药 + 西药组的 Caspase-9 蛋白表达量增加，差异具有统计学意义（$P<0.05$）；与西药组相比，中药高、中、低剂量组、中药 + 西药组 Caspase-9 mRNA 值差异无统计学意义（$P>0.05$）。见表 2-5-17、附图 2-5-31。

表 2-5-17　不同处理组宫内妊娠滋养细胞各凋亡基因的表达水平（$\bar{x} \pm s$）

组别	Bax mRNA	Fasl mRNA	Caspase-3 mRNA	Caspase-8 mRNA	Caspase-9 mRNA
空白组	1.00 ± 0.00	1.00 ± 0.00	1.00 ± 0.00	1.00 ± 0.00	1.00 ± 0.00
中药低剂量组	1.66 ± 0.27 ★▲	2.28 ± 0.71 ★▲	3.78 ± 0.25 ☆▲	2.16 ± 0.62 ★▲	2.22 ± 0.31 ★▲
中药中剂量组	2.06 ± 0.25 ☆△	2.77 ± 0.66 ★▲	3.40 ± 1.59 ★▲	2.05 ± 0.98 ★▲	1.75 ± 0.73 ★▲
中药高剂量组	3.25 ± 0.33 ☆△	5.16 ± 2.28 ☆▲	4.58 ± 2.20 ☆△	2.72 ± 0.13 ☆△	2.96 ± 1.14 ☆▲
中药 + 西药组	1.99 ± 0.37 ☆△	4.42 ± 1.50 ☆▲	2.77 ± 0.46 ★▲	3.97 ± 0.53 ☆△	2.70 ± 0.83 ☆▲
西药组	1.38 ± 0.27 ★	3.68 ± 0.48 ☆	1.70 ± 0.33 ★	2.22 ± 0.66 ★	1.74 ± 0.49 ★▲

注：与空白组比较，★ $P>0.05$，☆ $P<0.05$；与西药组比较，▲ $P>0.05$，△ $P<0.05$。

（三）2 种细胞凋亡相关蛋白、基因比较

1. 输卵管妊娠滋养细胞与宫内妊娠滋养细胞凋亡相关蛋白比较

输卵管妊娠滋养细胞 Bax 蛋白在中药中、高剂量组的表达高于宫内妊娠滋养细胞（ $P<0.05$ ）；Caspase-3 蛋白在中药低、高剂量，Caspase-8 蛋白在中药低、中剂量、西药组、中药＋西药组，Caspase-9 蛋白在中药低剂量、西药组表达均低于宫内妊娠滋养细胞（ $P<0.05$ ）；Fasl 凋亡蛋白在 2 种细胞中的表达差异无统计学意义。

2. 输卵管妊娠滋养细胞与宫内妊娠滋养细胞凋亡相关基因比较

输卵管妊娠滋养细胞 Bax 基因在中药高、中、低剂量、西药组，Fasl 基因在中药＋西药组表达均低于宫内妊娠滋养细胞（ $P<0.05$ ），而 Caspase-3、Caspase-8、Caspase-9 凋亡基因在 2 种细胞中的表达无统计学意义。

四、讨论

细胞凋亡与输卵管妊娠疾病发展密切相关[1]，是目前研究的热点。细胞个体的正常发育需要机体细胞凋亡途径正常。细胞凋亡途径主要有 3 条：死亡受体信号通路（Fas/Fasl）、线粒体信号通路（Bcl-2/Bax）及内质网信号通路。这 3 条通路最后都通过激活 Caspase，从而引起细胞结构和保护成分的蛋白水解，进而发生细胞凋亡。此外，非 Caspase 依赖性细胞凋亡通路涉及到 Bax 诱导的细胞死亡，也涉及到其他蛋白酶，如钙蛋白酶、蛋白酶体及丝氨酸蛋白酶诱导的细胞凋亡，日益得到人们的重视。

本实验研究运用 Western Blot 及 qt-PCR 技术检测化瘀消癥杀胚中药复方对 2 种滋养细胞相关细胞凋亡信号通路蛋白及基因的影响。从以上数据可以发现，输卵管妊娠滋养细胞中，中药组及中药＋西药组可使 Bax、Fasl、Caspase-3、Caspase-9 蛋白表达增加，且中药高剂量组、中药＋西药组还可增加 Fasl、Caspase-3 的基因表达，可见 Caspase 依赖性细胞凋亡通路可能是中药促输卵管妊娠滋养细胞凋亡的通路之一。而 Caspase-8 蛋白增加不明显，但基因表达明显增加，可能因 Caspase-8 剪切激活受到抑制，从而通过其他 Caspase 家族成员如 Caspase-10 启动 Caspase 级联反应。西药组仅 Caspase-9 蛋白表达增加，提示甲氨蝶呤在输卵管妊娠滋养细胞促凋亡作用中有可能不是通过 Caspase 依赖性凋亡通路起作用。在宫内妊娠滋养细胞中，中药组及中药＋西药组可使 Bax、Fasl、Caspase-3、Caspase-8、Caspase-9 蛋白表达增加，且中药高剂量组还可增加 Bax、Fasl、Caspase-3、Caspase-8、Caspase-9 基因的表达，可见 Caspase 依赖性细胞凋亡通路可能是中药促宫内妊娠滋养细胞凋亡的通路之一。西药组 Fasl、Caspase-3、Caspase-8、Caspase-9 蛋白表达增加，Fasl 的基因表达也增加，可见，甲氨蝶呤诱导宫内滋养细胞凋亡可能通过 Fasl 介导的死亡受体途径起作用。

Fas/Fasl、Bcl-2/Bax 细胞凋亡通路是目前研究较多也较详细的凋亡通路。Fas/Fasl 在母胎免疫耐受方面的研究较多，Hammer 等[2]研究发现母胎界面 Fas/Fasl 的表达主要通过少量的胚胎抗原进入母体后，激活特异性的 T 淋巴细胞，使其表面表达大量 Fas，而与胎盘接触后，滋养细胞表面 Fasl 与 T 淋巴细胞上的 Fas 作用导致特异性的 T 淋巴细胞凋亡，从而产生胎儿特异性的免疫耐受。朱劲松等[3]通过检测凋亡调控因子 Fas、Fasl 在复发性流产（RSA）患

者胎盘绒毛滋养细胞以及蜕膜中的表达情况，发现 RSA 组患者胎盘绒毛滋养细胞 Fasl 的表达以及蜕膜中 CD3（+）T 淋巴细胞 Fas 抗原的表达情况均低于正常妊娠组，认为 RSA 的发生可能与绒毛滋养细胞表面 Fasl 表达减少，以及蜕膜中 Fas（+）T 淋巴细胞凋亡减少有关。王瑞雪[4]发现化瘀消癥杀胚中药复方高、中剂量组 Fasl 蛋白的表达明显增加（$P<0.05$），提出化瘀消癥杀胚中药复方诱导输卵管妊娠滋养细胞凋亡可能是通过上调细胞膜表面的 Fasl 蛋白的表达，当 Fas/Fas 系统被激活后，将凋亡信号由胞外传入胞内，在连接分子的媒介下，汇合于 Caspase-3，再由 Caspase-3 催化诸多与凋亡形成有关的靶分子分解，最终导致细胞凋亡事件的发生。

Bcl-2/Bax 诱导线粒体凋亡通路在妊娠疾病中研究较广泛，实验研究发现滋养细胞在缺氧条件下促凋亡蛋白 p53 表达增加或 Bcl 表达降低，这些改变在子痫前期胎盘组织中也存在[5-6]。袁烁[7]通过检测化瘀消癥杀胚中药复方干预后的输卵管妊娠滋养细胞 Bcl-2 蛋白，发现其可下调凋亡抑制蛋白 Bcl-2，使输卵管妊娠部位滋养细胞 Bcl-2/Bax 比例下降，通过线粒体凋亡信号通路诱导滋养细胞凋亡。

五、小结

化瘀消癥杀胚中药复方作用输卵管妊娠滋养细胞及宫内妊娠滋养细胞后，均可上调 Fas/Fasl、Bcl-2/Bax 凋亡通路相关蛋白的表达，提示化瘀消癥杀胚中药复方可能通过诱导 Caspase 介导的死亡受体及线粒体凋亡通路而促进滋养细胞凋亡，阐述了中医药治疗输卵管妊娠有效的可能机制，为进一步寻找治疗靶点提供了理论依据。

参考文献

[1] Kueera E, Konig F, Tangl S, et al. Bcl-2 expression as a novel immunohistochemical marker for ruptured tubal ectopic pregnancy [J]. Hum Reprod, 2001, 16(6): 1286-1290.

[2] Hammer A, Dobr G, Expression of Fas ligand in first trimester and term human placental villi [J]. J Reprod Immunol, 2000, 46(2): 83-90.

[3] 朱劲松, 高英敏, 王海琳. 复发性流产患者滋养细胞及蜕膜凋亡因子 Fas、Fasl 表达的研究[J]. 中国妇产科临床杂志, 2005, 6(2): 124-126.

[4] 王瑞雪. 化瘀消癥杀胚中药复方对输卵管妊娠滋养细胞影响的实验研究[D]. 广州: 广州中医药大学, 2012.

[5] Wolf N, Yang W, Dunk CE, et al. Regulation of the matricellular Proteins CYR61 (CCNI) and NOV (CCN3) by hypoxia-inducible factor-1 α and traxlsforming growth factor- β 3 in the human trophoblast[J]. Endocrinology, 2010, 151(6): 2835-45.

[6] Chen CC, Young JL, Monzon RI, er al. Cytotoxicity of TNF alpha is regulated by integrin-mediated matrix signaling [J]. EMBO J, 2007, 26(5): 1257-126.

[7] 袁烁. 化瘀消癥杀胚法对输卵管妊娠影响的临床与实验研究[D]. 广州: 广州中医药大学, 2011

第五部分   化瘀消癥杀胚中药复方对输卵管妊娠滋养细胞 ER、PR 表达的影响

实验一   化瘀消癥杀胚中药复方含药血清对输卵管妊娠滋养细胞 ER、PR 表达的影响

一、研究目的与内容

用经质控证实含有化瘀消癥杀胚有效物质的大鼠含药血清，对符合药物早期输卵管妊娠患者的输卵管妊娠滋养细胞进行体外培养，并分别设立甲氨蝶呤 SD 大鼠含药血清及空白 SD 大鼠含药血清体外培养的输卵管妊娠绒毛滋养细胞作为对照组，通过采用实时荧光定量 PCR（Real-time PCR）测定化瘀消癥杀胚的化瘀消癥杀胚复方对与输卵管妊娠着床的相关调节因子 ER、PR 表达的影响，拟从分子基因水平上系统探讨化瘀消癥杀胚中药复方对输卵管妊娠滋养细胞靶器官的可能作用机制。

二、材料与方法

（一）材料

1. 输卵管妊娠滋养细胞

同本章第二节实验一。

2. 实验药物的配制

同本节第一部分实验一。

3. 实验分组

共 18 个样本，分为空白组、中药组（灌胃浓缩汤剂 3g/ 只 / 日两次 ×7 天）、西药组（采血前 1 小时腹腔注射甲氨蝶呤 1mg/ 只），每组 6 个样本，分别检测 ER、PR、β-actin3 个基因，β-actin 为内参基因。各个基因均为上海生工合成，均为 2OD。引物序列见表 2-5-18。

表 2-5-18   引物序列表

引物名称	引物序列（5'-3'）	纯化方式
ER（F）	AACCGAGATGATGTAGCCAGC	PAGE
ER（R）	CAGGAACCAGGGAAAATGTG	
PR（F）	GATGCTGTATTTTGCACCTGATCTA	PAGE
PR（R）	GAACTCTTCTTGGCTAACTTGAAGCT	
Bactin（F）	TCGTGCGTGACATTAAAGAG	PAGE
Bactin（R）	ATTGCCGATAGTGATGACCT	

（二）试剂

RNA 提取试剂盒为 TIANGEN® RNAPreP Pure 动物组织总 RNA 提取试剂盒。

cDNA 第一链合成试剂盒为 TAKARA PrimeScriPt® RT reagent Kit Perfect Real Time 试剂盒。

Real-time PCR 试剂盒为 TAKARA SYBR® Premix Ex TaqTM Ⅱ试剂盒。

（三）仪器

THERMO Legend Micro 21R 离心机。

Jenway Genova 超微量核酸蛋白检测器。

Bio-Rad IQ5 荧光定量 PCR 仪。

（四）实验方法

RNA 提取，cDNA 第一链合成，Real-time PCR 均按照试剂盒说明书方法。

1. RNA 提取方法

（1）匀浆处理：每 10~20mg 组织加 300μl 裂解液 RL（使用前先检查是否已加入 β-巯基乙醇），用研磨杵将组织彻底研磨；随后向匀浆液中加入 590μl RNase-free ddH$_2$O 和 10μl 蛋白酶 K，混匀后 56℃处理 10~20 分钟。12000r/min（~13400×g）离心 2~5 分钟，取上清液。

（2）向上清液中缓慢加入 0.5 倍上清体积的无水乙醇，混匀，得到的溶液和沉淀一起转入吸附柱 CR3 中（吸附柱放在收集管中），12000r/min（~13400×g）离心 30~60 秒，弃掉收集管中的废液，将吸附柱放回收集管中。

（3）向吸附柱 CR3 中加入 350μl 去蛋白液 RW1，12000r/min（~13400×g）离心 30~60 秒，弃废液，将吸附柱放回收集管中。

（4）DNase Ⅰ工作液的配制：取 10μl DNase Ⅰ储存液放入新的 RNase-free 离心管中，加入 70μl RDD 溶液，轻柔混匀。

（5）向吸附柱 CR3 中央加入 80μl 的 DNase Ⅰ工作液，室温放置 15 分钟。

（6）向吸附柱 CR3 中加入 350μl 去蛋白液 RW1，12000r/min（~13400×g）离心 30~60 秒，弃废液，将吸附柱放回收集管中。

（7）向吸附柱 CR3 中加入 500μl 漂洗液 RW（使用前先检查是否已加入乙醇），室温静置 2 分钟，12000 r/min（~13 400×g）离心 30~60 秒，弃废液，将吸附柱 CR3 放回收集管中。

（8）重复步骤 7。

（9）12000r/min（~13400×g）离心 2 分钟，倒掉废液。将吸附柱 CR3 置于室温放置数分钟，以彻底晾干吸附材料中残余的漂洗液。

（10）将吸附柱 CR3 转入一个新的 RNase-free 离心管中，向吸附膜的中间部位悬空滴加 30~100μl RNase-free ddH$_2$O，室温放置 2 分钟，12000/min（~13400×g）离心 2 分钟，得到 RNA 溶液。

2. cDNA 第一链合成方法，见表 2-5-19。

表 2-5-19　反转录反应

试剂	使用量	终浓度
5×PrimeScriPt® Buffer（for Real time）	2μl	1×
PrimeScriPt® RT Enzyme Mix Ⅰ	0.5μl	
Oligo dT Primer（50μM）×1	0.5μl	25pmol
Random 6 mers（100μM）×1	0.5μl	50pmol
总 RNA		
RNase Free dH$_2$O	up to 10μl ×2	

反转录反应条件如下：37℃ 15 分钟 ×3（反转录反应），85℃ 5 秒（反转录酶的失活反应）。

3. Real-time PCR 方法，见表 2-5-20。

表 2-5-20   Real-time PCR 方法

试剂	使用量	终浓度
SYBR® Premix Ex TaqTM Ⅱ（2×）	12.5μl	1×
PCR Forward Primer（10μmol/L）	1μl	0.4μmol/L
PCR Reverse Primer（10μmol/L）	1μl	0.4μmol/L
DNA 模板	2μl	
dH₂O（灭菌蒸馏水）	8.5μl	
总体积	25μl	

PCR 扩增程序：

阶段 1：预变性。1 个循环。95℃、10 秒。阶段 2：PCR 反应。40 个循环，95℃、5 秒，60℃ 20 秒（测发光强度）。

阶段 3：1 个循环。95℃、15 秒，60℃ 60 秒。

溶解曲线：65~95℃，每 30 秒上升 0.5℃。

4. 统计方法

计量资料以均数 ± 标准差（$\bar{x} \pm s$）表示，采用方差分析检验。

三、结果

各组的扩增曲线及溶解曲线见附图 2-5-32~ 附图 2-5-37。

分析均取△△ Ct（ddct），即各组与内参基因比较后，再与空白组相比较，因此所作分析均为相对表达分析。

1. 各组含药血清对滋养细胞 ER 表达的影响

研究发现，中药组和西药组能下调 ER 的表达，差异具有统计学意义（$P<0.05$）；西药组与中药组相比，ER 的表达略低，差异无统计学意义（$P>0.05$），见表 2-5-21。

表 2-5-21   三组含药血清对 ER 表达的影响（$\bar{x} \pm s$）

组别	n	ER 相对表达表量
空白组	6	1.00 ± 0.00
西药组	6	0.57 ± 0.17☆
中药组	6	0.69 ± 0.29☆▲

注：与空白组比较，☆ $P<0.05$；与西药组比较，▲ $P>0.05$。

2. 各组含药血清对 PR 表达的影响

中药组和西药组能显著下调 PR 的表达，差异具有统计学意义（$P<0.05$）；西药组与中药组相比，PR 的表达略低，差异无统计学意义（$P>0.05$），见表 2-5-22。

表 2-5-22　三组含药血清对 PR 表达的影响（$\bar{x} \pm s$）

组别	n	PR 相对表达表量
空白组	6	1.00 ± 0.00
西药组	6	0.48 ± 0.33 ☆
中药组	6	0.61 ± 0.16 ☆▲

注：与空白组比较，☆ $P<0.05$；与西药组比较，▲ $P>0.05$。

四、讨论

（一）ER、PR 与妊娠的相关性

众所周知，雌、孕激素对维持妊娠、促进胚胎发育起着至关重要的作用，这些激素水平下降，必将导致流产、早产的发生。雌、孕激素的生物活性有赖于激素和靶组织受体的相互作用，雌激素在转录水平诱导 ER、PR 产生，使 ER、PR 表达上调，而孕酮可在转录和转录后水平使两者下调，两者保持动态平衡和精细的比值以维持继续妊娠[1]。

目前研究较多者为难免流产、自然流产患者蜕膜组织，结果显示 ER、PR 的表达明显低于正常早孕者[2-3]。流产大鼠模型与正常怀孕大鼠相比亦如此[4, 5]。关于宫内妊娠予米非司酮药物流产的患者，大多数研究发现，米非司酮能显著下调蜕膜中 ER、PR 的表达，与自然流产者相似[6-8]。其抗早孕机理为抑制蜕膜组织孕激素受体、使局部孕激素下降，颗粒细胞释放松弛素，导致网状纤维溶解坏死而终止早孕。也有研究发现，米非司酮能使蜕膜中 ER、PR 的表达升高，尤以前者为甚[9-11]。其认为，服用米非司酮后引起 ER 升高，可能是其拮抗孕酮的作用引起，验证了孕期孕激素分泌增多是引起低 ER 水平的主要原因。另有报道[12] 米非司酮使蜕膜组织中 ER 上升，PR 下降。

关于自然流产患者、米非司酮药物流产患者绒毛组织中 ER、PR 的表达的文献报道较少。2000 年，杨雪峰等[13] 研究表明正常早孕绒毛中存在 ER、PR，其与刘颖等[14] 分别实验均证实服用米非司酮后绒毛中 ER、PR 均无表达或表达明显下降，认为米非司酮可直接作用于绒毛，表明米非司酮可以在受体水平拮抗孕酮，具有促进绒毛滋养细胞变性、坏死及凋亡的作用，从而达到抗早孕的目的。

（二）化瘀消癥杀胚中药复方对输卵管妊娠的可能作用机制

本研究以符合中医药治疗而要求手术治疗的输卵管妊娠患者手术中取得的绒毛组织培养的滋养细胞为研究载体，分别以生理盐水（空白组）、中剂量中药组、甲氨蝶呤（西药组）进行干预，以 ER、PR 为检测指标来研究活血化瘀消癥杀胚中药复方对输卵管妊娠的影响。研究发现，中药和甲氨蝶呤均能下调 ER 的表达（$P<0.05$），中药组与西药组对比无显著差异；中药和甲氨蝶呤均能下调 PR 的表达（$P<0.05$），中药组与西药组对比无显著差异。由此推测，活血化瘀消癥杀胚中药复方能使输卵管妊娠蜕膜组织过度溶解，导致绒毛、蜕膜组织不同程度变性、坏死；同时它能下调 PR、ER 的表达，从受体水平拮抗雌孕激素，从而促使绒毛滋养细胞变性、坏死及凋亡，达到杀胚作用。

参考文献

[1] 周剑萍,张俊慧,刘银坤,等.米非司酮对人蜕膜与绒毛糖脂雌、孕激素受体的影响[J].生殖与避孕,1996,16(5):357-360.

[2] 赵红艳,罗颂平,倪育淳,等.肾虚型早期自然流产患者蜕膜 PR 表达的研究[J].中华中医药学刊,2008,26(10):2162-2163.

[3] 刘舒鑫.TNF-α、xL-lβ、NF-κB 与 PR 在早期自然流产蜕膜组织中的表达及意义[D].长沙:中南大学,2009.

[4] 李昆明,归绥琪,蒋立辉,等.补肾益气清热方对溴隐亭致低 PRL 大鼠流产模型蜕膜 PRLR、PR、ER mRNA 的影响[J].生殖与避孕,2003,23(4):209-213.

[5] 马红霞,尤昭玲,王若光.菟丝子总黄酮对大鼠流产模型血清 P、PR、Th1/Th2 细胞因子表达的影响[J].中药材,2008,31(8):1201-1204.

[6] 赵燕.米非司酮对蜕膜 ER、PR 的影响及其诱导早孕绒毛及蜕膜组织细胞凋亡的研究[D].南宁:广西医科大学,2007.

[7] 韩华.不同时间服用米非司酮对早孕蜕膜绒毛组织结构及 ER、PR 表达的影响[D].石家庄:河北医科大学,2008.

[8] 彭敏,何福仙.米非司酮配伍米索前列醇对蜕膜与绒毛雌激素受体 mRNA 孕激素受体 mRNA 转录水平及雌激素受体孕激素受体表达的影响[J].医药导报,2007,26(6):597-599.

[9] Perrot Applanat M,Deng M,Femandez H,et al,Immunohistochemical localization of estradiol and progesterone receptors in human utems throughout pregnancy:expression in endometrial blood vessels[J]. J Clin Endoerinol Metab,1994,78(1):216-224.

[10] 徐琳瑛.米非司酮对早孕绒毛蜕膜组织凋亡调控基因及 PR、ER 的影响[D].大连:大连医科大学,2004.

[11] 徐琳瑛,唐慧君.米非司酮对早孕绒毛蜕膜组织凋亡调控基因及 PR、ER 的影响[J].中国妇幼保健,2004,19(5):32-33.

[12] 周剑萍,张俊慧,刘银坤,等.米非司酮对人蜕膜与绒毛糖脂及雌孕激素受体的影响[J].生殖与避孕,1996,16(2):357-360.

[13] 杨雪峰,任芬若,瞿子江,等.米非司酮抗早孕绒毛及蜕膜中雌、孕激素受体的免疫组织化学研究[J].现代妇产科进展,2000,9(5):357-358.

[14] 刘颖,刘慧,王海霞,等.米非司酮对早孕绒毛中雌孕激素受体的影响[J].徐州医学院学报,2001,21(5):426-427.

实验二　化瘀消癥杀胚中药复方水提醇沉液对输卵管妊娠滋养细胞 ER、PR 表达的影响

一、研究目的与内容

通过实时荧光定量 PCR 法检测化瘀消癥杀胚中药复方水提醇沉液对输卵管妊娠滋养细胞 ER、PR 表达的影响,拟从性激素受体的表达方面探讨化瘀消癥杀胚中药复方对输卵管妊娠滋养细胞靶部位的作用机制。

二、材料与方法

（一）材料

1. 试剂

Trizol　美国 Invitrogen 公司。

氯仿　广州文睿科学仪器有限公司。

无水乙醇　广州文睿科学仪器有限公司。

异丙醇　广州文睿科学仪器有限公司。

DEPC　广州科因生物科技有限公司。

EB　广州科因生物科技有限公司。

6×loading　buffer 宝生物工程（大连）有限公司。

SYBR®Premix EX Taq™Ⅱ　宝生物工程（大连）有限公司。

引物　宝生物工程（大连）有限公司。

PrimeScript®RT reagent Kit With DNA Eraser　宝生物工程（大连）有限公司。

2. 实验溶液的配制

（1）0.1%DEPC 水：取市售 DEPC 0.1ml，加入 100ml 双蒸水中，剧烈摇匀，室温静置过夜，然后高压灭菌，4℃保存。

（2）10×TAE 电泳缓冲液：称取试剂 Tris48.4g，$Na_2EDTA \cdot 2H_2O$ 7.44g，置于 1L 烧杯中，向烧杯中加入约 800ml 去离子水，充分搅拌溶解；再加入 11.42ml 醋酸，然后加去离子水定容至 1L，室温保存。

3. 主要仪器

超净工作台　苏州安泰空气技术有限公司。

CO_2 培养箱　日本 SANYO 公司。

高速冷冻离心机　美国 Beckman 公司。

2400PCR 仪　美国 ABI 公司。

7500-RealtimePCR 仪　美国 ABI 公司。

电泳仪　北京市六一仪器厂。

核酸蛋白测定仪　上海琪特分析仪器有限公司。

凝胶成像系统　美国 Bio-Rad 公司。

4. 输卵管妊娠滋养细胞

同本章第二节实验一。

5. 实验药物的配制

同本节第一部分实验二。

6. 实验分组

实验设中药组（2.5、5、10mg/ml）、空白组（含细胞和全培养基）、西药组（甲氨蝶呤 5μg/ml），作用时间均为 48 小时。

（二）方法

1. 细胞复苏、培养、计数、传代

同本章第二节实验一。

2. 检测化瘀消癥杀胚中药复方对输卵管妊娠滋养细胞 ER、PR 表达的影响

常规 PCR 包括 3 个基本过程：①变性，即在较高温度（93~98℃）使双链模板 DNA 变性解链成单链 DNA，以提供复制的模板。②退火，即在较低温度 37~65℃使加入的引物与待扩增 DNA 区域特异性结合，以提供 DNA 复制起始的 3-OH。③延伸，在适当温度下（70~75℃），根据碱基互补配对的原则，DNA 聚合酶从特异性结合到 DNA 模板上的引物 3-OH 端开始，按照待扩增区域的核苷酸序列，进行 DNA 链的延伸，合成新的 DNA 分子。如此循环往复，经过 n 轮循环后，靶 DNA 的拷贝数理论上呈 2n 增长。随着反应进行，体系中各成分的消耗使得靶序列并非按指数方式扩增，因此在起始模板量与终点的荧光信号强度间没有可靠的相关性[1]。实时荧光定量 PCR（Real-time PCR）采用新参数 -Ct 值，其定量根本原理是 -Ct 值与起始模板拷贝数的对数成线性反比关系，-Ct 值能反映实际 PCR 反应过程的扩增，并且不受试剂消耗等因素的影响，因此利用 -Ct 值判断的起始模板拷贝数更加准确。

（1）细胞处理：取输卵管妊娠滋养细胞消化、收集并制成单细胞悬液，按密度 2×10^4 个 /ml 接种于培养皿中，培养 24 小时，待细胞贴壁后分组处理，继续培养 48 小时，收集细胞。

（2）PCR 过程

第 1 步：总 RNA 提取。①选取上述处理后的细胞，每孔加入 1ml Trizol 裂解细胞 5 分钟。②收集各孔细胞至 2ml EP 管中，加入 0.2ml 氯仿，盖好管盖，剧烈振荡 15 秒，室温放置 3 分钟。③4℃、12000r/min 离心 10 分钟，样品会分成 3 层：粉色的有机相，中间层和上层无色的水相，RNA 主要在水相，吸取上层水相转移至新管中。④在得到的水相溶液中加入等体积的异丙醇，混匀，室温放置 20 分钟。⑤4℃下，12000r/min 离心 10 分钟，收集 RNA 沉淀。⑥加入 1ml 75% 乙醇洗涤 2 次，超净台吹干。⑦加入适量 RNase-free-ddH$_2$O 溶解沉淀。

第 2 步：基因组 DNA 的去除。使用 RNase-free 的 DNase Ⅰ，按以下体系配置反应液，37℃孵育 30 分钟，65℃灭活 10 分钟，见表 2-5-23。

表 2-5-23　反转录反应

试剂	使用量（μl）	试剂	使用量（μl）
RNA	2	RNase inhibitor	0.05
DNase Ⅰ	2	H$_2$O（Rnase-free）	4.95
10 × buffer	2	总体积	10

第 3 步：总 RNA 纯度及完整性检测。①纯度检测：取 1μl RNA 样品 50 倍稀释，在核酸蛋白分析仪上测定 OD260 及 OD280 的值，OD260/OD280 的比值在 1.8~2.0，可以认为制备的 RNA 纯度较好。②完整性检测：RNA 样品 1μl 与 6×Loading Buffer 充分混匀，1% 琼脂糖凝胶电泳 120V × 15min，Bio-Rad 凝胶成像系统观察总 RNA 的 5s、18s 和 28s 三条条带，三条条带完整且 28s：18s=2：1 说明总 RNA 完整性较好。

第 4 步：逆转录。①在无 RNase 的 PCR 管中配置下列溶液，配置方案见表 2-5-24。②将溶液吹打均匀，85℃保温 5min，使 RNA 变性。随后立即置于冰上冷却防止其复性。③在 PCR 管中加入如下试剂，配制方案见表 2-5-25。④将上述 20μl 反应溶液置于 PCR 仪中 30℃，10 分钟；42℃，60 分钟；85℃，10 分钟。

表 2-5-24　溶液配制方案

试剂	使用量
Total RNA	1μg
H$_2$O	
总体积	12μl

表 2-5-25　溶液配制方案

试剂	使用量（μl）	试剂	使用量（μl）
Oligo（dT）	0.5	5 × buffer	4.0
Random primer	0.5	M-MLV	0.5
10mM dNTP	2.0	总体积	8
RNase inhibitor	0.5		

第 5 步：荧光定量 PCR 步骤。

①检测序列片段大小：内参片段：β-actin：275bp；目的片段：ER：104bp；PR：80bp。②设计的引物：引物序列表见表 2-5-26。③反应体系：见表 2-5-27。④反应条件：95℃预变性 2 分钟；95℃变性 15 秒，60℃退火及延伸 32 秒，40 个循环。

表 2-5-26　引物序列

引物名称	引物序列（5'~3'）	引物名称	引物序列（5'~3'）
ER（F）	TCTGCAGGGAGAGGAGTTT	PR（R）	CCCACAGGTAAGGACACCATA
ER（R）	GGTCCTTCTCTTCCAGAGACTT	β-actin（F）	TGGATCAGCAAGCAGGAGTA
PR（F）	TCGAGTCATTACCTCAGAAGAT	β-actin（R）	TCGGCCACATTGTGAACTTT

表 2-5-27　反应体系

试剂	使用量	试剂	使用量
cDNA（1∶20）	5.0μl	2x SYBR Green qPCR SuperMix	10μl
Forward 引物	0.5μl	ddH$_2$O	4.0μl
Reverse 引物	0.5μl	总体积	20μl

3. 统计分析

数据统计采用 SPSS 19.0 FOR WINDOWS 软件处理，计量资料以 $\bar{x} \pm s$ 表示，多组间均数比较若方差齐，采用单因素方差分析，进一步组内两两比较，采用最小显著差异 t 检验（即 LSD-t）；若方差不齐，采用非参数检验。

三、结果

各组的扩增曲线及溶解曲线见附图 2-5-38～ 附图 2-5-43。

（一）样品 RNA 电泳图

见附图 2-5-44。

（二）不同处理组输卵管妊娠滋养细胞 ER、PR 的表达水平

见表 2-5-28。

1. ER 的表达水平

与空白组相比，中药高、中、低剂量组与西药组均能降低 ER 的表达，差异具有统计学意义（$P<0.05$）；且中药组随着剂量的增高，其作用明显增强，呈剂量依赖的趋势；与西药组相比，中药复方高、中、低剂量组降低 ER 表达的水平低于西药组，差异具有统计学意义（$P<0.05$）。

2. PR 的表达水平

与空白组相比，中药高、中、低剂量组及西药组均能降低 PR 的表达，差异具有统计学意义（$P<0.05$），且中药组随着剂量的增高，其作用明显增强，呈剂量依赖的趋势；与西药组相比，中药中、低剂量组降低 PR 表达的水平均不及西药组，差异具有统计学意义（$P<0.05$），而中药高剂量组降低 PR 表达的水平与西药组相比无显著性差异（$P>0.05$）。

表 2-5-28　各实验组输卵管妊娠滋养细胞 ER、PR 的表达水平（$\bar{x}\pm s$）

组别	ER	PR
空白组	0.98 ± 0.03	1.06 ± 0.06
中药低剂量组	0.43 ± 0.05 ☆△	0.48 ± 0.01 ☆△
中药中剂量组	0.30 ± 0.04 ☆△	0.26 ± 0.03 ☆△
中药高剂量组	0.25 ± 0.01 ☆△	0.20 ± 0.01 ☆▲
西药组	0.16 ± 0.01 ☆	0.14 ± 0.02 ☆

注：与空白组比较，☆ $P<0.05$；与西药组比较，▲ $P>0.05$，△ $P<0.05$。

四、讨论

（一）ER、PR 在妊娠中的作用

雌、孕激素对维持正常妊娠、促进胚胎发育起着至关重要的作用，雌、孕激素的生物活性有赖于激素和靶组织受体的相互作用，雌、孕激素受体（ER、PR）是转录因子中类固醇受体超家族的成员。雌、孕激素与靶器官细胞核的相应受体相结合，继而启动一系列蛋白的合成而发挥生物学效应。雌、孕激素对靶器官的调节作用除取决于雌、孕激素水平外，还与其受体的特异性、亲和力及组织局部受体含量和受体蛋白质消耗、合成的速度有关。雌激素在转录水平诱导 ER、PR 产生，使 ER、PR 上调，而孕酮在转录和转录后水平使两者下调，两者保持动态平衡和精细比值以维持继续妊娠[2]。孙岚等采用细胞培养结合免疫细胞化学 ABC 法检测人胎盘及培养的人胎盘绒毛合体、细胞滋养层细胞中雌激素 α、β 受体表达，结

果发现人胎盘滋养层细胞存在雌激素 α、β 受体，这为研究雌激素对人胎盘滋养层细胞的功能调控提供了形态学依据[3]。ER 和 PR 表达下降导致 ER mRNA、PR mRNA 蛋白表达下降，从而使子宫内膜容受性下降、胚泡不能着床或胚胎着床后发育不良导致流产[4]。雌、孕激素受体在子宫内胚泡着床过程所起的重要作用已得到公认，但有关 ER、PR 在输卵管妊娠中所起的作用国内外报道较少。

（二）ER、PR 与输卵管妊娠

Jolande 报道，在输卵管妊娠时，由于输卵管管壁薄，蜕膜反应较差，输卵管 ER、PR 的表达较差，所以用米非司酮治疗输卵管妊娠的疗效并不理想[5]。田冬珍研究发现：输卵管妊娠输卵管组织薄弱，蜕膜反应较少，无或仅有极少量孕激素受体，缺乏米非司酮的靶组织[6]。郑萍等也认为，虽然输卵管妊娠与宫内早孕有相同的生理基础，但研究表明输卵管妊娠时输卵管孕激素受体的阳性表达率偏低，阳性强度亦很低，缺乏米非司酮作用的靶组织，故用米非司酮治疗输卵管妊娠缺乏理论依据[7]。王舟等研究结果显示：输卵管妊娠时 ER 阳性例数明显增多、表达强度明显增强，而 PR 表达与正常输卵管无差别，提示输卵管黏膜对雌激素敏感性明显高于其对孕激素敏感性，推测患者输卵管局部高雌激素状态导致输卵管妊娠[8]。

既往研究表明，雌、孕激素的协同作用是受精卵维持向宫腔方向正常运行的重要因素，ER、PR 在正常输卵管黏膜中正常表达，可避免受精卵在输卵管着床，起到保护输卵管的黏膜屏障作用[9]。如输卵管黏膜 ER、PR 表达下降或失调，局部低落的激素环境延缓受精卵在输卵管内的移行过程，可能发生与宫内妊娠相似的输卵管着床及妊娠[10]。

以上从不同方面研究了 ER、PR 在输卵管黏膜中的表达，那么，其在输卵管妊娠滋养细胞中的表达如何？ 刘玲[11]采用化瘀消癥杀胚中药复方含药血清干预输卵管妊娠滋养细胞，发现中药中剂量组和西药组均能显著下调其 ER、PR 的表达，认为其能从受体水平拮抗雌孕激素，导致绒毛组织变性、坏死，是其发挥消癥杀胚效应的作用机制之一。

（三）本研究结果分析

本研究结果表明，ER、PR 在输卵管妊娠滋养细胞 mRNA 水平中均有表达。就 ER 来看，化瘀消癥杀胚中药复方高、中、低剂量组及西药组与空白组相比均有显著性差异（$P<0.05$），即无论是中药复方还是西药均能显著降低 ER 的表达，且随着剂量的增高，其作用明显增强，呈剂量依赖的趋势；与西药组相比，化瘀消癥杀胚中药复方高、中、低剂量组降低 ER 表达的水平均不及西药组（$P<0.05$）。就 PR 来看，化瘀消癥杀胚中药复方高中低剂量组及西药组与空白组相比均有显著性差异（$P<0.05$），即无论是中药复方还是西药均能显著降低 PR 的表达，且随着剂量的增高，其作用明显增强，呈剂量依赖的趋势；与西药组相比，化瘀消癥杀胚中药复方中、低剂量组降低 PR 表达的水平均不及西药组（$P<0.05$），而化瘀消癥杀胚中药复方高剂量组降低 PR 表达的水平和西药组相比无显著性差异（$P>0.05$）。

本研究的结果进一步印证了刘玲前期的实验结论[11]，即 ER、PR 在输卵管妊娠滋养细胞 mRNA 水平中均有表达，化瘀消癥杀胚中药复方可不同程度地降低二者的表达，滋养细胞失去雌、孕激素的支持，输卵管妊娠难以继续维持，从而在宏观上表现出"杀胚"的效应。

然而，其"杀胚"的启动和执行究竟是通过哪个细胞信号转导通路实现的，ER、PR 表达的降低是否只是其一系列作用的结果，则需要进一步的更深入细致的研究。

参考文献

[1] 胡维新.临床分子生物学[M].北京:人民卫生出版社,2011:90-91.

[2] 周剑萍,张俊慧,刘银坤,等.米非司酮对人蜕膜与绒毛糖脂雌、孕激素受体的影响[J].生殖与避孕,1996,16(5):357-360.

[3] 孙岚,陈亚琼,吕葆真,等.人胎盘滋养层细胞雌激素 α、β 受免疫细胞化学研究[J].解剖学杂志,2002,25(3):236.

[4] Lim H,Ma L,Ma WG,et al. Hoxa-10 regulates uterine stromal cell responsiveness to progesteron eduring implantation and decidualization in the mouse[J]. Mol Endocrino,1999,13(6):1005-1017.

[5] Jo lande AL,Jan WA. Immunohistochemical analysis of estrogen and progesterone receptors in fallopiantubes during ectopic pregnancy [J]. Fetil Steril,1992,58:335-337.

[6] 田冬珍.输卵管妊娠输卵管黏膜雌孕激素受体免疫组化分析[J].中国妇产科临床,2001,2(6):357.

[7] 郑萍,李海燕,刘国贞.米非司酮治疗失败输卵管妊娠患者输卵管雌孕激素受体表达的研究[J].首都医科大学学报,2005,26(3):344-347.

[8] 王舟.人正常及妊娠输卵管黏膜雌孕激素受体表达的研究[J].济宁医学院学报,2001,24(1):39.

[9] 王莉芬,蔺昕燕,范成明,等.雌/孕激素受体和 hoax-9 基因在输卵管和输卵管妊娠输卵管中的表达[J].生殖与避孕,2005,25(9):527-530.

[10] 吴效科,周珊英.宫内外同时妊娠[J].中华妇产科杂志,1999,3(1):56-58.

[11] 刘玲.HPLC-MS 质控下化瘀消癥杀胚中药复方对输卵管妊娠影响的研究[D].广州:广州中医药大学,2012.

第六部分　化瘀消癥杀胚中药复方对裸鼠体内移植模型的影响

实验一　化瘀消癥杀胚中药复方对裸鼠体内移植模型滋养细胞形态的影响

一、研究目的与内容

用化瘀消癥杀胚中药复方干预裸鼠移植模型，并设立西药组（甲氨蝶呤肌注）及空白组（纯净水灌胃）作为对照组，观察化瘀消癥杀胚中药复方对裸鼠移植模型一般情况、包块的影响，并通过光镜、免疫组化观察干预后的绒毛滋养细胞的组织结构。

二、材料与方法

（一）材料

1. 试剂

PBS 购自吉诺生物医药有限公司；鼠抗人 CK18 抗体、兔抗鼠 Bcl-2 抗体、Bax 抗体、18SA1021 小鼠 IgG 免疫组化试剂盒、SA1022 兔 IgG 免疫组化试剂盒、DAB 显色试剂盒、0.01mol/L 枸橼酸钠缓冲溶液（pH6.0），均购自博士德生物技术有限公司。

小鼠绒毛膜促性腺激素（hCG）ELISA 试剂盒购自武汉华美生物工程有限公司；

其他：3%H_2O_2 水溶液（现配现用）、二甲苯、酒精、苏木素、伊红、中性树胶、注射戊巴比妥钠。

2. 动物

见本章第四节。

3. 药物

（1）化瘀消癥杀胚中药复方药物：见本章第一节。

（2）注射用甲氨蝶呤：广州中医药大学第一附属医院药学部，山西普德药业股份有限公司，批号：02110901，规格：5mg/ 支。

4. 主要仪器

BX41 型显微镜　日本奥林巴斯公司。

SW-CJ-2FD 型超净工作台　苏州净化有限公司。

RM2135 型轮转切片机　德国 LEICA 公司。

TS-12N 型生物组织全自动脱水机　湖北孝感医用仪器有限公司。

BM- Ⅶ型生物组织包埋机及冷冻机　湖北孝感医用仪器有限公司。

CS- Ⅵ型摊片烤片机　湖北孝感医用仪器有限公司。

RS-18 型生物组织全自动染色机　湖北孝感医用仪器有限公司。

CU420 型电热恒温水箱　上海一恒科技有限公司。

HMIAS-2000 高清晰度彩色医学图文分析系统　武汉千屏影像技术有限责任公司。

TS-8 型转移脱色摇床　江苏海门市其林贝尔仪器制造有限公司。

BS-3000A 系列电子天平（精度：0.1g）　上海友声衡器有限公司。

微量有机分析专用超纯水机　颐洋企业发展有限公司。

移液枪、微波炉、中药罐、注射器、灌胃器、试管、毛细玻管、标本瓶、手术器械（刀、弯钳、无齿镊等）。

（二）方法

1. 药物制备

（1）中药复方制备：将丹参 150g、赤芍 150g、桃仁 150g、天花粉 150g、紫草 150g 蒸馏水浸泡 30 分钟，每次加 8 倍量的水，煮 40 分钟，煎 2 次，将 2 次滤液合并，浓缩为 500ml、生药含量为 1.5g/ml 的药液，−20℃保存备用。使用前平衡至室温。

（2）甲氨蝶呤药液配制：准确称取 3.6mg 的甲氨蝶呤，用注射用水定容至 2ml，得 1.8mg/ml 的药液。

2. 分组

裸鼠的造模方法同本章第四节。将造模成功的 BALB/c-nu 裸鼠按照体重随机分为中药组、西药组、空白组，12 只 / 组。

（3）给药

（1）中药组：裸鼠等效剂量是人的单位体重剂量的 9.01 倍[1]，按人一日服用生药 1.25g/kg 剂量计算出裸鼠每天剂量为 11.25g/kg，即按 0.075ml/10g 体重给予 1.5g/ml 化瘀消癥杀胚中药灌胃。每天 1 次，连续给药观察 7 天。动物禁食 12 小时后，采血，处死动物。

（2）西药组：按人用药量 1mg/kg 剂量计算出裸鼠给药剂量为 9mg/kg，即第 1 天按 0.05ml/10g 体重单次肌内注射 1.8mg/ml 甲氨蝶呤（小鼠一侧注射量不超过 0.1ml），继续正常喂养，连续观察 7 天。动物禁食 12 小时后，采血，处死动物。

（3）空白组：裸鼠每天按 0.075ml/10g 体重灌胃给予纯净水，每天 1 次，连续观察 7 天。动物禁食 12 小时后，采血，处死动物。

（三）指标检测

1. 一般情况

观察动物被毛、行为活动、精神状态等，每天观察记录 1 次；每周测量体重、摄食量和饮水量 2 次。

2. 小鼠绒毛膜促性腺激素（hCG）的 ELISA 检测

于第 1 天给药前、处死动物前，各组动物分别采血 0.2ml，取血清，−80℃保存，进行检测。

（1）将各种试剂移至室温（18~25℃）平衡至少 30 分钟，配制洗液工作液（按 1∶20 用去离子水进行稀释）和样本稀释工作液（按 1∶10 用生理盐水进行稀释）。

（2）将酶标板取出，设一个空白对照孔、不加任何液体；每个标准点依次各设两孔，每孔加入相应标准品 50μl；其余每个检测孔直接加待测样本 50μl。

（3）每孔加入酶结合物 50μl（空白对照孔除外），再按同样的顺序加入抗体 50μl，充分混匀，贴上不干胶封片，置 37℃温育 1 小时。

（4）手工洗板，弃去孔内液体。洗涤液注满各孔，静置 10 秒甩干，重复 3 次后拍干。

（5）每孔加入显色 A 液 50μl，显色剂 B 液 50μl，振荡混匀后，37℃避光显色 15 分钟，每孔加入终止液 50μl。

（6）用酶标仪在 450nm 波长依序测量各孔的光密度值（OD 值）。在终止反应 10 分钟内进行检测，通过计算机拟合浓度—吸光度值曲线，反算出待测样本中 hCG 的含量。

3. 包块固定

动物处死后，解剖动物，找出包块，拍照；完整剥离包块，分组排列照相；每组随机挑取 6 只动物的包块用 4% 多聚甲醛固定，剩下 6 只动物包块于 −80℃中保存。

4. 光镜检测

石蜡包埋，切片，HE 染色，进行病理学检查。

5. 免疫组化检测

利用免疫组化技术检测对滋养细胞 CK18 的表达。

（1）制片：组织标本经取材、固定、修块、流水冲洗、脱水、透明、浸蜡、石蜡包埋后，石蜡切片。

（2）脱蜡和水化：组织切片置于二甲苯中浸泡 10 分钟，更换二甲苯后再浸泡 10 分钟；无水乙醇中浸泡 5 分钟；95% 乙醇中浸泡 5 分钟；90% 乙醇中浸泡 5 分钟；80% 乙醇中浸泡 5 分钟；70% 乙醇中浸泡 5 分钟；蒸馏水中浸泡 5 分钟。

（3）用 3%H_2O_2，室温封闭 10 分钟，蒸馏水洗 3 次各 5 分钟。

（4）抗原微波热修复：将组织切片放入 0.01mol/L 枸橼酸钠缓冲溶液（pH6.0），在微波炉里加热 5 分钟至沸腾后，断电，冷却到室温，反复 2 次。PBS 洗 2 次，每次 5 分钟。

（5）滴加 5%BSA 封闭液，室温 30 分钟，甩去多余液体。

（6）滴加 I 抗（200 倍稀释的 CK-18 抗体、100 倍稀释的 Bcl-2 或 BAX 抗体），4℃过夜，PBS 洗 3 次，每次 5 分钟。

（7）滴加生物素化二抗，37℃ 30 分钟，PBS 洗 3 次，每次 5 分钟。

（8）滴加链霉素化亲和素试剂，37℃ 30 分钟，PBS 洗 4 次，每次 5 分钟。

（9）DAB 显色：DAB 显色试剂盒或者自配显色剂显色（镜下掌握显色程度）。

（10）蒸馏水洗。苏木素复染 1 分钟、饱和磷酸氢二钠分化。

（11）脱水、透明、封片、镜检。

（四）统计方法

使用 SPSS17.0 统计分析软件进行处理，计量资料先进行正态性和方差齐性检验，满足要求则采用单因素方差分析，未满足要求用秩和检验，计数资料采用 χ^2 检验。数据以均数加减标准差表示（$\bar{x} \pm s$）。

三、结果

（一）裸鼠一般生长情况

精神状态良好、活动力、反应力未见异常，无恶心呕吐、腹泻等症状，无死亡。

（二）体重情况

裸鼠喂养第 2、5、8 天分别测量体重，各组裸鼠体重与同一时间空白组对比，差异无统计学意义（$P<0.05$），见表 2-5-29。

表 2-5-29　各组裸鼠体重增长情况（$\bar{x} \pm s$）

组别	例数（n）	0d	2d	5d	8d
空白组	12	16.5 ± 1.9	15.9 ± 1.8	16.0 ± 1.7	16.0±1.6
西药组	12	16.6±1.7★	16.0±1.5★	15.7±2.2★	15.5±2.3★
中药组	12	16.7±1.6★	16.0±1.4★	15.1±1.5★	15.0±1.6★

注：与同一时间空白组比较，★ $P>0.05$。

（三）摄食量和饮水量

裸鼠喂养第 3、6、8 天的摄食量及饮水量，见表 2-5-30。

表 2-5-30　各组动物摄食量、饮水量的情况

组别	例数（n）	类别	3d	6d	8d
空白组	12	摄食量 g/（只·48h）	8.3	9.4	
		饮水量 ml/（只·48h）	6.3	7.9	
西药组	12	摄食量 g/（只·48h）	8.6	11.4	
		饮水量 ml/（只·48h）	6.5	7.1	
中药组	12	摄食量 g/（只·48h）	6.3	9.2	
		饮水量 ml/（只·48h）	6.2	6.7	

（四）包块大小情况

给药前在体测量包块大小；实验结束，解剖动物，取出包块，进行重量和体积测定，由表 2-5-31 可见，给药后包块体积明显缩小，与同一时间空白组比较，西药组和中药组的包块体积差均无统计学意义（$P>0.05$）。

表 2-5-31　各组动物包块重量和体积的比较（$\bar{x}±s$）

组别	例数（n）	给药前包块体积（mm³）	给药后包块体积（mm³）	包块体积差（mm³）	给药后包块重量（g）
空白组	12	104.18±36.09	53.90±21.76	50.29±26.22	0.034±0.011
西药组	12	105.82±29.36 ★	52.50±15.53 ★	53.32±28.65 ★	0.034±0.007 ★
中药组	12	106.78±47.31 ★	52.39±19.08 ★	54.40±38.36 ★	0.033±0.010 ★

注：与同一时间空白组比较，★ $P>0.05$。

（五）裸鼠绒毛膜促性腺激素（hCG）的 ELISA 检测

西药组、中药组裸鼠给药前后，血 hCG 浓度值，与同一时间的空白组相比，差异无统计学意义（$P>0.05$），见表 2-5-32。

表 2-5-32　各组动物给药前后 hCG 浓度的比较（$\bar{x}±s$）

组别	例数（n）	给药前（mIU /ml）	给药后（mIU /ml）
空白组	12	1.18±0.74	2.44±1.00
西药组	12	1.50±1.05 ★	2.11±1.69 ★
中药组	12	1.34±0.67 ★	2.11±1.81 ★

注：与同一时间空白组比较，★ $P>0.05$。

（六）形态学检测

（1）空白组：送检裸鼠体内移植人宫内妊娠绒毛组织 6 例。镜下见位于中间部位的绒毛组织坏死，见附图 2-5-45。

（2）西药组：送检裸鼠体内移植人宫内妊娠绒毛组织 6 例。镜下所见基本同空白组，见附图 2-5-46。

（3）中药组：送检裸鼠体内移植人宫内妊娠绒毛组织 6 例。镜下所见基本同空白组，见附图 2-5-47。

（七）免疫组化检测

CK18 蛋白表达部位主要位于细胞质内，表达的细胞类型分别为位于绒毛边缘的梭形细胞和位于绒毛与绒毛之间的间质细胞。而绒毛内的梭形细胞均未见阳性表达，见附图 2-5-48～附图 2-5-50。

四、讨论

由于缺乏体内移植动物模型，输卵管妊娠的实验研究对象比较局限，大部分需要依赖体外模型，而体外模型难以呈现输卵管妊娠的病理状态。本实验发现绒毛组织块移植法在建立输卵管妊娠裸鼠体内模型方面具有成模率高、操作方便、种植后滋养细胞活性持续时间长等优势。

以体内移植模型为研究载体，用化瘀消癥杀胚中药复方干预，并设立西药组和空白组对照，观察干预后绒毛滋养细胞的组织结构的变化。

（一）裸鼠一般生长情况

36 只裸鼠在观察过程中精神状态良好、活动力、反应力未见异常，无恶心呕吐、腹泻等症状。摄食量、饮水量、体重未见明显差异。实验结束后裸鼠无死亡。说明组织块移植法造模后裸鼠存活率高，干预药物剂量设置合理。

（二）包块大小情况

由于各组给药前为在体测量包块大小，数据相对粗略，实验结束后，解剖动物，取出包块，进行重量和体积测定，数据相对精确。所以，给药后包块体积较给药前包块体积明显缩小，可能由于测量方法不统一引起，不能说明药物干预或绒毛组织在裸鼠体内自行消融所致。根据临床观察，输卵管妊娠药物治疗时，包块缩小、消失的时间相对较长，而动物实验给药 7 天，对包块变化影响不大，因此，给药后包块体积、重量各组间未见统计学差异。

（三）小鼠绒毛膜促性腺激素（hCG）的 ELISA 检测

通过 ELISA 检测，给药前后小鼠绒毛膜促性腺激素（hCG）值都较低，组间比较无统计学差异。由于小鼠和人体的不同，目前尚没有小鼠妊娠绒毛膜促性腺激素的阳性标准。药物对动物体内绒毛膜促性腺激素的影响尚有待进一步的研究。

（四）光镜形态与免疫组化检测

经干预后，3 组裸鼠体内移植的绒毛组织块标本在光镜下均见中间部位的绒毛组织坏死，3 组光镜观察结果未见明显差异。免疫组化结果显示，3 组标本的 CK 表达的细胞类型，分别为位于绒毛边缘的梭形细胞和位于绒毛与绒毛之间的间质细胞，而绒毛内的梭形细胞均未见阳性表达，亦说明中间部分绒毛组织坏死。本实验干预时间较短，对组织形态学的改变不大，故 3 组间组织形态学差异无统计学意义。

参考文献

施新茜.医用实验动物学［M］.西安:陕西科学技术出版社,1989.

实验二　化瘀消癥杀胚中药复方对裸鼠体内移植模型 ER、PR、MMP 的影响

一、研究目的与内容

采用时荧光定量 PCR 检测（quantificational RT-PCR）技术检测药物干预后裸鼠移植模型 ER、PR、MMP2 的表达，了解化瘀消癥杀胚中药对输卵管妊娠着床相关调控因子的影响，拟从分子水平探讨化瘀消癥杀胚中药对输卵管妊娠的可能调控机制。

二、试剂与方法

（一）实验动物、分组及给药方案

详见上一实验。

（二）实验材料

定量 PCR 用的 SYBR Green qPCR SuperMix 购自 Invitrogen 公司。

定量 PCR 仪　ABI PRISM® 7500 Sequence Detection System。

（三）方法

1. 总 RNA 抽提

（1）用液氮研磨组织至粉末，加入 1ml Trizol 溶液，吹打混匀，使组织充分裂解，静置 5 分钟。

（2）加入 200μl 氯仿，剧烈振荡混匀 30 秒，使水相和有机相充分接触，室温静置 2 分钟。

（3）4℃下，14 000g 离心 15 分钟，可见分为 3 层，RNA 在上层水相，移至另一个新的 RNase free EP 管。

（4）沉淀 RNA：加入等体积的异丙醇，轻柔地充分混匀，室温静置 10 分钟；4℃下，14 000g 离心 10 分钟，收集 RNA 沉淀，去上清。

（5）用 75% 乙醇洗涤 2 次，超净台风干。

（6）加入 15~60μl DEPC 水溶解沉淀。

2. 总 RNA 纯度和完整性检测

（1）纯度检测：取 1μl RNA 样品 50 倍稀释，在 BioPhotometer plus 艾本德核酸蛋白测定仪上测定 OD 值，OD260/OD28 大于 1.8，说明制备的 RNA 较纯，无蛋白质污染。

（2）总 RNA 完整性检测：取 RNA 样品 1μl，1% 琼脂糖凝胶电泳 80V×20 分钟，用凝胶成像系统观察总 RNA 的 5s、18s、28s rRNA 条带，3 条带完整的话即可证明总 RNA 抽提比较完整。

3. 逆转录

（1）在 RNase free 的 PCR 管中配置下列溶液，见表 2-5-33。

表 2-5-33　溶液配制方案

试剂	使用量
Total RNA	1μg
H₂O	
总体积	12μl

（2）将上述溶液吹打均匀，置 85℃保温 5 分钟，使 RNA 变性。随后立即冰上致冷，以防止 RNA 复性。

①在该 PCR 管中加入下列试剂（Promega），见表 2-5-34。②将上述 20μl 反应溶液 30℃保温 10 分钟；42℃保温 60 分钟；85℃保温 10 分钟。

表 2-5-34　溶液配制方案

试剂	使用量	试剂	使用量
Oligo（dT）	0.5μl	5 × buffer	4μl
Random primer	0.5μl	M-MLV	0.5μl
10mM dNTP	2μl	总体积	8μl
RNase inhibitor	0.5μl		

4. 定量 PCR

（1）检测序列片段大小

内参片段：18srRNA：112bp；目的片段：ER：152bp，PR：160bp，MMP2-462bp。

（2）设计的引物，引物序列见表 2-5-35。

表 2-5-35　引物序列

引物名称	引物序列（5'~3'）	引物名称	引物序列（5'~3'）
ER（F）	GCTCCATTTACAGCCATTTC	MMP2（F）	CTGGAGATACAATGAGGTGAAG
ER（R）	GCTGCATGATGGCATTATAG	MMP2（R）	TCTGAGGGTTGGTGGGATTG
PR（F）	AATCTCCAGACTTGCCTTTC	18srRNA（F）	CCTGGATACCGCAGCTAGGA
PR（R）	TCTTTGGCACTGGACCTTT	18srRNA（R）	GCGGCGCAATACGAATGCCCC

（3）反应体系，见表 2-5-36。

表 2-5-36　反应体系

试剂	使用量	试剂	使用量
cDNA（1：20）	5.0μl	2 × SYBR Green qPCR SuperMix	10μl
上游引物	0.5μl	dH$_2$O	4.0μl
下游引物	0.5μl	总体积	20μl

（4）反应条件

50℃ 2 分钟；95℃ 2 分钟；95℃ 15 秒，60℃ 32 秒读板，40 个循环融解曲线分析：温度 60~95℃。每个样重复 3 次。

三、结果

中药组、西药组与空白组比较，ER 表达量均降低，差异均有统计学意义（$P<0.05$）；中药组与西药组比较，差异无统计学意义（$P>0.05$）。

中药组、西药组与空白组比较，PR 表达量均降低，差异均有统计学意义（$P<0.05$）；中药组与西药组比较差异无统计学意义（$P>0.05$）。

三组间 MMP2 的相对表达量经单因素方差分析，差异无统计学意义（$P>0.05$）。见表 2-5-37。

表 2-5-37　各组动物 ER、PR、MMP$_2$ 相对表达量的测定结果（$\bar{x} \pm s$）

组别	例数（n）	ER	PR	MMP2
空白组	6	2.96±1.28	3.72±2.93	1.18±0.61
西药组	6	1.53±0.64 ☆	1.21±0.90 ☆	0.78±0.32 ★
中药组	6	1.62±1.05 ☆▲	0.80±0.38 ☆▲	0.65±0.80 ★▲

注：与空白组比较，★ $P>0.05$，☆ $P<0.05$；与西药组比较，▲ $P>0.05$。

四、讨论

（一）ER、PR 的表达情况

雌、孕激素受体是与胚胎着床相关的重要调控因子，较多有关人源标本的研究显示，输卵管妊娠妇女的输卵管中缺乏 ERα 蛋白、PR 蛋白表达，而行子宫切除术和正常月经周期妇女的输卵管中能够正常表达。本实验采用 qRT-PCR 技术，分别检测了中药组、西药组和空白组的 ER、PR 的表达量，结果发现与空白组比较，中药组和西药组的表达量均明显降低，差异均有统计学意义（$P<0.05$），而西药组与中药组的 ER、PR 相对表达量比较差异无统计学意义（$P>0.05$）。说明，化瘀消癥杀胚中药能够从受体水平拮抗雌孕激素，从而导致绒毛组织因缺乏雌孕激素作用而变性、坏死。这可能是其对输卵管妊娠作用的调控机制之一。

（二）MMP 的表达情况

基质金属蛋白酶（MMP）是一种几乎能降解细胞外基质（ECM）中各种蛋白成分的酶，有助于侵袭转移。输卵管妊娠时，较高水平的 MMP2 促进输卵管黏膜 ECM 降解，有利于绒毛滋养细胞穿透母体输卵管黏膜。本实验采用 qRT-PCR 技术，分别检测了中药组、西药组和空白组的 MMP2 的表达量，结果发现三组的 MMP2 相对表达量比较差异无统计学意义（$P>0.05$）。然而，通过均值比较可以发现，中药组的 MMP2 表达量最低，其次是西药组。这可能与本实验样本量较少有关，加大样本量可能更能够观察到中药对裸鼠体内模型 MMP 的影响。由此推测，化瘀消癥杀胚中药引起 MMP2 下降，导致输卵管黏膜 ECM 降解的减少，使得绒毛滋养细胞浸润深度减弱，干扰着床，最终导致绒毛变性、坏死。

实验三　化瘀消癥杀胚中药复方对裸鼠体内移植模型滋养细胞凋亡相关基因的影响

一、研究目的与内容

采用 Western-blot 技术检测药物干预后裸鼠移植模型滋养细胞凋亡相关基因 Bax 和 Bcl-2 的表达，了解化瘀消癥杀胚中药复方对滋养细胞凋亡相关基因的影响，拟从基因水平系统探讨化瘀消癥杀胚中药复方对输卵管妊娠的可能调控机制。

二、材料与方法

（一）实验动物、分组及给药方案

详见上一实验。

（二）实验材料

HRP 标记的 GAPDH 优质内参，稀释倍数：1∶10 000　上海康成生物。

BAX 一抗、BCL2 一抗，稀释倍数：1∶1000；兔抗鼠 IgG 二抗，稀释倍数：1∶1000；山羊抗兔 IgG 二抗，稀释倍数：1∶20 000　Southern biotech。

医用 X 射线胶片，型号 XBT-1，规格 12.7cm×17.8cm　柯达。

发光液 IMMOBILON WESTERN CHEMILUM HRP SUBSTRATE　MILLIPORE。

PVDF 膜 Immobilon-P Transfer Membrane，型号 0.45μm　MILLIPORE。

酶标仪　赛默飞世尔（上海）仪器有限公司；

垂直电泳槽、转移电泳槽　上海天能科技有限公司；

电泳仪　北京百晶生物技术有限公司；

高速离心机　珠江黑马公司；

超声仪细胞破碎仪　宁波新芝生物科技股份有限公司。

（三）实验方法

1. 总蛋白抽提

（1）将 100mg 组织块置于匀浆器中球状部位，用干净的剪刀将组织块尽量剪碎。

（2）加 500μl RIPA 裂解液裂（含 PMSF 和 Cocktail）于匀浆器中，进行匀浆。此过程一直在冰上操作。要重复碾几次使组织尽量碾碎。

（3）用移液器将裂解液移至 1.5ml 离心管中，冰上裂解 30 分钟，然后在 4℃下 14 000r/min 离 10 分钟，取上清分装于 1.5ml 离心管中并置于 –80℃保存。

（4）取部分上清，加入上样 buffer，煮沸 10 分钟。缓慢恢复室温后，稍离心，放于 –20℃保存。

2. 稀释实验样品

（1）每个样品取 2μl，加 38μl H₂O 稀释 20 倍。按顺序排列好。

（2）配制 BCA 试剂浓度测定工作液：取 50 体积 A 液，加入 1 体积 B 液，充分混匀。（现配现用）

（3）准备 96 孔板，各取 20μl 稀释好的标准样品和实验样品于 96 孔板中。每孔加入 200μl 工作液，37℃避光孵育 30 分钟。

（4）于酶标仪中读取吸光值，波长为 560nm 左右。

3. SDS-PAGE 电泳

（1）准备蛋白上样缓冲液：将提取好样品的蛋白溶液和 5× 上样缓冲液按 5∶1 混合，煮沸 5 分钟。

（2）凝胶电泳前，每孔均用 1× 电泳缓冲液清洗。上、下层电泳槽中加入 1× 电泳缓冲液，上层槽中缓冲液液面需超过上样孔顶端。

（3）电泳：80V 恒压 50 分钟，120V 恒压电泳至溴酚蓝刚出胶底部止。

4. 蛋白质转移

（1）PVDF 膜甲醇预处理 3~5 秒，放至转印液浸润 0.5 小时。

（2）取出凝胶，将其放至滤纸上，形成凝胶转印堆积层 - 滤纸 - 凝胶 -PVDF 膜 - 滤纸 - 凝胶转印堆积层这样的"三明治"结构。此操作必须将气泡完全去除。

（3）按正负极方向放置转印夹。

（4）低温条件下，100V 恒压 60~120 分钟。

5. 免疫印记

（1）取出杂交膜，TBST 漂洗 5 分钟，3 次。

（2）5% 脱脂奶粉溶液室温封闭 1 小时或 4℃过夜。

（3）TBST 洗膜 5 分钟，3 次。

（4）合适的一抗稀释浓度 4℃过夜或 37℃孵育 2 小时。

（5）TBST 洗膜 5 分钟，3 次。

（6）相应二抗稀释液 37℃孵育 1 小时。

（7）TBST 洗膜 5 分钟，3 次。

（8）蒸馏水漂洗膜 2 分钟，弃去液体。共洗 3 次。

（9）将杂交膜置于一透明塑料板上，注意不要让膜干燥。用一干净移液器将化学荧光发光底物均匀地加到膜的表面，并使反应持续 5 分钟。

（10）用试剂盒提供的滤纸吸去膜表面多余的底物溶液，放至暗盒。显影。

三、结果

（一）空白组的 Bax 和 Bcl-2 的表达情况

Western-blot 图见附图 2-5-51。

（二）西药组的 Bax 和 Bcl-2 的表达情况

Western-blot 图见附图 2-5-52。

（三）中药组的 Bax 和 Bcl-2 的表达情况

Western-blot 图见附图 2-5-53。

（四）各组动物 Bcl-2 的灰度值和 Bax 灰度值比较

3 组动物 Bcl-2 的灰度值经单因素方差分析，差异无统计学意义（$P>0.05$）；3 组动物 Bax 的灰度值经秩和检验，差异无统计学意义（$P>0.05$），见表 2-5-38。

表 2-5-38　各组动物 Bcl-2 和 Bax 灰度值的测定结果（$\bar{x}\pm s$）

组别	例数（n）	Bcl-2	Bax
空白组	6	492.50±202.73	899.91±590.73
西药组	6	456.07±281.81 ★	959.57±234.73 ★
中药组	6	569.95±390.54 ★▲	1792.83±919.70 ★▲

注：与空白组比较，★ $P>0.05$；与西药组比较，▲ $P>0.05$。

四、讨论

Bcl-2 是抗凋亡的代表基因，Bax 是促凋亡蛋白的代表者。在输卵管妊娠时，Bcl-2 表达量升高，细胞凋亡诱导失败，可能会导致滋养细胞不受控制的入侵和渗透输卵管壁。

本实验采用 Western-blot 技术，检测 3 组动物 Bcl-2 和 Bax 的灰度值。结果发现，各组动物 Bcl-2 和 Bax 灰度值比较差异均无统计学意义（P>0.05）；但是，中药组的 Bax 灰度值均数较西药组和中药组明显升高，说明化瘀消癥杀胚中药有明显上调 Bax 的趋势，能够促进滋养细胞凋亡，导致滋养细胞入侵和渗透输卵管壁的作用减弱，最终绒毛变性、坏死，从而起到杀胚的作用。三组间差异无统计学意义可能与样本数较少有关，中药组中有 2 例 Bax 灰度值低于 1000，引起标准差过大，导致组间差异无统计学意义，在今后的研究中，可以通过加大样本量来控制对结果的影响。另外，检测细胞凋亡相关调控基因的表达时，组织块的量对结果影响大，在今后的裸鼠组织块移植时，可以采用组织块称重的方法，选取同等重量的组织块进行种植，减少对蛋白测量的影响。

本实验的设计和结果，是建立在输卵管妊娠裸鼠模型的基础上，是化瘀消癥杀胚中药复方在在体模型上的作用机制研究。从结果上看，其对 ER、PR 的影响（下调 ER、PR 的表达）与对凋亡相关基因（促进凋亡的发生）影响，与前期的离体实验结论相同（见本节第三部分、第四部分）。

第六节　化瘀消癥杀胚中药复方组方优化研究

一、研究目的与内容

拟深入研究化瘀消癥杀胚复方治疗早期输卵管妊娠的药效物质基础及其药效学机制，寻找其药效物质基础，阐明其组方的合理性和科学内涵，对筛选治疗新药有重要意义。

复方本身应具有合理性和科学基础，不同的配伍可能会有不同的作用，或互相协同甚至反佐的作用，这些多靶点作用既是复方治病的优势，亦同时是复方研究的难点。以复方中某单体成分来说明复方的药效，并不能真正体现复方的功效，更不能阐明复方的配伍内涵。以临床疗效确切的中药方剂为基础，遵从突出主效应，兼顾次效应的效应配伍策略，采用配伍优选设计方法，可以研制出针对具体病症，具有接近综合最优效应的现代中药。中药复方药效物质基础的研究应是建立在中医证候模型的基础上，以功用和主治为判断依据，结合一定的数学方法，逐一排除无效系统中的成分，从而确定复方有效系统，更好地诠释"君臣佐使"配伍的科学内涵。

基于以上，本研究拟以化瘀消癥复方为对象，针对发生早期输卵管妊娠的重要病理环节，以体外培养的妊娠滋养细胞为研究载体，运用正交设计表 $L_{18}(3^5)$ 进行配伍研究，结合正交设计与多目标指标分析，整合中药分析、药理、分子生物学技术等手段，系统研究化瘀消癥复方的药效，阐述其药物组成的配伍规律，寻找其最佳组合及剂量（优化处方）。

二、研究方法和技术路线

1. 研究方法

根据化瘀消癥复方各组成药物的极性和溶解度，分别采取水提、醇提、醇提后药渣水提、醇提 + 水提四种不同的提取方法，利用 HE 染色法、CCK8 法和流式细胞术，观察化瘀消癥复方不同提取液对妊娠滋养细胞形态、增殖和凋亡的影响，筛选出最佳的提取方法。然后根据中医的理论和治则，运用正交设计表确定因子与水平数及各个指标实验重复次数，设计 L_{18}（3^5）交互作用正交表，采用流式细胞术，探讨化瘀消癥杀胚复方的配伍规律，筛选出其最佳组合（优选方）。最后分别将优选方的低、中、高剂量组通过 Western Blot、RT-qPCR 检测 Fasl、Bax、Caspase-3、Caspase-8 和 Caspase-9 相关凋亡蛋白和基因，探讨其最佳剂量，并进一步从分子和基因的水平验证前期研究中化瘀消癥复方促进妊娠滋养细胞凋亡的机制。

2. 技术路线

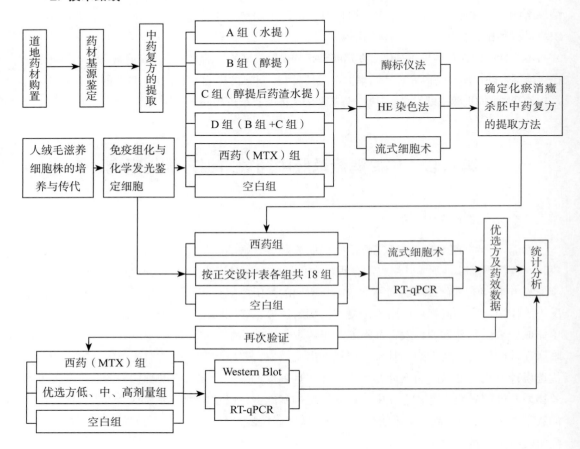

实验一   不同方法提取化瘀消癥杀胚中药复方对 HTR-8/SVneo 细胞凋亡的影响

一、材料与方法

（一）细胞来源

人源妊娠滋养细胞系 HTR-8/SVneo 细胞由美国 ATCC 细胞库购入。

（二）主要试剂与仪器

1. 主要实验试剂

DMEM/F12 培养基：美国 Gibco 公司，LOT：8114362。

胎牛血清：以色列 Biological Industries（BI）公司，LOT：1435272。

0.25% 胰蛋白酶（含 EDTA）：美国 Gibco 公司，LOT：1616025。

双抗（青霉素、链霉素）：Hyclone 公司，货号：J140031。

磷酸盐缓冲液（PBS）：Hyclone 公司，LOT：NZM1300。

一抗：Anti-Vimentin antibody（Rabbit monoclonal，LOT：GR132780-1）、Anti-Cytokeratin 18 antibody（Mouse monoclonal，LOT：GR152845-1）、Anti-ErbB 2 antibody（Rabbit monoclonal，LOT：GR91643-1），英国 Abcam 公司。

荧光标记二抗：Goat anti-Rabbit IgG （H+L），Alexa Fluor® 488 conjugate，1737902；Goat anti-Mouse IgG （H+L）Secondary Antibody，Alexa Fluor® 594 conjugate，1696463，Invitrogen Molecular Probes 公司。

Triton-X100：Sigma 公司，货号：T8787。

山羊血清（Goat Serum，New Zealand Origin）：Life Technologies 公司，LOT：1517955。

DAPI Fluoromount-GTM 抗荧光淬灭封片剂（含 DAPI）：上海翊圣生物公司，货号：36308ES11，LOT：D15255。

总 β-hCG 试剂盒（化学发光法）：美国 Abbott Laboratories，货号：6C21。

Hoechst33342：Sigma 公司，LOT 074M4008V。

CCK 8 试剂盒：南京建成公司。

Annexin V-FITC 细胞凋亡试剂盒：上海贝博生物公司，LOT：BB150031。

2. 主要实验仪器设备

CO48R-230 型 CO_2 培养箱：英国 NEW BRUNSWICK SCIENTIFIC 公司。

LAD-LCJT-1B 型超净工作台：东莞美维净化设备有限公司。

pH 计：上海仪电科学仪器股份有限公司。

SSW-420-2S 型电热恒温水浴箱：科大创新股份有限公司中佳分公司。

DHG-9053A 型电热鼓风干燥箱：上海一恒科学仪器有限公司。

DXI-800 型全自动化学发光免疫分析仪：美国 Beckman 公司。

FC500MCL 型超纯水机：德国 Sartorius 公司。

SC-3610 型低速离心机：科大创新股份有限公司中佳分公司。

Eclipse Ti-s 534138 型倒置荧光显微镜：日本 Nikon。

HVE-50 型高压蒸汽灭菌锅：Hirayama。

T4-203-0498 型自动细胞计数仪：美国 CELLOMETER 公司。

电子天平：上海舜宇恒平科学仪器股份有限公司；

电子天平（BS210S）：德国 Sartorius 公司；

PTHW 型套式恒温器：巩义市予华仪器有限公司。

RE-2000E 型旋转蒸发仪：巩义市予华仪器有限公司。

HWS-24 型电热恒温水浴锅：上海一恒科学仪器有限公司。

–80℃超低温冰箱：青岛海尔特种电器有限公司；

Multiskan FC 型多功能酶标仪：美国 Thermo 公司。

FC500 型流式细胞仪：美国 Beckman 公司。

3K30 型高速冷冻离心机：美国 Sigma 公司

培养瓶、培养板、离心管、冻存管：美国 Corning 公司。

细胞冻存盒：Thermo 公司。

圆底烧瓶、冷凝管、烧杯、量筒、漏斗等若干：四川蜀牛玻璃仪器公司。

酒精灯、移液器、液氮罐、微孔滤过膜、化学分析滤纸、一次性注射器、移液枪头等。

（三）实验药物

1. 注射用甲氨蝶呤

广州中医药大学第一附属医院药学部提供，广东岭南制药有限公司，批号：472004，规格：100mg。

2. 化瘀消癥复方中药饮片

购自广州中医药大学第一附属医院药学部（表 2-6-1）。药材鉴定由广州中医药大学中药学院李耿副教授协助并出具鉴定证明。

表 2-6-1　药材样品来源

药材名称	批号	产地	来源
桃仁	140410311	四川	康美药业
赤芍	140410701	内蒙古	康美药业
丹参	13713711	山东	广东省药材公司
天花粉	72913611	河北	广东省药材公司
紫草	140501	新疆	致信中药饮片公司

3. 化瘀消癥杀胚中药复方各药物的主要成分（表 2-6-2）

表 2-6-2　化瘀消癥杀胚中药复方各药物的主要成分表

药物	主要成分
丹参	水溶性丹参素、丹参酸等，脂溶性丹参酮、丹参新酮、丹参醇、丹参酚、丹参醛等
赤芍	芍药苷、羟基芍药苷、苯甲酰芍药苷等单萜苷类，没食子酸葡萄糖、丹皮酚等多元酚类
桃仁	苦杏仁苷、野樱苷等苷类，中性脂、糖脂质、磷脂、葡萄糖、蔗糖、蛋白质、氨基酸等
天花粉	天花粉蛋白、天冬氨酸、核酸、木糖、葫芦苦素、α 和 β 苦瓜素等
紫草	紫草素、乙酰紫草素等萘醌衍生物，软脂酸、油酸、亚油酸等脂肪酸

（四）实验方法与步骤

1. 人源妊娠滋养细胞系 HTR-8/SVneo 的培养与鉴定

（1）HTR-8/SVneo 细胞的复苏：采用快速复苏法，将 HTR-8/SVneo 细胞系由液氮罐中取出，迅速将冻存管放入已经预热的 37℃水浴箱中不断地摇动使管中的液体迅速解冻，时间控制在 1 分钟以内。解冻后吸出细胞悬液至 15ml 离心管中，900r/min 离心 5 分钟，弃上清，加入 3ml 含有双抗和 10% 胎牛血清的培养基，吹打混匀后接种于 25cm^2 培养瓶中，培养瓶放入 37℃、5%CO$_2$ 培养箱中培养，24 小时后第一次换液，此后根据细胞生长情况，每隔 24~48

小时换液。

（2）HTR-8/SVneo 细胞的传代：培养液为高糖型 DMEM/F12，加入双抗、胎牛血清，配成含 10% 胎牛血清的完全培养基，调节 pH 值至 7.0~7.2，于 37℃，5%CO₂ 培养箱中培养。当细胞长满瓶底 90% 左右时，吸出原培养瓶中的培养基，PBS 缓冲液润洗细胞 2 次，加 1.5ml 0.25% 含 EDTA 的胰蛋白酶进行消化（注意把握消化时间，通常控制在 1~2 分钟）。镜下观察消化情况，在细胞边缘缩小，贴壁松动时（不要等到细胞漂浮），立即加入 1.5ml 完全培养基终止消化，轻柔吹打细胞层，尽量把细胞层吹落，吹散。将细胞悬液收集至 15ml 离心管中，900r/min 离心 5 分钟，弃上清。加入含 10% 胎牛血清的 DMEM/F12 重悬为约 5×10⁵/ml 浓度的单细胞悬液，每瓶 3ml 分别接种于培养瓶中，轻轻吹打混匀，继续于 37℃、5%CO₂ 培养箱中培养，根据细胞生长情况，每隔 24~48 小时换液。

（3）HTR-8/SVneo 细胞的冻存：冻存液由 70% 的 DMEM/F12、20% 的胎牛血清和 10% 的二甲基亚砜（DMSO）配成。选取第 1、2 代已经消化下来的细胞悬液，900r/min 离心 5 分钟，吸弃上清，加入少许冻存液重悬成浓度约为 1×10⁷ 个 /ml 的细胞悬液，每管 1ml 加入冻存管中。将冻存管放入冻存盒中，-80℃ 冰箱过夜后转移至液氮罐中保存备用。

（4）HTR-8/SVneo 细胞免疫荧光化学染色法细胞鉴定：HTR-8/Svneo 细胞传至第 4 代时，将细胞接种于放有盖玻片（多聚赖氨酸包被过）的六孔板中继续培养，待细胞长满 70%~80% 后吸出培养基，用温的 PBS 清洗 3 次，再用 4% 的多聚甲醛室温固定 30 分钟；用 PBS 洗 3 次，每次 5 分钟，再加 0.2% Triton X-100 室温孵育 10 分钟，倒掉 0.2% Triton X-100，用 PBS 洗 3 次，每次 5 分钟；每孔加入 1ml5% 山羊血清室温封闭 30 分钟，分别滴加 100μl 按 1：100 稀释过的 Anti-Vimentin Antibody、Anti-Cytokeratin 18 Antibody、Anti-ErbB 2 Antibody（第 4 孔加入 Anti-Cytokeratin 18 Antibody、Anti-ErbB 2 Antibody 两种一抗，阴性对照组用 PBS 代替一抗），4℃ 孵育过夜。吸弃血清和一抗后，PBS 洗 3 次，每次 5 分钟；滴加稀释的荧光二抗，室温避光孵育 30 分钟；PBS 洗 3 次，每次 5 分钟；滴加 DAPI Fluoromount-GTM 抗荧光淬灭封片剂，置于 -20℃ 冰箱过夜封固；倒置荧光显微镜上拍照。

（5）化学发光法测定培养液中的 β-hCG（分泌功能鉴定）：HTR-8/SVneo 细胞传至第 4 代，培养 48 小时后换液时留取培养液添加到含有蛋白稳定剂的 MES 缓冲液中的亚啶酯标记的抗 β-hCG（小鼠，单克隆）共轭物和含有蛋白稳定剂的 TRIS 缓冲液中的抗 - β-hCG（小鼠，单克隆）包被的微粒的反应管中，37℃ 水浴 30 分钟，在全自动化学发光免疫分析仪上测定 β-hCG 值。

2. 化瘀消癥复方中药的制备

化瘀消癥复方由丹参 15g、赤芍 15g、桃仁 15g、紫草 15g、天花粉 15g 组成，按照不同提取方法分为四组：A 水提组、B 醇提组、C 醇提后药渣水提组、D 醇提＋水提组（即 B+C 组）；各取 2 剂共 150g。

（1）水提组制备方法（A 组）：将药材加入 8 倍药物体积纯水置于 2000ml 圆底烧瓶中，浸泡 30 分钟后，电热套加热，微沸后再煎煮 1h，趁热纱布过滤，药渣再加 8 倍体积的纯水煎煮 1 小时，趁热纱布过滤，合并 2 次滤液。将所得滤液于旋转蒸发仪上减压浓缩，恒温水浴锅蒸干后放入恒温干燥箱，冷却后 -20℃ 保存。使用前用无血清的 DMEM/F12 培养基稀释为 10mg/ml，过 0.22μm 滤膜，调节 pH 值至 7.0，现配现用。

（2）醇提组制备方法（B 组）：将药材加入 8 倍药物体积 95% 的乙醇置于 2000ml 圆底烧瓶中，电热套加热，微沸后再煎煮 1h，趁热滤纸过滤，药渣再加 8 倍体积 95% 的乙醇煎煮 1h，趁热滤纸过滤，合并 2 次滤液。将所得滤液于旋转蒸发仪上减压浓缩，恒温水浴锅蒸干后放入恒温干燥箱，冷却后 −20℃保存。使用前用无血清的 DMEM/F12 培养基稀释为 10mg/ml，过 0.22μm 滤膜，调节 pH 值至 7.0，现配现用。

（3）醇提后药渣水提组制备方法（C 组）：将醇提后药渣加入 8 倍药物体积纯水置于 2000ml 圆底烧瓶中，电热套加热，微沸后再煎煮 1h，趁热纱布过滤，药渣再加 8 倍体积的纯水煎煮 1 小时，趁热纱布过滤，合并 2 次滤液。将所得滤液于旋转蒸发仪上减压浓缩，恒温水浴锅蒸干后放入恒温干燥箱，冷却后 −20℃保存。使用前用无血清的 DMEM/F12 培养基稀释为 10mg/ml，过 0.22μm 滤膜，调节 pH 值至 7.0，现配现用。

（4）醇提 + 水提组制备方法（D 组）：将 B 组药液和 C 组药液等比例混合，调节 pH 值至 7.0，现配现用。

3. 甲氨蝶呤（MTX）的制备

甲氨蝶呤（MTX）- 阳性对照组：将甲氨蝶呤溶于无血清的 DMEM/F12，过 0.22μm 滤膜，配制成浓度为 1mg/ml，分装后 −20℃冰箱冻存。使用前室温溶解，再用无血清的 DMEM/F12 稀释为 5μg/ml，现配现用。

4. 不同方法提取化瘀消癥复方对 HTR-8/SVneo 细胞生长的影响

采用 CCK8 法。将第 4 代生长状态良好的细胞以培养液制成 5×10^5/ml 单细胞悬液，每孔 100μl 接种于 96 孔培养板内（最后一列孔为无细胞的空白调零组），观察细胞贴壁且生长状态良好，用不含血清的 DMEM/F12 继续培养细胞 24 小时，弃培养基，根据实验分组［化瘀消癥复方—A 水提组、B 醇提组、C 醇提后药渣水提组、D 醇提 + 水提组，西药（MTX）组，空白组，每组设 6 个复孔］，加药后按常规条件培养 48h 后，弃旧培养基，PBS 清洗 2 次，每孔加入 90μl 的培养基和 10μl 的 CCK8 试剂（尽量不要在孔中产生气泡），将培养板在培养箱内孵育 4 小时。用酶标仪在 450nm 处测定各孔吸光值（OD），以空白调零组去除 CCK8 试剂本身的 OD 值所带来的误差。记录结果，计算各实验分组细胞生长抑制率（%）=（1−实验组吸光度 / 对照组吸光度）× 100。

5. 不同方法提取化瘀消癥复方对细胞凋亡影响的形态学比较

采用 Hoechst 染色法。将生长状态良好的细胞以培养液制成 1×10^5/ml 单细胞悬液接种于 6 孔板中，待细胞长满 80% 时，根据实验分组［化瘀消癥复方—A 水提组、B 醇提组、C 醇提后药渣水提组、D 醇提 + 水提组，西药（MTX）组，空白组］，加药后继续培养 48 小时；弃培养基，PBS 冲洗 2 次，加入 Hoechst（用 DMEM/F12 培养基按 1∶1000 比例稀释），37℃避光孵育 30 分钟，置倒置荧光显微镜下观察。

6. 不同方法提取化瘀消癥复方对细胞凋亡率的影响

采用流式细胞术。将生长状态良好的细胞以培养液制成 1×10^5/ml 单细胞悬液接种于 6 孔板中，待细胞长满 70%~80% 时以无血清的 DMEM/F12 培养基，于 37℃、5%CO$_2$ 培养箱中继续培养 24 小时，弃培养基，根据实验分组［化瘀消癥复方—A 水提组、B 醇提组、C 醇提后药渣水提组、D 醇提 + 水提组，西药（MTX）组，空白组〕。加药后按常规条件培养 48 小时后，弃旧培养基，PBS 清洗 2 次，加入适量胰蛋白酶消化，收集细胞悬液，900r/min，4℃ 低温离心 5 分钟，弃上清；加入预冷的 PBS 洗涤 2 次，吸净 PBS 后每管加入 400μl Annexin 结合液重悬，加入 5μl Annexin V-FITC，4℃避光孵育 15 分钟后加 10μl PI，4℃避光孵育 5 分钟，混匀上流式细胞仪检测。

（五）统计学方法

4~6 的实验每组至少重复 3 次，数据统计采用统计软件 SPSS 20.0 进行处理，结果均以 $\bar{x} \pm s$ 表示，计量资料采用单因素方差分析，各组药物方差均为齐性，两两比较比较采用 LSD 法和 S-N-K 法，以 $P < 0.05$ 为有统计学意义。

二、结果

（一）人源妊娠滋养细胞系 HTR-8/SVneo 细胞鉴定结果

1. 免疫荧光化学染色法细胞鉴定结果

体外培养的 HTR-8/SVneo 细胞表达抗 ErbB 2 阳性、抗 CK-18 阳性，染色后胞浆分别呈荧光红色和绿色；抗 Vimentin 阴性，胞浆不染色；细胞核呈荧光蓝色。结果见表 2-6-3 及附图 2-6-1。

表 2-6-3　HTR-8/SVneo 细胞免疫荧光化学染色结果

抗体	滋养层细胞	血管内皮细胞或间质细胞	HTR-8/SVneo 细胞
抗 CK-18	+	−	+
抗 Vimentin	−	+	−
抗 ErbB 2	+/−	−	+

注：抗角蛋白阳性为上皮细胞特异性表达蛋白；抗波形蛋白阳性为间质细胞特异表达蛋白；抗 EerbB 2 阳性证明 HTR-8/SVneo 细胞具有绒毛外细胞滋养层细胞（EVCT）的侵袭能力。

2. 化学发光法测定培养液中的 β-hCG（分泌功能鉴定）结果

HTR-8/SVneo 细胞传至第 4 代，培养 48 小时后培养液 β-hCG 测定值分别为：8.76、7.28、7.92、6.81、6.84、7.48IU/L，均 >5.5IU/L，证明 HTR-8/SVneo 细胞具有妊娠滋养细胞分泌 β-hCG 的功能。见表 2-6-4。

表 2-6-4　HTR-8/SVneo 细胞培养液中的 β-hCG 值（IU/L）

例数（n）	最高值	最低值	培养液中的 β-hCG 含量
6	8.76	6.81	7.515±0.738（$P=0.986$）

（二）不同方法提取化瘀消癥复方对 HTR-8/SVneo 细胞生长抑制与凋亡的影响

1. 不同方法提取化瘀消癥复方对 HTR-8/SVneo 细胞生长抑制的影响

CCK8 法测定结果表明，与空白组相比，不同方法提取的中药复方对 HTR-8/SVneo 细胞作用后对其增殖均有抑制作用，见附图 2-6-2；其中 A 组抑制率大于 B、C、D 组，差异有统计学意义（$P<0.05$），西药组优于 A、B、C、D 组，差异有统计学意义（$P<0.05$），见表 2-6-5。

表 2-6-5　不同方法提取化瘀消癥复方对 HTR-8/SVneo 细胞生长抑制率的比较（$\bar{x} \pm s$，n=6）

组别	抑制率（%）	组别	抑制率（%）
A 组	39.998 ± 4.682 ▲	D 组	29.506 ± 4.587 ▲★
B 组	29.556 ± 3.937 ▲★	西药组	46.285 ± 5.182 ★
C 组	23.005 ± 4.399 ▲★		

注：与西药组比较，▲ $P<0.05$；与 A 组比较，★ $P<0.05$。

2. 不同方法提取化瘀消癥复方对细胞凋亡影响的形态学比较

倒置荧光显微镜下观察可见，除空白组以外的各组中均出现不同程度细胞体积缩小、细胞皱缩、核固缩、核碎裂及凋亡小体，以 A 组和西药组最明显。见附图 2-6-3。

3. 不同方法提取化瘀消癥复方对 HTR-8/SVneo 细胞凋亡的影响

流式细胞仪检测结果显示，各组药物作用于 HTR-8/SVneo 细胞后其凋亡率分别为（34.067 ± 1.401）%（A 组），（20.933 ± 5.900）%（B 组），（22.233 ± 4.869）%（C 组），（27.500 ± 5.047）%（D 组），（36.133 ± 0.493）%（西药组），与空白组（3.600 ± 0.529）%（K 组）相比，各组凋亡率均明显增加，差异有统计学意义（$P<0.05$）；其中 A 组凋亡率高于 B 组、C 组，西药组高于 D 组，差异均有统计学意义（$P<0.05$）；A 组与 D 组、西药组与 A 组差异无统计学意义（$P>0.05$）。见附图 2-6-4 及表 2-6-6，流式细胞检测图片见附图 2-6-5。

表 2-6-6　不同方法提取化瘀消癥复方对 HTR-8/SVneo 细胞凋亡的影响（$\bar{x} \pm s$，n=6）

组别	凋亡率（%）	组别	凋亡率（%）
空白组	3.600 ± 0.529 ★	C 组	22.233 ± 4.869 ▲★
A 组	34.067 ± 1.401 ▲	D 组	27.500 ± 5.047 ▲★
B 组	20.933 ± 5.900 ▲★	西药组	36.133 ± 0.493 ▲

注：与空白组比较，▲ $P<0.05$；与西药组比较，★ $P<0.05$。

三、讨论

（一）人源妊娠滋养细胞系 HTR-8/SVneo 细胞的选用依据及其体外模型建立的价值

细胞的体外实验便于控制实验条件和避免外界因素影响，又可避免体内实验的伦理学问题，细胞是生物体结构和功能的基本单位，具备生命体同样的遗传信息和功能特性，因此细胞培养可以作为体外实验的最佳工具。建立人类妊娠滋养细胞系体外模型，可以用于研究滋养细胞相关疾病的发展、治疗机制及转归。中药复方成分比较复杂，作用靶点多样，且影响因素颇多，体外培养的细胞与机体细胞性状相似，是检测药物作用机理较理想的实验对象。本研究的前期研究者均以输卵管妊娠绒毛组织进行原代培养来获得实验所需的滋养细胞[1-5]。采用胰酶消化法，可在短时间内获得较多高纯度的细胞，但消化条件很难统一，必须严格掌控胰酶的浓度和消化时间，以减少细胞损伤，且输卵管妊娠滋养细胞原代培养方法复杂，生长周期较长，组织标本收集难度大。王瑞雪和李晓荣通过对比输卵管妊娠滋养细胞和宫内早孕滋养细胞，证实输卵管妊娠滋养细胞与宫内早孕滋养细胞在形态结构和功能表达上具有一致性[3，5]，为滋养细胞系的选择提供了前期实验依据。人源妊娠滋养细胞系 HTR-8/SVneo

细胞早已经作为滋养细胞系广泛应用于早期妊娠相关机制研究中[6-8]，且该细胞的免疫组化及功能鉴定均提示为滋养细胞。为了简化细胞培养流程，减少细胞的损伤，保持细胞的稳定性，本研究采用人源妊娠滋养细胞系 HTR-8/SVneo 细胞进行实验，也为后期的组方优化研究提供了更加稳定和可靠的载体。

（二）化瘀消癥复方提取方法的确立

中医认为异位妊娠的病机是少腹血瘀[9]，化瘀消癥复方以中医理论为指导，由丹参、赤芍、桃仁、天花粉、紫草五味药组成，具有活血化瘀、消癥杀胚之功，对治疗早期输卵管妊娠疗效确切[10]。课题组前期的诸多药效和药物作用机制实验研究也为其临床疗效提供了理论依据，但对于该复方的提取方法及其组方优化研究仍是空白。李晓荣[5]采用CCK8法发现不同浓度化瘀消癥复方水提液对滋养细胞增殖抑制率呈时间、浓度依赖性，并明确选用 20、10、5mg/ml 剂量组分别为高、中、低剂量组，确定药物作用时间为48h。本研究浓度选用各组的中剂量（10mg/ml），避免高剂量和低剂量出现组间差异较小不便于统计分析的可能。分别通过CCK8法、流式细胞术比较了不同提取方法化瘀消癥复方对 HTR-8/SVneo 细胞增殖、凋亡的影响，结果显示化瘀消癥复方水提组（A组）对 HTR-8/SVneo 细胞增殖的抑制作用均明显优于醇提组（B组）、醇提后水提组（C组）和醇提＋水提组（D组）；A组促凋亡作用明显优于B组和C组，与D组差异无统计学意义，但其凋亡率仍高于D组。综合以上实验结果，认为化瘀消癥复方以水提液杀胚作用最强，故选取水提法作为化瘀消癥复方后续组方优化实验研究的提取方法。

参考文献

［1］孙佳琦.活血化瘀消癥杀胚中药对输卵管妊娠的作用机理研究［D］.广州中医药大学,2010:38-4.

［2］袁烁.化瘀消癥杀胚法对输卵管妊娠影响的临床与实验研究［D］.广州中医药大学,2011:77-79.

［3］王瑞雪.化瘀消癥杀胚中药复方对输卵管妊娠滋养细胞影响的实验研究［D］.广州中医药大学,2013:62

［4］徐娟.化瘀消癥杀胚中药对异位妊娠裸鼠体内模型的影响及临床治疗的研究［D］.广州中医药大学,2013:51.

［5］李晓荣.化瘀消癥杀胚中药诱导输卵管妊娠滋养细胞凋亡的分子机制及临床研究［D］.广州中医药大学,2014:36,49-50.

［6］Takao T,Asanoma K,Kato K,et al. Isolation and characterization of human trophoblast side-population (SP) cells in primary villous cytotrophoblasts and HTR-8/SVneo cell line［J］. PLoS One,2011,6(7): e21990.

［7］许巍,杨贵波,端家忠,等.人绒毛外滋养层细胞 HTR-8/SVneo 中 Toll 样受体 mRNA 的表达及对吲哚胺 2,3- 双加氧酶 mRNA 水平的影响［J］.J South Med Univ,2013,33(11):1559-1564.

［8］连立芬,陈亚琼,侯海燕,等.山奈酚对 BaP 引起的人绒毛膜外滋养层细胞 HTR8/SVneo 凋亡的影响［J］.国际妇产科学杂志,2014,41(6):674-678.

［9］罗颂平,谈勇.中医妇科学［M］.北京:人民卫生出版社,2014:139.

［10］邓高丕,宋阳,何燕萍.输卵管妊娠辨病分期辨证分型治疗方案的研究［J］.辽宁中医杂志,2007,34(11):1576 -1578.

实验二　化瘀消癥复方基于正交设计的不同配伍对
HTR-8/SVneo 细胞凋亡的影响

一、材料与方法

（一）材料

1. 主要实验试剂

DMEM/F12 培养基：美国 Gibco 公司，LOT：8115296。

Annexin V-FITC 细胞凋亡试剂盒：上海贝博生物公司，LOT：BB150081。

Trizol（RNA 提取试剂）：TAKARA 公司。

RT-PCR 试剂：DBI 公司。

DEPC：美国 Sigma 公司。

RNasin：美国 Promega 公司。

逆转录试剂盒：DBI 公司。

其余细胞培养的胎牛血清、PBS、胰酶等试剂同第一节实验。

2. 主要实验仪器设备

超净工作台：苏州净化设备公司。

分光光度计（UV-1206）：日本 SHIMODZU 公司。

冷冻离心机（SCR20B）：日本 HITACHI 公司。

FC500MCL 型超纯水机：德国 Sartorius 公司。

–80℃超低温冰箱：青岛海尔特种电器有限公司。

–20℃低温冰箱：青岛海尔特种电器有限公司。

水平离心机：上海安亭科学仪器厂。

GDS7600 型水平式电泳仪：北京东方仪器厂。

XB70 型制冰机：美国 Grant 公司。

HZ-25 型凝胶扫描系统（DF-23B）：英国 UVP 公司。

空气恒温振荡器：江苏大仓医疗仪器厂。

pH 计：上海仪电科学仪器股份有限公司。

BS210S 型电子天平：德国 Sartorius 公司。

ABI9700PCR 扩增仪：美国 ABI 公司。

Stratagene Mx3000P Real time PCR 仪：美国 Agilent 公司。

其他试验仪器同第一节实验。

3. 实验细胞

人源妊娠滋养细胞系 HTR-8/SVneo，培养方法详见第一节。

4. 实验药物

甲氨蝶呤的配置和浓度同第一节；化瘀消癥复方的提取方法和配置同第一节中的水提法。

（二）实验方法与步骤

1. 按照正交设计交互表进行实验分组

表头设计采用正交设计方法，因子选择复方中 5 个组成药物，水平为各药物低、中、高剂量（见表 2-6-7），选择 L^{18}（3^5）正交设计表，见表 2-6-8。

表 2-6-7　因素、水平表

水平	A 丹参（g）	B 赤芍（g）	C 桃仁（g）	D 天花粉（g）	E 紫草（g）
1	5	5	5	5	5
2	15	15	15	15	15
3	30	30	30	30	30

表 2-6-8　L_{18}（3^5）正交设计表

组号	A 丹参	B 赤芍	C 桃仁	D 天花粉	E 紫草	浓度（mg/ml）
1	5（1）	5（1）	5（1）	5（1）	5（1）	3.33
2	5（1）	15（2）	15（2）	15（2）	15（2）	8.67
3	5（1）	30（3）	30（3）	30（3）	30（3）	16.67
4	15（2）	5（1）	5（1）	15（2）	15（2）	7.33
5	15（2）	15（2）	15（2）	30（3）	30（3）	14.00
6	15（2）	30（3）	30（3）	5（1）	5（1）	11.33
7	30（3）	5（1）	15（2）	5（1）	30（3）	11.33
8	30（3）	15（2）	30（3）	15（2）	5（1）	12.67
9	30（3）	30（3）	5（1）	30（3）	15（2）	14.67
10	5（1）	5（1）	30（3）	30（3）	15（2）	11.33
11	5（1）	15（2）	5（1）	5（1）	30（3）	8.00
12	5（1）	30（3）	15（2）	15（2）	5（1）	9.33
13	15（2）	5（1）	15（2）	30（3）	5（1）	9.33
14	15（2）	15（2）	30（3）	5（1）	15（2）	10.67
15	15（2）	30（3）	5（1）	15（2）	30（3）	12.67
16	30（3）	5（1）	30（3）	15（2）	30（3）	14.67
17	30（3）	15（2）	5（1）	30（3）	5（1）	11.33
18	30（3）	30（3）	15（2）	5（1）	15（2）	12.67

2. 化瘀消癥复方 18 组中药的制备

根据表 2-6-7（因子、水平表）和表 2-6-8 L18（3^5）正交设计表，精确称取化瘀消癥复方不同配伍的 18 种组合的剂量，分别将各组配伍药材加入 8 倍药物体积的纯水置于 2000ml 圆底烧瓶中，浸泡 30 分钟后，电热套加热，微沸后再煎煮 1h，趁热纱布过滤，药渣再加 8 倍体积的纯水煎煮 1h，趁热纱布过滤，合并 2 次滤液。将所得滤液于旋转蒸发仪上减压浓缩，恒温水浴锅蒸干后放入恒温干燥箱，冷却后 –20℃保存。使用前用无血清的 DMEM/F12 培养基稀释成相应浓度，过 0.22μm 滤膜，调节 pH 值至 7.0，现配现用。

3. 化瘀消癥复方基于正交设计的 18 种不同配伍对 HTR-8/SVneo 细胞凋亡率的影响

采用流式细胞术。将生长状态良好的细胞以培养液制成 $1×10^5$/ml 单细胞悬液分别接种于 4 个 6 孔板中，待细胞长满 70%~80% 时以无血清的 DMEM/F12 培养基，于 37℃、5%CO_2 培养箱中继续培养 24 小时，弃培养基，根据实验分组—化瘀消癥复方不同配伍的第 1~18 组，西药组（M 组），空白组（K 组）。加药后按常规条件培养 48h 后，弃旧培养基，PBS 清洗 2 次，加入适量胰蛋白酶消化，收集细胞悬液，900r/min，4℃低温离心 5 分钟，弃上清；加入预冷的 PBS 洗涤 2 次，吸净 PBS 后每管加入 400μl Annexin 结合液重悬，加入 5μl Annexin V-FITC，4℃避光孵育 15 分钟后加 10μl PI，4℃避光孵育 5 分钟，混匀上流式细胞仪检测。

4. 化瘀消癥复方基于正交设计的 18 种不同配伍对 HTR-8/SVneo 细胞 caspase-3 和 caspase-9 基因表达的影响

（1）RNA 提取：① 6 孔板内处理过的细胞用 PBS 洗涤 3 次，每孔加入 1ml Trizol，反复吹打使细胞脱落，转移至 1.5ml EP 管中，混匀后室温放置 5 分钟；②加入 200μl 氯仿，剧烈震荡 15 秒后静置 3 分钟；③4℃下 12 000r/min 离心 10 分钟，上层水相转移至新的 EP 管中（不要吸到中间层的蛋白）；④加入等体积异丙醇，混匀，静置 20 分钟；4℃下 12000r/min 离心 10 分钟，弃上清；⑤用 1ml 75% DEPC 酒精洗涤沉淀；然后 4℃下 12000r/min 离心 5 分钟，尽量弃去液体；⑥冰上晾干后，加入 30μl DEPC 处理过的 ddH_2O 水，溶解 RNA，−80℃冻存备用；⑦取 1μl 提取液于 2% 琼脂糖凝胶电泳，拍照；见附图 2-6-6。

（2）逆转录：以 1μg 总 RNA 为模板，配制逆转录反应体系，合成 cDNA 第一链。①配制反应液 1：RNA 1.0μg+ Primer Mix0.5μl+DEPC H_2O 6μl；然后 65℃ 5 分钟，冰上急冷；②配置反应液 2：上述反应液 7.5μl+RT Buffer 2μl+ RT Enzyme Mix 0.5μl，37℃，60 分钟；98℃，10 分钟，合成 cDNA 第一链，收集备用。

（3）RT-qPCR 检测：①检测序列片段大小；设计引物（见表 2-6-9）；② RT-qPCR 扩增反应体系为 20μl，反应体系按照表 2-6-10 配制。③混合好后加入八连管中，用荧光定量 PCR 仪进行荧光定量 PCR 实验。反应条件：95℃ 2 分钟→94℃ 20s → 58℃ 20 秒，40 个循环。融解曲线分析：温度 65~95℃。反应结束后读取 Ct 值，每个样重复 3 次。

表 2-6-9 引物设计表

引物名	引物序列（5'-3'）	bp
GAPDH（F）	CCTCGTCTCATAGACAAGATGGT	169
GAPDH（R）	GGGTAGAGTCATACTGGAACATG	
Caspase-3（F）	CAAGTGAGAAGATGGTATATTTGGT	135
Caspase-3（R）	CTGACTGGAAGTTTGAGGTAGC	
Caspase-9（F）	GCCAACCCTAGAAAACCTTACC	113
Caspase-9（R）	CACCAAATCCTCCAGAACCAA	

表 2-6-10　20μl 的 RT 反应体系表

Total	20μl	Total	20μl
Bestar® SybrGreen PCRmasterMix	10μl	cDNA 模板	2μl
PCR Forward Primer（10μmol/L）	0.5μl	ddH$_2$O	7μl
PCR Reverse Primer（10μmol/L）	0.5μl		

（4）数据处理：实验按照 $2^{-\triangle\triangle Ct}$ 方法处理数据，计算出 mRNA 相对表达变化。

（三）统计学方法

以上实验至少重复 3 次，结果均以 $\bar{x} \pm s$ 表示，数据统计采用统计软件 SPSS 20.0 进行处理，各组不同配伍药物组间比较采用单因素方差分析，化瘀消癥复方中各药物 5 因素 3 水平之间的相互作用采用正交设计的方差分析法，以 $P<0.05$ 为有统计学意义。

二、结果

1. 流式细胞仪检测细胞凋亡结果

各组药物作用于 HTR-8/SVneo 细胞后其凋亡率与空白组（2.4 ± 0.721）%（K 组）相比，各组凋亡率均明显增加，差异有统计学意义（$P<0.05$）；第 9 组细胞凋亡率与西药组（M 组）无差异（$P>0.05$），但明显高于其他各组，差异是有统计学意义的（$P<0.05$）。见表 2-6-11，流式细胞检测图片见附图 2-6-7。

表 2-6-11　化瘀消癥复方 18 种不同配伍对 HTR-8/SVneo 细胞凋亡率的影响（% $\bar{x} \pm S$）

组别	凋亡率	组别	凋亡率
第 1 组	4.900 ± 0.361 ▲★	第 11 组	11.500 ± 1.044 ▲★
第 2 组	7.567 ± 1.026 ▲★	第 12 组	4.700 ± 0.917 ▲★
第 3 组	25.733 ± 0.473 ▲★	第 13 组	18.100 ± 0.557 ▲★
第 4 组	7.667 ± 0.603 ▲★	第 14 组	23.567 ± 0.681 ▲★
第 5 组	6.367 ± 0.666 ▲★	第 15 组	18.867 ± 0.777 ▲★
第 6 组	15.733 ± 2.079 ▲★	第 16 组	12.733 ± 0.473 ▲★
第 7 组	5.800 ± 0.529 ▲★	第 17 组	16.867 ± 1.724 ▲★
第 8 组	24.400 ± 1.044 ▲★	第 18 组	20.867 ± 0.777 ▲★
第 9 组	27.967 ± 1.007 ▲	西药组（M 组）	28.433 ± 1.290 ▲★
第 10 组	10.700 ± 1.153 ▲★	空白组（K 组）	2.400 ± 0.721 ★

注：与空白组相比，▲ $P<0.05$；与西药组相比，★ $P<0.05$。

2. RT-qPCR 结果显示

与空白组（K 组）相比，各组均能明显上调 HTR-8/SVneo 细胞 Caspase-9 基因的表达（$P<0.05$）；除第 11 组与第 18 组以外，其余各组均能明显上调 HTR-8/SVneo 细胞 Caspase-3 基因的表达（$P<0.05$）；第 11 组与第 18 组虽然能上调 Caspase-3 基因的表达，但差异无统计学意义（$P>0.05$）。见表 2-6-12 和附图 2-6-8。

表 2-6-12 化瘀消癥复方各组对 HTR-8/SVneo 细胞凋亡基因的相对表达水平 ($\bar{x} \pm s$)

组号	基因相对表达量		组号	基因相对表达量	
	Caspase-3	Caspase-9		Caspase-3	Caspase-9
1	$3.011 \pm 0.257^*$	$2.400 \pm 0.179^*$	11	1.248 ± 0.092	$2.363 \pm 0.090^*$
2	$3.894 \pm 0.380^*$	$3.829 \pm 0.101^*$	12	$3.125 \pm 0.394^*$	$1.797 \pm 0.112^*$
3	$1.477 \pm 0.116^*$	$1.996 \pm 0.069^*$	13	$3.251 \pm 0.305^*$	$5.848 \pm 0.286^*$
4	$4.138 \pm 0.291^*$	$4.210 \pm 0.128^*$	14	$1.490 \pm 0.088^*$	$3.982 \pm 0.048^*$
5	$4.435 \pm 0.315^*$	$6.207 \pm 0.210^*$	15	$2.604 \pm 0.093^*$	$2.048 \pm 0.093^*$
6	$2.556 \pm 0.078^*$	$4.228 \pm 0.061^*$	16	$5.363 \pm 0.428^*$	$1.896 \pm 0.148^*$
7	$2.338 \pm 0.246^*$	$1.468 \pm 0.046^*$	17	$2.979 \pm 0.157^*$	$5.053 \pm 0.142^*$
8	$5.595 \pm 0.528^*$	$2.553 \pm 0.160^*$	18	1.353 ± 0.149	$3.720 \pm 0.247^*$
9	$3.746 \pm 0.233^*$	$5.159 \pm 0.144^*$	MTX	$1.674 \pm 0.042^*$	$2.510 \pm 0.107^*$
10	$1.474 \pm 0.172^*$	$4.430 \pm 0.176^*$	K	1.000 ± 0.00	1.000 ± 0.000

注：与空白组相比，$*P<0.05$。

3. 化瘀消癥复方 18 种不同配伍对 HTR-8/SVneo 细胞凋亡的正交设计方差分析结果

由表 2-6-13 可知，除紫草以外，丹参、赤芍、桃仁、天花粉这四个药物因素对 HTR-8/SVneo 细胞凋亡率的影响差异均有统计学意义（$P<0.01$），其影响程度的大小依次为：赤芍 > 桃仁 > 丹参 > 天花粉 > 紫草；除桃仁以外，其他四味药对 Caspase-3 基因表达的影响差异有统计学意义（$P<0.05$），其影响程度的大小依次为：天花粉 > 丹参 > 赤芍 > 紫草 > 桃仁；五味药对 Caspase-9 基因表达的影响差异均有统计学意义（$P<0.01$），其影响程度的大小依次为：天花粉 > 丹参 > 紫草 > 赤芍 > 桃仁。由表 2-6-14 的均值及表 2-6-15 各药物不同水平的组间差异可知，对凋亡率的影响，$A_3>A_2>A_1$，差异有统计学意义（$P<0.05$）；$B_3>B_2>B_1$，差异有统计学意义（$P<0.05$）；$C_3>C_2>C_1$，差异有统计学意义（$P<0.05$）；$D_3>D_2$、D_1，差异有统计学意义（$P<0.05$），D_2 与 D_1 之间差异无统计学意义（$P>0.05$）；$E_2>E_1>E_3$，差异无统计学意义（$P>0.05$）；对 Caspase-3 基因表达的影响，A_3、$A_2>A_1$ 差异有统计学意义（$P<0.05$），A_3 与 A_2 差异无统计学意义（$P>0.05$），B_2、$B_1>B_3$ 差异有统计学意义（$P<0.01$），B_2 与 B_1 差异无统计学意义（$P>0.05$），$C_2>C_3>C_1$ 差异无统计学意义（$P>0.05$），$D_2>D_3>D_1$ 差异有统计学意义（$P<0.01$），$E_1>E_2$ 差异有统计学意义（$P<0.01$），E_2 与 E_3、E_1 与 E_3 差异无统计学意义（$P>0.05$）；对 Caspase-9 基因表达的影响，$A_2>A_3>A_1$ 差异有统计学意义（$P<0.01$），$B_2>B_3$、B_1 差异有统计学意义（$P<0.01$），B_3 与 B_1 差异无统计学意义（$P>0.05$），C_2、$C_1>C_3$，差异有统计学意义（$P<0.05$），C_2 与 C_1 差异无统计学意义（$P>0.05$），$D_3>D_2$、D_1，差异有统计学的意义（$P<0.01$），D_2 与 D_1 之间差异无统计学意义（$P>0.05$），$E_2>E_1>E_3$ 差异有统计学意义（$P<0.01$）。见表 2-6-13 ~ 表 2-6-15。

表 2-6-13　化瘀消癥复方不同配伍对 HTR-8/SVneo 细胞凋亡的正交设计方差分析表

方差来源	凋亡率（%）			Caspase-3			Caspase-9		
	均方差	F	P	均方差	F	P	均方差	F	P
丹参	238.859	10.940	0.000	6.456	9.899	0.000	12.333	44.827	0.000
赤芍	365.958	16.762	0.000	3.756	5.760	0.006	3.419	12.427	0.000
桃仁	305.891	14.010	0.000	0.058	0.089	0.915	1.800	6.544	0.003
天花粉	122.952	5.631	0.007	20.402	31.284	0.000	22.253	80.888	0.000
紫草	41.667	1.908	0.161	2.562	3.929	0.027	11.182	40.644	0.000
误差	21.833			0.652			0.275		

表 2-6-14　化瘀消癥复方各药物不同水平对 HTR-8/SVneo 细胞凋亡影响的均值统计表

检测内容				A 丹参	B 赤芍	C 桃仁	D 天花粉	E 紫草
凋亡率（%）	水平	1	均值	10.850	9.983	10.567	12.656	14.117
		2		15.050	15.044	14.628	13.728	16.389
		3		18.106	18.978	18.811	17.622	13.500
Caspase-3	水平	1	均值	2.371	3.262	2.954	1.999	3.419
		2		3.079	3.273	3.066	4.120	2.682
		3		3.562	2.477	2.992	2.894	2.911
Caspase-9	水平	1	均值	2.802	3.375	3.539	3.027	3.646
		2		4.420	3.998	3.811	2.722	4.222
		3		3.308	3.158	3.181	4.782	2.663

表 2-6-15　各药物不同水平对 HTR-8/SVneo 细胞凋亡影响的组间差异统计表

检测内容	（I）	（J）	A 丹参（I-J）	B 赤芍（I-J）	C 桃仁（I-J）	D 天花粉（I-J）	E 紫草（I-J）
凋亡率（%）	5	15	−4.200*	−5.061**	−4.061*	−1.072	−2.272
		30	−7.256**	−8.994**	−8.244**	−4.967**	0.617
	15	5	4.200*	5.061**	4.061*	1.072	2.272
		30	−3.056	−3.933*	−4.183*	−3.894*	2.889
	30	5	7.256**	5.061**	8.244**	4.967**	−0.617
		15	3.056	3.933*	4.183*	3.894*	−2.889
Caspase-3	5	15	−0.708*	−0.011	−0.112	−2.121**	0.737**
		30	−1.191**	0.786**	−0.038	−0.894**	0.509
	15	5	0.708*	0.011	0.112	2.121**	−0.737**
		30	−0.483	0.797**	0.074	1.226**	−0.229
	30	5	1.191**	−0.786**	0.038	0.894**	−0.509
		15	0.483	−0.797**	−0.074	−1.226**	0.229

续表

检测内容	（I）	（J）	A 丹参（I-J）	B 赤芍（I-J）	C 桃仁（I-J）	D 天花粉（I-J）	E 紫草（I-J）
Caspase-9	5	15	−1.618**	−0.622**	−0.273	0.305	−0.576**
		30	−0.506**	0.217	0.358*	−1.755**	0.983**
	15	5	1.618**	0.622**	0.273	−0.305	0.576**
		30	1.112**	0.840**	0.631**	−2.060**	1.559**
	30	5	0.506**	−0.217	−0.358*	1.755**	−0.983**
		15	−1.112**	−0.840**	−0.631**	2.060**	−1.559**

注：*$P<0.05$，**$P<0.01$。

三、讨论

流式细胞术（flow cytometry，FCM）是一种在功能水平上对单细胞或其他生物粒子进行定量分析和分选的检测手段，它可以高速分析上万个细胞，并能同时从一个细胞中测得多个参数，与传统的荧光镜检查相比，具有速度快、精度高、准确性好等优点，成为当代最先进的细胞定量分析技术。而利用流式细胞术对活细胞进行检测细胞凋亡常见的方法有annexin V-FITC/PI 双标记法和 Hoechst33342 /PI 双标记法。张伟[1]等通过对比 annexin V-FITC/PI 和 Hoechst 33342/PI 双标记法，认为与 annexin V-FITC/PI 双标记法相比，后者有一定的局限性。Annexin V-FITC/PI 双标记法是根据凋亡细胞出现细胞膜的不对称性丧失，即磷脂酰丝氨酸由膜内向膜外翻转原理所建立，其结果判断标准：正常活细胞为 annexin V⁻PI⁻，凋亡细胞为 annexin V⁺PI⁻，坏死细胞或凋亡晚期细胞为 annexin V⁺PI⁺[1]。本研究采用 annexin V-FITC/PI 双标记法，并通过流式细胞术来检测各组细胞的凋亡率，实验结果表明：化瘀消癥复方基于正交设计的 18 种不同配伍对 HTR-8/SVneo 细胞的凋亡率：与空白组（2.400 ± 0.721）%（K 组）相比，各组凋亡率均明显增加，差异有统计学意义（$P<0.05$）；第 9 组细胞凋亡率与西药组（M 组）无差异（$P>0.05$），但明显高于其他各组，差异有统计学意义（$P<0.05$）。任何实验都存在实验误差，而各药物因素对细胞凋亡影响的显著性需要进一步的正交设计方差分析来探讨。

正交试验设计（orthogonal experimental design）又称正交设计，是研究多因素多水平的其中一种设计方法，它是根据正交性从全面试验中挑选出部分有代表性的点进行试验，这些有代表性的点具备了"均匀分散，齐整可比"的特点，是一种高效率、快速、经济的实验设计方法。其统计学分析方法包括极差分析法和方差分析法，极差分析法通过比较极差的大小进而确定因素的主次，但是极差分析法不能估计实验过程及结果测定中必然存在的误差，因此不能区分某因素各水平所对应的实验结果的差异究竟是由于水平的改变所引起的，还是由实验误差所引起的。所以一般应采用方差分析法来弥补极差分析法的不足。方差分析法能把因素水平的变化所引起的实验结果间的差异与误差的波动所引起的实验结果间的差异区分开，并能给出可靠的数量估计。利用 SPSS 软件进行正交试验方差分析操作简单，且分析结果准确可靠。对于无空白列的正交试验，必须做重复试验，一般不少于 3次。由表 2-6-13 可知，除紫草以外，丹参、赤芍、桃仁、天花粉这四个药物因素对 HTR-8/

SVneo 细胞凋亡率的影响差异均有统计学意义（$P<0.01$），其影响程度的大小依次为：赤芍 > 桃仁 > 丹参 > 天花粉 > 紫草；除桃仁以外，其他四味药对 Caspase-3 基因表达的影响差异有统计学意义（$P<0.05$），其影响程度的大小依次为：天花粉 > 丹参 > 赤芍 > 紫草 > 桃仁；五味药对 Caspase-9 基因表达的影响差异均有统计学意义（$P<0.01$），其影响程度的大小依次为：天花粉 > 丹参 > 紫草 > 赤芍 > 桃仁。通过以上结果综合分析发现化瘀消癥复方中可能起杀胚主导作用的药物是天花粉，而丹参、赤芍次之，紫草与桃仁再次之。

化瘀消癥复方各药物不同水平的组间差异：对凋亡率的影响，$A_3>A_2>A_1$（$P<0.05$），$B_3>B_2>B_1$（$P<0.05$），$C_3>C_2>C_1$（$P<0.05$），$D_3>D_2$、D_1（$P<0.05$），D_2 与 D_1 之间差异无统计学意义（$P>0.05$），$E_2>E_1>E_3$ 差异无统计学意义（$P>0.05$）；对 Caspase-3 基因表达的影响，A_3、$A_2>A_1$（$P<0.05$），A_3 与 A_2 差异无统计学意义（$P>0.05$），B_2、$B_1>B_3$（$P<0.01$），B_2 与 B_1 差异无统计学意义（$P>0.05$），$C_2>C_3>C_1$ 差异无统计学意义（$P>0.05$），$D_2>D_3>D_1$（$P<0.01$），$E_1>E_2$（$P<0.01$），E_2 与 E_3、E_1 与 E_3 差异无统计学意义（$P>0.05$）；对 Caspase-9 基因表达的影响，$A_2>A_3>A_1$（$P<0.01$），$B_2>B_3$、B_1（$P<0.01$），B_3 与 B_1 差异无统计学意义（$P>0.05$），C_2、$C_1>C_3$（$P<0.05$），$C_2>C_1$ 差异无统计学意义（$P>0.05$），$D_3>D_2$、D_1，（$P<0.01$），D_2 与 D_1 之间差异无统计学意义（$P>0.05$），$E_2>E_1>E_3$（$P<0.01$）。根据以上结果综合分析，化瘀消癥复方中各药物杀胚作用最佳的水平为 $A_2B_2C_2D_3E_2$，同时也符合《中华人民共和国药典 2010 年版》一部中各药物的参考用量。

根据本实验研究结果及临床用药依据选出的最佳水平是 $A_2B_2C_2D_3E_2$，即丹参 15g、赤芍 15g、桃仁 15g、天花粉 30g、紫草 15g，筛选出该优选方将用于后续的实验研究。复方的研究目前使用较多且较可靠的是谱效学研究，本研究仅进行了药效的分析，并没有进行中药指纹图谱的研究，如能结合指纹图谱研究获得复方中各药物有效成分的峰值，那么优选方的实验研究证据将更加稳定可靠。

参考文献

张伟，梁智辉. Annexin V-FITC/PI 双标记与 Hoechst 33342/PI 双标记流式细胞术检测细胞凋亡的比较［J］. 细胞与分子免疫学杂志，2014，30（11）：1209-1212.

实验三　化瘀消癥优选方不同剂量组对 HTR-8/SVneo 细胞凋亡相关蛋白和基因的影响

一、材料与方法

（一）材料

1. 主要仪器

超净工作台：苏州净化设备公司。

分光光度计（UV-1206）：日本 SHIMODZU 公司。

冷冻离心机（SCR20B）：日本 HITACHI 公司。

Image Quant LAS 4000 化学发光成像分析仪，美国 GE 公司。

恒压恒流电泳仪：北京市六一仪器厂。

FC500MCL 型超纯水机：德国 Sartorius 公司。

–80℃超低温冰箱：青岛海尔特种电器有限公司。

–20℃低温冰箱：青岛海尔特种电器有限公司。

磁力搅拌器：常州国华电器有限公司。

多用脱色摇床：江苏新康医疗器械有限公司。

水平离心机：上海安亭科学仪器厂。

GDS7600 水平式电泳仪：北京东方仪器厂。

XB70 制冰机：美国 Grant 公司。

HZ-25 凝胶扫描系统（DF-23B）：英国 UVP 公司。

空气恒温振荡器：江苏大仓医疗仪器厂。

pH 计：上海仪电科学仪器股份有限公司。

电子天平（BS210S）：德国 Sartorius 公司。

超声破碎仪：宁波新芝生物科技股份有限公司。

漩涡振荡器：上海精科实业有限公司。

ABI 9700PCR 扩增仪：美国 ABI 公司。

Stratagene Mx3000P Real time PCR 仪：美国 Agilent 公司。

SDS-PAGE 垂直电泳槽：北京凯元伯乐生物科技有限公司。

Bio-5000 扫描仪：MICROTEK。

其余细胞培养仪器同第一节和第二节。

2. 主要试剂

兔抗人 Bax 抗体，美国 Cell Signaling Technilogy 公司，#5023，Lot：2。

Fasl，美国 Cell Signaling Technology 公司，批号：#4273，Lot：2。

兔抗人 Caspase-3 抗体，美国 Cell Signaling Technology 公司，#9665，Lot：3。

兔抗人 Caspase-8 抗体，美国 Cell Signaling Technology 公司，#4790，Lot：3。

Caspase-9，美国 Cell Signaling Technology 公司，#9502，Lot：8。

配胶试剂盒，碧云天生物技术研究所，批号：P0012。

一抗稀释液，碧云天生物技术研究所，批号：P0023。

免疫染色固定液，碧云天生物技术研究所，批号：P0098。

western 转膜液，碧云天生物技术研究所，批号：P0021。

一抗二抗去除液，碧云天生物技术研究所，批号：P0025。

RIPA 裂解液，碧云天生物技术研究所，批号：P0013。

脱脂奶粉，广州翔博生物科技有限公司，批号：XB-BD-100。

二抗：HRP Goat anti-Rabbit IgG，BOSTER 公司，货号：BA1054。

Tris-base、Glycine、SDS（十二烷基硫酸钠）：上海生工生物工程有限公司 Acrylamide（丙烯酰胺）、BIS-Acrylamide（双丙烯酰胺）：Genebase。

BCA 蛋白浓度测定试剂盒：PierceTM BCA Protein Assay Kit（No. 23227）。

Ammonium persulphate（过硫酸铵）：GENVIEW。

PMSF（苯甲基磺酰氟）、溴汾蓝：Genebase。

TWEEN-20（吐温）：MP Biomedicals。

DTT（二硫代苏糖醇）：威佳科技。

NaCl：Life science&products services。

BSA 蛋白浓度测定试剂盒：Amresco。

TEMED（四甲基乙二胺）：晶欣生物科技有限公司。

蛋白定量试剂盒：Thermo。

Trizol（RNA 提取试剂）：TAKARA 公司。

RT-PCR 试剂：DBI 公司。

DEPC：美国 Sigma 公司。

RNasin：美国 Promega 公司。

逆转录试剂盒：DBI 公司产品。

甲醇、丙三醇、乙醇、异丙醇、浓盐酸：广州化学试剂厂。

发光液：Millipore。

显影粉、定影粉：天津市南开区诚信医用辅助材料厂。

其余细胞培养试剂同第二节。

3. 主要耗材

PVDF 膜：Merk Millipore；

MCT-150-C 1.5ml EP 管：Axygen 公司。

PCR-02-C 0.2ml PCR 管：Axygen 公司。

医用 X- 光片：广西巨星医疗器械有限公司。

4. 实验细胞

人源妊娠滋养细胞系 HTR-8/SVneo，培养方法详见实验一。

5. 实验药物的配置及分组

药物为第二节实验中筛选出的优选方（丹参 15g、赤芍 15g、桃仁 15g、天花粉 30g、紫草 15g），精确称取该优选方各药物，提取、浓缩、干燥保存及配置方法同实验二。将优选方用不含血清的 DMEM/F12 配成中药高剂量组 20mg/ml、中剂量组 10mg/ml、低剂量组 5mg/ml，现配现用，另设阳性对照组西药（MTX）组，空白组。观察 6 孔板内细胞密度达到 70%~80% 时，按照实验分组分别加药继续培养 48 小时。

（二）实验方法与步骤

1. Wester-Blot 法检测凋亡相关蛋白的表达变化

（1）总蛋白的提取：6 孔板内处理过的细胞用 PBS 洗涤 3 次，将 PBS 吸干，每孔加入 100μl RIPA 裂解液（含蛋白酶抑制剂，磷酸酶抑制剂）；4℃孵育 20 分钟，然后将裂解液移至 1.5ml 离心管中；4℃、14000r/min 离心 10 分钟，取上清分装于 1.5ml 离心管中并置于 −80℃保存。

（2）总蛋白的定量：①标准曲线的绘制：取一块 96 孔板，按照表 2-6-16 入试剂。②用去离子水将样品稀释 20 倍，取 25μl 稀释后的样品分别加入 96 板中；③按 50：1 的 BCA 试剂 A 与 BCA 试剂 B 充分混匀，每孔 200μl BCA 加入 96 板中；④ 96 孔板在振荡器上振荡 30 秒后，于 37℃放置 30 分钟，然后多功能酶标仪上 570nm 处读取吸光值。根据蛋白浓度（μg/μl）和 OD 值绘出标准曲线；⑤根据所测样品的吸光值和标准曲线回归方程，计算出样品浓度，单位：μg/μl。

表 2-6-16　标准曲线加样浓度表

孔号	1	2	3	4	5	6	7
去离子水（μl）	15	18	21	24	27	28.5	30
标准溶液（μl）	15	12	9	6	3	1.5	0
对应蛋白浓度（μg/μl）	1	0.8	0.6	0.4	0.2	0.1	0

（3）SDS 聚丙烯酰胺凝胶电泳（SDS-PAGE）：①洗净 Bio-rad 玻板和齿梳，用酒精擦拭晾干后安装在配胶架上；②配制好 5ml 10% 的分离胶，迅速将其灌注到两块玻璃板的中间，留出距顶部约 2.5cm 的空隙，用双蒸水覆盖后室温垂直放置；待分离胶聚合完成后倒掉覆盖层，再用双蒸水反复冲洗以除去残留的丙烯酰胺，再用吸水纸吸干；③配制 1ml 5% 的积层胶，将其直接灌注到聚合好的分离胶上，立即插入一块干净的齿梳，不能混入气泡，室温垂直放置；待积层胶聚合后移去齿梳，用双蒸水冲洗掉加样槽内的丙烯酰胺。固定凝胶在电泳装置上，加入电泳缓冲液，排除气泡；④上样：按顺序每个样品上样 20μg，空白孔加入等体积的 1×Loading Buffer；⑤电泳：电压 120V，溴酚蓝到达分离胶底部后关闭电源，在流水中轻轻取出凝胶。

（4）转膜和孵育抗体：①目的蛋白按照上述方法进行聚丙烯酰胺凝胶电泳，不染色；②按照海绵垫 - 滤纸 - 凝胶 -PVDF 膜 - 滤纸 - 海绵垫的顺序在黑色面上一次叠放，注意不能有气泡且装置电极槽不能放反；然后 300mA 电流恒流转膜；③取出 PVDF 膜和凝胶，将凝胶染色后观察转移效率，用 TBS 漂洗 PVDF 膜 5 分钟，5% 脱脂奶粉封闭，4℃置于摇床上平缓摇动过夜；④一抗孵育：TBS 洗膜 3 次，每次 5 分钟；将其分别放入装有 3ml 稀释后的 Fasl（稀释比例 1：1000，转膜条件：300mA 恒流转膜 20 分钟）抗体、Bax（稀释比例 1：1000，转膜条件：300mA 恒流转膜 40 分钟）抗体、Caspase-3（稀释比例 1：2000，转膜条件：300mA 恒流转膜 28 分钟）抗体、Caspase-8（稀释比例 1：2 000，转膜条件：300mA 恒流转膜 57 分钟）抗体、Caspase-9（稀释比例 1：2000，转膜条件：300mA 恒流转膜 35 分钟）抗体和 GAPDH 5% 脱脂奶粉 -TBS 溶液的小槽内，摇床上室温平缓摇动 1 小时；⑤二抗孵育：TBST 洗膜 3 次，每次 5 分钟；将膜放入含有 3ml 稀释二抗溶液（二抗稀释比例：1：20 000）的小槽内，摇床上室温平缓摇动 40 分钟；⑥再次 TBST 洗膜 3 次，每次 5 分钟。

（5）化学发光、显影、定影：①将 BCA 试剂在 1.5ml EP 管中等体积混合；5 分钟后，将二抗孵育后的 PVDF 膜蛋白面朝上放于保鲜膜上，滴加 2mlBCA 混合液，包好后放入医用 X-光片夹中；②在暗室中压片、显影、定影后晾干。

（6）凝胶图象数据分析：扫描胶片，用凝胶图象处理系统（Image-Pro Plus 6.0）分析条带灰度值。

2. RT-qPCR 法检测凋亡相关基因的表达变化

（1）RNA 的提取：方法和步骤①~⑦同第二节实验中的 RNA 提取，电泳图见附图九。

（2）逆转录：同第二节实验中的逆转录方法和步骤。

（3）RT-qPCR 检测：①检测序列片段大小；设计引物。内参片段：GAPDH-100bp。目的片段：BAX：113bp，Fasl：172bp，Caspase-3：85bp，Caspase-8：127bp，Caspase-9：89bp（见表 2-6-17）。②RT-qPCR 扩增反应体系为 20μl，反应体系按照表 15 配制（详见实验二）。③混合好后加入八连管中，用荧光定量 PCR 仪进行荧光定量 PCR 实验。反应条件同实验二。反应结束后读取 Ct 值，每个样重复 3 次。

表 2-6-17　引物设计表

引物名	引物序列（5'-3'）	引物名	引物序列（5'-3'）
GAPDH（F）	TGTTCGTCATGGGTGTGAA	Caspase-3（F）	TGGTTCATCCAGTCGCTTTG
GAPDH（R）	ATGGCATGGACTGTGGTCAT	Caspase-3（R）	CTGTTGCCACCTTTCGGTTA
BAX（F）	GGGAGGATTGTGGCCTTCTT	Caspase-8（F）	CAAACTTCACAGCATTAGGGACA
BAX（R）	TGTGCAGGTGCCGGTTCAG	Caspase-8（R）	AAGCTCTTCAAAGGTCGTGGT
FASl（F）	TTCTGCCATAAGCCCTGTCC	Caspase-9（F）	CGAACTAACAGGCAAGCAGC
FASl（R）	CACGCAGTCTGGTTCATCCC	Caspase-9（R）	CACCAAATCCTCCAGAACCA

（4）数据处理：实验按照 $2^{-\triangle\triangle Ct}$ 方法处理数据，计算出 mRNA 相对表达变化。

（三）统计学方法

每组实验至少重复 3 次，数据统计采用统计软件 SPSS 20.0 进行处理，结果均以 $\bar{x}\pm s$ 表示，计量资料采用单因素方差分析，两两比较比较采用 LSD 法和 S-N-K 法，以 $P<0.05$ 为有统计学意义。

二、结果

（一）化瘀消癥优选方不同剂量组对 HTR-8/SVneo 细胞凋亡相关蛋白表达的影响

1. BCA 法绘制蛋白标准曲线

如附图 2-6-9 所示。

2. 化瘀消癥优选方低、中、高剂量组对 HTR-8/SVneo 细胞各凋亡相关蛋白表达的影响

与空白组相比，优选方低、中、高剂量组及西药组均能明显上调 HTR-8/SVneo 细胞 Caspase-3、Caspase-8、Caspase-9、Bax 和 Fasl 蛋白的表达（$P<0.05$）。其中，优选方低、中、高剂量组随着浓度的增加，Caspase-3、Caspase-8、Caspase-9、Bax 和 Fasl 蛋白的相对表达量也相应增加（$P<0.05$）。与西药组相比，优选方低、中、高剂量组对 Caspase-3、Caspase-8、Caspase-9、Fasl 蛋白的表达以及低、中剂量组对 Bax 蛋白的表达差异有统计学意义（$P<0.05$）；优选方高剂量组对 Bax 蛋白的表达与西药组无差异（$P=0.176>0.05$）。见表 2-6-18、附图 2-6-10、附图 2-6-11。

表 2-6-18　不同处理组 HTR-8/SVneo 细胞各凋亡蛋白相对含量（$\bar{x}\pm s$）

组别	Caspase-3	Caspase-8	Caspase-9	Bax	Fasl
空白组	1.00 ± 0.00 ★	1.00 ± 0.00 ★	1.00 ± 0.00 ★	1.00 ± 0.00 ★	1.00 ± 0.00 ★
中药低剂量组	1.53 ± 0.11 ▲★	1.39 ± 0.09 ▲★	1.95 ± 0.03 ▲★	1.53 ± 0.12 ▲★	1.34 ± 0.08 ▲★
中药中剂量组	1.99 ± 0.07 ▲★	1.99 ± 0.19 ▲★	3.04 ± 0.09 ▲★	2.27 ± 0.18 ▲	1.58 ± 0.03 ▲★
中药高剂量组	2.23 ± 0.12 ▲★	2.89 ± 0.25 ▲★	3.83 ± 0.05 ▲★	2.96 ± 0.13 ▲	2.02 ± 0.04 ▲★
西药组	2.58 ± 0.11 ▲	3.41 ± 0.21 ▲	4.34 ± 0.03 ▲	3.13 ± 0.18 ▲	2.27 ± 0.04 ▲

注：与空白组比较，▲ $P<0.05$；与西药组比较，★ $P<0.05$。

（二）化瘀消癥优选方不同剂量组对 HTR-8/SVneo 细胞凋亡相关 mRNA 表达的影响

实时荧光定量 PCR 结果显示，与空白组相比，优选方高、中剂量组及西药组均能明显上调 HTR-8/SVneo 细胞 Bax、Caspase-3、Caspase-8、Caspase-9 和 Fasl mRNA 的表达（$P<0.05$）；优选方低剂量组还能明显上调 HTR-8/SVneo 细胞 Caspase-3、Caspase-8、Caspase-9 和 Fasl mRNA 的表达（$P<0.05$），对 Bax mRNA 的表达量无统计学意义（$P=0.372$）。其中对于 Bax、Caspase-3 和 Fasl mRNA 的表达，高、中、低剂量组各组间无明显差异（$P>0.05$）；对 Caspase-9 mRNA 的表达，高剂量组优于中、低剂量组（$P<0.05$），中、低剂量组组间无差异（$P=0.178$）；对 Caspase-8 mRNA 的表达，中剂量组优于低剂量组（$P<0.05$），高、中剂量组及高、低剂量组组间无差异（$P>0.05$）。与西药组相比，优选方低、中、高剂量组对 Caspase-3、Caspase-8、Caspase-9、Fasl mRNA 的表达以及低剂量组对 Bax mRNA 的表达差异有统计学意义（$P<0.05$）；优选方中、高剂量组对 Bax mRNA 的表达与西药组无差异（$P>0.05$）。见表 2-6-19 和附图 2-6-12。

表 2-6-19　HTR-8/SVneo 细胞各组凋亡基因 mRNA 的相对表达水平（$\bar{x}\pm s$）

组别	Bax	Caspase-3	Caspase-8	Caspase-9	Fasl
空白组	1.00 ± 0.00 ★	1.00 ± 0.00 ★	1.00 ± 0.00 ★	1.00 ± 0.00 ★	1.00 ± 0.00 ★
中药低剂量组	1.37 ± 0.36 ★	1.63 ± 0.10 ▲★	1.35 ± 0.24 ▲★	1.73 ± 0.29 ▲★	1.35 ± 0.18 ▲★
中药中剂量组	1.91 ± 0.37 ▲	1.98 ± 0.14 ▲★	1.68 ± 0.02 ▲★	1.51 ± 0.26 ▲★	1.51 ± 0.05 ▲★
中药高剂量组	2.24 ± 0.68 ▲	1.89 ± 0.31 ★	1.63 ± 0.22 ▲★	2.19 ± 0.09 ▲★	1.56 ± 0.09 ▲★
西药组	2.74 ± 0.65 ▲	2.47 ± 0.40 ▲	2.21 ± 0.15 ▲	2.81 ± 0.14 ▲	2.04 ± 0.21 ▲

注：与空白组比较，▲ $P<0.05$；与西药组比较，★ $P<0.05$。

三、讨论

细胞凋亡是多基因严格调控的过程，这些基因在种属之间非常保守，如 Bcl-2 家族、Caspase 家族等，随着分子生物学技术的发展对多种细胞凋亡的过程有了相当的认识，也是目前研究的热点。能够诱发细胞凋亡的因素很多，如射线、药物等。细胞凋亡途径主要有三个：线粒体（Bcl-2/Bax）信号通路、死亡受体信号通路（Fas/FasL）及内质网信号通路。通过激活 Caspase，从而引起细胞结构和保护成分的蛋白水解，进而发生细胞凋亡。而非 Caspase 依赖性细胞凋亡通路涉及到 Bax 诱导的细胞死亡，也涉及到其他蛋白酶，越来越受到研究者的重视。Fas/FasL、Bcl-2/Bax 细胞凋亡通路是目前研究较多的凋亡通路。王瑞雪[1]发现化瘀消癥复方能明显上调输卵管妊娠滋养细胞 Fasl 蛋白的表达，认为化瘀消癥复方诱导细胞凋亡可能是通过上调细胞膜表面的 Fasl 蛋白的表达，激活 Fas/Fasl 系统后，将凋亡信号由胞外传入胞内，与 Caspase-3 汇合，再由 Caspase-3 介导诸多与凋亡有关的靶分子分解，最终导致细胞的凋亡。Bcl-2/Bax 介导的线粒体凋亡通路在妊娠疾病研究中较广泛，袁烁[2]发现化瘀消癥复方可下调输卵管妊娠滋养细胞凋亡抑制蛋白 Bcl-2 的表达，使输卵管妊娠部位滋养细胞 Bcl-2/Bax 下降，通过线粒体凋亡信号通路诱导滋养细胞的凋亡。

本实验研究运用 Western Blot 及 RT-qPCR 技术检测化瘀消癥复方优选方不同药物浓度对人源滋养细胞系 HTR-8/SVneo 细胞相关凋亡信号通路蛋白及基因的影响。从以上数据得知，优选方低、中、高剂量组及西药组均能明显上调 HTR-8/SVneo 细胞 Caspase-3、Caspase-8、Caspase-9、Bax 和 Fasl 蛋白的表达。优选方高、中剂量组及西药组均能明显上调 HTR-8/SVneo 细胞 Bax、Caspase-3、Caspase-8、Caspase-9 和 Fasl mRNA 的表达；优选方低剂量组还能明显上调 HTR-8/SVneo 细胞 Caspase-3、Caspase-8、Caspase-9 和 Fasl mRNA 的表达。可见，化瘀消癥复方及甲氨蝶呤诱导滋养细胞凋亡可能是通过 Fasl 介导的死亡受体和 Bax 介导的线粒体凋亡途径共同起作用，并通过激活 Caspase 细胞凋亡信号通路从而引起滋养细胞的凋亡。

妊娠滋养细胞的凋亡与药物治疗输卵管妊娠的疗效关系密切[3]，本研究结果提示：化瘀消癥优选方低、中、高剂量组随着浓度的增加，Caspase-3、Caspase-8、Caspase-9、Bax 和 Fasl 蛋白的相对表达量也相应增加。对于 Bax、Caspase-3 和 Fasl mRNA 的表达，高、中、低剂量组各组间无明显差异；对 Caspase-9 mRNA 的表达，高剂量组优于中、低剂量组，中、低剂量组组间无差异；对 Caspase-8 mRNA 的表达，中剂量组优于低剂量组，高、中剂量组及高、低剂量组组间无差异。尽管对于相关凋亡 mRNA 表达的影响，优选方低、中、高剂量组各组间的差异不甚明显，但整体趋势仍是呈浓度依赖性，见附图 2-6-12。对于相关凋亡蛋白的表达，优选方低、中、高剂量组组间明显呈浓度依赖性，见附图 2-6-11）。

本研究从分子生物学水平进一步验证了课题组前期关于滋养细胞凋亡分子机制的假设，更证实了化瘀消癥复方临床疗效的可靠性，并且其疗效明显呈浓度依赖性。

参考文献

[1] 王瑞雪. 化瘀消癥杀胚中药复方对输卵管妊娠滋养细胞影响的实验研究[D]. 广州中医药大学，2013：62.
[2] 袁烁. 化瘀消癥杀胚法对输卵管妊娠影响的临床与实验研究[D]. 广州中医药大学，2011：77-79.
[3] 李晓荣. 化瘀消癥杀胚中药诱导输卵管妊娠滋养细胞凋亡的分子机制及临床研究[D]. 广州中医药大学，2014：36、49-50.

本章节的系列基础研究，均由广州中医药大学第一附属医院邓高丕教授带领的研究团队完成。围绕我们提出的输卵管妊娠发病和治疗的"种子 - 土壤"学说，利用细胞生物学、生物信息学、高通量配体筛选等现代生物技术以及适用的动物、细胞模型，研究了输卵管妊娠的发病机理，以及化瘀消癥杀胚中药复方治疗早期输卵管妊娠的相关机制问题。

在接下来的实验研究设计中，研究团队还将从以下方面进行深入探索：①按照生物样本收集原则，收集并保存输卵管妊娠的组织标本，初步建立输卵管妊娠的标本库；建立动物模型和细胞模型，并进行基于药效的配伍规律，将初步筛选出化瘀消癥杀胚中药复方进行验证实验。②基于信号通路探讨化瘀消癥杀胚中药复方对输卵管妊娠的干预机制：通过体外培养输卵管妊娠滋养细胞，研究细胞增殖、凋亡、侵袭力以及这些细胞特性与影响疾病发生发展的各条信号通路或关键信号因子表达的关系，进而研究输卵管妊娠发病机制以及化瘀消癥杀胚中药复方的作用靶点和起效机理。③基于蛋白质组学的输卵管妊娠及化瘀消癥杀胚中药复方干预机制研究：按照生物样本收集原则，收集并保存输卵管妊娠的组织标本，进行高通量筛选，生物数据分析确定各类差异蛋白，分析差异蛋白结构及功能；从差异蛋白中选出重点差异蛋白，并选取其中 10~20 个进行免疫组化等技术的验证。以期为化瘀消癥杀胚中药复方治疗输卵管妊娠的疗效机制提供更多更有支持力的客观依据。

第三章

输卵管妊娠的临床研究与应用

孕卵在子宫腔以外部位种植、发育称为异位妊娠。近年来，随着人工流产、盆腔炎患者的增多，发病率有上升趋势，已经成为妇科临床中的常见病和多发病之一。据资料统计，近年来异位妊娠发病率占所有已知怀孕总数的1%[1]，其中绝大多数（95%）为输卵管妊娠。随着现代检测技术的进步和妇科医生对本病警惕性的提高，输卵管妊娠的早期诊断水平已得到提高，但仍缺少特异性指标或无创性检查的方式可早期确诊输卵管妊娠，对于许多有生育要求的早期不明位置妊娠患者，仍需要探索一种行之有效的早期诊断方法以指导临床诊疗。

输卵管妊娠的治疗主要包括手术治疗、药物治疗和期待疗法。输卵管切除术是传统的治疗方法，术后2年内宫内孕率只有57%[2]，而保留输卵管仅作输卵管开窗的保守手术宫内孕率为73%[3]。但手术治疗可能增加局部创伤，使粘连加重，从而使宫内孕率降低，异位妊娠复发率及不孕症发病率升高。近年来，由于诊断技术的改进及妇科医师对异位妊娠警惕性的提高，大部分异位妊娠已能在早期做出诊断，处理方法也有所发展。不少学者采用非手术疗法治疗早期异位妊娠取得成功，使患者避免了因手术而承受的痛苦，杜绝了术后并发症，同时最大限度保全了患者的生育功能，其优点是显而易见的。但非手术治疗有一定的适应证和禁忌证。基于生育力、安全性几种因素的考虑，在治疗输卵管妊娠病人时，面临选择最佳治疗方案的问题，不但要达到消除病人症状减轻病人痛苦的近期目标，还要尽量使病人保持生育力，减少输卵管妊娠复发率的远期目标。在目前的临床研究中，输卵管妊娠的疗效标准已较为统一，但对该病的早期诊断、药物治疗，特别是中医药治疗的纳入标准缺乏共识。输卵管妊娠何时适合手术治疗，何时适合药物治疗，尚缺乏合理的量化指征，存在过急手术或盲目药物治疗的倾向。因此，在临床上建立一套客观、有效的早期输卵管妊娠病情评价系统以指导临床治疗方案的选择，可以减少输卵管妊娠的手术率，提高药物治疗的成功率。

输卵管妊娠的药物治疗起始于中医药治疗。中医药治疗早期输卵管妊娠作为非手术疗法的重要手段之一，具有毒副作用少、安全性较高的优点。目前临床上有许多关于中医药治疗输卵管妊娠的报道，但大多数报道均未对输卵管妊娠各证型分期的诊治规律进行有效的量化分析和探讨，且各报道的治疗有效率有较大差异，缺乏量化标准，使各种治疗方法缺乏可比性，不利于输卵管妊娠中医药治疗指征的确定。

广州中医药大学第一附属医院妇科教授邓高丕教授，带领的研究团队对输卵管妊娠进行了长达近20年的临床研究，并取得丰富的研究成果，部分已推广应用于临床，验之有效。其研究内容涵盖了早期输卵管妊娠病因、诊断、治疗、疗效预测的各个方面，重点研究了早期不明位置妊娠的判别、输卵管妊娠病情影响因子、输卵管妊娠中西医结合诊疗方案，已应用于临床多年，并在国内、省内数十家医院进行了推广应用。

本章节所有有关输卵管妊娠的临床研究，均由广州中医药大学第一附属医院邓高丕教授带领的研究团队完成。本章将对其相关的临床研究进行系统介绍，既是对前期研究的总结，又是对新研究思路的启发。

参考文献

[1] Fernandez H, Joy N, Benifla J, et al. Role of chromosome abnormalities in ectopic pregnancy [J]. Fertility & Sterlity, 74(6): 1259-1260.

[2] 岳晓燕. 输卵管妊娠治疗现状与趋势[J]. 实用妇产科杂志, 2002, 18(3): 149-151.

[3] 吴银雪. 异位妊娠的保守治疗[J]. 实用妇产科杂志, 1996, 12(4): 188-189.

第一节　输卵管妊娠的中医分期辨证体系研究

中医学认为妇女冲任不和、气血失调、孕卵运行受阻均可导致胎孕异位。中医古籍无"输卵管妊娠"的病名记录，但从其临床症状体征，可以归属于中医学的"停经腹痛""妊娠腹痛""少腹瘀血""癥瘕"等范畴。1980年由湖北中医学院主编的全国高等医药院校试用教材《中医妇科学》[1]（第四版），首次将"异位妊娠"作为一个独立的疾病编写入中医教材中。1986年由广州中医学院罗元恺教授主编的高等医药院校教材《中医妇科学》[2]（第五版），将"异位妊娠"作为"妊娠腹痛"病的附篇也编写入教材中，此两版教材把"异位妊娠"（主要指输卵管妊娠）分"未破损期"和"已破损期"两期，其中"未破损期"无中医证型，"已破损期"分"休克型""不稳定型"和"包块型"3个证型。自此至第八版的全国高等医药院校《中医妇科学》教材，以及同期几乎所有出版社出版的《中医妇科学》教材都以此分期分型为准。

我们在对718例输卵管妊娠回顾性研究和对150例输卵管妊娠前瞻性研究中发现，现有的输卵管妊娠分期分型多从西医学角度考虑，虽然指出了输卵管妊娠在不同时期的临床特征，但不能确切地反映出输卵管妊娠在不同阶段的主要中医病机特点，治疗上中医理法方药不能统一，不能适应中医临床诊疗的要求。为了对该病进行系列的中医药研究，应首先对输卵管妊娠的中医分期辨证体系重新进行探讨。

本研究通过对1995年至2003年1月于广州中医药大学第一附属医院妇科收治的输卵管妊娠患者（718例回顾性研究），以及2003年7月~2005年2月于广州中医药大学第一附属医院妇科收治的输卵管妊娠患者（150例前瞻性研究）作为研究对象，探讨输卵管妊娠的中医分期辨证体系。

一、研究结果与分析

1. 输卵管妊娠"未破损期"的诊断

该诊断指出输卵管妊娠病情所处的一个阶段，未能揭示中医的病因与病机特点，因而无法确定此时疾病的病势发展与预后转归。研究中发现，未破损期病例中既有 hCG 阳性者，同时又有 hCG 已转为阴性者，因而单用"未破损期"不能完整具体地体现此阶段的中医病机特点。

本研究认为，在"未破损期"的中医辨证有"胎元阻络证"与"胎瘀阻滞证"，能更好地区分出输卵管妊娠在未破损期不同的病机特点。"胎元阻络证"是指在输卵管妊娠未破损的早期，胎元存活，阻滞冲任胞络。此时因胎元存活故治疗以杀胚为主，同时行化瘀消癥之法。而且因胚胎未亡，有进一步发展的趋势，所以要严密监测患者的一般生命体征与 hCG 值及盆腔包块的变化，如病情未得到控制则应马上采取相应措施治疗以防耽误病情。而"胎瘀阻滞证"则指在输卵管妊娠未破损的晚期，胎元已死，结而成瘀，瘀滞冲任胞脉，此时治疗上杀胚已不重要，而促进包块吸收，疏通瘀阻的冲任胞脉已成为首要问题，因此应采用化瘀消癥法。

2. 输卵管妊娠"已破损期"的诊断

输卵管妊娠"已破损期"的"休克型""不稳定型"以及"包块型"虽已将输卵管妊娠"已破损期"的各阶段病理特点加以描述，但因其为西医学概念，因而在指导中医的辨证用药上存在不足。

本研究认为，输卵管妊娠"已破损期"的中医辨证有"气血亏脱证""正虚血瘀证"和"瘀结成癥证"，可反映疾病不同阶段的中医病机特点，更好地指导临床治疗。"气血亏脱证"反映出输卵管妊娠破损后，急性大出血时，气随血脱、阴阳离绝的特点，这种证型特点提示我们一要马上解决出血问题，二要在解决出血问题后以补益气血为主，不可一味猛攻峻伐，以免损伤正气。"休克"是西医学对急性微循环障碍引起的一系列临床表现的综合描述，它可以由多种原因引起，并有多种病理改变，因此不能反映上述的病机特点。"不稳定"型虽能反映出输卵管妊娠破损后，病情暂时稳定，而腹腔内仍可能有活动性出血的发病特点，而用"正虚血瘀证"更能紧扣中医的血脉破损后，气随血失、瘀血内阻的病机特点，因此在中医辨证治疗上，如血出不止，气随血脱则需采取措施止血；又因此时胎元未死，兼有正虚之象，故在杀胚化瘀的同时需兼扶正，以防杀胚化瘀之力过于伤正。"瘀结成癥证"是由于血脉破损后，血溢于脉外，瘀血积久成癥而形成，此时胎元已经死亡，此证治疗仍以消癥为主，促进包块及盆腔瘀血的吸收，防止盆腔粘连，减低再次输卵管妊娠的机率。而"包块型"只说明在输卵管妊娠时的一种体征，即盆腔可扪及包块存在，且在输卵管妊娠其他各证型中，也可有盆腔包块存在，因此用来概括输卵管妊娠的一个病理时期没有"瘀结成癥证"准确。

二、研究结论

综上所述，我们提出输卵管妊娠的辨证分期为"未破损期"和"已破损期"。"未破损期"的辨证为"胎元阻络证"与"胎瘀阻滞证"；"已破损期"的辨证为"气血亏脱证""正虚血瘀证""瘀结成癥证"。（注：本文所说的"胎元"包括胚胎或/和绒毛的活性。）

（一）辨病分期

主要根据输卵管妊娠是否已发生破裂、流产，分为未破损期和已破损期。

1. 未破损期（输卵管妊娠未发生破裂、流产）　①多有停经史，无明显下腹疼痛，或伴有阴道不规则流血。②妇科检查，子宫略大，一侧附件区或可触及包块。③β-hCG 阳性，或曾经阳性现转为阴性。④盆腔 B 超：宫内未见孕囊，宫旁出现轮廓不清的液性或混合性回声区，或该区查有胚芽或原始心管搏动。

2. 已破损期（输卵管妊娠已发生破裂、流产）　①多有停经史，曾突发一侧下腹剧烈疼痛，或有反复明显的下腹疼痛，可伴有阴道不规则流血，或伴有晕厥或休克。②妇科检查：阴道后穹窿或饱满，子宫颈有举摆痛，子宫或有漂浮感，一侧附件区可触及到边界不清的包块，压痛明显。③β-hCG 阳性，或曾经阳性现转为阴性。④阴道后穹窿穿刺或腹腔穿刺，或可抽到不凝血。⑤盆腔 B 超：宫内未见孕囊，盆腔内存在无回声暗区或边界欠清的混合性包块，或子宫直肠窝有液性区。

（二）辨证分型

1. 未破损期

（1）胎元阻络证：有不规则阴道流血或下腹隐痛，β-hCG 阳性，或经 B 超证实为输卵管妊娠，但未发生输卵管妊娠破裂或流产。舌暗苔薄，脉弦滑。

（2）胎瘀阻滞证：胎元（包括胚胎和滋养细胞活性）已死亡，但未发生输卵管破裂或流产，腹痛减轻或消失，可有小腹坠胀不适，妇检或可触及局限性包块。β-hCG 曾经阳性现转为阴性。舌质暗，脉弦细涩。

2. 已破损期

（1）气血亏脱证：多有停经，或不规则阴道流血，突发下腹剧痛，面色苍白，冷汗淋漓，四肢厥冷，烦躁不安，甚或昏厥，血压明显下降，β-hCG 阳性，后穹窿穿刺、或腹腔穿刺、或 B 超提示有腹腔内出血。舌淡苔白，脉细微。

（2）正虚血瘀证：　输卵管妊娠发生破裂或流产不久，腹痛拒按，或有不规则阴道流血，头晕神疲。妇检或 B 超检查盆腔一侧有混合性包块。β-hCG 阳性。舌质暗，脉细弦。

（3）瘀结成癥证：输卵管发生破裂或流产已久，腹痛减轻或消失，小腹坠胀不适，妇检或 B 超检查盆腔一侧有局限的混合性包块。β-hCG 曾经阳性现转为阴性。舌质暗，脉弦细涩。

本研究对 2003 年 7 月~2005 年 2 月于广州中医药大学第一附属医院妇科收治的 150 例输卵管妊娠病人采用前瞻性临床研究，按照上述输卵管妊娠的中医辨证体系进行辨病分期与辨证治疗（结合输卵管妊娠分期辨证论治规律[3]），总有效率达 88.9% 以上。由此可见，我们提出的输卵管妊娠中医辨证体系能更好地反映出输卵管妊娠在不同病程阶段的中医病机特点，有利于指导临床辨证施治，使中医理法方药达到有机的统一，并更有利于中西医结合治疗输卵管妊娠。

参考文献

［1］湖北中医学院 . 中医妇科学［M］. 上海：上海科学技术出社，1980.

［2］罗元恺 . 中医妇科学［M］. 上海：上海科学技术出社，1986.

［3］邓高丕，何虹 . 输卵管妊娠的分期辨证论治规律探讨［J］. 中国中医药信息杂志，2005，3（12）：9~11.

第二节　输卵管妊娠发病的危险因素研究

一、输卵管妊娠发病危险因素的 Logistic 回归分析

（一）研究目的

输卵管妊娠是妇科常见急腹症之一，若不及时诊断和积极治疗，可危及生命。虽然目前输卵管妊娠的诊断和治疗水平有很大进步，但仍是早孕妇女死亡的最主要原因之一。我国属发展中国家，经济发展不平衡，在医疗条件落后的地区，输卵管妊娠的死亡率相对较高。而输卵管妊娠病因十分复杂，因此，积极研究探讨输卵管妊娠发病的相关因素，有着极其重要的意义。通过研究和发现输卵管妊娠的发病危险因素，可预测不同人群发生输卵管妊娠的风险，对人群的生活习惯产生积极的影响，指导育龄妇女优生优育，同时，可对高危人群进行早期监测，以期早期诊断，早期治疗，降低死亡率。

（二）研究对象及内容

1. 研究对象

研究以 2002 年 1 月 ~2004 年 6 月广州中医药大学第一附属医院妇科病区收治的输卵管妊娠患者（419 例）作为研究对象，而以同期收治的宫内妊娠患者（386 例）作为对照组。

2. 研究内容

（1）一般状况：年龄、婚姻状况、户籍状况（分本市人口和外地人口）、职业（分工人、农民、军人、教师、医师、护士、出纳、司机、个体商人、服务员、家庭妇女、导游、学生、文员、高科技人员、管理人员、公务员、文员、外来工等）。

（2）人工流产史：统计有无人工流产史及流产的次数。

（3）生育史：统计有无生育史及生育的次数。

（4）自然流产：统计有无自然流产史及流产的次数。

（5）输卵管手术史：统计有无输卵管手术史。

（6）剖宫产手术史：统计有无剖宫产手术史。

（7）阑尾手术史：统计有无阑尾手术史。

（8）不孕症病史：有无不孕症史、有无 IVF-ET 史，是否有采用药物诱发排卵病史。

（9）IUD：统计是否 IUD 避孕。

（10）月经史：统计是否有月经不调病史（月经先期、月经后期、月经先后不定期、经期延长、痛经等）。

（11）节气分布：统计患者发病的节气分布，即立春、雨水、惊蛰、春分、清明、谷雨、立夏、小满、芒种、夏至、小暑、大暑、立秋、处暑、白露、秋分、寒露、霜降、立冬、小雪、大雪、冬至、小寒、大寒。

（三）研究方法

采用回顾性病例 - 对照研究方法，分析病例组（输卵管妊娠）与对照组（宫内妊娠组）

在上述各研究内容的差异性。用 SPSS10.0 软件包进行统计分析，计量资料的比较用 t 检验，计数资料的分析用 χ^2 检验、四格表资料的确切概率法，多因素分析用多元（logistic）回归分析。

（四）研究结果与分析

1. 两组一般情况的均衡性比较

（1）年龄的比较：病例组（输卵管妊娠）年龄为（28.60±4.98）岁，对照组（宫内妊娠）年龄为（27.99±4.85）岁，经 t 检验（$t=1.7489$），$P=0.0807>0.05$，无显著性差异。

（2）职业、文化程度、户籍的比较见表 3-2-1。

表 3-2-1　两组职业、文化程度、户籍的比较

		对照组	输卵管妊娠组	合计	χ^2	P
职业	工人	78（20.21%）	59（14.08%）	137		
	干部	27（6.99%）	38（9.07%）	65	7.4850	0.0579
	其它职业	116（30.05%）	117（27.92%）	233		（>0.05）
	无业	165（42.75%）	205（48.93%）	370		
文化程度	初中及以下	132（34.20%）	112（26.73%）	244		
	高中/中专	155（40.15%）	182（43.34%）	337	5.4768	0.0647
	大专以上	99（25.65%）	125（29.83%）	224		（>0.05）
户籍	广东	112	107	219	1.2276	0.2679
	外省	274	312	586		（>0.05）

从表 3-2-1 可以看出，两组在职业、文化程度及户籍构成上 $P>0.05$，两组对比无显著性差异。

2. 两组月经史的比较见表 3-2-2。

表 3-2-2　两组月经史的比较

组别	异常	正常	合计
输卵管妊娠组	55	364	419
对照组	64	322	386

$\chi^2=1.9025$，$P=0.1678>0.05$，两组在月经史上差异无显著性。

3. 两组痛经史的比较见表 3-2-3

表 3-2-3　两组痛经史的比较

组别	异常	正常	合计
输卵管妊娠组	93	326	419
对照组	67	319	386

$\chi^2=2.9531$，$P=0.0857>0.05$，两组在痛经史上差异无显著性。

4. 两组盆腔炎病史的比较见表 3-2-4。

表 3-2-4 两组盆腔炎病史的比较

组别	有	无	合计
输卵管妊娠组	47	372	419
对照组	17	369	386

$\chi^2=12.7433$，$P=0.0004<0.05$，两组在盆腔炎病史上差异有显著性，说明输卵管妊娠有盆腔炎病史者较多。

5. 两组输卵管手术史的比较见表 3-2-5。

表 3-2-5 两组输卵管手术史的比较

组别	有	无	合计
输卵管妊娠组	66	353	419
对照组	10	376	386

$\chi^2=40.7044$，$P=0.0000<0.01$，两组在输卵管手术史上差异有显著性，说明输卵管妊娠有输卵管手术史者较多。

6. 两组阑尾手术史的比较见表 3-2-6。

表 3-2-6 两组阑尾手术史的比较

组别	有	无	合计
输卵管妊娠组	7	412	419
对照组	4	382	386

$\chi^2=0.5999$，$P=0.4386>0.05$，两组在阑尾手术史上病史差异无显著性。

7. 两组剖宫产史的比较见表 3-2-7。

表 3-2-7 两组剖宫产史的比较

组别	有	无	合计
输卵管妊娠组	28	391	419
对照组	8	378	386

$\chi^2=9.9949$，$P=0.0016<0.05$，两组在剖宫产手术史上差异有显著性，说明输卵管妊娠有剖宫产手术史者较多。

8. 两组不孕史的比较见表 3-2-8。

表 3-2-8 两组不孕史的比较

组别	有	无	合计
输卵管妊娠组	2	417	419
对照组	0	386	386

用四格表资料的确切概率法计算 $P=0.05002>0.05$，可认为两组在不孕史上差异无显著性（不孕史输卵管妊娠组仅有 2 例，对照组为 0，此变量不能纳入多元回归方程分析）。

9. 两组生产次数、人流次数的比较见表 3-2-9。

表 3-2-9　两组生产次数、人流次数的比较

	生产次数	人流次数
输卵管妊娠组	0.8186 ± 0.9736^{a}	$1.300\,7 \pm 1.4143^{b}$
对照组	0.2202 ± 0.5104	$0.619\,2 \pm 1.0679$

与对照组比较，输卵管妊娠组 $t^{a}=11.0419$，$P=0.0000<0.01$；$t^{b}=7.7528$，$P=0.0000<0.01$，两组在生产次数及人流次数上差异有显著性。

10. 两组自然流产史的比较见表 3-2-10。

表 3-2-10　两组自然流产史的比较

组别	有	无	合计
输卵管妊娠组	17	402	419
对照组	12	374	386

$\chi^{2}=0.5205$，$P=0.4706>0.05$，两组在自然流产史上差异无显著性。

11. 两组 IUD 史的比较见表 3-2-11。

表 3-2-11　两组 IUD 的比较

组别	有	无	合计
输卵管妊娠组	18	401	419
对照组	1	385	386

$\chi^{2}=14.2073$，$P=0.0002<0.01$，两组在 IUD 上差异有显著性，说明具有 IUD 史者发生输卵管妊娠者较多。

12. 两组患者发病节气分布的比较见图 3-2-1、图 3-2-2。

图 3-2-1 为 2002 年输卵管妊娠患者节气分布图，横坐标 1 至 24 分别代表立春、雨水、惊蛰、春分、清明、谷雨、立夏、小满、芒种、夏至、小暑、大暑、立秋、处暑、白露、秋分、寒露、霜降、立冬、小雪、大雪、冬至、小寒和大寒 24 个节气；纵坐标代表病人数。从图中可以看出，在节气 11 时（小暑）有一个明显的发病高峰。由于 2002 年的对照组中，部分病例无节气的记录，故未与对照。

图 3-2-2 为 2003 年输卵管妊娠患者发病节气分布图，可看出：输卵管妊娠的发病有 3 个高峰期，分别在第 6 个节气（谷雨）、

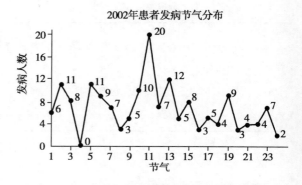

图 3-2-1　2002 年输卵管妊娠患者节气分布图

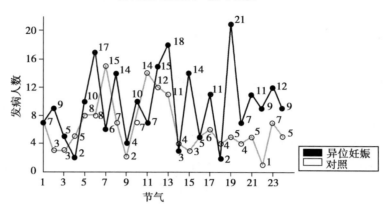

图 3-2-2　2003 年两组患者发病节气比较图

第 13 个节气（立秋）和第 19 个节气（立冬）。同时对照组的高峰期也与之相似。输卵管妊娠的高峰期可能与妊娠高峰期有关。

13. 多元因素的 Logistic 回归分析

取月经史、痛经史、盆腔炎史、输卵管手术史、阑尾手术史、剖宫产史、生育史、人流史、自然流产史、IUD 共 10 个因素做 Logistic 回归分析，见表 3-2-12。

表 3-2-12　输卵管妊娠因素 Logistic 回归分析结果

危险因素	回归系数	P	OR	OR95%CI
月经史	−0.3033	0.1983	0.7384	0.4651~1.1722
痛经史	0.3318	0.1104	1.3934	0.9272~2.0941
盆腔炎史	0.6376	0.0470	1.8919	1.0084~3.5498
输卵管手术史	1.4284	0.0001	4.1722	2.0240~8.6005
阑尾手术史	−0.0622	0.9313	0.9397	0.2287~3.8615
剖宫产史	0.8780	0.0452	2.4061	1.0188~5.6826
生育史	1.0524	0.0000	2.8647	2.1831~3.7590
人流史	0.4058	0.0000	1.5006	1.3031~1.7279
自然流产史	−0.5236	0.1243	0.5924	0.3038~1.1550
IUD	2.2896	0.0337	9.8708	1.1936~81.6308

Logistic 回归分析结果表明，盆腔炎病史、输卵管手术史、生育史、人流史、IUD、剖宫产史 6 个因素与输卵管妊娠的发生有较密切的关系。有盆腔炎病史与无盆腔炎病史相比，发病的优势比（输卵管妊娠）为 1.8919；说明有盆腔炎病史的发病危险是无盆腔炎病史的近 2 倍；有输卵管手术史者与无输卵管手术史者相比，发病优势比（输卵管妊娠）为 4.1722，说明有输卵管手术史的发病危险是无输卵管手术史的 4 倍多；有生育史者与无生育史者相比，发病优势比（输卵管妊娠）为 2.8647，说明有生育史的发病危险是无生育史的近 3 倍；有人流史

者与无人流史者相比，发病优势比（输卵管妊娠）为 1.5006，说明有人流史者的发病危险是无人流史者的 1.5 倍；有剖宫产病史与无剖宫产相比，发病的优势比（输卵管妊娠）为 2.4061，说明有剖宫产病史的发病危险是无剖宫产病史的 2 倍多；有 IUD 者与无 IUD 者相比，发病优势比（输卵管妊娠）为 9.870 8，说明有 IUD 者的发病危险是无 IUD 者的近 10 倍。而月经正常与否、有无痛经史、有无自然流产病史及阑尾手术史与输卵管妊娠的发病无显著相关。

（五）讨论

1. 输卵管妊娠与盆腔炎史的关系

比较公认的观点是盆腔炎是引起输卵管妊娠的常见原因。本研究亦认为盆腔炎史与输卵管妊娠发病密切相关（优势比 OR=1.8919，95% 可信区间 CI：1.0084~3.5498）。盆腔炎（尤其是与性传播疾病相关的盆腔炎）发病率的增高，可能导致输卵管妊娠发病率的增高。炎症时的炎性渗出、输卵管黏膜的破坏可导致黏膜皱襞变平或相互粘连变形，使管腔狭窄。感染也可通过淋巴和血液播散，导致输卵管周围炎，造成输卵管周围粘连，输卵管扭曲、管腔狭窄，管壁肌肉蠕动减弱。有报道[1] 415 例盆腔炎妇女，在第 1、2、3 次盆腔炎后输卵管阻塞的发生率分别为 13%、35% 和 75%，一次盆腔感染后宫外孕与宫内妊娠之比为 1：24，而对照组为 1：147，上升 6 倍之多。输卵管粘连、伞端破坏最常见的病因是衣原体、淋菌、需氧菌、厌氧菌的混合感染。已有报道研究输卵管妊娠与性传播病原体的关系。本研究输卵管妊娠组有较多支原体、衣原体的检查（在宫颈管取材），但对照组病历缺乏对照。近来有国内学者[2]通过实验报道：直接对着床部位的输卵管组织或子宫蜕膜组织进行检测，较对宫颈分泌物进行检测能更直接地反映着床部位正常与否与淋球菌（NG）、解脲支原体（UU）及沙眼衣原体（CT）三种病原体的关系，研究表明，输卵管妊娠部位组中的 NG、UU、CT 阳性率明显高于正常足月妊娠的宫内蜕膜组织（$P<0.01$ 或 $P<0.05$），提示输卵管妊娠的发生与生殖道 NG、UU、CT 感染密切相关。

2. 输卵管妊娠与人流史及生育史的关系

本研究结果显示输卵管妊娠组人流次数为 1.3007 ± 1.4143，对照组为 0.2202 ± 0.5104，t 值为 7.7528，$P<0.001$（OR=1.5006，95% 可信区间 CI：1.3031~1.7279）；生育次数输卵管妊娠组为 0.8186 ± 0.9736，对照组生育次数为 0.2202 ± 0.5104，$t=11.0419$，$P<0.001$（OR=2.8647，95% 可信区间 CI：2.1831~3.7590），故认为人流史与生育史与输卵管妊娠发病密切相关。此与 Tharaux-Deneux 的报道[3]相似，Tharaux 研究认为，人流术是异位妊娠发病的高危因素。人工流产作为避孕失败的补救措施，可能会产生一些术后并发症，如盆腔以及生殖系统感染、部分妊娠组织物滞留、月经失调、宫颈宫腔粘连等。盆腔炎症可影响输卵管的管腔及其周围组织。炎症不严重时，输卵管黏膜上皮被破坏、管腔未完全被堵塞而黏膜皱襞有粘连，以致管腔狭窄而不规则，受精卵通过时受阻，未到宫腔已发育到一定程度，不得不在输卵管着床，以致发生输卵管妊娠；还有人[4]通过对 300 多例宫外孕及宫内正常妊娠的研究，发现以往有过人工流产史的妇女发生异位妊娠的危险性大约是没有人工流产史妇女的两倍，而且随人工流产次数增多危险性也随之增大。但 Bouger[5]的研究则认为人流术并未显著增加异位妊娠的危险（OR=1.1，95% CI：0.8~1.6），但单纯药流使异位妊娠的危险增加（OR=2.8，

95％ CI：1.1~7.2），并解释感染是重要原因，因为药流后不像人流术后常规用抗生素预防感染。随着 1995 年米非司酮在流产中的广泛使用，选择药物流产的孕妇明显增多，但是药流不全，排出胚胎后反复出血，阴道流血时间长，为细菌提供了良好的滋生环境，均增加了盆腔感染的机会。人工流产则由于机械性损伤可使抵抗力下降，宫颈内口松弛，宫腔黏膜损伤，细菌易上行感染而致子宫、输卵管炎症。也有人认为人工流产史与异位妊娠无相关性，国内蔡坚报道[6]人工流产次数、剖宫产手术与异位妊娠无显著相关，但妊娠次数的增加与异位妊娠有着显著无相关性。本研究认为，生育次数的增多引起输卵管妊娠发病的风险增高亦可能与感染机会增多有关。

3. 输卵管妊娠与输卵管手术史的关系

直接涉及到输卵管的手术（包括绝育术、成形术、造口术、粘连分解术、输卵管妊娠手术等）是引起输卵管妊娠的重要原因。本研究结果显示：输卵管手术史病例组 66 例及对照组 10 例，二者 $\chi^2=40.7044$，$P=0.0000<0.01$，两组输卵管手术史差异有显著性，显示输卵管手术史是输卵管妊娠发病的高危因素（优势比 OR=4.1722，95％可信 CI：2.0240~8.6005）。这个比率尚明显低于薛凤霞[7]的报道，薛氏的研究认为输卵管手术使输卵管妊娠发病的危险增加了 9.3~21 倍。手术可造成输卵管腔部分阻塞或输卵管周围粘连，从而增加输卵管妊娠的风险。一般认为，越是破坏性绝育手术如伴电凝，输卵管妊娠发生率越高。McCausland 复习文献指出，腹腔镜输卵管电凝术后发生的妊娠，51％是异位妊娠，而非腹腔镜输卵管电凝术后异位妊娠仅占 12％。这可能与电凝术破坏了较广的组织，发生了子宫腹膜瘘、输卵管瘘及输卵管内膜炎有关，且这种妊娠多数位于电凝输卵管的远端[1]。黄志敏[8]分析了 43 例输卵管绝育术后异位妊娠患者，提出预防措施：严格掌握手术时间，月经干净 3~7 天为宜，月经后半期及有性生活史者为禁忌症；产后、人流后或输卵管水肿者，结扎线松紧应适宜，过紧宜断裂，松则水肿消退后结扎线宜滑脱；结扎部位选择输卵管峡部最细处，经过结扎使管腔完全阻断；推广抽芯包埋法，切除管腔不少于 2cm，近端包埋一定要严密，缝合系膜时避免丝线贯穿管腔，同时缝线不能过紧而使两端距离太近。

4. 输卵管妊娠与 IUD 的关系

本研究结果显示输卵管妊娠与 IUD 密切相关（优势比 OR=9.8708，95％可信区间 CI：1.1936~81.6308）。IUD 与输卵管妊娠的发病关系一直存在争议，国内曾有两个大样本的研究结果显示：IUD 与异位妊娠的发病没有相关性。但其研究也同时显示：当有 IUD 的妇女妊娠时，与没有 IUD 的妇女妊娠比较，其发生异位妊娠的危险性明显增加。Xu X 等[9]综合分析 1977~1994 年关于 IUD 和输卵管妊娠关系的报道，发现当发病时仍在应用 IUD 者，当以妊娠妇女作为对照组时，其发病危险性增高；当以非妊娠妇女作为对照组时，危险度不增加；对发病前用过 IUD 目前已不用者，无论以妊娠妇女或非妊娠妇女作为对照组，均显示可以轻微增加异位妊娠的危险性。带药 IUD 的应用为避孕方法开拓了新领域，Sivin[10]发现含铜及含激素 IUD 两者的妊娠率相接近，但含铜 IUD 异位妊娠发生率远较含激素者低。对于含铜 IUD，在其应用的前两年内，其面积的大小与异位妊娠发生率有明显关系，表面积在 350~380mm^2 者异位妊娠发生率明显低于表面积为 200mm^2 者；而含孕激素与含左旋 18- 甲炔诺酮两者比较，异位妊娠发生率接近。我国目前使用的 IUD 多为不含药物的金属单环，其作用机制为：在子宫腔内引起局部组织炎症反应，大量白细胞渗出，子宫内膜的纤溶酶原活性增高，可促使子宫腔中纤维蛋白溶解，使血清中 IgG 及 IgM 含量增高，在一定程度上破坏了正常着床所允许的免疫耐受性，因而阻碍胚胎着床。上述因素有可能阻碍或延迟孕卵向宫腔转移而发生输卵管妊娠。而释放孕激素的 IUD 有可能因为影响输卵管的蠕动频率，而增加产生异位妊娠的可能。王光辉[11]的研究也认为 IUD 与异位妊娠发病密切相关，电镜下观察 IUD 妇女的输卵管黏膜，其纤毛细胞明显减少，分泌细胞增多，且有大量白细胞浸润，形成输卵管炎为其发病机理。张立英等[12]研究表明宫内节育器避孕失败后，发生异位妊娠的危险性增大，且以 TCu 防止异位妊娠发生的效果最佳，而且在有效使用时有明显降低异位妊娠的危险。Sandvei[13]回顾性分析 25 例卵巢妊娠的患者，其中 17 例（68%）的 IUD 仍在原子宫腔内，使用 IUD 者卵巢妊娠的发生率较不用者高 6 倍，同时发现 IUD 使用者输卵管间质中有大量的肥大细胞。故认为输卵管黏膜细胞纤毛的脱落，输卵管肌层肥大细胞的增多及其介质前列腺素的增加可能在改变输卵管蠕动中起重要作用，从而为卵巢部位的受精、着床创造了有利条件。国内李宝珠也报道[14]卵巢妊娠发生率，带 IUD 组明显高于不带 IUD 组，并认为 IUD 对宫内妊娠及部分输卵管妊娠有阻止作用，但对卵巢妊娠无阻止作用。认为 IUD 使前列腺素分泌增加，造成输卵管的逆蠕动使受精卵反向运动种植于卵巢内，李氏所报道的异位妊娠 136 例中有 3 例是卵巢妊娠，且均为带 IUD 者。

5. 输卵管妊娠与剖宫产手术史的关系

本研究结果中有剖宫产者病例组 28 例及对照组 8 例，二者 χ^2=9.9949，P=0.0016<0.01，两组剖宫产史差异有显著性，显示剖宫产术也是输卵管妊娠的高危因素（优势比 OR=2.4061，95%可信区间 CI：1.0188~5.6826）。这与文献报道的相似，如纪文术等[15]报道，在异位妊娠发病中剖宫产与自然分娩组的发生率分别为 70.95%、29.07%，差异有显著性（P<0.01），说明剖宫产术后的异位妊娠发病率增高。陈芸[16]则认为剖宫产者异位妊娠发生在剖宫产术后 1~5 年内最多，1 年内及 10 年以上发病率明显减少；陈氏认为剖宫产对输卵管妊娠的影响可能与下列因素有关：在剖宫手术产中过分的牵拉摩擦而引起的输卵管炎及影响输卵管的正常蠕动。陈新华[17]则认为剖宫产术后的盆腔粘连是引起输卵管妊娠发病增高的原因。

6. 输卵管妊娠与自然流产史的关系 本研究中有自然流产史者病例组 17 例及对照组 12 例，二者 χ^2=0.5205，P=0.4706>0.05，两组剖腹产史差异无显著性，未发现自然流产与输卵管妊娠显著相关。近年来有不少关于输卵管妊娠与自然流产史的报道，但国内较少。自然流产的原因较复杂，且有些自然流产是不明原因的。不少自然流产除染色体异常外，尚与免疫、内分泌等因素有关。国外有人通过对 803 例异位妊娠及 1683 例宫内妊娠的病例对照研究[17]发现，自然流产与异位妊娠发病相关，该学者报道发现有 3~4 次自然流产史的患者异位妊娠的风险显著升高。有学者[18]就认为这可能与一个中间因素——感染有关。另有学者[19]的研究发现这可能与染色体及荷尔蒙分泌异常有关。本研究认为自然流产与输卵管妊娠的关系值得进一步探讨，本研究的结论可能与样本量少有关。

7. 输卵管妊娠与痛经史的关系

痛经是指与月经关系密切的周期性下腹痛，包括原发性痛经（无盆腔器质性病变）及继发性痛经（指器质性病变引起的痛经，其原因与子宫内膜异位症、盆腔感染及子宫发育不良等有关）。本研究中，输卵管妊娠组痛经者 93 例；对照组痛经者 67 例。$\chi^2=2.9531$，$P=0.085\ 7>0.05$，两组差异无显著性。但有报道发现输卵管妊娠发病与子宫内膜异位症有关。张海萍[20]认为异位的子宫内膜随月经脱落出血，引起盆腔粘连，使输卵管扭曲变形，造成通而不畅，导致宫外孕。饶术成[21]认为：若内膜异位症发生在间质部，一方面由于间质增厚，致管腔狭窄，孕卵难以通过，另一方面当孕卵到达间质部而与异位的内膜接触时，像正常妊娠一样，合体细胞会分泌一种溶解蛋白分解酶，侵蚀异位内膜让孕卵植入其中发育。本研究的两组差异无显著性结论，可能与本研究中痛经的混杂因素较多有关。

8. 输卵管妊娠与月经不调的关系

月经不调在某种程度上反映了内分泌的失调。Fernandez[22]认为荷尔蒙因素是发生输卵管妊娠的另一个重要原因。正常情况下，孕卵是在体内雌、孕激素比例适当条件下由输卵管平滑肌和纤毛协同作用送入宫腔，这一平衡的打破可导致输卵管妊娠。本研究中，输卵管妊娠组月经不调者 55 例；对照组月经不调者 64 例。$\chi^2=2.8324$，$P=0.0924>0.05$，两组差异无显著性。刘珍[23]研究认为异位妊娠组黄体功能不足是引起既往不孕的原因，也是引起此次异位妊娠的直接因素。因为低浓度孕激素改变输卵管电生理特征，使输卵管功能障碍，不利于卵子输送，导致较高的异位妊娠率。黄体功能不全，孕激素低下还可使子宫内膜发育不全，不适宜孕卵着床，导致流产和输卵管妊娠。但本组病例研究的结果未得到两组差异有显著性的结论。

9. 输卵管妊娠与不孕史的关系

输卵管妊娠与不孕史存在某种相关。但本研究中由于有不孕史的病例较少，且为不同因素导致的不孕，故统计学分析无临床意义。不孕的原因可能是输卵管炎症所致的输卵管炎性不孕，其炎症有可能引起输卵管妊娠（前面已有论述）；也可能是因为免疫功能失调（免疫性不孕），已有研究[24]表明异位妊娠患者存在着某种免疫功能的缺陷和失调；还可能是因为内分泌功能失调，早有资料研究表明[26]，因内分泌失调而引起的不孕者，孕后异位妊娠的发病率较高，而采用药物诱发排卵者，异位妊娠的发生率高于自发排卵者。Nordens[25]发现有 1 年以上未采取避孕措施而未孕的妇女，其发生异位妊娠的危险性增高了 7 倍；此外针对不孕患者的辅助生育技术（ART）如体外受精 - 胚胎移植（IVF-ET）等，也明显增加了异位妊娠的发病率[26]。

10. 输卵管妊娠与阑尾炎手术史的关系

阑尾炎手术史也曾被一些学者纳入输卵管妊娠发病相关因素的观察指标。主要考虑阑尾炎手术作为一种腹部手术，位置又较靠近右侧输卵管和右侧卵巢。炎症时的渗出和增生以及手术后的粘连可能会影响右侧输卵管的功能，从而增加输卵管妊娠发病的风险。本研究得出的结论表明：阑尾炎手术史与输卵管妊娠发病无相关性。这与许天敏的报道[27]相似，许氏研究了 712 例异位妊娠患者，结果认为阑尾手术并未使异位妊娠发病的风险增加。还有一些研究报道了异位妊娠与阑尾炎的相关性，亦认为差异无显著性。

11. 输卵管妊娠发生与节气的关系

节气是古代先民们通过观察天象、气象和物象的变化，认识到自然界斗转星移，寒暑往来的规律性。二十四节气依次为立春、雨水、惊蛰、春分、清明、谷雨、立夏、小满、芒种、夏至、小暑、大暑、立秋、处暑、白露、秋分、寒露、霜降、立冬、小雪、大雪、冬至、小寒和大寒。节气实际上是指太阳在黄道上的位置，也表示地球在公转轨道上的位置，以及地球自转轴和公转轨道斜交而成的角度。二十四节气的名称反映了天文、气候、物候等自然现象。如二分、二至、四立反映四季的变化；小暑、大暑、处暑、小寒、大寒反映气温的变化；雨水、谷雨、白露、寒露、霜降、小雪、大雪反映雨量的变化；惊蛰、清明、谷雨、小满、芒种反映物候现象。祖国医学认为不论发病病因病机、临床诊治及养生保健等都与节气都存在着某种关系。本研究试图探讨输卵管妊娠与节气的关系，研究数据表明，2002 年在小暑发病人数为 20，有一个明显的高峰，但由于 2002 年不少病例缺乏节气的对照，故不能与孕高峰相区分。而 2003 年输卵管妊娠的发病有 3 个高峰期，分别在第 6 个节气（谷雨）、第 13 个节气（立秋）和第 19 个节气（立冬）。同时对照组的高峰期也与之相似。从以上数据说明输卵管妊娠与孕高峰重叠，孕高峰期亦为输卵管妊娠的发病高峰期，但尚无法从以上数据说明输卵管妊娠的发病高峰期与节气相关。

12. 输卵管妊娠与生活习惯的关系

（1）吸烟：随着人们生活习惯的改变，我国女性吸烟的人数在不断增加。吸烟史与异位妊娠的关系不容忽视，国外的报道较多，也较倾向于认可吸烟与输卵管妊娠发病相关。有人甚至研究发现吸烟和盆腔炎在输卵管妊娠发病中同等重要。国内许天敏等[27] 通过总结 712 例异位妊娠发病情况，认为吸烟在异位妊娠发病中起到了相关作用。有研究表明[1] 尼古丁引起输卵管纤毛的逆蠕动，而降低输卵管的活性，推迟卵细胞进入宫腔以及胚泡的形成和种植，改变输卵管和子宫的能动性，改变免疫力。吸烟也有可能是异位妊娠发病的的危险因素。本研究中因为有吸烟史的样本很少，故未将此项指标纳入研究。

（2）阴道冲洗：国外曾一度风行阴道冲洗，国内对于阴道炎的病人也较多使用阴道冲洗，不少医者常把阴道冲洗作为一种治疗常规。有研究认为阴道冲洗和输卵管妊娠发病也密切相关，Kendrick[28] 等对 197 例手术证实为异位妊娠的妇女进行研究，同时以 882 例有分娩史和 237 例要求中止妊娠的妇女作为对照，结果有阴道冲洗者异位妊娠的风险增高（OR=3.8，95%CI=1.6~8.9），且风险随累计时间的增加而增加。本研究中因为有阴道冲洗史的样本很少，故未将此项指标纳入研究。

（六）结论

（1）输卵管妊娠的发病危险因素有：盆腔炎史、输卵管手术史、剖宫产史、人流史、生育史和 IUD 史。

（2）月经不调史、痛经史、阑尾炎手术史不是输卵管妊娠发病的危险因素。

（3）自然流产史和不孕史（单因素所致的不孕症史）是否为输卵管妊娠的发病危险因素，有待进一步研究。

（4）输卵管妊娠在谷雨、小暑、立秋、立冬有分布高峰期，可能与妊娠高峰期有关。节气在输卵管妊娠的发病中是否起到某种作用，有待进一步研究。

二、输卵管妊娠发病因素与中医证型、药物疗效的关系研究

（一）输卵管妊娠发病因素与中医证型的关系

在对输卵管妊娠危险因素 Logistic 回归分析筛选出的危险因素（生产史、流产史、盆腔炎史、盆腔手术史、异位妊娠史、IUD）的基础上，研究组收集了 2006 年 1 月～2009 年 12 月期间，于广州中医药大学第一附属医院妇科确诊为输卵管妊娠的住院病例共 856 例（当中未收集到未破损期之胎瘀阻滞型与已破损期之瘀结成癥型），并进行辨病分期与辨证分型，统计不同危险因素在各中医证型中的构成比，并应用卡方检验分析其差异性，结果显示：生产史、流产史、异位妊娠史在气血亏脱型与胎元阻络型、正虚血瘀型间具有显著性差异，而在胎元阻络型与正虚血瘀型之间无显著性差异；盆腔炎史在胎元阻络型与正虚血瘀型之间有显著性差异，而在气血亏脱型与胎元阻络型、正虚血瘀型间则无显著性差异；IUD 在气血亏脱型与正虚血瘀型之间具有显著性差异，在胎元阻络型与其它两个证型之间无显著性差异；盆腔手术史在三者之间均无显著性差异。

以上研究结果显示：生产史、流产史、异位妊娠史、盆腔炎史、IUD 在胎元阻络型、正虚血瘀型、气血亏脱型中的构成比均存在显著性差异。提示它们有可能预示不同的输卵管妊娠结局：既往具有多次生产史、流产史、异位妊娠病史的输卵管妊娠患者发生气血亏脱的可能性更大，临床医师应警惕患者有无气血亏脱的表现，更需严密监测患者病情变化；而有盆腔炎病史的患者，则辨证为胎元阻络和正虚血瘀的可能性更大，这可能与盆腔炎患者体质多夹瘀相关；而有 IUD 的输卵管妊娠者发生气血亏脱风险可能增高，原因可能是 IUD 患者出现妊娠停经时多未能引起重视，待输卵管妊娠包块发生破裂出现急腹症才就诊，发生气血亏脱的风险由此增高，因此，IUD 患者有停经病史时应警惕有无带环妊娠，尤其是输卵管妊娠的可能；而有无盆腔手术史并不能提示中医证型的差异。但以上仅为初步研究结论，临床仍须根据具体情况具体分析，确切关系亦有待进一步验证。

（二）输卵管发病危险因素与药物疗效的关系

对 2006 年 1 月～2009 年 12 月确诊为输卵管妊娠的患者进行辨病分期、辨证分型、计算病情影响因子积分，按评分行药物治疗的 297 例患者纳入研究。研究组将药物治疗疗效（有效与无效）作为因变量，病人临床病史资料作为自变量，自变量具体包括：有无阴道不规则流血史、月经史、顺产史、剖宫产史、自然流产史、人流史、药流史、输卵管妊娠史、不孕史、盆腔炎史、有无 IUD、盆腔手术史、有无腹痛情况、有无腹部压痛、妇科检查有无附件包块，建立多因素的 Logistic 回归方程，使用前进法筛选出有意义的变量，得到结果如下：

1. 自然流产史、不孕史、盆腔炎史三个因素对药物治疗疗效有影响，从输卵管妊娠药物治疗的总体有效率来说，自然流产史和盆腔炎史属于危险因素，不孕史为保护性因素。

2. 而以各证型治疗有效率作为观察对象时，输卵管妊娠史和盆腔炎史是胎元阻络药物治疗疗效的危险因素，不孕史为其保护性因素；盆腔炎史是正虚血瘀型药物治疗疗效的危险因素，盆腔手术史则为其保护性因素。

从以上研究结果提示可根据不同病史预判药物治疗有效率：自然流产史、盆腔炎史可能使输卵管妊娠药物治疗的成功率下降，而不孕史则可以提高药物治疗成功率，因此对于输卵管妊娠病情影响因子评分高又有多次自然流产史、盆腔炎史的病例应谨慎选择药物治疗。对于输卵管妊娠辨证为胎元阻络型，具有输卵管妊娠史和盆腔炎史者药物治疗有效率降低，具有不孕史者药物治疗有效率增高；对于输卵管妊娠辨证为正虚血瘀型，具有盆腔炎史者药物治疗有效率降低，具有盆腔手术史者药物治疗有效率增高。

参考文献

［1］顾美皎. 临床妇产科学［M］. 北京：人民卫生出版社，2003.

［2］袁世锦. 生殖道 NUC 感染与异位妊娠相关性研究［J］. 数理医学杂志，2004，17（2）：139-141.

［3］Tharaux-Deneux C，Bouyer J，Job-Spira N，et al. Risk of ectopic pregnancy and previous induced abortion ［J］. Am J Public Health，1998，88：401-405.

［4］翁雷，钱尚萍，段涛等. 人工流产与异位妊娠的关系探讨［J］. 江苏大学学报（医学版），2004，14（1）：36-38.

［5］Bouger，J. Risk Factors for Ectopic Pregnancy. A J of Epidemiology，2003，157（3）：185-194.

［6］蔡坚. 异位妊娠危险因素的探讨［J］. 实用医学杂志，2001，17（2）：161-162.

［7］薛凤霞，焦书竹. 异位妊娠的病因及诊治进展［J］. 中国实用妇科与产科杂志，1999，15（4）：247.

［8］黄志敏，李润梅. 输卵管绝育术后异位妊娠 43 例分析［J］. 张家口医学院学报，2004，21（3）：56.

［9］Xu X，Buekens P，Wollast E. IUD use and the risk of ectopic pregnancy：a meta-analysis of case-control studies［J］. Contraception，1995，52：23.

［10］Sivin I. Dose and age-dependent ectopic pregnancy risks with intrauterine contraception［J］. Obstet Gynecnl，1991，78：291.

［11］王光辉，王霞. 异位妊娠 140 例临床分析［J］. 内蒙古医学杂志，2004，36（5）：370.

［12］张立英，翁梨驹，张芝燕，等. 北京地区 708 例带器宫外孕分层相对危险分析［J］. 中国计划生育杂志，1995，3（3）：158-160.

［13］Sandvei R，Sandstacl E，Steier TA，et al. Ovarian pregnancy associate with the intra-uterine contraception device［J］. Acta Obstet Gynecnl Scand，1987，66：137.

［14］李宝珠，郭立凤，张俊发，等. 异位妊娠 136 例分析［J］. 上海铁道大学学报，1996，10（4）：299-302.

［15］纪文术，王桂荣. 剖宫产术与异位妊娠的关系探讨［J］. 中国局解手术学杂志，2001，10（1）：49.

［16］陈芸. 66 例剖宫产术后异位妊娠的临床分析［J］. 镇江医学院学报，2001，11（2）：242-243.

［17］陈新华. 剖宫产后异位妊娠 108 例病因分析［J］. 江苏临床医学杂志，2000，4（5）：418.

［18］Doyle MB，Decherney AH，Diamond MP. Epidemiology and etiology of ectopic pregnancy［J］. Obstet Gynecol Clin North Am，1991；18：1-152.

［19］Job-Spira N，Coste J. Chromosomal abnormalities and ectopic pregnancy. New derections for a biological research［J］. Hum Reprod，1996，11：239-42.

［20］张海萍. 异位妊娠发病因素临床探讨［J］. 中华实用医学，2003，5（18）：52.

［21］饶术成. 宫外孕"青睐"谁［J］. 家庭健康，2003，8：41.

［22］Fernandez H，Bouyer J，Coste J，et al. The hidden side of ectopic pregnancy：the hormonal factor［J］. Hum Reprod 1996，11：243-244.

［23］刘珍，姜岩，孙彬彬，等. 异位妊娠的内分泌因素［J］. 现代妇产科进展，2002，11（1）：72-73.

［24］Mcgee ZA，Jensen RL，Clemens CM，et al. Gonococcal infection of human fallopian tube mucosa in organ culture：relationship of mucosa tissue TNF-alpha uncentration to sloughing of ciliated cells［J］. Sex Transm Dis，1999，26（3）：160-165.

［25］Nordens Kiold F，Ablgren M. Risk factor in ectopic pregnancy：Results from a population-based case-control study［J］. Acta obstet Gynecol Stand，1991，70：575-579.

［26］Pisarska MD，Garson SA. Incidence and risk factors for ectopic pregnancy［J］. Clin Obstet Gynecol，

1999,42(1):2-8.

[27] 许天敏,张首杰,赵丽,等.异位妊娠患者发病风险因素增加的临床分析[J].中国实验诊断学,2004,8(1):79-80.

[28] Kendrick JS,Atrash HK,Strauss LT,et al. Vaginal douching and the risk of ectoric pregnancy among blackwomen [J]. Am J obstet Gynecol,1997,176(5):991-997.

第三节　相关生殖激素对早期妊娠鉴别诊断的研究

一、相关生殖激素在输卵管妊娠与先兆流产的对比研究

（一）研究目的

选择输卵管妊娠中医辨病辨证为未破损期—胎元阻络证、已破损期—正虚血瘀证，以及先兆流产中医辨病辨证为胎动不安—肾虚证、胎漏—肾虚证的病例作为研究对象，对上述 4 种证型病例进行分组，观察各组血 β-hCG、E_2、P 以及 E_2/P 的值，通过统计分析各组间上述各值之关系，探讨上述中医辨病辨证分型在激素水平上的差异，探讨各病各证型之间不同的激素水平，为临床诊断、治疗和预后判断提供相关的实验室依据。

（二）研究对象

2004 年 1 月~2006 年 4 月就诊于广州中医药大学第一附属医院妇科的输卵管妊娠住院病人，选择输卵管妊娠中医辨病辨证为未破损期—胎元阻络证、已破损期—正虚血瘀证，以及先兆流产中医辨病辨证为胎动不安—肾虚证、胎漏—肾虚证的病例作为研究对象。

（三）研究方法

采用回顾性的病例-对照研究方法，分析上述各病证型中血 β-hCG、E_2、P 以及 E_2/P 的差异。用 SPSS10.0 软件包进行统计分析，比较用独立样本 t 检验，所有数据用 $\bar{X} \pm S$ 表示。

（四）研究结果

1. 病例基本构成情况

共收集病例 108 例。根据辨病与辨证将患者分别纳入各组，见表 3-3-1。

表 3-3-1　病例构成情况

诊断	中医辨证	例数	构成比（%）
输卵管妊娠	已破损期—正虚血瘀型	34	31.48
	未破损期—胎元阻络型	16	14.81
先兆流产	胎动不安—肾虚型	40	37.04
	胎漏—肾虚型	18	16.67
合计		108	100

2. 输卵管妊娠与先兆流产比较，见表 3-3-2。

表 3-3-2　输卵管妊娠与先兆流产比较

观察项目	输卵管妊娠	先兆流产	P
年龄（岁）	27.56 ± 0.69	28.56 ± 0.51	0.235
停经时间（天）	42.38 ± 0.62	42.19 ± 0.51	0.811
β-hCG（IU/L）	3056.46 ± 992.05	26474.40 ± 2659.76	0.000
E_2（pmol/L）	808.60 ± 141.39	2767.17 ± 335.77	0.000
P（nmol/L）	27.28 ± 3.72	73.34 ± 5.18	0.000
E_2/P	48.51 ± 7.95	45.71 ± 5.09	0.762

从表 3-3-2 中可见，输卵管妊娠组与先兆流产组在年龄与停经天数上无显著性差异（$P>0.05$）。输卵管妊娠组 β-hCG、E_2、P 的值低于先兆流产组，两者之间有非常显著性差异（$P<0.01$）。E_2/P 无显著性差异（$P>0.05$）。

3. 输卵管妊娠（已破损期）正虚血瘀证与（未破损期）胎元阻络证比较，见表 3-3-3。

表 3-3-3　输卵管妊娠正虚血瘀证与胎元阻络证比较

观察项目	正虚血瘀证	胎元阻络证	P
年龄（岁）	28.09 ± 0.90	26.44 ± 0.99	0.270
停经时间（天）	42.35 ± 0.72	42.44 ± 1.22	0.950
β-hCG（IU/L）	2404.99 ± 690.12	4440.83 ± 2762.65	0.344
E_2（pmol/L）	815.08 ± 198.34	794.83 ± 141.97	0.948
P（nmol/L）	19.22 ± 3.24	44.41 ± 7.98	0.001
E_2/P	59.17 ± 11.08	25.84 ± 4.53	0.049

从表 3-3-3 中可见，输卵管妊娠（已破损期）正虚血瘀证与输卵管妊娠（未破损期）胎元阻络证在年龄与停经天数上无显著性差异（$P>0.05$）。正虚血瘀证 P 值低于胎元阻络证，两者之间有非常显著性差异（$P<0.01$）。正虚血瘀证 E_2/P 值高于胎元阻络证，两者之间有显著性差异（$P<0.05$）。而 β-hCG、E_2 的值两者之间无显著性差异（$P>0.05$）。

4. 胎动不安（肾虚证）与胎漏（肾虚证）比较，见表 3-3-4。

表 3-3-4　胎动不安（肾虚证）与胎漏（肾虚证）比较

观察项目	胎动不安（肾虚证）	胎漏（肾虚证）	P
年龄（岁）	28.43 ± 0.62	28.89 ± 0.92	0.678
停经时间（天）	42.15 ± 0.60	42.28 ± 0.99	0.909
β-hCG（IU/L）	$24\,448.15 \pm 3086.51$	$30\,977.17 \pm 5112.17$	0.260
E_2（pmol/L）	2990.64 ± 439.48	2270.56 ± 460.84	0.325
P（nmol/L）	65.81 ± 5.39	90.07 ± 10.86	0.029
E_2/P	53.13 ± 6.76	29.24 ± 4.86	0.028

从表 3-3-4 中可见，胎动不安（肾虚证）与胎漏（肾虚证）在年龄与停经天数上无显著性差异（$P>0.05$）。胎动不安（肾虚证）P 值低于胎漏（肾虚证），两者之间有显著性差异（$P<0.05$）。胎动不安（肾虚证）E_2/P 值高于胎漏（肾虚证），两者之间有显著性差异（$P<0.05$）。而 β-hCG、E_2 的值两者之间无显著性差异（$P>0.05$）。

（五）讨论

（1）输卵管妊娠组 β-hCG 定量、E_2、P 的值明显低于先兆流产组（见表 3-3-2），这与文献相关报道相符。输卵管妊娠由于输卵管肌层菲薄，血供不足，胚胎发育不良，妊娠黄体功能不足综合导致激素水平不高。由此得出，在输卵管妊娠与先兆流产的鉴别上，通过测定三种激素可早期协助诊断。但 E_2/P 在两组间无明显差异，而张德永等[1] 所报道的宫外孕的 E_2/P 明显高于正常宫内妊娠组（$P<0.01$），因本研究未观察正常宫内妊娠组，有待以后的研究。

（2）输卵管妊娠正虚血瘀型 P 值低于胎元阻络型（见表 3-3-3），两者之间有非常显著性差异（$P<0.01$）。正虚血瘀型 E_2/P 值高于胎元阻络型，两者之间有显著性差异（$P<0.05$）。如以 $E_2/P \geqslant 70$ 为界，正虚血瘀型占 29.4%（10/34 例），胎元阻络型为 0 例；如以 $E_2/P \geqslant 45$ 为界，正虚血瘀型占 41.2%（14/34 例），胎元阻络型占 12.5%（2/16 例）；如以 $E_2/P \geqslant 17$ 为界，正虚血瘀型占 76.5%（26/34 例），胎元阻络型占 56.3%（9/16 例）。而血 β-hCG 定量、E_2 的值两者之间无显著性差异（$P>0.05$）。说明通过输卵管妊娠时 E_2、P 的测定，也可以为中医辨证（正虚血瘀型与胎元阻络型）提供客观的实验室依据。输卵管妊娠发生后，P 及 E_2/P 值的高低可以直接影响到输卵管妊娠是否发生输卵管破裂或流产，因雌激素能加强输卵管节律性收缩的振幅，而孕激素起到拮抗作用，能抑制输卵管肌节律性收缩的振幅，并且需一定量的孕激素才能维持妊娠继续[2]。由此推断：①输卵管妊娠由于 P 值低而致 E_2/P 值升高时，则可能因 P 不足以支持妊娠的继续，容易导致输卵管妊娠流产。②如果由于 E_2 处于一高值，而致 E_2/P 升高时，则可能因雌激素增强了输卵管节律性收缩的振幅，孕激素制约输卵管节律性收缩振幅的拮抗作用相对减弱，而导致输卵管收缩加强，则容易引起输卵管妊娠破裂。提示在临床药物治疗输卵管妊娠过程中，对于 E_2/P 明显升高者，应注意输卵管妊娠破裂或流产的发生。

已有学者研究[3] 表明输卵管妊娠时输卵管雌激素受体阳性例数明显增多，且表达强度明显增强，而孕激素受体表达与正常输卵管无明显差别，提示输卵管黏膜对雌激素敏感性明显高于对孕激素的敏感性，从而造成局部高雌激素状态。这与本研究得到的输卵管妊娠时相对高雌激素状态的结果相符合。

（3）胎动不安（肾虚型）P 值低于胎漏（肾虚型），两者之间有显著性差异（$P<0.05$）。胎动不安（肾虚型）E_2/P 值高于胎漏（肾虚型），两者之间有显著性差异（$P<0.05$）（见表 3-3-4）。而 β-hCG、E_2 的值两者之间无显著性差异（$P>0.05$）。由此可见：胎漏与胎动不安在孕激素水平上有明显区别，胎动不安孕激素显著低于胎漏，而雌激素水平并无明显差异，由此导致胎动不安 E_2/P 高于胎漏。根据雌激素能使子宫收缩力增强以及增加子宫平滑肌对缩宫素的敏感性，孕激素能使子宫平滑肌纤维松弛，兴奋性降低，同时降低妊娠子宫对缩宫素的敏感性[2] 的机理，由于胎动不安雌孕激素的比例失调明显（升高），导致子宫收缩力增强，而出现腹痛、腰酸等。由此我们推论，胎漏是先兆流产过程中的一个较轻临床阶段，而胎动不安是先兆流产过程中的一个较重临床阶段，胎漏与胎动不安在P、E_2/P上有其辨病的客观依据。

（六）结论

（1）输卵管妊娠时3种激素（β-hCG、E_2、P）水平明显降低，提示在输卵管妊娠与先兆流产的鉴别中，测定3种激素水平可早期协助诊断。

（2）输卵管妊娠时激素水平的测定，为中医辨证正虚血瘀型与胎元阻络型提供了客观的实验室依据。

（3）临床药物治疗输卵管妊娠过程中，对于E_2/P明显升高者，应注意输卵管妊娠破裂或流产的发生。

（4）P、E_2/P可作为胎漏与胎动不安辨病的客观依据。

二、相关生殖激素在早期妊娠的对比研究

（一）研究目的

因前述研究未设立正常宫内妊娠组作为对照组，因此进一步完善研究方案设计，对2005年1月~2008年3月在广州中医药大学第一附属医院妇科住院的输卵管妊娠、早期先兆流产及正常早孕者进行调查研究，收集其β-hCG、E_2、P及E_2/P等数据资料，通过统计分析，探讨上述指标在早期妊娠微观定量方面对中医辨病（诊断）、辨证及其预后的影响。

（二）研究对象

2005年1月~2008年3月在广州中医药大学第一附属医院妇科住院的输卵管妊娠、早期先兆流产及正常早孕患者。其中输卵管妊娠分为未破损期（胎元阻络型、胎瘀阻滞型）和已破损期（气血两亏型、正虚血瘀型、瘀结成癥型），早期先兆流产分为肾虚型（或脾肾两虚型）、气血两虚型、血热型和血瘀型。

（三）研究方法

收集广州中医药大学第一附属医院妇科住院的符合调查条件的病例资料，根据以上分组方法进行分组，并收集其住院第二天用Rcche全自动电化学发光免疫分析仪（Elecssys2010）检测的血清β-hCG、E_2、P及E_2/P等指标数据，根据以上指标与各组最终结局的关系，通过SPSS13.0软件包分析相关数据，探讨β-hCG、E_2、P及E_2/P等在输卵管妊娠、早期先兆流产中的中医辨病与辨证的意义以及β-hCG、E_2、P、E_2/P对输卵管妊娠、早期先兆流产的影响。

（四）研究结果

（1）β-hCG表现为正常早孕组＞早期先兆流产组＞输卵管妊娠组，通过秩和分析β-hCG在正常早孕、输卵管妊娠、早期先兆流产三组比较在统计学上有差异（$P<0.01$），通过对每两组独立样本的秩和检验显示均有明显的差异（$P<0.017$），这和文献报道的观点一致。早期先兆流产因母体、胚胎及免疫等因素的综合作用，绒毛产生的β-hCG会比正常早孕组低；输卵管妊娠由于输卵管肌层菲薄，血供不足，胚胎发育不良，导致激素水平不高。

（2）通过单因素方差分析，E_2在正常早孕组、早期先兆流产组及输卵管妊娠组之间两两比较均有统计学差异（$P<0.017$），提示E_2在早期妊娠的鉴别诊断中有意义。P在正常早孕组及输卵管妊娠组之间、早期先兆流产组及输卵管妊娠组之间有统计学差异（$P<0.017$），提示P在早期妊娠的鉴别诊断中有意义。P在正常早孕组及早期先兆流产组之间无统计学差

异（$P=0.029>0.017$），因为早期先兆流产的原因较多，可能对结果有一定影响。E_2/P 在早期先兆流产组及输卵管妊娠组之间有统计学差异（$P<0.017$），这结果对于在早期 B 超仍难以鉴别的先兆流产和输卵管妊娠的诊断有积极的临床意义。E_2/P 在正常早孕组及输卵管妊娠组之间、正常早孕组及早期先兆流产组之间无统计学差异（P 均 >0.017）。

（3）β-hCG、E_2、P、E_2/P 在早期先兆流产的中医辨证分型上均无统计学意义（$P>0.05$），考虑中医分型只是突出了患者在某些方面的证候，在本质上这些证型都是同一个疾病的不同临床表现，因而在这些微观指标上的差异可能不大，也可能因为样本量不够所致。β-hCG、E_2、P 在输卵管妊娠的中医辨证分型上均无统计学意义（$P>0.05$），这些可能与以上原因有一定的相似性，但 E_2/P 有统计学意义（$P<0.05$），提示 E_2/P 值的高低可以直接影响到输卵管妊娠是否发生输卵管破损（破裂或流产），因雌激素能加强输卵管节律性收缩的振幅，而孕激素起到拮抗作用，能抑制输卵管肌节律性收缩的振幅，从而影响了输卵管妊娠的中医分型。

（4）输卵管妊娠手术治疗组及药物治疗组其 β-hCG（$P=0.013<0.05$）和 E_2（$P=0.036<0.05$）均有统计学差异，提示 β-hCG 和 E_2 有指导采用何种治疗方法的意义。β-hCG 在妊娠早期由妊娠滋养细胞分泌，其水平的高低可直接反应妊娠滋养细胞的活性，通常 β-hCG 水平越高，妊娠滋养细胞增生繁殖越活跃，对输卵管壁的侵入性也越强；而 E_2 在妊娠早期由卵巢妊娠黄体分泌，对妊娠滋养细胞有支持和促进作用，E_2 水平越高，对滋养细胞的支持作用越强。综上，β-hCG 及 E_2 水平越高，药物杀胚效果可能越差，发生输卵管妊娠破裂的风险也相应增高，手术治疗可避免盲目采取药物治疗，降低发生输卵管妊娠破裂的风险。

（五）研究结论

（1）β-hCG 和 E_2 可作为早期妊娠鉴别诊断的依据。

（2）β-hCG 和 E_2 有指导采用何种治疗方法的意义。

参考文献

［1］张德永,王友芳,张浩,等.血清 β-hCG、E2、P 测定及 E2/P 在早期宫外孕诊断中的估价［J］.中国医学科学院报,1995,17(2):125-127.

［2］乐杰.妇产科学［M］.5 版.北京:人民卫生出版社,2000:27.

［3］王舟.人正常及妊娠输卵管黏膜雌孕激素受体表达的研究［J］.济宁医学院学报,2001,24(1):39.

第四节　早期不明位置妊娠（PUL）的判别方程研究

一、早期不明位置妊娠"邓 - 宋氏判别方程"的建立

（一）研究目的

通过采集入院诊断属于"未知位置妊娠"，而出院诊断确诊为"输卵管妊娠"或"先兆流产"的早期妊娠患者的临床资料，运用统计学逐步筛选法筛选出对早期输卵管妊娠与早期先兆流产鉴别诊断有意义的判别变量，建立贝叶斯（Bayes）判别方程，以达到早期鉴别输卵管妊娠

与先兆流产的目的，为临床早期确定针对性的治疗方案提供参考。

（二）研究对象

2006 年 1 月 ~2009 年 12 月就诊于广州中医药大学第一附属医院妇科的住院病人，入院时属于"未知位置妊娠"，最终确诊为"输卵管妊娠"或"先兆流产"的患者共 345 例。

（三）研究方法

采集上述病人入院时临床资料，具体包括：年龄、停经时间、有无不规则阴道流血（入院时）、月经是否规则、生产方式（顺产或剖宫产），流产史（人工流产、药物流产及自然流产史）、有无异位妊娠史、有无不孕症史、有无盆腔炎史、有无上环、有无盆腔手术史、下腹痛情况、盆腔检查情况、β-hCG 值、P 值、有无发现盆腔包块、有无盆腔内积液等。

采用贝叶斯逐步判别分析的统计学方法筛选出对于判别诊断有效的变量，确定判别函数的系数及常数，最终建立贝叶斯判别函数方程。通过自身验证与交互验证方法对得出的函数方程进行验证，并探讨判别函数方程的效果。

（四）研究结果

1. 诊断变量的基本情况

符合病例选择标准的病例共 345 名，其中出院时确诊为先兆流产 156 例，占 45.22%；确诊为输卵管妊娠 189 例，占 54.78%。345 例中，各判别变量的基本情况分别见表 3-4-1、表 3-4-2。

表 3-4-1　各判别变量的基本情况

变量	取值	n	%	变量	取值	n	%
不规则阴道流血	无	136	39.42	盆腔炎史	无	274	79.42
	有	209	60.58		有	71	20.58
月经是否规则	规则	308	89.28	宫内节育环	无	310	89.86
	不规则	37	10.72		有	35	10.14
顺产	无	276	80.00	盆腔手术史	无	261	75.65
	有	69	20.00		有	84	24.35
剖宫产	无	335	97.10	下腹痛疼痛	无	135	39.13
	有	10	2.90		隐痛	186	53.91
自然流	无	254	73.62		剧痛	24	6.96
	有	91	26.38	下腹痛压痛或反跳痛	无	234	67.83
人流史	无	209	60.58		有	111	32.17
	有	136	39.42	B 超下宫旁包块	无	203	58.84
药流史	无	315	91.30		有	142	41.16
	有	30	8.70	B 超下盆腔积液	无	273	79.13
异位妊娠史	无	301	87.25		有	72	20.87
	有	44	12.75				
不孕史	无	295	85.51				
	有	50	14.49				

表 3-4-2　各判别变量的基本情况

	n	$\bar{\chi}$	SD
年龄	345	29.03	4.62
停经时间（天）	345	35.13	4.33
最新 β -hCG 值（IU/L）	345	3832.84	7227.38
最新 P 值（nmol/L）	345	64.76	47.90

2. 判别分析的筛选变量过程

经过 12 次逐步筛选，筛选出对于先兆流产与输卵管妊娠的判别诊断均有效的变量。具体筛选变量过程为：

判别分析的筛选变量的过程

Variables in the Analysis				
	Step	Tolerance	F to Remove	Wilks' Lambda
1	宫旁包块（0 无、1 有）	1	360.40244	
2	宫旁包块（0 无、1 有）	0.991	253.155	0.602
	首次 P	0.991	139.783	0.487
3	宫旁包块（0 无、1 有）	0.989	218.570	0.498
	首次 P	0.987	102.886	0.395
	停经时间（天）	0.994	47.184	0.345
4	宫旁包块（0 无、1 有）	0.977	157.919	0.408
	首次 P	0.971	109.597	0.368
	停经时间（天）	0.988	48.783	0.318
	盆腔炎史（0 无、1 有）	0.962	30.597	0.303
5	宫旁包块（0 无、1 有）	0.975	154.834	0.388
	首次 P	0.971	101.463	0.346
	停经时间（天）	0.971	54.168	0.309
	盆腔炎史（0 无、1 有）	0.958	32.123	0.291
	首次 hCG	0.976	15.284	0.278
6	宫旁包块（0 无、1 有）	0.974	151.074	0.373
	首次 P	0.944	79.483	0.319
	停经时间（天）	0.970	51.121	0.297
	盆腔炎史（0 无、1 有）	0.956	29.019	0.280
	首次 hCG	0.936	19.952	0.273
	不规则阴道出血（0 无、1 有）	0.930	10.912	0.266
7	宫旁包块（0 无、1 有）	0.969	135.357	0.353
	首次 P	0.938	71.077	0.304
	停经时间（天）	0.970	49.498	0.288
	盆腔炎史（0 无、1 有）	0.955	29.066	0.273

续表

Variables in the Analysis

	Step	Tolerance	F to Remove	Wilks'Lambda
7	首次 hCG	0.936	19.605	0.266
	不规则阴道出血（0无、1有）	0.909	13.484	0.261
	腹痛情况（0无、1隐痛、2剧痛）	0.969	8.674	0.258
8	宫旁包块（0无、1有）	0.966	136.025	0.346
	首次 P	0.929	74.212	0.300
	停经时间（天）	0.965	51.189	0.283
	盆腔炎史（0无、1有）	0.910	20.546	0.261
	首次 hCG	0.936	19.522	0.260
	不规则阴道出血（0无、1有）	0.909	13.098	0.255
	腹痛情况（0无、1隐痛、2剧痛）	0.965	7.454	0.251
	异位妊娠史（0无、1有）	0.926	7.375	0.251
9	宫旁包块（0无、1有）	0.964	128.534	0.334
	首次 P	0.895	59.305	0.284
	停经时间（天）	0.965	50.651	0.278
	盆腔炎史（0无、1有）	0.909	20.705	0.256
	首次 hCG	0.921	21.868	0.257
	不规则阴道出血（0无、1有）	0.899	14.747	0.252
	腹痛情况（0无、1隐痛、2剧痛）	0.964	7.765	0.247
	异位妊娠史（0无、1有）	0.926	7.465	0.247
	自然流（0无、1有）	0.945	6.340	0.246
10	宫旁包块（0无、1有）	0.964	124.888	0.326
	首次 P	0.889	53.381	0.275
	停经时间（天）	0.949	54.165	0.275
	盆腔炎史（0无、1有）	0.909	20.309	0.251
	首次 hCG	0.907	24.226	0.254
	不规则阴道出血（0无、1有）	0.899	14.517	0.247
	腹痛情况（0无、1隐痛、2剧痛）	0.964	7.497	0.242
	异位妊娠史（0无、1有）	0.923	6.550	0.241
	自然流（0无、1有）	0.928	7.873	0.242
	月经是否规则（1规则、2不规则）	0.951	6.256	0.241
11	宫旁包块（0无、1有）	0.961	117.199	0.316
	首次 P	0.889	52.091	0.270
	停经时间（天）	0.948	51.754	0.270
	盆腔炎史（0无、1有）	0.908	19.175	0.247

续表

Variables in the Analysis

	Step	Tolerance	F to Remove	Wilks'Lambda
11	首次 hCG	0.903	22.134	0.249
	不规则阴道出血（0无、1有）	0.899	14.058	0.243
	腹痛情况（0无、1隐痛、2剧痛）	0.964	7.501	0.239
	异位妊娠史（0无、1有）	0.915	7.537	0.239
	自然流（0无、1有）	0.913	9.305	0.240
	月经是否规则（1规则、2不规则）	0.949	5.598	0.237
	节育环史（0无、1有）	0.963	5.119	0.237
12	宫旁包块（0无、1有）	0.937	99.758	0.299
	首次 P	0.888	51.912	0.266
	停经时间（天）	0.934	45.323	0.261
	盆腔炎史（0无、1有）	0.908	18.907	0.243
	首次 hCG	0.900	20.323	0.244
	不规则阴道出血（0无、1有）	0.895	14.855	0.240
	腹痛情况（0无、1隐痛、2剧痛）	0.960	6.647	0.234
	异位妊娠史（0无、1有）	0.905	8.638	0.236
	自然流（0无、1有）	0.913	9.426	0.236
	月经是否规则（1规则、2不规则）	0.948	5.137	0.233
	节育环史（0无、1有）	0.963	4.960	0.233
	盆腔积液（0无、1有）	0.935	4.882	0.233

Variables Not in the Analysis

Step		Tolerance	Min. Tolerance	F to Enter	Wilks'Lambda
0	年龄	1	1	0.947844	0.997 236
	停经时间（天）	1.000	1.000	140.789	0.708
	不规则阴道出血（0无、1有）	1.000	1.000	62.091	0.846
	月经是否规则（1规则、2不规则）	1.000	1.000	13.180	0.963
	顺产（0无、1有）	1.000	1.000	11.350	0.968
	剖宫产（0无、1有）	1.000	1.000	2.676	0.992
	自然流（0无、1有）	1.000	1.000	41.066	0.893
	人流（0无、1有）	1.000	1.000	2.897	0.992
	药流（0无、1有）	1.000	1.000	0.378	0.999
	异位妊娠史（0无、1有）	1.000	1.000	18.490	0.949
	不孕史（0无、1有）	1.000	1.000	0.508	0.999

续表

Variables Not in the Analysis		Tolerance	Min. Tolerance	F to Enter	Wilks'Lambda
Step					
0	盆腔炎史（0无、1有）	1.000	1.000	84.883	0.801
	节育环史（0无、1有）	1.000	1.000	31.927	0.915
	盆腔手术史（0无、1有）	1.000	1.000	2.597	0.992
	首次 P	1.000	1.000	226.376	0.602
	腹痛情况（0无、1隐痛、2剧痛）	1.000	1.000	47.124	0.879
	腹部情况（0无、1压痛或反跳痛）	1.000	1.000	43.697	0.887
	首次 hCG	1.000	1.000	20.095	0.945
	宫旁包块（0无、1有）	1.000	1.000	360.402	0.487
	盆腔积液（0无、1有）	1.000	1.000	69.616	0.831
1	年龄	0.998	0.998	1.502	0.485
	停经时间（天）	0.998	0.998	79.315	0.395
	不规则阴道出血（0无、1有）	0.999	0.999	34.397	0.442
	月经是否规则（1规则、2不规则）	1.000	1.000	6.338	0.478
	顺产（0无、1有）	0.998	0.998	3.365	0.482
	剖宫产（0无、1有）	0.998	0.998	3.095	0.483
	自然流（0无、1有）	1.000	1.000	17.521	0.463
	人流（0无、1有）	0.999	0.999	2.399	0.483
	药流（0无、1有）	0.994	0.994	0.311	0.486
	异位妊娠史（0无、1有）	1.000	1.000	9.690	0.473
	不孕史（0无、1有）	0.998	0.998	1.291	0.485
	盆腔炎史（0无、1有）	0.984	0.984	23.069	0.456
	节育环史（0无、1有）	0.997	0.997	10.699	0.472
	盆腔手术史（0无、1有）	0.999	0.999	0.438	0.486
	首次 P	0.991	0.991	139.783	0.345
	腹痛情况（0无、1隐痛、2剧痛）	0.995	0.995	15.079	0.466
	腹部情况（0无、1压痛或反跳痛）	0.995	0.995	13.765	0.468
	首次 hCG	0.997	0.997	14.366	0.467
	盆腔积液（0无、1有）	0.975	0.975	14.091	0.468
2	年龄	0.993	0.986	0.106	0.345
	停经时间（天）	0.994	0.987	47.184	0.303
	不规则阴道出血（0无、1有）	0.975	0.966	11.672	0.334
	月经是否规则（1规则、2不规则）	0.998	0.988	2.722	0.343
	顺产（0无、1有）	0.995	0.988	4.377	0.341

续表

Variables Not in the Analysis

Step		Tolerance	Min. Tolerance	F to Enter	Wilks' Lambda
2	剖宫产（0无、1有）	0.997	0.989	1.572	0.344
	自然流（0无、1有）	0.968	0.959	3.169	0.342
	人流（0无、1有）	0.999	0.990	1.603	0.344
	药流（0无、1有）	0.984	0.980	2.237	0.343
	异位妊娠史（0无、1有）	0.984	0.974	15.398	0.330
	不孕史（0无、1有）	0.997	0.989	0.453	0.345
	盆腔炎史（0无、1有）	0.967	0.967	29.025	0.318
	节育环史（0无、1有）	0.997	0.988	7.771	0.338
	盆腔手术史（0无、1有）	0.987	0.978	0.297	0.345
	腹痛情况（0无、1隐痛、2剧痛）	0.992	0.985	7.291	0.338
	腹部情况（0无、1压痛或反跳痛）	0.986	0.982	4.798	0.341
	首次 hCG	0.997	0.988	9.283	0.336
	盆腔积液（0无、1有）	0.975	0.966	10.572	0.335
3	年龄	0.992	0.982	0.005	0.303
	不规则阴道出血（0无、1有）	0.973	0.963	8.700	0.296
	月经是否规则（1规则、2不规则）	0.984	0.980	5.353	0.299
	顺产（0无、1有）	0.995	0.984	3.767	0.300
	剖宫产（0无、1有）	0.997	0.986	1.444	0.302
	自然流（0无、1有）	0.968	0.955	2.783	0.301
	人流（0无、1有）	0.993	0.986	2.844	0.301
	药流（0无、1有）	0.984	0.976	2.206	0.301
	异位妊娠史（0无、1有）	0.976	0.972	17.910	0.288
	不孕史（0无、1有）	0.997	0.986	0.318	0.303
	盆腔炎史（0无、1有）	0.962	0.962	30.597	0.278
	节育环史（0无、1有）	0.997	0.986	6.061	0.298
	盆腔手术史（0无、1有）	0.982	0.975	0.892	0.302
	腹痛情况（0无、1隐痛、2剧痛）	0.992	0.983	6.473	0.298
	腹部情况（0无、1压痛或反跳痛）	0.984	0.978	3.109	0.300
	首次 hCG	0.981	0.977	13.781	0.291
	盆腔积液（0无、1有）	0.961	0.961	5.277	0.299
4	年龄	0.990	0.960	0.096	0.278
	不规则阴道出血（0无、1有）	0.970	0.946	6.336	0.273
	月经是否规则（1规则、2不规则）	0.984	0.962	4.431	0.275

续表

Variables Not in the Analysis

Step		Tolerance	Min. Tolerance	F to Enter	Wilks'Lambda
	顺产（0无、1有）	0.991	0.958	4.832	0.274
	剖宫产（0无、1有）	0.990	0.955	2.615	0.276
	自然流（0无、1有）	0.967	0.942	3.024	0.276
	人流（0无、1有）	0.993	0.962	3.069	0.276
	药流（0无、1有）	0.984	0.961	1.799	0.277
	异位妊娠史（0无、1有）	0.930	0.917	8.807	0.271
	不孕史（0无、1有）	0.887	0.856	5.931	0.273
	节育环史（0无、1有）	0.997	0.962	5.207	0.274
	盆腔手术史（0无、1有）	0.867	0.849	0.941	0.277
	腹痛情况（0无、1隐痛、2剧痛）	0.991	0.961	6.859	0.273
	腹部情况（0无、1压痛或反跳痛）	0.983	0.961	3.449	0.275
	首次 hCG	0.976	0.958	15.284	0.266
	盆腔积液（0无、1有）	0.960	0.950	5.690	0.274
5	年龄	0.990	0.956	0.122	0.266
	不规则阴道出血（0无、1有）	0.930	0.930	10.912	0.258
	月经是否规则（1规则、2不规则）	0.972	0.954	6.222	0.261
	顺产（0无、1有）	0.991	0.954	4.988	0.262
	剖宫产（0无、1有）	0.988	0.951	2.077	0.264
	自然流（0无、1有）	0.956	0.941	4.494	0.263
	人流（0无、1有）	0.992	0.957	2.550	0.264
	药流（0无、1有）	0.983	0.958	1.510	0.265
	异位妊娠史（0无、1有）	0.930	0.913	8.761	0.259
	不孕史（0无、1有）	0.886	0.853	5.389	0.262
	节育环史（0无、1有）	0.991	0.958	3.822	0.263
	盆腔手术史（0无、1有）	0.865	0.847	0.658	0.266
	腹痛情况（0无、1隐痛、2剧痛）	0.990	0.957	6.124	0.261
	腹部情况（0无、1压痛或反跳痛）	0.979	0.957	2.411	0.264
	盆腔积液（0无、1有）	0.954	0.947	4.176	0.263
6	年龄	0.985	0.926	0.308	0.258
	月经是否规则（1规则、2不规则）	0.972	0.925	5.894	0.253
	顺产（0无、1有）	0.990	0.929	4.372	0.254
	剖宫产（0无、1有）	0.986	0.928	1.607	0.257
	自然流（0无、1有）	0.946	0.910	5.902	0.253

续表

Variables Not in the Analysis		Tolerance	Min. Tolerance	F to Enter	Wilks'Lambda
Step					
6	人流（0无、1有）	0.992	0.930	2.590	0.256
	药流（0无、1有）	0.977	0.924	2.179	0.256
	异位妊娠史（0无、1有）	0.930	0.911	8.595	0.251
	不孕史（0无、1有）	0.885	0.850	4.537	0.254
	节育环史（0无、1有）	0.991	0.929	3.376	0.255
	盆腔手术史（0无、1有）	0.865	0.845	0.595	0.257
	腹痛情况（0无、1隐痛、2剧痛）	0.969	0.909	8.674	0.251
	腹部情况（0无、1压痛或反跳痛）	0.979	0.930	2.193	0.256
	盆腔积液（0无、1有）	0.950	0.925	5.000	0.254
7	年龄	0.983	0.906	0.168	0.251
	月经是否规则（1规则、2不规则）	0.971	0.909	5.524	0.247
	顺产（0无、1有）	0.980	0.907	3.176	0.249
	剖宫产（0无、1有）	0.983	0.908	1.977	0.250
	自然流（0无、1有）	0.945	0.899	6.247	0.247
	人流（0无、1有）	0.990	0.909	2.183	0.250
	药流（0无、1有）	0.975	0.904	1.821	0.250
	异位妊娠史（0无、1有）	0.926	0.909	7.375	0.246
	不孕史（0无、1有）	0.877	0.850	3.410	0.249
	节育环史（0无、1有）	0.991	0.909	3.408	0.249
	盆腔手术史（0无、1有）	0.864	0.845	0.421	0.251
	腹部情况（0无、1压痛或反跳痛）	0.913	0.904	0.538	0.251
	盆腔积液（0无、1有）	0.947	0.906	4.221	0.248
8	年龄	0.968	0.906	0.564	0.245
	月经是否规则（1规则、2不规则）	0.968	0.909	4.726	0.242
	顺产（0无、1有）	0.970	0.903	2.220	0.244
	剖宫产（0无、1有）	0.979	0.905	2.472	0.244
	自然流（0无、1有）	0.945	0.895	6.340	0.241
	人流（0无、1有）	0.990	0.909	2.236	0.244
	药流（0无、1有）	0.968	0.904	2.459	0.244
	不孕史（0无、1有）	0.876	0.817	3.659	0.243
	节育环史（0无、1有）	0.983	0.909	4.299	0.243
	盆腔手术史（0无、1有）	0.817	0.817	1.701	0.245
	腹部情况（0无、1压痛或反跳痛）	0.912	0.901	0.420	0.246

续表

Step	Variables Not in the Analysis	Tolerance	Min. Tolerance	F to Enter	Wilks'Lambda
	盆腔积液（0无、1有）	0.937	0.906	5.348	0.242
9	年龄	0.962	0.894	0.310	0.241
	月经是否规则（1规则、2不规则）	0.951	0.889	6.256	0.237
	顺产（0无、1有）	0.969	0.892	2.249	0.240
	剖宫产（0无、1有）	0.978	0.895	2.125	0.240
	人流（0无、1有）	0.976	0.895	1.430	0.240
	药流（0无、1有）	0.968	0.888	2.386	0.240
	不孕史（0无、1有）	0.869	0.815	4.514	0.238
	节育环史（0无、1有）	0.965	0.895	5.775	0.237
	盆腔手术史（0无、1有）	0.811	0.811	2.262	0.240
	腹部情况（0无、1压痛或反跳痛）	0.912	0.892	0.398	0.241
	盆腔积液（0无、1有）	0.937	0.895	5.546	0.237
10	年龄	0.956	0.887	0.557	0.236
	顺产（0无、1有）	0.961	0.885	1.588	0.236
	剖宫产（0无、1有）	0.974	0.889	2.530	0.235
	人流（0无、1有）	0.969	0.888	0.948	0.236
	药流（0无、1有）	0.965	0.882	2.830	0.235
	不孕史（0无、1有）	0.869	0.815	4.341	0.234
	节育环史（0无、1有）	0.963	0.889	5.119	0.233
	盆腔手术史（0无、1有）	0.811	0.811	2.036	0.235
	腹部情况（0无、1压痛或反跳痛）	0.911	0.886	0.271	0.237
	盆腔积液（0无、1有）	0.935	0.888	5.041	0.233
11	年龄	0.944	0.887	0.244	0.233
	顺产（0无、1有）	0.955	0.885	2.048	0.232
	剖宫产（0无、1有）	0.967	0.889	3.166	0.231
	人流（0无、1有）	0.967	0.888	0.751	0.233
	药流（0无、1有）	0.941	0.882	1.775	0.232
	不孕史（0无、1有）	0.798	0.798	2.200	0.232
	盆腔手术史（0无、1有）	0.641	0.641	0.192	0.233
	腹部情况：0无、1压痛或反跳痛	0.906	0.885	0.450	0.233
	盆腔积液（0无、1有）	0.935	0.888	4.882	0.230
12	年龄	0.931	0.886	0.053	0.230
	顺产（0无、1有）	0.955	0.884	1.977	0.228

Variables Not in the Analysis					
Step		Tolerance	Min. Tolerance	F to Enter	Wilks'Lambda
12	剖宫产（0 无、1 有）	0.967	0.888	3.048	0.228
	人流（0 无、1 有）	0.967	0.888	0.656	0.229
	药流（0 无、1 有）	0.941	0.881	1.795	0.229
	不孕史（0 无、1 有）	0.793	0.793	1.697	0.229
	盆腔手术史（0 无、1 有）	0.635	0.635	0.046	0.230
	腹部情况（0 无、1 压痛或反跳痛）	0.897	0.885	0.201	0.230

3. 确立贝叶斯判别系数，建立贝叶斯判别方程

以出院时的确诊结果先兆流产（Y_1）、输卵管妊娠（Y_2）作为因变量，将所有相关的判别变量（X）纳入（见表 3-4-3），使用逐步法筛选变量后建立贝叶斯判别方程（邓 - 宋氏判别方程）。

表 3-4-3　各有效判别变量名称及系数

判别变量	变量名	赋值	先兆流产（Y_1）	输卵管妊娠（Y_2）
X_1	停经时间（天）	实际值	2.4640	2.8745
X_2	不规则阴道出血	0= 无、1= 有	2.5804	4.6113
X_3	月经是否规则	1= 规则、2= 不规则	9.0985	7.3590
X_4	自然流产史	0= 无、1= 有	2.0742	0.3337
X_5	异位妊娠史	0= 无、1= 有	1.3489	3.4951
X_6	盆腔炎史	0= 无、1= 有	0.7104	3.5299
X_7	宫内节育环	0= 无、1= 有	2.9579	1.1739
X_8	最新 P 值（nmol/L）	实际值	0.0836	0.0398
X_9	腹痛情况	0= 无、1= 隐痛、2= 剧痛	2.1086	3.1716
X_{10}	最新 β -hCG 值（ IU/L ）	实际值	−0.000056	−0.000209
X_{11}	宫旁包块	0= 无、1= 有	1.0492	7.0776
X_{12}	盆腔积液	0= 无、1= 有	−2.6068	−1.2064
常数			−51.8050	−65.2017

建立贝叶斯（Bayes）判别方程（邓 - 宋氏判别方程）为：

（1）早期先兆流产（Y_1）：

Y_1=−51.8050+2.4640*X_1+2.5804*X_2+9.0985*X_3+2.0742*X_4+1.3489*X_5+3.5299*X_6+2.9579*X_7+0.0836*X_8+2.1086*X_9−0.000056*X_{10}+1.0492*X_{11}−2.6068*X_{12}

（2）早期输卵管妊娠（Y_2）：

Y_2=−65.2017+2.8745*X_1+4.6113*X_2+7.3590*X_3+0.3337*X_4+3.4951*X_5+3.5299*X_6+1.1739*X_7+0.0398*X_8+3.1716*X_9-0.000209*X_{10}+7.0776*X_{11}−1.2064*X_{12}

注：本判别方程为按判别函数数值判别，计算判别对象的判别函数值 Y_1、Y_2，将判别对象判为判别函数值最大的那一类。即 $Y_1>Y_2$ 时判别为早期先兆流产，$Y_2>Y_1$ 时判别为早期输卵管妊娠。

4. 采用自身验证法及交互验证法进行考核验证

（1）自身验证考核结果显示：先兆流产的判别正确率达 98.08%，输卵管妊娠的判别正确率达 93.12%；总的判别正确率达 95.6%。

（2）交互验证考核结果显示：先兆流产的判别正确率达 97.44%，输卵管妊娠的判别正确率达 90.48%；总的判别正确率达 93.96%。

考核验证结果说明建立的判别方程效果较好（表 3-4-4）。

表 3-4-4　判别方程自身验证与交互验证结果

			先兆流产	输卵管妊娠	总数
自身验证	分组	先兆流产	153	3	156
		输卵管妊娠	13	176	189
	判别比例 %	先兆流产	98.08	1.92	100
		输卵管妊娠	6.88	93.12	100
交互验证	分组	先兆流产	152	4	156
		输卵管妊娠	18	171	189
	判别比例 %	先兆流产	97.44	2.56	100
		输卵管妊娠	9.52	90.48	100

（五）结果讨论

早期不明位置妊娠（PUL）是指孕周为 4~6 周时，妊娠试验阳性，经超声检查不能发现宫内孕囊，亦不能排除异位妊娠者，发生率占早期妊娠总数的 8%~31%。输卵管妊娠是妇产科常见的急腹症之一，发生率近年来有明显增高的趋势，早期输卵管妊娠约占 PUL 的 8.7%~42.8%[1-3]。

临床上对于 PUL，尤其是在患者有生育要求的情况下，医务人员常会感到治疗决策困难，因为输卵管妊娠与宫内妊娠在治疗策略上存在根本不同。因患者有生育要求，不可能进行如诊刮术或腹腔镜等进一步检查，给临床鉴别诊断带来困扰，也常常耽误了治疗的宝贵时机。因此，在患者入院初期利用临床资料，对 PUL 进行快速的判别具有重要意义。

目前对于 PUL 的鉴别主要还是利用血清 β-hCG、P 的动态变化和超声监测等。如代炳梅[4]等人发现早期输卵管妊娠患者在 48 小时后 β-hCG 倍增的病例数明显少于先兆流产的患者，并认为 P 值在 15.65ng/ml 时为较好的诊断界值，来婷等[5]也认为血清 P 对于鉴别先兆流产与异位妊娠有一定价值，并将界值定在 30.60nmol/l。

典型的输卵管妊娠往往存在声像学改变，例如子宫稍大或正常大小，宫内无妊娠囊，附件区见混合性包块且大小不等，没有清楚边界，形态往往不规则，内部回声不均匀，盆、腹腔处可探及游离液性暗区等特征，因此可以采用超声进行鉴别诊断。邓英杰[6]等报道称超声对早期异位妊娠诊断符合率可达到 80% 以上。还有研究认为，经阴道超声（TVS）比经腹超声能更早地确认妊娠囊，能更好地观察到妊娠囊的胚芽或心管搏动，并能对子宫内膜的"假孕囊"进行排除，另外 TVS 还能观察到早孕期子宫螺旋动脉平行进入绒毛囊四周形成的暗带，以及妊娠黄体呈彩环状的血流信号[7]。但由于 TVS 穿透力受到一定限制，远场图像不理想，尤其在宫外孕破裂大出血时。另外，诊断的正确性还易受操作者运用 TVS 技术水平及一些禁忌证的影响，如严重的阴道炎症等。

采用贝叶斯（Bayes）判别分析法建立诊断模型[8-9]是一种较理想的非侵入性的方法，其主要是利用临床、生物化学和形态学的指标综合分析，以提高输卵管妊娠的早期诊断率。Bayes 逐步判别的目的是把判别能力强的解释变量引入分类函数中，不引入不必要的判别能力很弱的变量。其基本步骤是先规定选入变量及剔除变量的检验水平 P1 和 P2，每一步挑选一个判别能力最大且具有统计学意义的变量进入分类函数，而且每步选变量之前先对已选入的变量逐个检验其重要性，如果发现某变量因为新变量的进入而变得不重要就剔除这个变量，只有在不能剔除时才考虑选入新变量，这样直至分类函数中包含的所有变量都重要，分类函数外的所有变量都不重要为止[10-11]。

隗伏冰等利用临床、生物化学和形态学的指标综合分析，采用 Bayes 判别分析法建立诊断模型，其以东莞市妇幼保健院患者为研究对象[12-13]，年龄、体重、不孕、节育环、停经、出血、腹痛、盆腔炎、包块、压痛、hCG 值、P 值、人流、盆腔手术、盆腔积液、RI 分组、B 超等为因变量建立 Bayes 判别方程，对输卵管妊娠进行鉴别诊断，判别正确率为 92.25%，效果较好。但在临床实践中，我们发现，首次入院的有生育要求的早期妊娠病人常会因为各种原因拒绝妇科内诊检查。同时，大多数医院的早期妊娠病人只作普通二维 B 超检查。因此，本研究结合临床实际情况重新选择临床变量，最终筛选出：停经时间、不规则阴道流血、月经是否规则、自然流产史、异位妊娠史、盆腔炎史、宫内节育环、最新 P 值、下腹痛情况、最新 hCG 值、宫旁包块、盆腔积液等因素作为 Bayes 判别方程的变量，建立新的判别方程。

本研究以 345 名入院诊断属于 PUL 的病人为研究对象，经过 12 步逐步筛选，筛选对于两者判别有效的变量，认为 X_1（停经时间）、X_2（不规则阴道出血）、X_3（月经是否规则）、X_4（自然流产史）、X_5（异位妊娠史）、X_6（盆腔炎史）、X_7（节育环）、X_8（最新 P 值）、X_9（腹痛情况）、X_{10}（最新 hCG 值）、X_{11}（宫旁包块）、X_{12}（盆腔积液）等因素对于输卵管妊娠与先兆流产的判别有意义，并根据各因素系数建立贝叶斯判别方程。采用自身验证与交互验证法进行评价，自身验证考核结果显示：先兆流产的判别正确率达 98.08%，输卵管妊娠的判别正确率达 93.12%；总的判别正确率达 95.6%。交互验证考核结果显示：先兆流产的判别正确率达 97.44%，输卵管妊娠的判别正确率达 90.48%；总的判别正确率达 93.96%。说明建立的判别方程效果较好。

本方程使用较方便，只需将各变量代入到方程中，并比较结果的数值就可初步判别输卵管妊娠与先兆流产。而且本方程中所有变量采集难度低，易被病人接受，可行性强，易于推广。

（六）研究结论

建立了判别早期先兆流产与早期输卵管妊娠的贝叶斯判别函数方程（邓-宋氏判别方程）：

1. 早期先兆流产 $Y_1 = -51.8050 + 2.4640 * X_1 + 2.5804 * X_2 + 9.0985 * X_3 + 2.0742 * X_4 + 1.3489 * X_5 + 3.5299 * X_6 + 2.9579 * X_7 + 0.0836 * X_8 + 2.1086 * X_9 - 0.000056 * X_{10} + 1.0492 * X_{11} - 2.6068 * X_{12}$

2. 早期输卵管妊娠 $Y_2 = -65.2017 + 2.8745 * X_1 + 4.6113 * X_2 + 7.3590 * X_3 + 0.3337 * X_4 + 3.4951 *$

$X_5+3.5299*X_6+1.1739*X_7+0.0398*X_8+3.1716*X_9-0.000209*X_{10}+7.0776*X_{11}-1.2064*X_{12}$

〔X_1= 停经时间（实际值），X_2= 不规则阴道出血（0= 无、1= 有），X_3= 月经是否规则（1= 规则、2= 不规则），X_4= 自然流产史（0= 无、1= 有），X_5= 异位妊娠史（0= 无、1= 有），X_6= 盆腔炎史（0= 无、1= 有），X_7= 宫内节育环（0= 无、1= 有），X_8= 最新 P 值（实际值，nmol/L），X_9= 腹痛情况（0= 无、1= 隐痛、2= 剧痛），X_{10}= 最新 hCG 值（实际值，IU/L），X_{11}=B 超下宫旁包块（0= 无、1= 有），X_{12}=B 超下盆腔积液（0= 无、1= 有）〕。

参考文献

〔1〕Dart RG，Burke G，Dart L.Ssubclassification of indeterminate pelvic ultrasonography：prospective evaluation of the risk of ectopic pregnancy〔J〕Ann Emerg Med，2002，39：382-388.

〔2〕Banerjee S，Aslam N，Zosmer N，et al.The expectant management of women with early pregnancy of unknown location〔J〕.Ultrasound Obstet Gynecol，1999，14：231-236.

〔3〕Condous G，Kirk E，Lu C，et al.Diagnostic accuracy of varying discriminatory zones for the prediction of ectopic pregnancy in women with a pregnancy of unknown location〔J〕.Ultrasound Obstet Gynccol，2005，26：770-775.

〔4〕代炳梅，隗伏冰.血 β-hCG 及 P 测定对早期诊断输卵管妊娠的价值分析〔J〕.中国现代医药杂志，2008，10（5）：50-53.

〔5〕来婷，蒋庆春.血清孕酮在鉴别宫内早早孕、先兆流产、难免流产及异位妊娠的价值〔J〕.中国临床实用医学，2007，1（3）：34-36.

〔6〕邓英杰，李龙权，许玉芳，等.早期异位妊娠超声诊断的价值〔J〕.中国妇幼保健，2005，20（13）：1597.

〔7〕Condous G，Okaro E，Khalid A，et al．The accuracy of transvaginal ultrasonography for the diagnosis of ectopic pregnancy prior to surgery〔J〕.Hum Reprod，2005，20（5）：1404.

〔8〕魏冲宇.线性判别模型在医学诊断上的应用〔J〕.厦门广播电视大学学报，2004，12（2）

〔9〕李晓毅.Bayes 判别分析及其在疾病诊断中的应用〔J〕.中国卫生统计，2004，21（6）：356-358.

〔10〕方积乾.医学统计与电脑实验〔M〕.二版.上海：上海科学技术出版社，2001.

〔11〕张文彤.SPSS 统计分析高级教程〔M〕.北京：高等教育出版社，2004.

〔12〕隗伏冰，苏宜香，何锐志.Bayes 判别分析对输卵管妊娠早期诊断价值的探讨〔J〕.广东医学，2006，27（11）：1687-1689.

〔13〕刘军，凌莉，隗伏冰.应用 Bayes 判别分析进行输卵管妊娠的早期诊断〔J〕.实用预防医学，2007，14（6）：1826-1828.

二、早期不明位置妊娠判别方程"邓 - 宋氏判别方程"的前瞻性研究

（一）研究目的

以前期研究的"早期不明位置妊娠判别方程（邓 - 宋氏判别方程）"为基础，开发出应用于 Windows 操作系统平台的判别方程应用软件，并通过前瞻性研究评价该判别方程的临床应用价值。

（二）研究对象

研究对象均来自广州中医药大学第一附属医院妇科住院部，选自 2010 年 11 月至 2012 年 1 月以"异位妊娠？"或"先兆流产？"（即不明位置妊娠）为诊断入院的，并出院前最终

诊断为"异位妊娠"或"先兆流产"的患者。

（三）研究方法

本研究以"早期不明位置妊娠判别方程（邓 - 宋氏判别方程）"为基础，开发出应用于 Windows 操作系统平台的软件，以前瞻性研究方式，通过收集符合不明位置妊娠患者的临床资料（判别方程变量），包括：停经时间（X_1）、有无不规则阴道流血（X_2）、月经是否规律（X_3）、有无自然流产史（X_4）、有无异位妊娠史（X_5）、有无盆腔炎病史（X_6）、有无放置节育环（X_7）、首次孕酮（P）值（X_8）、腹痛情况（X_9）、首次 hCG 值（X_{10}）、B 超下有无宫旁包块（X_{11}）、有无盆腔积液（X_{12}）这 12 个相关变量，代入早期不明位置妊娠判别方程应用软件中运算，判别是属输卵管妊娠或属先兆流产，并跟踪患者的最终诊断，记录判别诊断与最终诊断是否相符。将收集的患者资料进行归纳，运用 SPSS 13.0 软件包进行统计学分析，通过真实性检验（灵敏度、特异度、假阴性率、假阳性率、阳性似然比、阴性似然比、正确诊断指数），可靠性检验（符合率、Kappa 值）、预测值检验（阳性预测值、阴性预测值），综合评估"早期不明位置妊娠判别方程（邓 - 宋氏判别方程）"的临床应用价值。

（四）研究结果

1. 早期不明位置妊娠判别方程（邓 - 宋氏判别方程）应用软件的开发

通过 C 语言中除法运算及按位与运算符方式，开发出早期不明位置妊娠判别方程应用软件，应用于 Windows 操作系统平台中。经本软件计算后的患者数据，包括：姓名、住院号、入院时间、停经时间、有无不规则阴道流血、月经是否规律、有无自然流产史、有无异位妊娠史、有无盆腔炎病史、有无放置节育环、最新孕酮值、腹痛情况、最新 hCG 值、B 超下有无宫旁包块、有无盆腔积液、检测诊断等数据将可保存于 EXCEL 中，并通过跟踪患者最后诊断，明确是否与判别诊断相符。此软件可经过回顾性或前瞻性研究积累大样本数据，验证方程的真实性（validity）、可靠性（reliability）、预测值（predictive value）等指标，并修正、完善方程的系数及常数，最终为临床初步鉴别早期输卵管妊娠及先兆流产提供参考依据及工具，并制定针对性治疗措施。应用软件操作视图如下（图 3-4-1）：

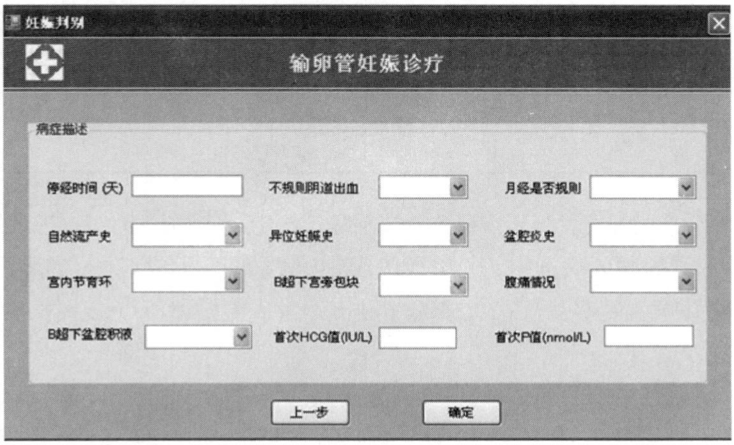

图 3-4-1　早期不明位置妊娠判别软件视图

2. 早期不明位置妊娠判别方程（邓 - 宋氏判别方程）的临床应用价值研究

（1）病例分布基本情况：本研究共收集有效病例 N=327 例，判别方程诊断为早期输卵管妊娠 R1=229 例，早期先兆流产 R2=98 例；最终诊断为输卵管妊娠 C1=217 例，先兆流产 C2=110 例。其中准确判别早期输卵管妊娠（真早期输卵管妊娠）A=215 例，错误判别（假早期输卵管妊娠，实为早期先兆流产）B=14 例；准确判别早期先兆流产（真早期先兆流产患者）D=96 例，错误判别（假早期先兆流产，实为早期输卵管妊娠）C=2 例（表 3-4-5）。

表 3-4-5　判别诊断与最终诊断病例数情况（例）

判别诊断	最终诊断		合计
	输卵管妊娠	先兆流产	
早期输卵管妊娠	A=215	B=14	R1=229
早期先兆流产	C=2	D=96	R2=98
最终诊断	C1=217	C2=110	N=327

（2）两组病例停经时间情况：最终诊断为输卵管妊娠组的停经时间最短 25 天，最长 52 天，平均停经时间（41.88 ± 5.61）天；最终诊断为先兆流产组的停经时间最短 27 天，最长 49 天，平均停经时间（36.54 ± 6.16）天。经 t 检验，P=0.392，两组的停经时间分布无显著性差异，具有可比性（表 3-4-6）。

表 3-4-6　早期输卵管妊娠与早期先兆流产停经时间对比（天，$\bar{x} \pm S$）

最终诊断	例数	平均停经时间	P
输卵管妊娠	217	41.88 ± 5.61	0.392
先兆流产	110	36.54 ± 6.16	

（3）两组病例孕酮情况：最终诊断为早期输卵管妊娠组的孕酮平均值为（12.00 ± 10.05）ng/ml；最终诊断为先兆流产组的孕酮平均值为（27.39 ± 12.02）ng/ml。经 t 检验，P=0.399，显示两组的孕酮值分布无显著性差异（表 3-4-7）。

表 3-4-7　早期输卵管妊娠与早期先兆流产孕酮值对比（ng/ml，$\bar{x} \pm S$）

最终诊断	例数	平均值	P
输卵管妊娠	217	12.00 ± 10.05	0.399
先兆流产	110	27.39 ± 12.02	

（4）判别诊断错误的患者结局情况：持续跟踪观察 16 例判别诊断错误患者最终情况发现，在判别为早期输卵管妊娠的病例中，有 14 例为误判（假早期输卵管妊娠，实为早期先兆流产）。这 14 例中有 11 例妊娠结局不良，占 78.57%，其中 8 例发展为稽留流产，3 例发展为难免流产（完全流产或不完全流产）；

在判别为早期先兆流产的病例中，有 2 例为误判（假早期先兆流产，实为早期输卵管妊娠）。这 2 例均存在持续性的下腹部隐痛，并在一周后的 B 超检查中可见输卵管妊娠的原始心管搏动（表 3-4-8）。

表 3-4-8　判别诊断错误的患者结局情况（例）

最终诊断	判别诊断		合计
	早期输卵管妊娠	早期先兆流产	
输卵管妊娠	0	2	2
先兆流产	3	0	3
稽留流产	8	0	8
难免流产	3	0	3
合计	14	2	16

（5）其他情况：217 例最终诊断为输卵管妊娠者，首次 B 超检查未见宫旁包块者 97 例，占 44.70%。110 例最终诊断为先兆流产者，首次 B 超检查见不明意义宫旁包块者 8 例，占 7.27%（表 3-4-9、表 3-4-10）。

表 3-4-9　最终诊断为输卵管妊娠者首次 B 超检查情况

最终诊断	B 超检查	例数	比例
输卵管妊娠	未见宫旁包块	97	44.7%
	见宫旁包块	120	55.3%

表 3-4-10　最终诊断为先兆流产者首次 B 超检查情况

最终诊断	B 超检查	例数	比例
先兆流产	见宫旁包块	8	7.27%
	未见宫旁包块	108	92.73%

215 例准确判别为早期输卵管妊娠者（真输卵管妊娠者），其中 4 例为宫角妊娠，占 1.86%；1 例为宫颈妊娠，占 0.47%。判别方程均能准确判别（表 3-4-11）。

表 3-4-11　非输卵管性异位妊娠判别情况

判别诊断	最终诊断	例数	比例
早期输卵管妊娠	宫角妊娠	4	1.86%
	宫颈妊娠	1	0.47%

（6）判别方程真实性考察

灵敏度（sensitivity，Sen，真阳性率）$= \dfrac{A}{A+C} \times 100\% = 99.08\%$

特异度（specificity，Spe，真阴性率）$= \dfrac{D}{B+D} \times 100\% = 87.27\%$

假阴性率（漏诊率）$= \dfrac{C}{A+C} \times 100\% = 0.92\%$

假阳性率（误诊率）$= \dfrac{B}{B+D} \times 100\% = 12.73\%$

$$阳性似然比 = \frac{Sen}{1-Spe} = \frac{A}{A+C} / \frac{B}{B+D} = 7.78$$

$$阴性似然比 = \frac{1-Sen}{Spe} = \frac{C}{A+C} / \frac{D}{B+D} = 0.01$$

$$正确诊断指数（约登指数）= Sen + Spe - 1 = \frac{A}{A+C} + \frac{D}{B+D} - 1 = 0.8635$$

（表 3-4-12）。

表 3-3-12　判别方程真实性考察情况

真实性因素	考察结果	真实性因素	考察结果
灵敏度	99.08%	阳性似然比	7.78
特异度	87.27%	阴性似然比	0.01
假阴性率	0.92%	正确诊断指数	0.8635
假阳性率	12.73%		

（7）判别方程可靠性考察

$$符合率（准确度）= \frac{A+D}{A+B+C+D} \times 100\% = 95.11\%$$

$$Kappa = \frac{N(A+D) - (R_1C_1 + R_2C_2)}{N^2 - (R_1C_1 + R_2C_2)} = 0.8874 \quad （取值范围 -1\sim+1 之间）$$

（见表 3-4-13、表 3-4-14）

表 3-4-13　判别方程可靠性考察情况

可靠性因素	考察结果
符合率	95.11%
Kappa 值	0.8874

表 3-4-14　Kappa 值判断标准

Kappa 值	一致性强度	Kappa 值	一致性强度
<0	弱	0.41~0.60	中度
0 ~ 0.2	轻	0.61~0.80	高度
0.21 ~ 0.40	尚好	0.81~1	最强

（8）判别方程预测值考察

$$阳性预测值 = \frac{A}{A+B} \times 100\% = 93.89\%$$

$$阴性预测值 = \frac{D}{C+D} \times 100\% = 97.96\%$$

（表 3-4-15）

表 3-4-15　判别方程预测值考察情况

可靠性因素	考察结果
阳性预测值	93.89%
阴性预测值	97.96%

（五）讨论

1. 早期不明位置妊娠与孕酮值的关系

在临床的早期不明位置妊娠中，输卵管妊娠与早期先兆流产最为常见，而且也成为鉴别诊断的重点与难点。目前主要鉴别诊断的手段为通过监测 β-hCG 值与孕酮值的动态变化及定期 B 超复查。文献显示，早期输卵管妊娠患者血清 β-hCG 值 48 小时倍增病例数明显少于早期先兆流产患者[1]。病因研究表明，输卵管妊娠患者因滋养层细胞发育不佳，细胞活力下降，黄体功能不足而致血清孕酮大大低于正常早孕者。由于正常妊娠早期血清孕酮的分泌特点可分作 3 个阶段：第 1 阶段来自卵巢，不超过 5~6 周；第 2 阶段为孕 6~8 周，由卵巢和滋养层细胞分泌；第 3 阶段为孕 8 周后直到分娩，基本上来自滋养层细胞。孕 12 周后胎盘完全形成，合成能力上升，血孕酮水平迅速上升。但在 12 周前血清孕酮维持一定水平，在各孕周间差异无统计学意义。血清孕酮在妊娠早期（孕 5~10 周）数值相对稳定，且含量较少并受 β-hCG 影响，单次检测有一定的诊断意义，故在输卵管妊娠的鉴别诊断中受到重视。基于此原理，有研究者通过临床研究，也发现血清孕酮值对鉴别早期输卵管妊娠与早期先兆流产有一定价值，并探索出界定早期输卵管妊娠与早期先兆流产的孕酮界定阈值，经统计认为将孕酮界定阈值为 30.60nmol/ml[2]。

本研究对 327 例患者血清孕酮值进行统计，根据表 3-4-7 早期输卵管妊娠与早期先兆流产孕酮值对比显示，最终诊断为输卵管妊娠组的孕酮平均值为（12.00 ± 10.05）ng/ml；最终诊断为早期先兆流产组的孕酮平均值为（27.39 ± 12.02）ng/ml。经 t 检验，$P=0.399$（$P>0.05$），显示两组的孕酮值无显著性差异，且两组孕酮值的标准差较大。提示不同患者间孕酮值离散度较大，早期输卵管妊娠与早期先兆流产在孕酮值上存在较大的重叠域值，难以确定界定早期输卵管妊娠与早期先兆流产间的判别阈值，与相关文献研究结果不相符。

根据表 3-4-6 早期输卵管妊娠与早期先兆流产停经时间对比显示，最终诊断为输卵管妊娠组的平均停经时间为（41.88 ± 5.61）天；最终诊断为早期先兆流产组的平均停经时间为（36.54 ± 6.16）天。经 t 检验，$P=0.392$，两组的停经时间无显著性差异。可排除因停经时间差异而导致的早期输卵管妊娠与早期先兆流产间孕酮值的无显著性差异。

尽管输卵管妊娠患者血清孕酮水平低于正常宫内妊娠已得到国内外一致认同，但导致孕酮低的原因还存在较多争议。输卵管妊娠孕酮水平低是原发于黄体功能不足，还是继发于输卵管妊娠滋养层细胞所产生的 β-hCG 不足所致，目前也尚无定论。血清孕酮测定并不是输卵管妊娠的绝对确诊手段，仍存在一定的局限性，其水平受患者卵巢功能、检测时刻、检测方法及地方差异等多种因素的影响。此外，宫内妊娠结局不良患者多因胚胎本身的发育缺陷，导致滋养层细胞的变性坏死，β-hCG 分泌不足，或黄体本身功能缺陷，直接或间接地影响了孕酮的分泌，致使血清孕酮水平均降低，使输卵管妊娠与自然流产间的孕酮水平有部分交叉重叠，降低了孕酮诊断输卵管妊娠的特异性。因而，采用血清孕酮诊断早期输卵管妊娠时，尚需结合血清 β-hCG、B 超检查，甚至诊断性刮宫及腹腔镜检查等方法综合考虑。

综上所述，就本研究结果认为，单纯依靠孕酮值对早期不明位置妊娠判断仍缺乏较有力的依据及统一的界定阈值。

2. 超声检查在早期不明位置妊娠中的优缺点

超声检查具有无创性，直接观察子宫、宫内、附件及盆腔的优点，对于早期输卵管妊娠与早期先兆流产的鉴别诊断具有重要意义。其中，典型的输卵管妊娠常表现为：子宫增大或常大；宫腔内无妊娠囊；一侧附件区见混合性包块、没有清楚边界，形态往往不规则，内部回声不均匀；或子宫直肠陷窝及盆腹腔内可见液体影像，或子宫直肠陷窝有低回声的团块等特征性改变。文献研究表明，经腹超声检查虽然已用于输卵管妊娠检查，但能早期诊断输卵管妊娠（未破裂型）只占 35% 左右，主要原因受诸多因素影响：如膀胱充盈程度、肠道气体、患者腹部肥胖及探头分辨率低。而经阴道超声检查具有分辨率高、近距离靠近盆腔器官、不受肠道气体及肥胖影响、不需要充盈膀胱、随时检查、减轻患者不适的优点。对于早早孕，胚囊 2mm 即能清晰显示，而且对盆腔血管显示更为清晰，脉冲多普勒能及时反映包块的阻力指数，有利于输卵管妊娠的诊断[3]。但值得注意的是，尽管对于典型的输卵管妊娠诊断并不困难，但由于输卵管妊娠的胚芽发育不良，以及受精卵着床部位、生长大小、出血情况、炎性反应、组织粘连等较多因素的影响，往往未能发现附件区包块或缺乏附件区典型的特征性声像图表现，仅可见附件区实性或混合性包块，严重影响声像图的可靠性及特异性，而易与一些非妊娠病灶如盆腔炎性肿块、黄体囊肿、黄体破裂等混淆，容易造成误诊。在临床中，具有强烈生育要求的患者往往拒绝行阴道超声检查，复查超声检查的频率也受到较大的限制。故超声检查也难以在早期不明位置妊娠中作出及时的鉴别诊断，仍需同时结合孕酮及血 β-hCG 的动态监测来完成相应诊断。

根据表 3-4-9 最终诊断为输卵管妊娠的 217 例患者 B 超检查情况所示，首次 B 超检查未见宫旁包块患者 97 例，占 44.70%。根据 3-4-10 最终诊断为先兆流产的 110 例患者 B 超检查情况所示，首次 B 超检查见不明意义宫旁包块患者 8 例，占 7.27%。由此可见，尽管超声检查为一种较理想的非损伤性检查手段，对于早期不明位置妊娠的鉴别诊断中具有不可替代的作用，但超声检查受制于操作者的运用技术及诸多干扰因素和复杂的病理改变，仍影响了诊断的可靠性及特异性。

综上所述，就本研究结果认为，单纯依赖超声检查仍难以做到较理想的快速、准确判别早期不明位置妊娠。需同时结合孕酮值及血 β-hCG 的动态监测及其他手段来减少漏诊、误诊的发生。

3. 早期不明位置妊娠判别方程（邓 - 宋氏判别方程）的临床应用价值

输卵管妊娠是妇科最常见的急腹症和孕妇主要死亡原因之一，由于输卵管妊娠缺乏早期诊断的敏感性指标，一直被视为高度危险的早期妊娠并发症。输卵管妊娠在我国的发病率已呈逐年上升趋势，故对于早期不明位置妊娠，寻找一种非侵入性、快速且同时具有较好的真实性、可靠性及预测值，便于临床大规模推广应用的判别方法，已成为目前研究的重点。通过回顾文献研究，结合本次研究中对孕酮值及超声检查的临床应用观察，目前尚无一种较理想的非侵入性、快速且同时具有较好的真实性、可靠性及预测值的早期不明位置妊娠的判别方法。目前判别方法主要通过动态监测 β-hCG、孕酮，以及定期复查 B 超来实现。

本研究在前期研究的基础上，通过前瞻性研究方法，收集了 327 名符合纳入标准的诊断为早期不明位置妊娠患者为研究对象，经统计学分析综合评价早期不明位置妊娠判别方程（邓 - 宋氏判别方程）的临床应用价值。结果如下：

（1）表 3-4-5 判别诊断与最终诊断情况结果显示，依据判别方程判别诊断为早期输卵管妊娠者 229 例，早期先兆流产者 98 例；而最终诊断为早期输卵管妊娠者 217 例，早期先兆流产者 110 例。其中准确判别早期输卵管妊娠者（真早期输卵管妊娠者）215 例，错误判别（假早期输卵管妊娠者，实为早期先兆流产者）14 例；准确判别早期先兆流产者（真早期先兆流产者）96 例，错误判别（假早期先兆流产者，实为早期输卵管妊娠者）2 例。

（2）表 3-3-8 判别错误患者结局情况显示，在判别为早期输卵管妊娠的病例中，有 14 例为误判（假早期输卵管妊娠，实为早期先兆流产）。这 14 例中有 11 例妊娠结局不良，占 78.57%，其中 8 例发展为稽留流产，3 例发展为难免流产（完全流产或不完全流产）；在判别为早期先兆流产的病例中，有 2 例为误判（假早期先兆流产，实为早期输卵管妊娠）。这 2 例均存在持续性的下腹部隐痛，并在一周后的 B 超检查中可见异位妊娠的原始心管搏动。此结果提示本判别方程在早期不明位置妊娠的判别中受胚胎活性影响较大，由此引申出的该方程是否可应用于已明确妊娠位置患者的胚胎活性判别，尚需临床进一步研究验证。

（3）表 3-4-11 非输卵管性异位妊娠判别情况显示，对 215 例准确判别为早期输卵管者（真输卵管妊娠者）中发现，其中 4 例为宫角妊娠，占 1.86%，1 例为宫颈妊娠，占 0.47%，发生率与相关文献报道一致。早期不明位置妊娠判别方程均能准确进行了判别。提示该判别方程可扩展应用于对其他非输卵管位置的异位妊娠进行判别的可能，但尚需临床进一步研究验证。

（4）表 3-4-12 判别方程真实性考察结果显示：灵敏度 99.08%，特异度 87.27%，假阴性率 0.92%，假阳性率 12.73%，阳性似然比 7.78，阴性似然比 0.01，正确诊断指数 0.8635。提示该判别方程对早期输卵管妊娠与早期先兆流产有着极高的判别率。结合表 3-4-14 Kappa 值判断标准，本判别方程的正确诊断指数达最强级别。

（5）表 3-4-13 可靠性考察结果显示：符合率 95.11%，Kappa 值 =0.8874。提示该判别方程对早期输卵管妊娠与早期先兆流产的判别诊断具有较高的诊断准确度。结合表 3-4-14 Kappa 值判断标准，本判别方程的可靠性达最强级别。

（6）表 3-4-15 预测值考察结果显示：阳性预测值 93.89%，阴性预测值 97.96%。由此可见，本判别方程对于早期输卵管妊娠与早期先兆流产的鉴别诊断具有较好的预测效果。可作为临床判别诊断的重要参考依据。

综上所述，采用贝叶斯逐步判别分析法建立起的早期不明位置妊娠判别方程（邓—宋氏判别方程）是一种较理想的非侵入性的方法，主要是利用临床、实验室和形态学的指标综合分析，通过收集停经时间、有无不规则阴道流血、月经是否规律、有无自然流产史、有无异位妊娠史、有无盆腔炎病史、有无放置节育环、最新孕酮值、腹痛情况、最新 hCG 值、B 超下有无宫旁包块、有无盆腔积液这 12 个相关资料代入早期不明位置妊娠判别方程应用软件中进行运算，即可初步判别不明位置妊娠类别，为临床快速初步诊断提供了较准确、有效的参考工具，具有较好的实用性及临床推广价值。

（六）研究结论

本研究旨在对前期研究中采用贝叶斯逐步判别分析法建立起的早期不明位置妊娠判别方程（邓 - 宋氏判别方程）做进一步的研究，开发出早期不明位置妊娠判别方程软件。并验证该方程的临床应用价值。

（1）单纯依靠孕酮值对早期不明位置妊娠判断仍缺乏较有力的依据及统一明确的界定阈值。

（2）单纯依赖超声检查难以做到准确判别早期不明位置妊娠。需同时结合孕酮值及血 β-hCG 的动态监测等手段来减少漏诊、误诊的发生。

（3）早期不明位置妊娠判别方程（邓 - 宋氏判别方程）为一种较理想的非侵入性、快速且同时具有较高的真实性、可靠性及预测值的判别方法，值得临床推广应用。

参考文献

[1] 代炳梅,隗伏冰.血 β-hCG 及 P 测定对早期诊断输卵管妊娠的价值分析[J].中国现代医药杂志, 2008,10(5):50-53.

[2] 来婷,蒋庆春.血清孕酮在鉴别宫内早早孕、先兆流产、难免流产及异位妊娠的价值[J].中国临床实用医学,2007,1(3):34-36.

[3] 沈海艳.经阴道超声对早期异位妊娠的诊断价值[J].吉林医学,211,32(24):5119-5120.

第五节　输卵管妊娠病情影响因子评分模型的建立

本研究团队根据临床回顾性研究和参照国外的研究资料[1]，最后选定了输卵管妊娠的五个因子作为主要的病情影响因子，即停经周数、腹痛程度、血 β-hCG 水平、超声下腹腔内出血最大直径、超声下输卵管妊娠包块最大直径，并以此建立了一个可靠、有效、快速、简便的病情量化评分模型。

本研究团队将该输卵管妊娠病情影响因子评分模型应用于输卵管妊娠中西医结合诊疗方案，该方案的前瞻性临床研究证明该评分模型可较全面、客观评价输卵管妊娠病情。

输卵管妊娠病情影响因子评分模型根据每项病情影响因子的程度，分别给予 1、2、3 分，五项病情因子得分的总和即为病情总评分，见表 3-5-1：

表 3-5-1　输卵管妊娠病情影响因子评分法

	1 分	2 分	3 分
妊娠周数	≤ 6 周	7~8 周	>8 周
腹痛	无	隐痛	剧痛
血 β-hCG	<1000IU/L	1000~3000IU/L	>3000IU/L
（超声）盆腔内			
出血量最大径	<3cm	3~6cm	>6cm
（超声）输卵管			
妊娠包块最大径	<3cm	3~5cm	>5cm

总评分 ＿＿＿＿

参考文献

Fernandez H, Baton C, Benifla JL, et al.MTX treatment of ectopic pregnancy [J]. Fertile Steril,1993,59:773.

第六节　输卵管妊娠中西医结合诊疗方案的建立、优化及评价研究

一、输卵管妊娠辨病与辨证论治规律的探索研究

（一）研究目的

采用回顾性实验设计方案，按照"输卵管妊娠诊断治疗观察表"（见附录1），对输卵管妊娠病人进行辨病分期、辨证分型和计算病情积分，通过分析疾病分期、中医证型、积分与各组（包括中药组、中西药结合组和手术组）疗效的关系，对输卵管妊娠的分期、证型和治疗确定量化的标准，对输卵管妊娠的辨病与辨证论治规律进行探讨。

（二）研究对象

广州中医药大学第一附属医院妇科病房1995年1月~2003年1月间确诊为输卵管妊娠且资料完整的病例718例。

（三）研究方法

1. 输卵管妊娠的辨病分期与辨证分型

（1）符合以下情况者列为未破损期（输卵管妊娠未发生破裂、流产）：①多有停经史，无明显下腹疼痛，或伴有阴道不规则流血。②妇科检查，子宫略大，一侧附件区或可触及包块。③β-hCG阳性，或曾经阳性现转为阴性。④盆腔B超：宫内未见孕囊，宫旁出现轮廓不清的液性或混合性回声区，或该区查有胚芽或原始心管搏动。

未破损期的中医证型有胎元阻络型（未破损早期时）和瘀结成癥型（未破损晚期时）两型。①胎元阻络型：或有不规则阴道流血或下腹隐痛，β-hCG阳性，或经B超证实为输卵管妊娠，但未发生输卵管妊娠破裂或流产。舌暗苔薄，脉弦滑。②瘀结成癥型：胎元（包括胚胎和滋养细胞活性）已死亡，但未发生输卵管破裂或流产，腹痛减轻或消失，可有小腹坠胀不适，妇检或可触及局限性包块。β-hCG曾经阳性现转为阴性。舌质暗，脉弦细涩。

（2）符合以下情况者列为已破损期（输卵管妊娠已发生破裂、流产）：①多有停经史，曾突发一侧下腹剧烈疼痛，或有反复明显的下腹疼痛，可伴有阴道不规则流血，或伴有晕厥或休克。②妇科检查：阴道后穹窿或饱满，子宫颈有举摆痛，子宫或有漂浮感，一侧附件区可触及到边界不清的包块，压痛明显。③β-hCG阳性，或曾经阳性现转为阴性。④阴道后穹窿穿刺或腹腔穿刺，或可抽到不凝血。⑤盆腔B超：宫内未见孕囊，盆腔内存在无回声暗区或边界欠清的混合性包块，或子宫直肠窝有积液。

已破损期的中医证型有气血亏脱型、正虚血瘀型、瘀结成癥型。①气血亏脱型：多有停经，或不规则阴道流血，突发下腹剧痛，面色苍白，冷汗淋漓，四肢厥冷，烦躁不安，甚或昏厥，血压明显下降，β-hCG阳性，后穹窿穿刺、或腹腔穿刺、或B超提示有腹腔内出血。舌淡苔白，脉细微。②正虚血瘀型：输卵管妊娠发生破裂或流产不久，腹痛拒按，

或有不规则阴道流血，头晕神疲。妇检或 B 超检查盆腔一侧有混合性包块。β-hCG 阳性。舌质暗，脉细弦。③瘀结成癥型：输卵管发生破裂或流产已久，腹痛减轻或消失，小腹坠胀不适，妇检或 B 超检查盆腔一侧有局限的混合性包块。β-hCG 曾经阳性现转为阴性。舌质暗，脉弦细涩。

2. 各病例依据输卵管妊娠病情影响因子积分法计算评分（表 3-6-1）

表 3-6-1　输卵管妊娠病情影响因子积分法

	1 分	2 分	3 分
妊娠周数	≤6 周	>6 周 ~ ≤8 周	>8 周
腹痛	无	隐痛	剧痛
尿 hCG	≤625IU/L	1250~2500IU/L	≥5000IU/L
腹腔内血量	无	≤100ml	>100ml
B 超包块直径	<3cm	3~5cm	>5cm

积分：_____

3. 治疗分组

根据标准收集的输卵管妊娠病例，可分为：中药治疗、中西药结合治疗和手术治疗 3 组，分别简称为：中药组、中西药结合组和手术组，具体治疗方法如下。

（1）中药组：①治以活血化瘀，杀胚止痛：宫外孕 I 号方（丹参、赤芍、桃仁）加天花粉、紫草、蜈蚣，每日 1 剂。有腹痛、腹胀、便秘者加玄胡、川楝、枳壳、大黄，有热象者加败酱草、地丁、公英，气虚者加黄芪、党参；血府逐瘀口服液（桃仁、红花、枳壳、牛膝等）10ml 口服，一日 3 次；双柏水蜜（侧柏叶、黄柏、大黄、薄荷、泽兰）250g，外敷下腹痛处，一日 1 次。②经治疗病情稳定，hCG 转阴者，改用消癥化瘀，活血散结法：宫外孕 II 号方（丹参、赤芍、桃仁、三棱、莪术）加皂角刺、田七片、煅牡蛎。气虚加山药、党参，腹胀加枳壳、川楝；橘荔散结片（橘核、荔枝核、海藻、莪术、制首乌、党参等）4 片，口服，每日 3 次；双柏水蜜 250g，外敷下腹部患侧，一日 1 次；复方毛冬青灌肠液 150ml，保留灌肠，一日 1 次。

（2）中西药结合组：①西药治疗：氨甲蝶呤 50mg/m² 单次肌注或米非司酮 150mg 口服，每日 1 次，连服 5 天。若一周后 hCG 下降不显著，加用氨甲蝶呤 50mg 肌注 1 次；②中药治疗：同前。

（3）手术组：手术中根据探察情况，分别施行患侧输卵管切除术或患侧输卵管开窗术。

4. 疗效判定标准

（1）药物治疗的疗效判定标准：①近期治愈：阴道流血停止，腹痛消失；妇科 B 超检查妊娠包块缩小 1/2 以上；hCG 测定连续 2 次阴性。②有效：阴道流血停止，腹痛消失；妇科 B 超检查妊娠包块缩小不到 1/2 或无增大；hCG 测定连续 2 次阴性。③无效：腹痛加剧或伴失血性休克；妇科 B 超检查妊娠包块增大；hCG 持续阳性且有增高趋势；中医药治疗者需改为中西药结合治疗，或改行手术治疗；中西药结合治疗者需改行手术治疗。

（2）手术治疗的疗效判定标准：①治愈：患者术后恢复良好，伤口按期愈合，β-hCG 测定连续 2 次阴性。②无效：手术后发生持续性异位妊娠，甚至患者死亡。

5. 统计方法

本研究均为记数资料，理论频数≥5 时，用 χ^2 检验；理论频数＜5 时，用秩和检验。

（四）研究结果

1. 研究对象的一般情况

本研究共收集病例 718 例，根据调查表的内容，把 718 份病例的相关情况整理如下：

（1）中医证型与分期的关系，见表 3-6-2。

表 3-6-2　中医证型与分期的关系

分型	未破损期	已破损期	合计（例）	构成比（%）
胎元阻络	119		119	16.6
瘀结成癥	35	33	68	9.5
正虚血瘀		410	410	57.1
气血亏脱		121	121	16.9
合计	154	564	718	100

从表 3-6-2 可以看出，病例以正虚血瘀型居多，其后依次为气血亏脱型、胎元阻络型、瘀结成癥型。本次调查还发现瘀结成癥型可见于未破损期和已破损期，这和以往教科书中把包块型均归为已破损期不同，这个内容将在后面探讨。

（2）中医证型与各治疗组的关系，见表 3-6-3。

表 3-6-3　中医证型与各治疗组的关系（例）

分型	中药组	中西药结合组	手术组	合计
胎元阻络	28	91		119
瘀结成癥	39	29		68
正虚血瘀	6	114	290	410
气血亏脱			121	121
合计	73	234	411	718

胎元阻络型和瘀结成癥型行手术治疗者，不列为研究对象。因为凡是诊断为输卵管妊娠者，就有手术治疗的指征，但胎元阻络型和瘀结成癥型生命体征平稳，可先行药物治疗，故从研究各种治疗方法最佳适应症的角度出发，这两型行手术治疗者，不列为研究对象。

（3）积分与中医证型的关系，见表 3-6-4。

表 3-6-4　积分与中医证型的关系（例）

积分	胎元阻络	瘀结成癥	正虚血瘀	气血亏脱	合计
6	3	1			4
7	26	7			33
8	30	12	5		47
9	31	16	14		61
10	18	18	28	9	73
11	9	9	151	22	191
12	2	4	109	32	147
13		1	75	35	111
14			28	16	44
15				7	7
合计	119	68	410	121	718

从表 3-6-4 可知，不同证型，最高积分和最低积分基本不同，且病例数最多的积分段也不同，胎元阻络型为 7~9 分，瘀结成癥型为 8~10 分，正虚血瘀型为 11~13 分，气血亏脱型为 11~14 分，说明这 4 个证型，从胎元阻络型到气血亏脱型，积分逐渐增大，病情逐渐加重。

（4）积分与治疗组的关系，见表 3-6-5。

表 3-6-5　积分与治疗组的关系（例）

积分	中药组	中西药结合组	手术组	合计
6	4			4
7	17	16		33
8	17	30		47
9	19	42		61
10	8	56	9	73
11	6	69	116	91
12	2	19	126	147
13		2	109	111
14			44	44
15			7	7
合计	73	234	411	718

从表 3-6-5 可知，积分 ≤ 9 分，可行药物治疗；积分 = 10~12 分，有药物治疗和手术治疗；积分 ≥ 13 分，基本为手术治疗。

（5）舌苔和脉象的分析，见图 3-6-1、图 3-6-2。

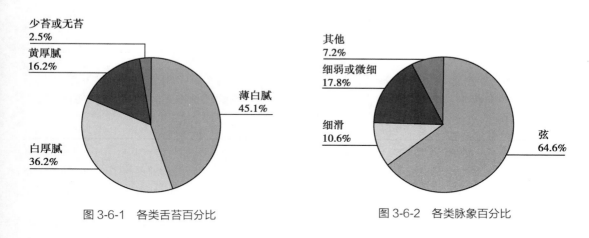

图 3-6-1　各类舌苔百分比　　　　　　　　图 3-6-2　各类脉象百分比

由图 3-6-1 可知，舌苔以薄白而腻或白厚腻为多（分别为 45.1% 和 36.2%），黄厚腻苔次之（16.2%），少苔或无苔者很少（2.5%）。

由图 3-6-2 可知，除气血亏脱型表现为微弱脉或细微脉外（17.5%），其他三型多表现为弦脉，如弦涩、弦数、弦滑、弦细等（64.6%）；少部分表现为细滑脉（占 10.6%）。

2. 各个证型、不同积分的治疗情况

（1）胎元阻络型

① 总体情况，见表 3-6-6。

表 3-6-6　胎元阻络型积分与各治疗组的关系（例）

积分	中药组	中西药结合组	合计
6	3		3
7	10	16	26
8	9	21	30
9	6	25	31
10		18	18
11		9	9
12		2	2
合计	28	91	119

② 积分 ≤ 7 分，共 29 例，包括中药组和中西药结合组，见表 3-6-6。两组的治疗情况分析见表 3-6-7。

表 3-6-7　胎元阻络型（≤7分）治疗情况分析

治疗组	痊愈	有效	无效	合计（例）	有效率（%）
中药组	11	1	1	13	92.3
中西药结合组	13	1	2	16	87.5
合计（例）	24	2	3	29	82.8

经秩和检验，统计量 $Z=-0.415$，显 $P=0.678$，两组疗效无显著性差异。

对这 29 个病例，按上述分组，比较两组病例的病情影响因子有无区别，见表 3-6-8。

表 3-6-8　胎元阻络型（≤7分）病情影响因子比较

影响因子	Z	P	影响因子	Z	P
孕周	−0.283	0.788	内出血量	−1.597	0.110
腹痛程度	−0.234	0.815	包块直径	−0.625	0.532
尿 hCG	−4.608	0.000			

经秩和检验发现，两组在孕周、腹痛程度、内出血量和包块直径上无显著性差异（ $P>0.05$ ）；在尿 hCG 上有显著性差异（ $P<0.05$ ），中药组尿 hCG 均为 625IU/L，中西药结合组均为 1250~2500IU/L。

根据表 3-6-7 和表 3-6-8 的分析结果可知，胎元阻络型，积分≤7分时，中药组和中西药结合组的疗效均较高，两种治疗方法疗效无显著性差异。尿 hCG ≤625IU/L 时，可考虑用中药治疗；尿 hCG≥1250IU/L 时，应选择中西药结合，加强杀胚治疗。

③ 积分 = 8 分，共 30 例，包括中药组和中西药结合组，两组的治疗情况分析，见表 3-6-9。

表 3-6-9　胎元阻络型（8分）治疗情况分析

治疗组	痊愈	有效	无效	合计（例）	有效率（%）
中药组	6	2	1	9	89.9
中西药结合组	13	5	3	21	85.7
合计	19	7	4	30	86.7

经秩和检验，统计量 $Z=-0.230$，$P=0.818$，两组疗效无显著性差异。

对这 30 个病例，按上述分组，比较两组病例的病情影响因子有无区别，见表 3-6-10。

表 3-6-10　胎元阻络型（8分）病情影响因子比较

影响因子	Z	P	影响因子	Z	P
孕周	−0.526	0.599	内出血量	−1.760	0.078
腹痛程度	−0.783	0.433	包块直径	−2.040	0.041
尿 hCG	−2.996	0.030			

经秩和检验，两组在孕周、腹痛程度、内出血量上无显著性差异（$P>0.05$）；在尿 hCG 和包块直径上有显著性差异（$P<0.05$）。尿 hCG，中药组均≤625IU/L，中西药结合组均为 1250~2500IU/L；包块直径，中药组均小于或等于 5cm，中西药结合组有 2 例大于 5cm。

根据表 3-6-9 和表 3-6-10 的分析结果可知，胎元阻络型，积分 = 8 分时，中药组和中西药结合组的疗效仍较高，两种治疗方法疗效无显著性差异。尿 hCG ≤625IU/L 时，可考虑用中药治疗；尿 hCG ≥1250IU/L 或包块直径 > 5cm 时，应选择中西药结合治疗。

4）积分 = 9 分，共 31 例，包括中药组和中西药结合组，两组的治疗情况分析见表 3-6-11。

表 3-6-11 胎元阻络型（9 分）治疗情况分析

治疗组	痊愈	有效	无效	合计（例）	有效率（%）
中药组	1	1	4	6	33.3
中西药结合组	16	3	6	25	76.0
合计	17	4	10	31	67.8

经秩和检验，统计量 $Z = -1.975$，$P=0.048$，两组疗效有显著性差异，中西药结合组疗效高于中药组。胎元阻络型，积分 = 9 分时，可先选择中西药结合治疗。

5）积分 =10~12 分，共 29 例，都为中西药结合组，见表 3-6-6，其中 12 分 2 例，例数较少。积分为 10 分和 11 分的病例，疗效比较，见表 3-6-12。

表 3-6-12 胎元阻络型（10 分和 11 分）疗效比较

积分	痊愈	有效	无效	合计（例）	有效率（%）
10 分	5	8	5	18	72.2
11 分	1	1	7	9	22.2
合计	6	9	12	27	55.6

经秩和检验，统计量 $Z = -2.419$，$P=0.016$，$P<0.05$ 两组疗效有显著性差异。积分为 11 分者，药物治疗效果不佳。胎元阻络型，积分 =10 分时，可先选择中西药结合治疗；积分 ≥11 分时，应选择手术治疗。

（2）瘀结成癥型

① 总体情况，见表 3-6-13 和表 3-6-14。

表 3-6-13 瘀结成癥型积分与分期的关系（例）

积分	未破损期	已破损期	合计	积分	未破损期	已破损期	合计
6	1		1	11		9	9
7	7		7	12		4	4
8	12		8	13		1	1
9	8	8	16	合计	35	33	68
10	7	11	18				

由表 3-6-13 可知，8 分及 8 分以下，均为未破损期；9 分和 10 分有未破损期和已破损期；11 分及 11 分以上均为已破损期。

表 3-6-14　瘀结成癥型积分与各治疗组的关系

积分	中药组	中西药结合组	合计	积分	中药组	中西药结合组	合计
6	1		1	11	6	3	9
7	7		7	12	2	2	4
8	7	5	12	13		1	1
9	9	7	16	合计	39	29	68
10	7	11	18				

由表 3-6-14 可知，6 分和 7 分均为中药组，8 分及 8 分以上，有中药组和中西药结合组。

② 积分 = 6~7 分，均为未破损期，且均为中药治疗组，见表 3-6-13 和表 3-6-14，共 8 例，痊愈 4 例，有效 3 例，无效 1 例，有效率为 87.5%。

③ 积分 = 8 分，共 12 例，均为未破损期，有中药组和中西药结合组，见表 3-6-13 和表 3-6-14。两组治疗情况比较，见表 3-6-15。

表 3-6-15　瘀结成癥型（8 分）治疗情况分析

治疗组	痊愈	有效	无效	合计（例）	有效率（%）
中药组	4	2	1	7	85.7
中西药结合组	4	1		5	100
合计	8	3	1	12	91.7

经秩和检验，统计量 $Z = -0.845$，$P = 0.398$，两组疗效无显著性差异。

对这 12 个病例，按上述分组，比较两组病例的病情影响因子有无区别，见表 3-6-16。

表 3-6-16　瘀结成癥型（8 分）病情影响因子比较

影响因子	Z	P	影响因子	Z	P
孕周	−0.370	0.711	内出血量	−1.682	0.093
腹痛程度	−0.793	0.428	包块直径	−0.095	0.925
尿 hCG	−1.183	0.237			

经秩和检验，两组的病情影响因子比较上无显著性差异（$P > 0.05$）。

根据表 3-6-15 和表 3-6-16 可知，瘀结成癥型未破损期，积分 ≤ 8 分，用中药治疗或中西药结合治疗效果均好。

④积分 = 9~10 分，共 34 例，有未破损期和已破损期，治疗有中药组和中西药结合组，见表 3-6-13 和表 3-6-14。积分 = 9 分的病例和积分 = 10 分的病例，疗效比较，见表 3-6-17。

表 3-6-17　瘀结成癥型（9 分和 10 分）疗效比较

积分	痊愈	有效	无效	合计（例）	总有效率（%）
9 分	6	6	4	16	75.0
10 分	5	5	8	18	55.6
合计	1	11	12	34	64.7

经卡方检验，$\chi^2 = 1.402$，$P = 0.236$，两组治疗情况无显著性差异，因此把积分为 9 分和 10 分的病例合起来分析，分析情况见表 3-6-18~ 表 3-6-21。

表 3-6-18　未破损期瘀结成癥型（9~10 分）治疗情况分析

治疗组	痊愈	有效	无效	合计（例）	有效率（%）
中药组	4	2	1	7	85.7
中西药结合组	6	1	1	8	81.5
合计	10	3	2	15	86.7

经秩和检验，统计量 $Z = -0.098$，显著性为 0.922，$P > 0.05$，两组治疗情况无显著性差异。

表 3-6-19　已破损期瘀结成癥型（9~10 分）治疗情况分析

治疗组	痊愈	有效	无效	合计（例）	有效率（%）
中药组	1	4	4	9	55.4
中西药结合组		4	6	10	40.0
合计	1	8	10	19	47.4

经秩和检验，统计量 $Z = -1.096$，$P = 0.273$，两组治疗情况无显著性差异。

表 3-6-20　瘀结成癥型（9~10 分）病情比较

影响因子	Z	P	影响因子	Z	P
孕周	−0.658	0.511	内出血量	−0.164	0.869
腹痛程度	−0.610	0.542	包块直径	−1.523	0.128
尿 hCG	−1.715	0.086			

积分 = 9~10 分者，不分未破损期和已破损期，经秩和检验，两组病情比较无显著性差异（$P > 0.05$）。

表 3-6-21　瘀结成癥型（9~10 分）未破损期和已损破期疗效比较

分期	痊愈	有效	无效	合计	有效率（%）
未破损期	10	3	2	15	86.7
已破损期	1	8	10	19	47.4
合计	11	11	12	34	64.7

经卡方检验，$\chi^2 = 5.668$，$P = 0.017$，两组治疗情况有显著性差异，未破损期疗效高。

根据表 3-6-18~ 表 3-6-21 的分析结果看出，对于瘀结成癥型，积分 = 9~10 分者，无论是未破损期还是已破损期，中药组和中西药结合组疗效无显著性差异，但未破损期的疗效明显高于已破损期。故对瘀结成癥型，积分为 9~10 分者，若要药物治疗，可考虑用中药组，但应选择未破损期者。

⑤ 积分 =11 分，共 9 例，均为已破损期，治疗有中药组和中西药结合组，见表 3-6-13 和表 3-6-14，两组治疗情况比较，见表 3-6-22。

表 3-6-22　已破损期瘀结成癥型，积分 = 11 分，治疗情况分析

治疗组	痊愈	有效	无效	合计（例）	有效率（%）
中药组	2	1	3	6	50.0
中西药结合组		1	2	3	33.3
合计	2	2	5	9	44.4

经秩和检验，统计量 Z =−0.894，P=0.371，两组治疗情况无显著性差异。

对这 9 个病例，按上述分组，比较两组病例的病情影响因子有无区别，见表 3-6-23。

表 3-6-23　瘀结成癥型（11 分）两组病情影响因子比较

影响因子	Z	P	影响因子	Z	P
孕周	−1.414	0.175	内出血量	−0.535	0.593
腹痛程度	0.000	1.000	包块直径	0.000	1.000
尿 hCG	−0.447	0.655			

经秩和检验，两组的病情影响因子比较无显著性差异（P>0.05）。

根据表 3-6-22 和表 3-6-23 可知，瘀结成癥型，积分 =11 分者，中药组和中西药结合组病例在病情影响因子的比较无显著性差异，但两组的治疗成功率均较低。

根据上述分析（表 3-6-13 至表 3-6-23）可知，瘀结成癥型，治疗效果与是否破损和积分高低有关，与是否应用西药无关。未破损期药物治疗疗效优于已破损期，中药组与中西药结合组疗效无显著性差异。积分≥11 分者，药物治疗效果不佳。

（3）正虚血瘀型

① 总体情况，见表 3-6-24 和表 3-6-25。

表 3-6-24　正虚血瘀型积分和各治疗组的关系（例）

积分	中药组	中西医结合	手术组	合计
8	1	4		5
9	4	10		14
10	1	27		28
11		57	94	151
12		15	94	109
13		1	74	75
14			28	28
合计	5	114	290	410

积分≤10分时，均为药物治疗，其中大多数为中西药结合治疗；积分≥11分时有中西药结合治疗和手术治疗，分数越高，中西药结合治疗的例数越少。

表 3-6-25　正虚血瘀型积分和药物治疗效果的关系

积分	痊愈	有效	无效	合计（例）	总有效率（%）
8	2	2	1	5	80.0
9	4	5	5	14	64.3
10	3	2	23	28	17.9
11		4	53	57	7.0
12		2	13	15	13.3
13			1	1	0
合计	9	15	96	120	20.0

正虚血瘀型，随着积分的增高，药物治疗的总有效率基本呈下降趋势，积分≤9分时，有效率尚可，积分≥10分时，有效率很低。

2）积分＝8分，共5例，有中药组和中西药结合组，见表3-6-24。两组疗效比较，见表3-6-26。

表 3-6-26　正虚血瘀型（8分）治疗情况分析

治疗组	有效	无效	合计（例）	有效率（%）
中药组	1		1	100
中西药结合组	3	1	4	80
合计	4	1	5	80

秩和检验，统计量 $Z=-0.500$，$P=0.617$，两组疗效无显著性差异。

对这5个病例，按上述分组，比较两组病例的病情影响因子有无区别，见表3-6-27。

表 3-6-27　正虚血瘀型（8分）两组的病情影响因子比较

影响因子	Z	P	影响因子	Z	P
孕周	−0.816	0.414	内出血量	0.000	1.000
腹痛程度	−0.816	0.414	包块直径	−2.000	0.046
尿 hCG	−0.500	0.617			

经秩和检验，两组的病情影响因子比较无显著性差异（$P>0.05$）。

根据表3-6-26和表3-6-27可知，正虚血瘀型，积分≤8分时，可选择中药或中西药结合治疗，疗效好。

③积分＝9分，共14例，有中药组和中西药结合组，见表3-6-24，两组疗效比较，见表3-6-28。

表 3-6-28　正虚血瘀型（9分）治疗情况分析

治疗组	有效	无效	合计（例）	有效率（%）
中药组	2	2	4	50
中西药结合组	6	4	10	60
合计	8	6	14	57.1

秩和检验，统计量 $Z=-0.329$，$P=0.742$，两组治疗情况无显著性差异。

对这 14 个病例，按上述分组，比较两组病例的病情影响因子有无区别，见表 3-6-29。

表 3-6-29　正虚血瘀型（9分）两组病情影响因子比较

病情	Z	P	病情	Z	P
孕周	−1.870	0.062	内出血量	−0.632	0.527
腹痛程度	−0.931	0.352	包块直径	−0.714	0.635
尿 hCG	−2.280	0.023			

经秩和检验，两组在孕周、腹痛程度、内出血量和包块直径上无显著性差异（$P>0.05$），而在尿 hCG 的比较有显著性差异（$P<0.05$）。

根据表 3-6-28 和表 3-6-29 可知，正虚血瘀型，积分 = 9 分者，中药组和中西药结合组疗效无显著性差异，选择用药与尿 hCG 水平有关。尿 hCG≤625IU/L 可用中药治疗；尿 hCG≥1250IU/L，用中西药结合组治疗，但总的药物治疗效果一般，故应慎重选择药物治疗。

④ 积分≥10 分，共 391 例，有药物治疗和手术治疗，见表 3-6-24。

根据表 3-6-25，对积分 =9 和积分 =10 的病例，药物治疗效果进行卡方检验，$\chi^2=6.740$，$P=0.009$，两者的疗效有显著性差异。积分≥10 者，根据表 3-6-25 可知，药物治疗成功率较低，不宜药物治疗。

（3）气血亏脱型，共 121 例，均手术治疗，积分和妊娠部位的关系，见表 3-6-30。

表 3-6-30　气血亏脱型积分和妊娠部位的关系（例）

积分	间质部	峡部	壶腹部或伞端	合计
10	1	8		9
11	9	13		22
12	7	9	16	32
13			35	35
14			16	16
15			7	7
合计	17	30	74	121

气血亏脱型，积分 = 10~11 分者，均属峡部或间质部妊娠。气血亏脱型患者，病情多数

很危重，不宜药物治疗。

3. 同一中医证型药物治疗的情况

（1）总体情况

各中医证型药物治疗，疗效由高到低依次是：胎元阻络型、瘀结成癥型、正虚血瘀型。因为此时瘀结成癥型包括未破损期和已破损期，故疗效介于胎元阻络型和正虚血瘀型之间。见表3-6-31。

表3-6-31 各中医证型药物治疗疗效分析

证型	痊愈	有效	无效	合计（例）	总有效率（%）
胎元阻络	66	23	30	119	74.5
瘀结成癥	25	19	24	68	64.5
正虚血瘀	6	17	97	120	19.2
合计	97	59	151	307	50.2

（2）胎元阻络型

经卡方检验可知，胎元阻络型药物治疗有效的病例和无效的病例，在孕周、腹痛程度、内出血量和包块直径上无显著性差异（$P>0.05$），在尿hCG上有显著性差异（$P<0.05$）。治疗有效的病例，有5例尿hCG为5000IU/L，占有效例数的5.6%；治疗无效的病例，有8例尿hCG≥5000IU/L，占无效例数的26.7%，其中有2例达到20000IU/L。这说明，胎元阻络型积分相同的病例，尿hCG影响其预后，对于尿hCG≥5000IU/L的病例，选择药物治疗应慎重。见表3-6-32。

表3-6-32 胎元阻络型，治疗有效和无效病例的病情影响因子比较

影响因子	χ^2	自由度	P	影响因子	χ^2	自由度	P
孕周	2.138	2	0.343	内出血量	1.236	1	0.266
腹痛程度	0.074	1	0.785	包块直径	9.433	2	0.090
尿hCG	6.905	2	0.032				

（3）瘀结成癥型

经卡方检验可知，瘀结成癥型药物治疗有效和无效的病例，在孕周、腹痛程度、尿hCG、内出血量上无显著性差异（$P>0.05$），在包块直径上有显著性差异（$P<0.05$）。治疗有效的病例，包块直径为3~5cm者33例，占75%，其余均≤3cm；治疗无效的病例，有4例包块直径≥5cm，占17.4%，其余19例为3~5cm。这说明，瘀结成癥型积分相同的病例，药物治疗的疗效受包块大小的影响，包块直径>5cm者，药物治疗疗效相对要差。见表3-6-33。

表 3-6-33   瘀结成癥型药物治疗有效和无效病例的病情影响因子比较

影响因子	χ^2	自由度	P	影响因子	χ^2	自由度	P
孕周	2.124	2	0.346	内出血量	4.844	2	0.089
腹痛程度	3.406	1	0.065	包块直径	13.515	2	0.001
尿 hCG	3.831	2	0.052				

（4）正虚血瘀型

经卡方检验可知，正虚血瘀型药物治疗有效和无效的病例，在孕周、腹痛程度、尿 hCG内出血量和包块直径上均有显著性差异（$P<0.05$）。治疗有效的病例，有 3 例孕周 > 8 周，占有效例数的 13%；有 2 例腹痛呈剧痛，占有效例数的 8.7%；有 3 例尿 hCG = 5000IU/L，占有效例数的 15.1%，其余尿 hCG 均小于 5000IU/L；内出血量均≤100ml，包块直径均≤5cm。治疗无效的病例，有 39 例孕周 > 8 周，占无效例数的 40.6%；有 32 例腹痛呈剧痛，占无效例数的 33%；有 13 例尿 hCG≥5000IU/L，占无效例数的 13.4%；有 25 例内出血量 >100ml，占无效例数的 25.8%；有 7 例包块直径 >5cm，占无效例数的 7.2% 。这说明，正虚血瘀型积分相同的病例，若孕周、腹痛程度、尿 hCG、内出血量和包块直径中有一项评分等于 3 分，药物治疗效果不佳。见表 3-6-34。

表 3-6-34   正虚血瘀型药物治疗有效和无效病例的病情影响因子比较

影响因子	χ^2	自由度	P	影响因子	χ^2	自由度	P
孕周	6.855	2	0.032	内出血量	7.488	1	0.006
腹痛程度	5.404	1	0.020	包块直径	12.893	2	0.002
尿 hCG	16.030	2	0.000				

4. 相同积分，不同中医证型的药物治疗情况

（1）积分 = 8 分

疗效由高到低依次是瘀结成癥型（均为未破损期）、胎元阻络型、正虚血瘀型。总的有效率为 89.4%。见表 3-6-35。

表 3-6-35   8 分各中医证型药物治疗的疗效比较

证型	痊愈	有效	无效	合计（例）	总有效率(%)
胎元阻络	19	8	3	30	90.0
瘀结成癥	8	3	1	12	91.7
正虚血瘀	2	2	1	5	80.0
合计	29	13	5	47	89.4

（2）积分 = 9 分

疗效由高到低依次是未破损期瘀结成癥型、胎元阻络型、已破损期瘀结成癥型、正虚血瘀型。总的有效率为 67.2%。见表 3-6-36。

表 3-6-36　9 分各中医证型药物治疗的疗效比较

分型	痊愈	有效	无效	合计（例）	总有效率(%)
胎元阻络	17	4	10	31	67.8
瘀结成癥（未破）	6	1	1	8	87.5
瘀结成癥（已破）	0	5	3	8	62.5
正虚血瘀	1	7	6	14	57.1
合计	24	18	20	61	67.2

（3）积分 = 10 分

疗效由高到低结果同积分 = 9 分者，但总的有效率为 43.8%。见表 3-6-37。

表 3-6-37　10 分各中医证型药物治疗的疗效比较

分型	痊愈	有效	无效	合计（例）	总有效率(%)
胎元阻络	5	8	6	18	72.2
瘀结成癥（未破）	4	2	1	7	85.7
瘀结成癥（已破）	1	3	7	1	36.4
正虚血瘀	3	2	23	28	17.9
合计	13	15	37	64	43.8

（4）积分 = 11 分

积分 = 11 分时，各证型的药物治疗有效率均很低。见表 3-6-38。

表 3-6-38　11 分各中医证型药物治疗的疗效比较

分型	痊愈	有效	无效	合计（例）	总有效率(%)
胎元阻络	1	1	7	9	22.2
瘀结成癥	2	2	5	9	44.4
正虚血瘀		4	53	57	7.0
合计	3	7	65	75	13.3

由表 3-6-35~ 表 3-6-38 可知，积分相同时，各中医证型药物治疗效果由高到低依次是：未破损期瘀结成癥型、胎元阻络型、已破损期瘀结成癥型、正虚血瘀型。

胎元阻络型，积分≤8 分时，药物治疗成功率高；积分 = 9~10 分时，仍可选择药物治疗；积分≥11 分时，药物治疗成功率低，应选择手术治疗。

未破损期瘀结成癥型，无论积分多少，药物治疗成功率均很高。

已破损期瘀结成癥型，积分 =9 分时，可选择药物治疗；积分 = 10~11 分时，药物治疗成功率低，应选择手术治疗。

正虚血瘀型，积分 =8 分时，可选择药物治疗；积分 =9 分时，选择药物治疗应慎重；积分≥10 分时，应选择手术治疗。

（四）讨论

1. 疾病分期、中医证型与治疗方法的选择及疗效的关系分析

（1）胎元阻络型（未破损早期）

当积分≤8分时，若尿hCG≤625IU/L，可选择中药治疗；若尿hCG≥1250IU/L或包块直径>5cm，则要加用西药杀胚，采用中西药结合治疗。积分=9~10分时，无论尿hCG多少和包块大小，均应选择中西药结合治疗。积分≥11分时，不考虑药物治疗。

（2）瘀结成癥型（未破损晚期和已破损期）：本研究发现瘀结成癥型有属于已破损期者，也有属于未破损晚期者。瘀结成癥型的停经史一般都>8周，hCG值较低或转阴性，此时胎元多已死亡。

若在发病过程中无明显腹痛等胞脉破损的表现时，则属于未破损晚期，是胎元阻络型朝自愈方向的转归，因此它的疗效较胎元阻络型为好。

若在发病过程中曾出现过突发下腹剧痛，后疼痛逐渐缓解，考虑胞脉已破损，属于已破损期，是由正虚血瘀型向稳定方向发展而来，因此它的病情较正虚血瘀型稳定，但由于发病过程中曾有反复的出血，盆腔易形成广泛的粘连，因此疗效较未破损者为差。

输卵管妊娠属于未破损晚期的瘀结成癥型，积分都≤10分，用活血化瘀、消癥散结的中药治疗，疗效佳。

属于已破损期的瘀结成癥型，积分都≥9分，积分=9~10分者，可考虑用中药治疗，当积分≥11分时，药物治疗的疗效一般不佳。因为瘀结成癥型大部分hCG值均较低或转阴性，故此证型不需用西药杀胚。因此，瘀结成癥型的药物治疗效果与是否应用西药无关，而与是否破损有关。

（3）正虚血瘀型（已破损期）

积分≤9分时，若尿hCG≤625U/L，可考虑中药治疗；若尿hCG≥1250U/L，则需用中西药结合治疗。

积分≥10分，不宜药物治疗。从收集的病例中发现，已破损期瘀结成癥型和正虚血瘀型药物保守治疗失败而转手术治疗者，术中见内出血约100~700ml不等、陈旧，盆腔广泛粘连，包块较大，直径一般大于5cm，病变输卵管肿胀、迂曲、粘连，甚则溃烂不成形。提示从有利于生育的角度出发，已破损期的输卵管妊娠，当积分≥10者，即使病情稳定，亦宜早日手术，尚可有保留患侧输卵管的机会，并可减少盆腔粘连。

（4）气血亏脱型（已破损期）

收集的病例中，气血亏脱型全部采用手术治疗。若是由于间质部或峡部妊娠破裂引起者，积分最低为10分，因为此时停经时间短，包块直径小，故积分相对不高，但不能据此说明病情较轻。因此，对于气血亏脱型，不宜根据积分选择治疗方法，而应及时行手术治疗，抢救患者生命。

2. 病情影响因子对治疗方法的选择及疗效的关系探讨

不同的分期、中医证型，治疗效果除了与积分有关外，还可由不同的病情影响因子决定。

（1）胎元阻络型：由hCG决定其药物治疗的疗效。hCG越高，说明异位胎元的活性越强，对冲任胞脉的侵害越大，胞脉破损的可能性越大。临床上对hCG较高的未破裂输卵管妊娠行手术时，发现未破输卵管胀大，内有积血，管壁菲薄，是破裂前的高危状态。因此，在药物治疗过程中，当hCG持续升高或维持高值不降时，输卵管妊娠有破裂的倾向，应及时选择手术治疗。

（2）瘀结成癥型：药物治疗失败者，大部分为已破损期，因其发病过程中曾有反复的少量出血，机化，包块和周围组织形成粘连，因而包块较未破损者为大，而疗效较未破损者为差。

所以，瘀结成癥型药物治疗的疗效高低取决于包块的大小，这实际上与包块是否破损有关。

（3）正虚血瘀型：药物治疗的疗效和孕周、腹痛程度、hCG、内出血量和包块直径均有关系。①与孕周的关系：胞脉破损后，若不向瘀结成癥型发展，则破损的时间越长，胞脉受损就越严重，因而药物的疗效就越差。②与腹痛程度的关系：胞脉破损后，仍有较长时间和较重的下腹部疼痛，则破损程度严重，活动性出血多，因而药物疗效差。③与 hCG 的关系：胞脉破损后，hCG 越高，则异位胎元的活性越强，对冲任胞脉的侵害越大，胞脉受损的越严重，药物疗效就越差。④与内出血量的关系：若内出血多，说明胞脉破损严重，形成严重粘连，包块变大，药物疗效亦差。⑤与包块直径的关系：输卵管妊娠破损主要是因为异位胎元渐长，胀破胞脉所致，胎元越大，胎元的活性越强，胞脉受损得越严重，药物治疗的疗效就越差。又加上胞脉破损后，腹腔内反复少量出血，使包块和周围组织粘连或包块被血块包裹，包块越大，粘连包裹越严重，药物治疗的疗效就越差。

3. 分期、各个中医证型，药物治疗的总体疗效比较

各中医证型药物治疗的疗效比较是：未破损期瘀结成癥型 > 胎元阻络型 > 已破损期瘀结成癥型 > 正虚血瘀型。这是因为：未破损期瘀结成癥型，发病时间长，胎元多已死亡，可认为是胎元阻络型朝自愈方向发展形成，因此药物治疗疗效较胎元阻络型为好。已破损期瘀结成癥型，虽然胎元多已死亡，但发病过程中曾因胞脉破损而反复出血，形成粘连和盆腔包块，所以药物难以直达病所，而胎元阻络型虽然胎元存活，但未破损，粘连较轻，药物能直达病所，所以疗效较已破损期瘀结成癥型为好。正虚血瘀型是胞脉破损不久，胎元活性仍强，腹腔内有反复的出血，临床上有两种发展趋势，一是异位胎元失去滋养而死亡，出血停止而向已破损期瘀结成癥型发展；二是胎元继续增长，侵蚀胞脉，最终导致胞脉再次破裂而大出血，发展成气血亏脱型。由于有这两种趋势存在，所以，正虚血瘀型药物治疗的总体疗效低于已破损期瘀结成癥型。

4. 舌苔和脉象与输卵管妊娠的发病和治疗关系的探讨

从图 3-6-1 可知，舌苔以薄白而腻或白厚腻为多，黄厚腻苔也不少，少苔或无苔者很少。考虑是由于气血瘀阻而引起胃肠积滞，所以舌苔多腻而不化。由于气滞瘀阻，引起腹痛，影响胃肠的消化和传导功能，而出现食欲不振，大便秘结，形成腑气不通的局面，因而舌呈腻苔。除了原来因瘀血而引起腹痛以外，腹部因腑气不通而疼痛加剧，舌苔因腑气不通而厚腻难退。所以，输卵管妊娠的舌苔以腻苔为主。因为输卵管妊娠常见的舌苔是腻苔，常见的兼证是腑实证，这就为输卵管妊娠兼证的辨证和治疗提供了理论和临床依据。此时治疗除了消癥杀胚外，还要兼顾疏通腑气。

从图 3-6-2 可知，输卵管妊娠的脉象，多数是紧张有余、无缓和现象的弦脉，即使是气血亏脱型的病人，在早期也可见到弦脉。《脉经》有"妇人疝瘕积聚，脉弦急者生，虚弱者死"及"脉浮而紧（紧有弦象），紧则疝瘕，腹中痛，半产而坠伤。"《诊宗三昧》中说："妇人经断有躯（即有娠），其脉弦者，后必大下，不成胎也"。说明早孕不宜见弦脉，见弦脉的不是好胎孕，可能会出现大出血而坠胎或出现异常的妊娠。本研究发现输卵管妊娠多见弦脉，这和古人的发现一致。输卵管妊娠而见弦脉，初步认为：弦脉主气机不利及诸痛证；输卵管妊娠病位在冲任胞脉，容易导致气血瘀滞，更何况原本是气滞血瘀的病变，所以输卵管妊娠多见弦脉。弦脉为"阳中伏阴"的脉象，在病证上体现着"实中夹虚"。输卵管妊娠发

病之初为少腹血瘀之实证，若胎元渐长，胀破脉络，阴血内溢，气随血脱，出现虚实夹杂之证，因此脉象也出现既虚又实的弦脉。

（六）结论

1. 治疗规律总结

（1）胎元阻络型：①积分≤8分，当尿 hCG≤625IU/L 时，用中药治疗；当尿 hCG≥2500IU/L 或包块直径 >5cm 时，选择中西药结合治疗。②积分 =9~10 分，可先选择中西药结合治疗。③积分≥11 分时，选择手术治疗。

（2）瘀结成癥型：①属于未破损期者，无论积分多少，均可选择药物治疗。②属于已破损期者，积分 = 9~10 分，可选择药物治疗；积分≥11 分，选择手术治疗。③瘀结成癥型，药物治疗时只选择中药治疗。

（3）正虚血瘀型：①积分≤8分，当尿 hCG≤625IU/L 时，用中药治疗；当尿 hCG≥1250IU/L 时，选择中西药结合治疗。②积分 = 9 分，选择药物治疗应慎重。③积分≥10 分，选择手术治疗。

（4）气血亏脱型：无论积分多少，都应及时行手术治疗。

（5）其他：除了积分，不同的中医证型还各有不同的影响其疗效的病情因子：胎元阻络型尿 hCG≥5000IU/L，瘀结成癥型包块直径 >5cm 时，选择药物治疗应慎重；正虚血瘀型的影响因素较多，因其病情较复杂，药物治疗的疗效相对较差。

2. 各个分期、中医证型，药物治疗的总体疗效规律

药物治疗总体疗效比较是：未破损期瘀结成癥型 > 胎元阻络型 > 已破损期瘀结成癥型 > 正虚血瘀型。

二、输卵管妊娠辨病分期与辨证分型论治方案的建立

研究团队在前期回顾性病例研究的基础上已初步探索出输卵管妊娠分期分型的量化标准和治疗规律，为进一步验证该方案的有效性，并完善治疗方案，研究团队对 2003 年 7 月至 2005 年 2 月期间将确诊为输卵管妊娠的患者进行辨病分期、辨证分型、计算病情影响因子总积分，并按照前期探索的辨病分期与辨证分型治疗规律进行分组治疗，观察各组治疗疗效。

（一）研究目的

对住院的输卵管妊娠患者进行前瞻性的辨病分期、辨证分型和计算病情影响因子总积分后进行分组治疗，观察各组的治疗效果，通过分析疗效和分期、证型、积分的关系，对输卵管妊娠的辨病辨证论治规律进行探讨，并验证前期回顾性研究建立的辨病分期、辨证分型及论治方案，是否达到最佳的治疗效果。

（二）研究对象

2003 年 7 月至 2005 年 2 月于广州中医药大学第一附属医院妇科住院并确诊为输卵管妊娠的病例。患者签置《知情同意书》。

（三）研究方法

1. 方案设计

采用前瞻性试验设计方案，根据患者病情影响因子总积分和符合下述辨病分期和辨证分

型进行分组。

（1）辨病分期：将输卵管妊娠分为未破损期和已破损期（主要根据输卵管妊娠是否发生破裂或流产区分）

符合以下情况者列为未破损期：①有停经史（或无明显停经史），无明显下腹疼痛，或伴有阴道不规则流血。②妇科检查，子宫常大或略大，一侧附件或可触及包块。③hCG 阳性或阴性。④盆腔 B 超：宫内未见孕囊，宫旁出现轮廓不清的液性或实性低回声区，或该区查有胚芽或原始心管搏动。

2）符合以下情况者列为已破损期：①有停经史或无明显停经史，曾突发一侧下腹剧烈疼痛，或有反复明显的下腹疼痛，可伴有阴道不规则流血，或伴有晕厥或休克。②妇科检查：后穹窿或饱满，子宫颈有举摆痛，子宫或有漂浮感，附件区可触及到边界不清的包块，压痛明显。③hCG 阳性或阴性。④后穹窿穿刺或可抽到不凝血。⑤盆腔 B 超：宫内未见孕囊，盆腔内存在无回声暗区或边界欠清的混合性包块或直肠子宫窝处有积液。

（2）辨证分型

未破损期：① 胎元阻络型：符合未破损期的辨病分期标准，hCG 阳性，或经 B 超证实为输卵管妊娠，但未破损。舌暗苔薄，脉弦滑。② 胎瘀阻滞型：胚胎已死，未发生输卵管破裂或流产，腹痛减轻或消失，可有小腹坠胀不适，切诊小腹有局限性包块。hCG 阴性。舌质暗，脉弦细涩。

已破损期：① 气血亏脱型：停经，或不规则阴道出血，突发下腹剧痛，面色苍白，冷汗淋漓，四肢厥冷，烦躁不安，甚或昏厥，血压明显下降，hCG 阳性，后穹窿穿刺或 B 超提示有腹腔内出血。舌淡苔白，脉芤或细微。② 正虚血瘀型：输卵管妊娠破损后不久，腹痛拒按，或有不规则阴道出血，可切及包块，头晕神疲。hCG 阳性。舌质暗，脉细弦。③瘀结成癥型：输卵管破损日久，盆腔血肿形成，腹痛减轻或消失，小腹坠胀不适，切诊小腹有局限性包块。hCG 阴性。舌质暗，脉弦细涩。

（3）确定病情影响因子：根据文献研究和本课题前期的 718 例输卵管妊娠回顾性研究表明，妊娠周数、腹痛情况、hCG、腹腔内出血量、B 超包块直径是影响输卵管妊娠诊疗的关键因子。而根据这些影响因子所建立的评分在输卵管妊娠的辨病辨证论治规律中有统计学意义。

（4）评分：对卵管妊娠患者的 5 个病情影响因子进行治疗前评分，见表 3-6-39。

表 3-6-39　输卵管妊娠病情影响因子积分

	1 分	2 分	3 分
妊娠周数	≤6 周	7~8 周	>8 周
腹痛	无	隐痛	剧痛
血 β-hCG	<1000IU/L	1000~3000IU/L	>3000IU/L
（B 超）盆腔内 出血量最大径	<3cm	3~6cm	>6cm
（B 超）输卵管 妊娠包块最大径	<3cm	3~5cm	>5cm

总积分_____

（5）根据疾病诊断、辨病分期和辨证分型及病情影响因子总积分进行分组治疗，见表3-6-40。

表3-6-40   输卵管妊娠治疗方案总表

未破损期	胎元阻络型	积分≤8分 ①当hCG<1000IU/L时，选择中药治疗 ②当hCG≥1000IU/L或输卵管妊娠包块最大径>5cm时，选择中西药结合治疗
		积分=9~10分，选择中西药结合治疗
		积分≥11分时，选择手术治疗
	胎瘀阻滞型	无论积分多少，选择中药治疗
已破损期	气血亏脱型	无论积分多少，都应及时行手术治疗
	正虚血瘀型	积分≤9分 ①当hCG<1000IU/L时，用中药治疗 ②当hCG≥1000IU/L时，选择中西药结合治疗
		积分≥10分，选择手术治疗
	瘀结成癥型	积分≤10分，选择中药治疗
		积分≥11分，选择手术治疗

注：hCG为血β-hCG

2. 具体治疗方案

（1）中药治疗

① 病情不稳定，hCG阳性者（即未破损期的胎元阻络型和已破损期的正虚血瘀型）。

中医基础治疗：活血化瘀，杀胚止痛。①宫外孕Ⅰ号方（丹参15g、赤芍15g、桃仁15g）加天花粉20g、紫草15g、蜈蚣3条（去头足），每日1剂。有腹痛、腹胀、便秘者加玄胡15g、川楝子10g、枳壳12g、大黄10g；有热象者加败酱草20g、地丁12g、公英12g。②血府逐瘀口服液10ml口服，一日3次。c.大黄䗪虫胶囊4粒口服，一日3次。③双柏水蜜（侧柏叶、黄柏、大黄、薄荷、泽兰）250g，外敷下腹痛处，一日1次。

中医辨证分型治疗：①未破损期胎元阻络型：在中医基础治疗中加强理气活血，化瘀杀胚，一般在内服方中加全蝎6g、田七10g、香附10g。②已破损期正虚血瘀型：在中医基础治疗中加强益气养血，化瘀杀胚，一般在内服方中加党参15g、黄芪20g、鸡血藤30g、田七10g、全蝎6g。

② 病情稳定，hCG转阴性者（即未破损期的胎瘀阻滞型及已破损期的瘀结成癥型）。

中医基础治疗：消癥化瘀，活血散结。①宫外孕Ⅱ号方（丹参15g、赤芍15g、桃仁15g、三棱15g、莪术15g）加皂角刺15g、田七片10g、煅牡蛎30g。气虚加黄芪20g、党参20g，腹胀加枳壳12g、川楝子10g。②血府逐瘀口服液10ml口服，一日3次。③大黄䗪虫胶囊4粒，口服，一日3次。④双柏水蜜（侧柏叶、黄柏、大黄、薄荷、泽兰）250g，外敷下腹痛处，一日1次。⑤复方毛冬青灌肠液150ml，保留灌肠，一日1次。

中医辨证分型治疗：①未破损期胎瘀阻滞型：在中医基础治疗中加强消癥散结，一般在内服方中加青皮12g、牛膝15g、泽兰15g。②已破损期瘀结成癥型：在中医基础治疗中加强破瘀消癥，一般在内服方中加水蛭 10g、九香虫 10g。

（2）中西药结合治疗方法：西药用氨甲蝶呤（MTX）50mg/m² 单次肌注或米非司酮（RU486）150mg 口服，每日 1 次，连服 5 天。若一周后 hCG 下降不显著者，加用氨甲喋呤 50mg 肌注 1 次。中药治疗同前。

（3）手术治疗方法：手术中根据探察情况，分别施行患侧输卵管切除术或保留输卵管手术。

3. 观察指标

（1）治疗前：计算各组病人的病情影响因子总积分情况，见表 3-6-1。

（2）治疗后：观察药物治疗是否有效，如有效则观察腹痛消失时间、阴道流血停止时间、hCG 降至正常时间、内出血吸收时间、包块变化情况。凡手术者，均探查双侧输卵管性状及盆腔包块，测内出血量。

4. 药物治疗的疗效评价标准

（1）痊愈：阴道流血停止，腹痛消失，局部体征消失；妇科检查及 B 超检查输卵管妊娠包块缩小 1/2 甚消失；血 hCG 测定连续 2 次阴性。

（2）有效：阴道流血停止，腹痛消失，局部体征基本消失；妇科检查及 B 超检查输卵管妊娠包块缩小或无增大；血 hCG 测定连续 2 次阴性。

（3）无效：腹痛加剧或伴失血性休克，红细胞及血红蛋白进行性下降；妇科检查及 B 超检查输卵管妊娠包块增大；hCG 持续阳性且有增高趋势，中药治疗者需加用西药杀胚或药物治疗者改行手术治疗。

5. 统计方法

多独立样本比较当总体方差齐时，N≥40，理论频数≥5 时，用 χ^2 检验；N<40 或理论频数 <5 时，或总体方差不齐时，用秩和检验，等级资料比较用 Ridit 分析。

（四）研究结果

1. 病例基本构成情况

本研究共收集病例 150 例。根据辨病分期与辨证分型将患者分别纳入各组。见表 3-6-41。

表 3-6-41　病例构成情况

辨病分期	辨证分型	例数	构成比（%）
未破损期	胎元阻络	54	36
	胎瘀阻滞	6	4
	气血亏脱	38	25.33
已破损期	正虚血瘀	48	32
	瘀结成癥	4	2.67
合计		150	100

胎元阻络型、气血亏脱型、正虚血瘀型在本研究中均超过 35 例，而胎瘀阻滞型及瘀结成癥型例数较少，这主要是因为这 2 种证型主要患者来自妇科门诊，患者依从性较差，并 hCG 为阴性，给诊断造成一定困难，除非病人近期曾有尿 hCG 阳性，并在妇检及 B 超时发现阳性结果，否则不能排除炎性包块等情况。

辨病分期、辨证分型与治疗方法选择基本情况。见表 3-6-42。

表 3-6-42　辨病分期、辨证分型与治疗方法选择基本情况

	中药组	中西药结合组	手术组	属中医组但加西药
胎元阻络	18	20	7	9
正虚血瘀	11	6	25	6
气虚血脱			38	
胎瘀阻滞	6			
瘀结成癥	4			
合计	39	26	70	15

本研究中有部分患者根据辨病辨证规律应属于中药组，但因各种原因，对于本应采用纯中药治疗的病人加入了西药杀胚，故在本研究中增加 "属中医组但加西药" 组作为中药组的对照组。

2. 各治疗组疗效（按表 3-6-40 输卵管妊娠治疗方案总表的方法治疗）

（1）中药组各证型疗效分析，见表 3-6-43。

表 3-6-43　中药组各证型疗效分析

	痊愈	有效	无效	合计	有效率（%）
胎元阻络	3	13	2	18	88.9
胎瘀阻滞	2	4		6	100
正虚血瘀	3	7	1	11	90.9
瘀结成癥		4		4	100

经秩和检验，$P>0.05$，各证型间疗效无显著性差异。

（2）中西药结合组各证型疗效分析，见表 3-6-44。

表 3-6-44　中西药结合组各证型疗效分析

	痊愈	有效	无效	合计	有效率（%）
胎元阻络	3	15	2	20	90
正虚血瘀	1	5		6	100

经 Ridit 分析，$P>0.05$，各证型间疗效无显著性差异。

（3）胎元组络与正虚血瘀两证型各药物治疗组治疗情况，见表 3-6-45。

表 3-6-45　胎元组络与正虚血瘀两证型各药物治疗组治疗情况

证型	分组	痊愈	有效	无效	合计	有效率（%）
胎元阻络	中药组	3	13	2	18	88.9
	中西结合组	3	15	2	20	90.0
	属中医组但加西药	1	7	1	9	88.9*
正虚血瘀	中药组	3	7	1	11	90.9
	中西结合组	1	5		6	100.0
	属中医组但加西药		6		6	100.0*△

经秩和检验，*P>0.05 胎元阻络型各组有效率无显著性差异，正虚血瘀各组有效率无显著性差异。

经秩和检验，△P>0.05 胎元阻络型同正虚血瘀型的"属中医组但加西药"组无明显差异。

（4）手术组各证型情况分析，见表 3-6-46。

表 3-6-46　手术组各证型基本情况

	例数	部位			包块最大径（cm）	内出血量（ml）	术中见活动性出血人数
		峡部	壶腹部	间质部			
胎元阻络	7	2	4	1	3.86±1.31	35.71 ± 47.56	0
正虚血瘀	25	1	21		4.72±1.78	367.39 ± 318.95	6
气血亏脱	38	15△	21*	2*	4.39±2.32*	1488.16 ± 805.09△	33△

*P>0.05　各组间无显著性差异。△ P<0.05 各组间有显著性差异。

各组包块最大径，采用方差分析。输卵管妊娠部位及内出血量各组，采用秩和检验，两组术中见活动出血人数采用 χ^2 检验。

其中正虚血瘀型中有 5 例患者按评分应手术治疗，但因患者强烈要求先采用药物治疗，故先采用中西医结合药物治疗，但最终因 hCG 水平降低不明显，B 超发现包块继续增大，或因病灶破裂转为气血亏脱型，难免手术。

（五）讨论

1. 中药处方的功效

（1）中医基础治疗方的功效　1958 年，山西医学院第一附属医院首先使用宫外孕I号方（丹参、桃仁、赤芍）、II号方（丹参、桃仁、赤芍、三棱、莪术）治疗宫外孕，并取得突破性进展。

丹参，味苦，性微寒，归心、心包、肝经，具有活血调经、祛瘀止痛、凉血消痈、清心安神之效。丹参，功同四物，为调理血分之首药。《本草正义》："丹参，专入血分，其功在于活血行血，内之达脏腑而化瘀滞，故积聚消而癥瘕破"。现代药理发现其含脂溶性非醌类成分，具有抗凝、促进纤溶，抑制血小板聚集，抑制血栓形成的作用，此外还可增强机体免疫力。

　　桃仁，味苦，甘平，有小毒。有活血祛瘀，润肠通便的作用。《本草经疏》云："桃仁，性善破血，散而不收，泻而无补。"《珍珠囊》云："桃仁治血结，血秘，血燥，通注大便，破蓄血。"有抗凝及较弱的溶血作用，对血流阻滞、血行障碍有改善作用。

　　赤芍，味酸、苦，性凉，归肝、脾、肾经，功能清热凉血、活血止痛，常用于血滞经闭、痛经、癥瘕等瘀血证。《神农本草经》云其"主邪气腹痛，除血痹，破坚积，寒热疝瘕，止痛"。《滇南本草》谓其有"降气，行血，破瘀，散血块，止腹痛"作用。现代药理发现其有抗血小板凝集，抗血栓形成作用。

　　三棱配莪术：功可破血行气，消积止痛。是一对破血行气、消癥散结的要药。《本草图经》："三棱与莪术同用之良，治积聚诸气为最要之药。"

　　天花粉，《本草纲目》记载治胞衣不下。现代药理研究表明，天花粉蛋白有致流产和抗早孕作用。其机理是能选择性地使胎盘绒毛合体滋养细胞变性坏死，解体的细胞碎片留在血窦中，造成循环障碍和进一步大量组织坏死。胎盘绒毛损伤后，孕激素下降至先兆流产水平以下。由于胎盘形态和功能的严重损伤，破坏了母体与胎儿之间的关系，造成流产。施晓华[1]运用天花粉药物针剂保守治疗异位妊娠134例，仅1例最终手术治疗，总有效率高达99.25%。

　　蜈蚣，《别录》云："疗心腹寒热结聚，堕胎，去恶血。"据临床实践验证，蜈蚣是一味比较有效而安全的杀胚药，但其机理尚未作深入的研究。四川医学院附属医院主张患者服用第一次中药煎剂就加入蜈蚣，一直到妊娠试验阴性为止。据报道[2]，他们收治的病例中很少有胚胎持续存活者，这是否与早期杀胚药蜈蚣有关，值得进一步研究。嘉兴市妇女保健院宫外孕科研组[3]使用蜈蚣研粉吞服加炒阿胶、炒黄柏、党参、炒白术、乌药（除蜈蚣外，未加任何杀胚药）等中药煎服，治疗30余例，成功率达85%，有效率89%。

　　紫草，含有乙酰紫草醌、紫草醌等，有一定的抑制滋养细胞生长和分化的作用。李媛[4]用大剂量紫草配伍宫外孕Ⅱ号方治疗异位妊娠30例，总有效率96%。动物实验示紫草单味水煎剂喂养的大白鼠，子宫内膜呈退行性变，孕囊呈明显出血及大片坏死变性，隐见蜕膜样内膜。说明紫草具有影响滋养层细胞使孕囊变性坏死的作用。

　　综上所述，宫外孕Ⅰ号方中丹参、赤芍活血化瘀止痛，桃仁活血化瘀理气，另加天花粉、紫草、蜈蚣杀胚。紫草有止血之效，可预防输卵管妊娠破裂处再次出血；蜈蚣除杀胚外，消癥散结力也很强。因此本研究中在胎元存活时采用宫外孕Ⅰ号方加天花粉、紫草、蜈蚣，为中医治疗的基础方，以收活血化瘀杀胚之功。待胎元已亡则改用宫外孕Ⅱ号方，宫外孕Ⅱ号方为宫外孕Ⅰ号方加入三棱、莪术，故加强了破血行气、消癥散结作用，另外，加用皂角刺通络消癥，田七活血化瘀止血，牡蛎软坚散结，诸药合用共收消癥化瘀、活血散结之效。

　　（2）各证型辨证用药的功效

　　未破损期胎元阻络型，在中医基础治疗方中加全蝎、田七、香附。全蝎为虫类药，作用与蜈蚣相似，皆有杀胚作用，与蜈蚣相须配伍，加强杀胚的作用。田七活血化瘀止血，香附活血止痛，为气病之总司，妇科之总帅。诸药合用不仅可加强杀胚作用，又加强活血化瘀行气止痛作用，可促进包块吸收。

　　已破损期正虚血瘀型，在中医基础治疗方中加党参、黄芪、鸡血藤、田七、全蝎。党参、黄芪为补气之要药，鸡血藤与田七合用补血活血不伤正，全蝎加强杀胚作用。诸药合用既可杀胚，又益气养血活血，祛瘀而不伤正。

未破损期胎瘀阻滞型，在中医基础治疗方中加青皮、牛膝、泽兰。青皮破气化滞，牛膝活血通经，引血下行，又有补肝肾作用，泽兰活血通经，诸药合用共收消癥散结之功，利于包块吸收。

已破损期瘀结成癥型，在中医基础治疗方中加水蛭、九香虫。两种皆为虫类，水蛭破血逐瘀消癥，九香虫理气止痛消滞，又兼温补阳气，诸药合用促进包块、瘀血吸收。

另外本研究所用的血府逐瘀口服液、大黄䗪虫丸、双柏水蜜、复方毛冬青灌肠液等中成药的作用及临床应用已于文献综述中探讨过，在此不作赘述。

2. 各治疗组疗效分析

本研究共收集病例 150 例，采用前瞻性的试验方案，先将纳入研究的患者进行辨病分期与辨证分型，再根据其病情影响因子进行治疗前评分（表 3-6-1），然后根据诊断、辨病分期和辨证分型以及病情影响因子总积分结果进行分组治疗（表 3-6-40），并观察各组疗效。

（1）各证型不同药物治疗组的疗效分析

胎元阻络型：中药组（积分≤8 分，hCG<1000IU/L）的有效率为 88.9%；中西医结合组（积分 =9~10 分）的有效率为 90%；属中医组但加西药有效率 88.9%（表 3-6-45）。三组疗效无明显差异。说明胎元阻络型在本研究中应用该辨病分期辨证论治规律治疗输卵管妊娠有较高的疗效。

本证型在方案设计时未设"属中医组但加西药组"，但在方案实施过程中发现因各种原因，在评分应为中药治疗时仍加用了西药杀胚，故本研究将此类患者单独分为"属中医组但加西药组"。因其与中药组病人属一类群体，遂与中药组进行比较，经过统计学分析表明，两组有效率无明显统计学差异（表 3-6-45）。表明本证型患者评分属中药治疗者是不需加用西药杀胚治疗的。

正虚血瘀型：中药组（积分≤9 分，hCG<1000IU/L）的有效率为 90.9%；中西医结合组（积分≤9 分，hCG≥1000IU/L）的有效率为 100%；属中医组但加西药的有效率为 100%。三组疗效无明显差异（表 3-6-45）。正虚血瘀型患者在本研究中应用该辨病分期辨证论治规律治疗输卵管妊娠中有较高的疗效。

本型在方案设计时亦未设属"中医组但加西药组"，但在方案实施过程中发现因各种原因，在评分应为中药治疗时仍加用了西药杀胚，故本研究将此类患者单独分为"属中医组但加西药组"。因其与中药组病人属一类群体，遂与纯中药组进行比较，经过统计学分析表明，两组有效率无明显统计学差异（表 3-6-45）。表明本证型患者评分属中药治疗者是不需加用西药杀胚。

本组病例数明显低于胎元阻络组，这可能因为输卵管妊娠为妇科急腹证，存在一定的危险性，在未发生破裂时无论是患者和医生都可以接受药物治疗方案，但一有破裂发生，即使已经证明一般情况稳定，但医生出于安全考虑多建议患者采取手术治疗，而患者同时也担心会带来更大的危险，往往拒绝药物治疗而选择手术。但本研究的结果表明，应用本研究所拟的药物治疗方案具有较高的成功率，且患者可以免除手术及其所带来的副作用，具有其优越性。

胎瘀阻滞与瘀结成癥型：胎瘀阻滞（无论积分多少）与瘀结成癥（积分≤10分）的有效率为100%（表3-6-43）。本研究中此两组病人的一般情况都较稳定，hCG大多已转为阴性，故大部分患者选择在门诊治疗。

（2）各治疗组不同证型的疗效分析

中药组：胎元阻络型，积分≤8分，hCG<1000IU/L时；胎瘀阻滞型，无论积分多少；正虚血瘀型，积分≤9分，hCG<1000IU/L时；瘀结成癥型，积分≤10分时采用中药组治疗，其有效率分别为88.9%、90.9%、100%、100%，经统计学检验各组无明显差异（表3-6-43）。表明只要遵循该辨病分期辨证论治规律及治疗方案，疗效在各个不同证型之间不存在优劣。

中西药结合组：胎元阻络型，积分=9~10分时；正虚血瘀型，积分≤9分，hCG≥1000IU/L时采用中西结合药物治疗，有效率分别为90%和100%，经统计学检验各组无明显差异（表3-6-44）。表明只要遵循该辨病分期辨证论治规律及治疗方案，疗效在各个不同证型之间不存在优劣。

属中医组但加西药组：本组为后加入的研究组，包括胎元阻络与正虚血瘀两型经评分后应属于中药组治疗的。结果证明两组均有较高疗效，分别为88.9%和100%，两组间无统计学差异（表3-6-45）。表明只要遵循该辨病分期辨证论治规律及治疗方案，属中药治疗组的不需加用西药杀胚。

手术组：胎元阻络型，积分≥11分；气血亏脱型，无论积分多少；正虚血瘀型，积分≥10分，采用手术治疗，均痊愈出院。本研究试将各种证型的妊娠发生部位，包块大小，内出血量及术中可以见到活动性出血的人数做对比统计（表3-6-46），结果发现气血亏脱型病人输卵管峡部妊娠较多，与其他两型有显著差异。在有内出血的证型中，气血亏脱型比正虚血瘀型在术中见活动出血人数多，有统计学意义，此与教科书上所讲的输卵管峡部妊娠多易发生破裂相符。可见本诊疗方案中把气血亏脱作为必须手术的对象是符合临床实际的。在出血量上气血亏脱型亦明显多于其余两型也说明这一问题。正虚血瘀与胎元阻络型其包块大小并无明显差异，而内出血量有统计学差异，此从客观数据上说明其中医辨证上符合各证型的特点。在手术中见到胎元阻络型亦有腹腔内出血的存在，虽与其他两种类型内出血量尚有差距，但也说明此时胎元阻络型的病人开始出现出血倾向，而且其包块大小经统计与其他两型并无明显差异，但如不及早手术则易出现破裂出血不止至气血亏脱的情况。

本手术组中正虚血瘀型中有5例患者按辨病分期辨证论治规律评分应选择手术治疗，但患者因惧怕手术而强烈要求先药物治疗，经过中西医药物治疗后发现患者的一般状况并未得到缓解，且hCG水平无明显下降，B超示包块增大，或因包块破裂转为气血亏虚型而最终皆难以避免手术。由此表明手术组病人总体病情较重，因而此时须及时手术治疗，切不可存有侥幸心理而耽误治疗时机。

本研究在设计方案中拟定的"瘀结成癥型积分≥11分，选择手术治疗"这组，因研究时间有限并未收集到此类病例，在150例中无此种类型患者也说明临床上这样的病人并不多见。建议此类患者按回顾性研究所拟定的方案选择手术治疗。

（六）研究结论

1. 论治方案

（1）未破损期

胎元阻络型：① 积分≤8 分，当 hCG<1000IU/L 时，选择中药治疗。当 hCG≥1000IU/L 或输卵管妊娠包块最大径 >5cm 时，选择中西药结合治疗。② 积分 =9~10 分，先选择中西药结合治疗。③ 积分≥11 分时，选择手术治疗。

胎瘀阻滞型：无论积分多少，均选择中药治疗。

（2）已破损期

气血亏脱型：无论积分多少，都应及时行手术治疗。手术中根据探察情况，分别施行患侧输卵管切除术或保留输卵管手术。

正虚血瘀型：① 积分≤9 分时，当 hCG<1000IU/L 时，选择中药治疗；当 hCG≥1000IU/L，选择中西药结合治疗。② 积分≥10 分，选择手术治疗。

瘀结成癥型：① 积分≤10 分，选择中药保守治疗。② 积分≥11 分，选择手术治疗（按回顾性研究所拟定的方案）。

2. 具体治疗方案

【中药治疗】

（1）病情不稳定，hCG 阳性者（即未破损期的胎元阻络型及已破损期的正虚血瘀型）。

中医基础治疗：活血化瘀，杀胚止痛。①宫外孕Ⅰ号方（丹参 15g、赤芍 15g、桃仁 15g）加 天花粉 20g、紫草 15g、蜈蚣 3 条（去头足），每日 1 剂。有腹痛、腹胀、便秘者加玄胡 15g、川楝 10g、枳壳 12g、大黄 10g；有热象者加败酱草 20g、地丁 12g、公英 12g。②血府逐瘀口服液 10ml 口服，一日 3 次。③大黄䗪虫胶囊 4 粒，口服，一日 3 次。④双柏水蜜（侧柏叶、黄柏、大黄、薄荷、泽兰）250g，外敷下腹痛处，一日 1 次。

中医辨证分型治疗：①未破损期胎元阻络型：在中医基础治疗中加强理气活血，化瘀杀胚，一般在内服方中加全蝎 6g、田七 10g、香附 10g。②已破损期正虚血瘀型：在中医基础治疗中加强益气养血，化瘀杀胚，一般在内服方中加党参 15g、黄芪 20g、鸡血藤 30g、田七 10g、全蝎 6g。

（2）病情稳定，hCG 阴性者（即未破损期的胎瘀阻滞型及已破损期的瘀结成癥型）。

中医基础治疗：消癥化瘀，活血散结。①宫外孕Ⅱ号方（丹参 15g、赤芍 15g、桃仁 15g、三棱 15g、莪术 15g）加皂角刺 15g、田七片 10g、煅牡蛎 30g。气虚加黄芪 20g、党参 20g，腹胀加枳壳 12g、川楝子 10g。②血府逐瘀口服液 10ml 口服，一日 3 次。③大黄䗪虫胶囊 4 粒，口服，一日 3 次。④双柏水蜜（侧柏叶、黄柏、大黄、薄荷、泽兰）250g，外敷下腹痛处，一日 1 次。⑤复方毛冬青灌肠液 150ml，保留灌肠，一日 1 次。

B. 中医辨证分型治疗：①未破损期胎瘀阻滞型：在中医基础治疗中加强消癥散结，一般在内服方中加青皮 12g、牛膝 15g、泽兰 15g。②已破损期瘀结成癥型：在中医基础治疗中加强破瘀消癥，一般在内服方中加水蛭 10g、九香虫 10g。

【中西药结合治疗】

西药用氨甲蝶呤（MTX）50mg/m^2 单次肌注或米非司酮（RU486）150mg 口服，每日 1 次，连服 5 天。若一周后 hCG 下降不显著者，加用氨甲蝶呤 50mg 肌注一次。中药治疗同前。

【手术治疗】

手术中根据探察情况，分别施行患侧输卵管切除术或保留输卵管手术。

3. 治疗方案疗效评价

临床应用本辨病分期辨证分型论治规律及具体的治疗方案治疗输卵管妊娠，可较准确地判断患者的病情，及时采取合理的治疗措施，有效率在 88.9% 以上。通过合理的治疗使患者尽可能免除手术痛苦，减少应用西药引起的副反应。因此对临床辨病辨证论治输卵管妊娠具有指导意义。

附：

输卵管妊娠诊断治疗观察表

姓名：　　　　年龄：　　岁　　　　住院号：　　　　　　　编号：

主诉：停经　　天，下腹痛　　天，不规则阴道流血　　天

现病史：

症状体征：腹痛（□突发剧痛　□持续隐痛　□先隐痛后加剧）　□肛门坠胀

　　　　　□大便干结　面色（□苍白　□如常）　□头晕　□烦躁　□神疲乏力

　　　　　□冷汗淋漓　□晕厥　血压（□平稳　□下降）舌　　　　，脉

腹部检查：□压痛　　□反跳痛　　□叩诊呈浊音

妇科检查：□外阴血污　□后穹隆饱满　□宫颈摇举痛　子宫（□稍大　□如常）

　　　　　附件（□增厚□包块）　附件压痛（□轻微□明显）

辅助检查：尿 hCG　　　IU/L,

　　　　　后穹隆穿刺抽出不凝血　　ml，或腹穿抽出不凝血　　ml。

B 超或手术探察：包块直径　　　　cm，内出血　　　　ml。

经带胎产史：月经 ——　，量　　　，色　　　，质　　　，LMP　　　，PMP　　　，

　　　　　G？　　　P？　　　A？

其他病史：

诊断：中医　　　　　　　　　　　　西医

分期：□未破损期　□已破损期

分型：□胎元阻络型　□瘀结成癥型　□正虚血瘀型　□气血亏脱型

评分：根据下表评分

输卵管妊娠病情积分：

	1 分	2 分	3 分
妊娠周数	≤6 周	>7 周 ~≤8 周	>8 周
腹痛	无	隐痛	剧痛
尿 hCG	≤625IU/L	1250~2500IU/L	≥5000IU/L
腹腔内血量	无	≤100ml	>100ml
B 超包块直径	<3cm	3~5cm	>5cm

积分：

分组：　□中药组　　□中西药结合组　　□手术组

观察：药物治疗过程或 / 和术中所见：

药物治疗：腹痛消失时间　　　天，阴道流血停止时间　　　天，hCG 降至正常时间　　　天，包块缩小 1/2 时间　　　天。

中转手术时间（药物治疗后第　　　天）。

结果：□痊愈　　　□有效　　　□无效（转手术治疗）

参考文献

［1］施晓华. 天花粉药物在 134 例异位妊娠的保守治疗［J］. 四川医学，2003，24（10）：1065.

［2］王建华. 杨琪，药物杀胚治疗异位妊娠 134 例临床分析［J］. 现代妇产科进展，1998，7（2）：163.

［3］沈关桢. 宫外孕非手术治疗近况［J］. 江苏中医药，1996，17（2）：46-48.

［4］李媛. 大剂量紫草在非手术治疗异位妊娠中杀胚作用的临床观察［J］. 云南中医中药杂志，1999，20（1）：28.

三、输卵管妊娠中西医结合治疗方案的评价研究

进行临床大样本的回顾性评价研究和前瞻性评价研究，继续验证输卵管妊娠中西医结合诊疗方案的可靠性、有效性。

（一）回顾性评价研究

1. 研究目的

对在广州中医药大学第一附属医院妇科住院行手术治疗的输卵管妊娠患者（包括未经评分直接手术者），采用调查住院病案的方法搜集病例资料，对各病例患者进行辨病分期、辨证分型，计算各病例手术前的病情影响因子总积分，并根据手术所见分析其妊娠部位、妊娠包块大小、内出血量、有无输卵管活动性出血及盆腔情况，并将上述因素按分期证型分别进行统计学处理后，评价原制定的"输卵管妊娠中西医结合治疗方案"（方案详见前述）的准确性和可行性。

2. 研究对象

2000 年 1 月 ~2007 年 3 月就诊于广州中医药大学第一附属医院妇科住院，并行手术治疗的输卵管妊娠患者共 734 例。

辨病分期、辨证分型输卵管妊娠病情影响因子评分模型、治疗方案详见前述（其中未破损期的"瘀结成癥型"改称为"胎瘀阻滞型"，以区分已破损期的"瘀结成癥型"）。

3. 研究方法

采用调查住院病案的方法搜集病例资料，对各病例患者进行辨病分期、辨证分型，计算各病例手术前的病情影响因子总积分，并根据手术所见分析其妊娠部位、妊娠包块大小、内出血量、有无输卵管活动性出血及盆腔所见情况，所有数据采用 SPSS11.5 软件进行统计。计数资料用卡方检验，计量资料比较采用 t 检验。

4. 研究结果

（1）734 例患者的分期及证型分布：未破损期 93 例，其中胎元阻络型 88 例，胎瘀阻滞型 5 例；已破损期 641 例，其中气血亏脱型 285 例，正虚血瘀型 355 例，瘀结成癥型 1 例（表 3-6-47）。

表 3-6-47　分期及证型分布表（例）

分期	证型	例数
未破损期	胎元阻络型	88
	胎瘀阻滞型	5
已破损期	气血亏脱型	285
	正虚血瘀型	355
	瘀结成癥型	1
合计		734

注：因胎瘀阻滞型和瘀结成癥型分别只有 5 例和 1 例，故此两型不作统计学处理。

（2）各分期证型的术中所见情况

1）各分期证型术中的基本情况

胎元阻络型、正虚血瘀型、气血亏脱型的输卵管妊娠部位有非常显著的差异（$P<0.01$）；三种证型的妊娠包块最大径与内出血量，前者无显著性差异（$P>0.05$），后者有非常显著的差异（$P<0.01$）。三种证型的输卵管有活动性出血例数有非常显著的差异（$P<0.01$）。见表 3-6-48。

表 3-6-48　各证型术中基本情况

分期	分型	例数	输卵管妊娠部位			妊娠包块最大径（cm）	内出血量（ml）	输卵管有活动性出血
			峡部	壶腹部	间质部			
未破损期	胎元阻络型	88	15	69	4	4.28 ± 1.24	7.28 ± 14.60	2
已破损期	气血亏脱型	285	78	192	15	4.56 ± 1.75	1276.68 ± 722.52	252
	正虚血瘀型	355	19△	334△	2△	4.81 ± 1.57▲	231.52 ± 212.03△	175△
	合计	728	112	595	21			427

注：▲ $P>0.05$；△ $P<0.01$。

2）胎元阻络型的术中基本情况

① 胎元阻络型不同积分的术中基本情况

胎元阻络型共 88 例，其中病情影响总因子总积分≤8 者 66 例，9~10 分者 17 例，≥11 分者 5 例，各不同积分组的妊娠部位经检验壶腹部及间质部均有显著性差异（$P<0.05$，$P<0.01$），峡部妊娠无显著性差异（$P>0.05$）。妊娠包块最大径与内出血量前者有显著性差异（$P<0.01$），后者无显著性差异（$P>0.05$）。见表 3-6-49。

表 3-6-49　胎元阻络型不同积分的术中基本情况

病情影响因子总积分	例数	输卵管妊娠部位			妊娠包块最大径（cm）	内出血量（ml）	输卵管有活动性出血例数
		峡部	壶腹部	间质部			
≤8	66	9	57	0	3.78 ± 1.25	8.12 ± 15.23	0
9~10	17	5	11	1	5.24 ± 1.30	6.18 ± 13.90	0
≥11	5	1▲	1△△	3△	5.70 ± 1.40△	7.10 ± 12.56▲	2
合计	88	15	69	4			

注：▲ $P>0.05$；△ $P<0.01$；△△表示 $P<0.05$。

② 胎元阻络型≤8 分、不同 β-hCG 值的术中基本情况。

胎元阻络型积分≤8 分者 66 例，其中 β-hCG<1000IU/L 者 45 例，≥1000IU/L 者 21 例，两组妊娠部位无显著性差异（$P>0.05$），妊娠包块最大径及内出血量有显著性差异（$P<0.05$）。见表 3-6-50。

表 3-6-50　胎元阻络型≤8 分、不同 β-hCG 值的术中基本情况

β-hCG（IU/L）	例数	输卵管妊娠部位			妊娠包块最大径（cm）	内出血量（ml）	输卵管有活动性出血例数
		峡部	壶腹部	间质部			
<1000	45	4	41	0	3.53 ± 1.25	5.13 ± 11.26	0
≥1000	21	5 ▲	16 ▲	0	4.33 ± 1.06 △△	14.52 ± 20.37 △△	0
合计	66	9	57	0			0

注：▲ $P>0.05$；△△ $P<0.05$。

③胎元阻络型≤8 分、不同妊娠包块大小的术中基本情况

胎元阻络型积分≤8 分者 66 例，其中妊娠包块 <5cm 者 50 例，≥5cm 者 16 例，两组妊娠部位无显著性差异（$P>0.05$），妊娠包块 <5cm 者的内出血量与妊娠包块≥5cm 者比较，有显著性差异（$P<0.01$）。见表 3-6-51。

表 3-6-51　胎元阻络型≤8 分、不同妊娠包块大小的术中基本情况

妊娠包块（cm）	例数	输卵管妊娠部位			内出血量（ml）	输卵管有活动性出血例数
		峡部	壶腹部	间质部		
<5	50	7	43	0	8.72 ± 16.77 △	0
≥5	16	2 ▲	14 ▲	0	5.43 ± 12.51	0
合计	66	9	57	0		0

▲ $P>0.05$；△ $P<0.01$。

3）气血亏脱型的术中基本情况

气血亏脱型妊娠部位、内出血量与胎元阻络及正虚血瘀型比较均有非常显著的差异（$P<0.01$），妊娠包块最大径无显著性差异（$P>0.05$），术中见输卵管有活动性出血例数有非常显著的差异（$P<0.01$）。见表 3-6-48。

4）正虚血瘀型的术中基本情况

① 正虚血瘀型不同积分的术中基本情况

正虚血瘀型共 355 例，其中病情影响因子总积分≤9 分者 138 例，≥10 分者 217 例，两组妊娠部位无显著性差异（$P>0.05$），妊娠包块最大径及内出血量有非常显著的差异（$P<0.01$），输卵管有活动性出血例数有非常显著的差异（$P<0.01$）。见表 3-6-52。

表 3-6-52 正虚血瘀型不同积分术中基本情况

病情影响因子总积分	例数	输卵管妊娠部位			妊娠包块最大径（cm）	内出血量（ml）	输卵管有活动性出血例数
		峡部	壶腹部	间质部			
≤9	138	8	125	5	4.37 ± 1.36	106.59 ± 73.24	26
≥10	217	10▲	199▲	8▲	5.20 ± 1.70△	310.97 ± 232.31△	189△
合计	355	18	324	13			215

注：▲ $P>0.05$；△ $P<0.01$。

② 正虚血瘀型积分≤9 分、不同 β-hCG 值的术中基本情况

正虚血瘀型积分≤9 分者 138 例，其中血 β-hCG 定量 <1000IU/L 者 59 例，≥1000IU/L 者 79 例，两组妊娠部位无显著性差异（$P>0.05$），妊娠包块最大径无显著性差异（$P>0.05$），内出血量有显著性差异（$P<0.05$），输卵管有活动性出血有非常显著的差异（$P<0.01$）。见表 3-6-53。

表 3-6-53 正虚血瘀型积分≤9 分、不同 β-hCG 值的术中基本情况

β-hCG（U/L）	例数	妊娠部位			妊娠包块最大径（cm）	内出血量（ml）	术中见输卵管有活动性出血例数
		峡部	壶腹部	间质部			
<1000	59	8	50	1	4.12 ± 1.30	98.12 ± 70.56	23
≥1000	79	6▲	69▲	4▲	4.67 ± 1.82▲	110.63 ± 69.25△	53△
合计	138	14	119	5			76

注：▲ $P>0.05$；△ $P<0.01$。

5. 讨论

（1）因本研究的 734 例手术患者中仅有 5 例胎瘀阻滞型及 1 例瘀结成癥型。由于例数太少，未作统计学处理，故本研究未对此两型的原治疗方案进行评价。

（2）未破损期胎元阻络型

1）积分≤8 分时，从表 3-6-49 可见，其壶腹部的妊娠较多，妊娠包块较小，与 >8 分者有显著性差异；且≤8 分者无输卵管活动性出血，故选择原治疗方案制定的"胎元阻络型积分≤8 分，可选择药物治疗"是准确和可行的。

① 积分≤8 分，β-hCG≥1000IU/L 者，从表 3-6-50 可见，其内出血量及妊娠包块最大径均明显大于 β-hCG<1000IU/L 者。为了有效和尽快杀灭异位的胚胎和绒毛的活性，治疗上应加用西药杀胚。故选择原治疗方案制定的"积分≤8 分，当 β-hCG<1000IU/L 时，选择中药治疗；β-hCG≥1000IU/L 时选择中西药结合治疗"是符合临床实际的。

② 积分≤8 分，从表 3-6-51 可见，妊娠包块大小与妊娠部位无统计学意义；但妊娠包块 <5cm 者的内出血量明显多于妊娠包块≥5cm 者。从研究结果看妊娠包块 <5cm 较妊娠包块≥5cm 的内出血量多，这与原治疗方案中的胎元阻络型"积分≤8 分，输卵管妊娠包块最大径≥5cm 时，应选择中西药结合治疗"的要求与临床实际不符。本研究为回顾性的调查研究，记录的内出血量和妊娠包块大小由不同的医生肉眼判断，且 66 例的内出血量仅在 0~45ml

之间，肉眼判断可能会形成误差。亦有可能原治疗方案的制定不够全面，仍有待进一步的商榷及证明。

2）积分 9~10 分时，从表 3-6-49 可见，内出血量在 0~50ml 之间，且无输卵管活性出血；妊娠包块大小介于 ≥11 分、≤8 分的患者之间，妊娠部位在壶腹部比 ≤8 分者少，在间质部比 ≥11 分者少，在峡部三组无显著性差异。故选择原治疗方案制定的"胎元阻络型积分 9~10 分者，选择中西药结合治疗"是可行的。

3）胎元阻络型积分 ≥11 分者，从表 3-6-49 可见，其间质部妊娠较多，若间质部妊娠破裂时易发生大出血，后果严重；且 ≥11 分者妊娠包块较大，与 <11 分者相比有显著性差异；且 ≥11 分者有输卵管活动性出血的倾向。这些均支持原治疗方案中"胎元阻络型积分 ≥11 分，应选择手术治疗"。

（3）已破损期气血亏脱型：从表 3-6-48 可见，气血亏脱型与胎元阻络型、正虚血瘀型相比，在妊娠部位、内出血量、输卵管有活动性出血的例数上均有显著性差异。气血亏脱型妊娠部位多位于输卵管峡部及间质部，易发生破裂出血或破裂时易发生大出血，往往在短时间内出现失血性休克；在内出血量及有输卵管活动性出血的例数上亦明显大于其余两型，这些均反证了原治疗方案中"气血亏脱型无论积分多少，都应及时手术治疗"是正确的。

（4）已破损期正虚血瘀型：从表 3-6-52 可见，正虚血瘀型积分 ≤9 分与 ≥10 分者在妊娠包块最大径、内出血量及有输卵管活动性出血例数上都有显著性差异，而在妊娠部位无显著性差异。

1）积分 ≤9 分者其妊娠包块最大径、内出血量明显小于 ≥10 分者，输卵管有活动性出血者也较少，故选择原治疗方案中"积分 ≤9 分，选择药物治疗"的方案是可行的。另从表 3-6-53 可见，积分 ≤9 分，且 β-hCG≥1000IU/L 者与 β-hCG<1000IU/L 者相比，在妊娠部位、妊娠包块大小方面无统计学差异。但在内出血量及有输卵管活动性出血者明显增多，有统计学差异。为有效和尽快杀灭异位胚胎和绒毛的活性，在治疗上应加用西药杀胚。此结果与原治疗方案中"积分 ≤9 分，当 β-hCG<1000IU/L 时，选择中药治疗；当 β-hCG≥1000IU/L 时，选择中西药结合治疗"相符合。

2）从表 3-6-52 可见，积分 ≥10 分者妊娠包块较大，内出血量增多，输卵管有活动性出血者多，与积分 ≤9 分者相比有显著性差异。这些均支持原治疗方案中"积分 ≥10 分，选择手术治疗"的要求。

6. 研究结论

通过对 2000 年 1 月至 2007 年 3 月于广州中医药大学第一附属医院妇科住院，并采用手术治疗的输卵管妊娠患者进行回顾性评价研究，得出以下结论：

（1）对前期制定的"输卵管妊娠中西医结合治疗方案"中未破损期胎元阻络型治疗方案的评价：① "积分 ≤8 分，当 β-hCG<1000IU/L 时，选择中药治疗；当 β-hCG≥1000IU/L 时，选择中西药结合治疗"是可行的。② "积分 =9~10 分，选择中西药结合治疗"是可行的。③ "积分 ≥11 分，选择手术治疗"是正确的。④ 而胎元阻络型积分 ≤8 分，妊娠包块 <5cm 者的内出血量明显多于妊娠包块 ≥5cm 者，这与原治疗方案中的"积分 ≤8 分，输卵管妊娠包块最大径 ≥5cm 时，选择中西药结合治疗"的要求有些不符，有待进一步的商榷

及证明。

（2）对前期制定的"输卵管妊娠中西医结合治疗方案"中已破损期气血亏脱型治疗方案的评价：已破损期气血亏脱型"无论积分多少，都应及时行手术治疗"是正确的。

（3）对"输卵管妊娠中西医结合治疗方案"中已破损期正虚血瘀型治疗方案的评价：① "积分≤9分，当β-hCG<1000IU/L时，选择中药治疗；当β-hCG≥1000IU/L时，选择中西药结合治疗"是可行的。② "积分≥10分，选择手术治疗"是正确的。

（二）前瞻性评价研究

1. 研究内容和目的

对2006年1月至2009年12月的输卵管妊娠患者进行辨病分期、辨证分型和计算病情影响因子总积分后，将可采用药物治疗的患者按"输卵管妊娠中西医结合治疗优化方案"进行分组治疗，观察各组的临床治疗效果，对"输卵管妊娠中西医结合治疗优化方案"中药物治疗的临床疗效进行分析与评价。同时，通过多因素Logstic回归方法，分析影响临床疗效的相关临床因素。

2. 研究对象

（1）病例来源：2006年1月至2009年12月就诊于广州中医药大学第一附属医院妇科的住院病人。

（2）病例选择

1）输卵管妊娠诊断标准（辨病）（根据《妇产科学》[1]及《实用妇产科学》[2]确立）

① 有停经史（个别无明显停经史），下腹疼痛（小部分可无下腹疼痛），或有不规则阴道流血。② 妇科检查：子宫常大或略大，一侧附件或可触及包块，有压痛。③ hCG阳性或曾经阳性现已阴性。④ 盆腔B超：宫内未见孕囊，宫旁出现轮廓不清的液性或实性低回声区，或该区查有胚芽或原始心管搏动；或宫旁回声区无输卵管妊娠声像特征，但腹腔内存在无回声暗区或直肠子宫窝处有积液。⑤ 或可伴有腹腔移动性浊音或休克。⑥ 或诊断性刮宫及病检未见妊娠组织。

符合诊断标准①～④，参考诊断标准⑤～⑥。

2）根据"输卵管妊娠辨病分期和辨证分型标准"对符合诊断标准的输卵管妊娠病人进行辨病分期和辨证分型，并根据"输卵管妊娠病情影响因子积分法"对纳入病例进行评分，根据"输卵管妊娠中西医结合治疗优化方案"确定治疗方案，选择适合药物治疗的证属胎元阻络与正虚血瘀的病例作为研究对象。患者签置《知情同意书》。

① 输卵管妊娠辨病分期和辨证分型标准（标准已通过广东省科技成果鉴定）

A. 辨病分期

主要是根据输卵管妊娠是否已发生破裂、流产分为未破损期和已破损期。辨病分期的要点：

a. 符合以下情况者列为未破损期（输卵管妊娠未发生破裂或流产）：（a）多有停经史，无明显下腹疼痛，或伴有阴道不规则流血。（b）妇科检查，子宫略大，一侧附件区或可触及包块。（c）β-hCG阳性或曾经阳性现已阴性。（d）盆腔B超：宫内未见孕囊，宫旁出现轮廓不清的液性或混合性回声区，或该区有胚芽或原始心管搏动。

b. 符合以下情况者列为已破损期（输卵管妊娠已发生破裂或流产）：（a）多有停经史，曾突发一侧下腹剧烈疼痛，或有反复明显的下腹疼痛，可伴有阴道不规则流血，或伴有晕厥或休克。（b）妇科检查：阴道后穹窿或饱满，子宫颈有举摆痛，子宫或有漂浮感，一侧附件区可触及到边界不清的包块，压痛明显。（c）β-hCG 阳性或或曾经阳性现已阴性。（d）阴道后穹窿穿刺或腹腔穿刺，或可抽到不凝血。（e）盆腔 B 超：宫内未见孕囊，宫旁见无回声暗区或边界欠清的混合性包块或子宫直肠窝有积液。

B. 辨证分型

a. 未破损期：辨证分为两型。

胎元阻络型：或有不规则阴道流血或下腹隐痛，β-hCG 阳性，或经 B 超证实为输卵管妊娠，但未发生输卵管妊娠破裂或流产。舌暗苔薄，脉弦滑。

胎瘀阻滞型：胎元（包括胚胎和滋养细胞活性）已死亡，但未发生输卵管破裂或流产，腹痛减轻或消失，可有小腹坠胀不适，B 超证实输卵管有局限性包块。β-hCG 曾经阳性，现转为阴性。舌质暗，脉弦细或涩。

b. 已破损期：辨证分为三型。

气血亏脱型：多有停经，或不规则阴道流血，突发下腹剧痛，面色苍白，冷汗淋漓，四肢厥冷，烦躁不安，甚或昏厥，血压明显下降，β-hCG 阳性，后穹窿穿刺、或腹腔穿刺、或 B 超提示有腹腔内出血。舌淡苔白，脉细微。

正虚血瘀型：输卵管妊娠发生破裂或流产不久，腹痛拒按，或有不规则阴道流血，头晕神疲。妇检或 B 超检查盆腔一侧有混合性包块。β-hCG 阳性。舌质暗，脉细弦。

瘀结成癥型：输卵管发生破裂或流产已久，腹痛减轻或消失，小腹坠胀不适，妇检或 B 超检查盆腔一侧有局限的混合性包块。β-hCG 曾经阳性，现转为阴性。舌质暗，脉弦细或涩。

未破损期胎瘀阻滞型和已破损期瘀结成癥型，因 β-hCG 已转阴性，病人多在门诊进行治疗，因此不纳入本次研究观察对象中。

② 评分：对纳入研究的患者进行五个病情影响因子治疗前评分（输卵管妊娠病情影响因子积分方法已通过广东省科技成果鉴定）。

表 3-6-3　输卵管妊娠病情影响因子积分法

	1 分	2 分	3 分
妊娠周数	≤6 周	6 周~8 周	>8 周
腹痛	无	隐痛	剧痛
β-hCG	<1000IU/L	1000~3000IU/L	>3000IU/L
（B 超）盆腔内			
出血量最大径	<3cm	3~6cm	>6cm
（B 超）输卵管			
妊娠包块最大径	<3cm	3~5cm	>5cm

总积分：_____

③输卵管妊娠中西医结合治疗优化方案的选择（表 3-6-54）。

根据前期研究制定的"输卵管妊娠中西医结合治疗方案"，选择相应的治疗方案。（"输卵管妊娠中西医结合治疗优化方案"经过前期 718 例回顾性研究与 150 例前瞻性研究结果制定并进行了多次优化；再经过 734 例回顾性评价研究，证明该治疗方案具有临床适用性和可行性。本方案已通过广东省科技成果鉴定）。

表 3-6-54　输卵管妊娠中西医结合治疗优化方案表

未破损期	胎元阻络型	积分≤8 分　①当 β-hCG<1000IU/L 时，中医治疗。 ②当 β-hCG≥1000IU/L 或输卵管妊娠包块最大径≥5cm 时，中西药结合治疗
		积分 =9~10 分，中西药结合治疗
		积分≥11 分时，手术治疗
	胎瘀阻滞型	无论积分多少，中医治疗
已破损期	气血亏脱型	无论积分多少，都应及时行手术治疗
	正虚血瘀型	积分≤9 分　①当 β-hCG<1000IU/L 时，中医治疗。 ②当 β-hCG≥1000IU/L 时，中西药结合治疗
		积分≥10 分，手术治疗
	瘀结成癥型	积分≤10 分，中医治疗
		积分≥10 分，手术治疗

（3）排除标准：①不符合诊断标准和纳入标准者。②严重心肝肾功能不全或有血液系统疾患者。③输卵管妊娠合并宫内妊娠者。④非输卵管的异位妊娠。⑤患者不合作，无法按方案进行者。⑥经评分及输卵管中西医治疗方案评估后应进行手术治疗者。⑦证属胎瘀阻滞型和瘀结成癥型者。

3. 研究方法

对符合病例选择标准的病例根据"输卵管妊娠中西医结合治疗优化方案"进行药物治疗，观察临床疗效和进行评价；并结合病人的病史及临床表现，采用多因素 Logistic 回归方法，统计影响各治疗组临床疗效的相关因素。

（1）输卵管妊娠药物治疗方案

【中药治疗】

中医基础治疗：以活血化瘀，杀胚止痛为治法。①宫外孕I号方（丹参 15g、赤芍 15g、桃仁 15g），每日 1 剂，再煎，日服 2 次。②散结镇痛胶囊，4 粒，口服，一日 3 次。③双柏散（侧柏叶、黄柏、大黄、薄荷、泽兰）100g，外敷下腹患侧，一日 1 次。④丹参注射液，20ml，静脉滴注，一日 1 次。

中医辨证分型治疗：①未破损期胎元阻络型：在中医基础治疗上加强活血化瘀杀胚。可在宫外孕I号方中选加蜈蚣（去头足）3 条、紫草 15g、天花粉 20g、田七 10g，或根据个体情况酌情加减。②已破损期正虚血瘀型：在中医基础治疗上加强益气养血，化瘀杀胚。可在宫外孕I号方中选加党参 15g、黄芪 20g、鸡血藤 30g、田七 10g、蜈蚣（去头足）3 条、紫草 15g、天花粉 20g，或根据个体情况酌情加减。

【中西药结合治疗】在中医治疗的基础上，加用西药治疗。西药选用米非司酮 150mg 口服，每日一次，连服 5 天。

（2）观察指标：包括患者腹痛变化情况；阴道流血变化情况；hCG 变化情况；B 超下盆腔积液变化情况，B 超下盆腔包块变化情况。

（3）药物治疗的疗效评价：①有效：阴道流血停止，腹痛消失，局部体征基本消失；妇科检查及 B 超检查输卵管妊娠包块缩小或无增大；hCG 测定阴性。②无效：腹痛加剧或伴失血性休克，血分析见红细胞及血红蛋白值进行性下降；妇科检查及 B 超检查输卵管妊娠包块增大；hCG 持续阳性且有增高趋势，中药治疗者需加用西药杀胚或药物治疗者改行手术治疗。

（4）统计方法：多独立样本比较，当总体方差齐时，N≥40，理论频数≥5 时，用卡方检验；N<40 或理论频数 <5 时，或总体方差不齐时，用确切概率法分析，各临床资料与疗效之间的关系统计采用多因素 Logistic 回归统计法。

4. 结果

（1）治疗组之间有效率比较

2006 年 1 月 ~2009 年 12 月共收集符合药物治疗病例 297 例，证属未破损期胎元阻络证 218 例，其中可中药治疗 159 例，有效率为 82.39%，需中西医结合药物治疗 59 例，有效率为 81.82%；证属已破损期正虚血瘀证共 79 例，其中可中药治疗 57 例，有效率为 80.70%，需中西医结合治疗 22 例，有效率为 79.66%。见表 3-6-55。

表 3-6-55　各治疗组间有效率比较

疗效	胎元阻络		正虚血瘀	
	中药组	中西药结合组	中药组	中西药结合组
无效	28	12	11	4
有效	131	47	46	18
有效率 %	82.39	81.82	80.70	79.66

卡方检验比较，$\chi^2=0.24$，$P=0.971>0.05$，不同治疗组之间的有效率无统计学差别。

（2）不同年份的总有效率比较

2006 年共药物治疗 65 例，有效率为 89.23%，2007 年共药物治疗 52 例，有效率为 78.85%，2008 年共药物治疗 78 例，有效率为 73.08%，2009 年共药物治疗 102 例，有效率为 84.31%。见表 3-6-56。

表 3-6-56　不同年份的总有效率比较

疗效	2006	2007	2008	2009
无效	7	11	21	16
有效	58	41	57	86
有效率 %	89.23	78.85	73.08	84.31

卡方检验比较，$\chi^2=7.02$，$P=0.071>0.05$，不同年份之间药物治疗的有效率无统计学差别。

（3）不同年份各治疗组有效率比较

卡方检验比较，$\chi^2=6.07$，$P=0.732>0.05$，不同年份之间的证型分布情况无统计学差别。见表 3-6-57~ 表 3-6-61。

表 3-6-57　不同年份各治疗组有效率比较

年份	胎元阻络		正虚血瘀	
	中药组	中西药结合组	中药组	中西药结合组
2006	40	12	10	3
2007	29	9	8	6
2008	37	18	16	7
2009	53	20	23	6

表 3-6-58　2006 年各证型有效率比较

疗效	胎元阻络		正虚血瘀	
	中药组	中西药结合组	中药组	中西药结合组
无效	6	1	0	0
有效	34	11	10	3
有效率 %	85.00	91.67	100.00	100.00

确切概率法比较，$P=0.729>0.05$，2006 年不同治疗组之间的有效率无统计学差别。

表 3-6-59　2007 年各证型有效率比较

疗效	胎元阻络		正虚血瘀	
	中药组	中西药结合组	中药组	中西药结合组
无效	6	3	0	2
有效	23	6	8	4
有效率 %	79.31	66.67	100.00	66.67

确切概率法比较，$P=0.297>0.05$，2007 年不同证型之间的有效率无统计学差别。

表 3-6-60　2008 年各证型有效率比较

疗效	胎元阻络		正虚血瘀	
	中药组	中西药结合组	中药组	中西药结合组
无效	9	4	6	2
有效	28	14	10	5
有效率 %	75.68	77.78	62.50	71.43

确切概率法比较，$P=0.297>0.05$，2008 年不同证型之间的有效率无统计学差别。

表 3-6-61　2009 年各证型有效率比较

疗效	胎元阻络		正虚血瘀	
	中药组	中西药结合组	中药组	中西药结合组
无效	7	4	5	0
有效	46	16	18	6
有效率 %	86.79	80.00	78.26	100.0

确切概率法比较，$P=0.297>0.05$，2009 年不同证型之间的有效率无统计学差别。

综上，连续 4 年中，胎元阻络中药治疗组，胎元阻络中西医结合药物治疗组，正虚血瘀中药治疗组，正虚血瘀中西医结合药物治疗组之间的疗效是无统计学差别的。

（4）不同治疗组各年份之间的有效率比较（见表 3-6-62~ 表 3-6-65）

表 3-6-62　胎元阻络中药组各年份有效率比较

疗效	2006	2007	2008	2009
无效	6	6	9	7
有效	34	23	28	46
有效率 %	85.00	79.31	75.68	86.79

卡方检验比较，$P=0.525>0.05$，不同年份之间的有效率无统计学差别。

表 3-6-63　胎元阻络中西医结合药物组各年份有效率比较

疗效	2006	2007	2008	2009
无效	1	3	4	4
有效	11	6	14	16
有效率 %	91.67	66.67	77.78	80.00

确切概率法比较，$P=0.591>0.05$，不同年份之间的有效率无统计学差别。

表 3-6-64 正虚血瘀中药组各年份有效率比较

疗效	2006	2007	2008	2009
无效	0	0	6	5
有效	10	8	10	18
有效率 %	100	100	62.5	78.26

确切概率法比较，$P=0.282>0.05$，不同年份之间的有效率无统计学差别。

表 3-6-65 正虚血瘀中西医结合药物组各年份有效率比较

疗效	2006	2007	2008	2009
无效	0	2	2	0
有效	3	4	5	6
有效率 %	100	66.67	71.43	100

确切概率法比较，$P=0.518>0.05$，不同年份之间的有效率无统计学差别。

综上，胎元阻络中药治疗组，胎元阻络中西医结合药物治疗组，正虚血瘀中药治疗组，正虚血瘀中西医结合药物治疗组在连续 4 年中，各年有效率比较无统计学差别。

5. 结果讨论

本研究选择 2006 年 1 月 ~2009 年 12 月应用"输卵管妊娠中西医结合治疗优化方案"中适合药物治疗的患者作为研究对象，通过统计发现，使用该方案辨病辨证论治输卵管妊娠的总有效率为 81.48%。同时，研究者分别统计了同一治疗方案在不同年份中使用的有效率，发现有效率无统计学差别；又统计了在同一年份中四种治疗方案的有效率，发现有效也无统计学差别。因此，可以认为，前期研究制定的"输卵管妊娠中西医结合治疗优化方案"对于药物治疗输卵管妊娠的疗效有较好的稳定性；而且，各治疗方法的疗效是有效的、平衡的，不存在组间疗效率差别过大的现象。由此可以推断"输卵管妊娠中西医结合治疗优化方案"中药物治疗部分的疗效是可靠的，方案的制定是较合理的。

6. 研究结论

通过对 2006 年 1 月 ~2009 年 12 月四年中，应用"输卵管妊娠中西医结合治疗优化方案"属于药物治疗的患者（共 297 例）进行了有效率的总结与评价。发现该方案中药物治疗的总有效率为 81.48%；该方案无论在总体疗效方面还是在各分组疗效方面都具有良好的稳定性与均衡性。证明"输卵管妊娠中西医结合治疗优化方案"的制定较合理。

参考文献

［1］乐杰.妇产科学［M］.7 版.北京：人民卫生出版社，2008：105-107.

［2］张惜阴,实用妇产科学［M］.2 版.北京：人民卫生出版社，2003：166-172.

四、输卵管妊娠中西医结合诊疗优化方案的确定

从 2000 年至今，已累积了输卵管妊娠 6000 多例。研究团队通过数次的回顾性研究，探索建立了"输卵管妊娠中西医结合诊疗方案"；此后，通过数次的前瞻性研究，制定了"输卵管妊娠中西医结合诊疗优化方案"；随后，从"十二五"以来，通过全国 12 个中心进行的多中心验证性研究，以及在广东省内 11 家医院的临床推广应用，基本确定了"输卵管妊娠中西医结合诊疗优化方案"。

（一）诊断标准

1. 疾病诊断标准

（1）症状、体征、检查

1）多有停经史和下腹疼痛，或有不规则阴道流血。

2）妇科检查：子宫可略大，一侧附件区或可触及包块，有压痛。

3）β-hCG 阳性，或曾经阳性现转为阴性。

4）盆腔 B 超：宫内未见孕囊，宫旁出现轮廓不清的液性或混合性回声区，或该区查有胚芽或原始心管搏动，或腹腔内存在无回声暗区或子宫直肠窝有积液。

5）或伴有腹腔移动性浊音，或伴有休克。

6）或诊断性刮宫及病理检查未见妊娠组织。

（2）应用"邓 - 宋氏判别方程软件"（见本章第四节所述）协助疾病的诊断

2. 辨病分期和辨证分型标准

（1）辨病分期（要点）：主要根据输卵管妊娠是否已发生破裂、流产分为未破损期和已破损期。

1）未破损期（输卵管妊娠未发生破裂、流产）

① 多有停经史，无明显下腹疼痛，或伴有阴道不规则流血。②妇科检查，子宫略大，一侧附件区或可触及包块。③ β-hCG 阳性，或曾经阳性现转为阴性。④盆腔 B 超：宫内未见孕囊，宫旁出现轮廓不清的液性或混合性回声区，或该区查有胚芽或原始心管搏动。

2）已破损期（输卵管妊娠已发生破裂、流产）

① 多有停经史，曾突发一侧下腹剧烈疼痛，或有反复明显的下腹疼痛，可伴有阴道不规则流血，或伴有晕厥或休克。②妇科检查：阴道后穹窿或饱满，子宫颈有举摆痛，子宫或有漂浮感，一侧附件区可触及到边界不清的包块，压痛明显。③ β-hCG 阳性，或曾经阳性现转为阴性。④阴道后穹窿穿刺或腹腔穿刺，或可抽到不凝血。⑤盆腔 B 超：宫内未见孕囊，盆腔内存在无回声暗区或边界欠清的混合性包块，或子宫直肠窝有积液。

（2）辨证分型（要点）

1）未破损期：辨证分为两型。

胎元阻络型：或有不规则阴道流血或下腹隐痛，β-hCG 阳性，或经 B 超证实为输卵管妊娠，但未发生输卵管妊娠破裂或流产。舌暗苔薄，脉弦滑。

胎瘀阻滞型：胎元（包括胚胎和滋养细胞活性）已死亡，但未发生输卵管破裂或流产，腹痛减轻或消失，可有小腹坠胀不适，妇检或可触及局限性包块。β-hCG 曾经阳性现转为阴性。

舌质暗,脉弦细涩。

2)已破损期:辨证分为三型。

气血亏脱型:多有停经,或不规则阴道流血,突发下腹剧痛,面色苍白,冷汗淋漓,四肢厥冷,烦躁不安,甚或昏厥,血压明显下降,β-hCG阳性,后穹窿穿刺、或腹腔穿刺、或B超提示有腹腔内出血。舌淡苔白,脉细微。

正虚血瘀型:输卵管妊娠发生破裂或流产不久,腹痛拒按,或有不规则阴道流血,头晕神疲。妇检或B超检查盆腔一侧有混合性包块。β-hCG阳性。舌质暗,脉细弦。

瘀结成癥型:输卵管发生破裂或流产已久,腹痛减轻或消失,小腹坠胀不适,妇检或B超检查盆腔一侧有局限的混合性包块。β-hCG曾经阳性现转为阴性。舌质暗,脉弦细涩。

(二)治疗方案

1. 纳入标准

(1)符合疾病诊断标准。

(2)符合辨病分期和辨证分型标准。

(3)同意签署药物治疗同意书(同意书参考附录1)。

(4)同意签署超说明书用药知情同意书(选用中成药、中药注射液、西药治疗时。同意书参考附录2)。

(5)同意签署化疗药物用药知情同意书(选用MTX治疗时。同意书参考附录3)。

(6)同意签署手术治疗同意书(选择手术治疗时)。

2. 排除标准

(1)不符合疾病诊断标准、辨病分期和辨证分型标准者。

(2)不符合纳入标准者。

(3)严重心肝肾功能不全或有血液系统疾患者。

(4)输卵管妊娠合并宫内妊娠者。

(5)非输卵管性的异位妊娠。

(6)患者不配合,无法按方案进行治疗者。

3. 输卵管妊娠的病情影响因子评分模型表(表3-6-66)

表3-6-66　输卵管妊娠的病情影响因子评分模型表

	1分	2分	3分
妊娠周数	≤6周	>6~8周	>8周
腹痛	无	隐痛	剧痛
β-hCG	<1000IU/L	1000~3000IU/L	>3000IU/L
(B超)盆腔内			
出血量最大径	<3cm	3~6cm	>6cm
(B超)输卵管			
妊娠包块最大径	<3cm	3~5cm	>5cm

总积分_____

4. 具体治疗方案（表 3-6-67）

表 3-6-67 输卵管妊娠治疗方案总表

未破损期	胎元阻络型	积分≤8分： ①β-hCG<1000IU/L，选择中医药治疗。 ②β-hCG≥1000IU/L，或输卵管妊娠包块最大径 ≥5cm，选择中西药结合治疗。 ③见原始心管搏动，或 β-hCG≥8000IU/L，选择手术治疗，术后中西药结合治疗。
		积分 =9~10 分： ①选择中西药结合治疗。 ②见原始心管搏动时，或 β-hCG≥8000IU/L，选择手术治疗，术后中西药结合治疗。
		积分≥11 分时：选择手术治疗，术后中西药结合治疗。
	胎瘀阻滞型	无论积分多少：选择中医药治疗。
已破损期	气血亏脱型	无论积分多少：都应及时手术治疗，术后中西药结合治疗。
	正虚血瘀型	积分≤9分： ①β-hCG<1000IU/L，选择中医药治疗。 ②β-hCG≥1000IU/L，选择中西药结合治疗。 ③见原始心管搏动，或 β-hCG≥8000IU/L，选择手术治疗，术后中西药结合治疗。
		积分≥10 分：选择手术治疗，术后中西药结合治疗。
	瘀结成癥型	积分≤10 分：选择中医药治疗。
		积分≥11 分：选择手术治疗，术后中西药结合治疗。

（1）中医药治疗的具体措施

1）对病情不稳定（β-hCG 阳性）者，主要为未破损期胎元阻络型，积分≤8 分，β-hCG<1000IU/L 者；已破损期正虚血瘀型，积分≤9 分，β-hCG<1000IU/L 者。

① 中医基础治疗：以化瘀杀胚，消癥止痛为主要治法。

（a）宫外孕I号方（丹参 15g、赤芍 15g、桃仁 15g），每日 1 剂，再煎，日服 2 次。

（b）散结镇痛胶囊，4 粒，口服，一日 3 次。

（c）双柏散（侧柏叶、黄柏、大黄、薄荷、泽兰）100g，水蜜调后外敷下腹痛处，一日一次。

（d）丹参注射液，10~20ml，加入 5% 葡萄糖液 250~500ml 中静脉滴注，一日 1 次。

（e）血府逐瘀口服液 10ml（或颗粒剂，或丸剂），口服，一日 3 次。

② 中医辨证分型治疗：未破损期胎元阻络型：在前述"中医基础治疗"上，重点为加强化瘀杀胚，在宫外孕I号方中选加蜈蚣（去头足）3 条、紫草 15g、天花粉 20g、田七 10g 等，可根据个体情况酌情加减。

已破损期正虚血瘀型：在前述"中医基础治疗"上，重点为加强扶正化瘀，消癥杀胚，在宫外孕Ⅰ号方中选加党参 15g、黄芪 20g、制首乌 20g、鸡血藤 30g、田七 10g、蜈蚣（去头足）3 条、紫草 15g、天花粉 20g 等，可根据个体情况酌情加减。

2）对病情稳定（β-hCG 曾经阳性现转为阴性）者，主要为未破损期胎瘀阻滞型；已破损期瘀结成癥型，积分≤10 分者。

①中医基础治疗：以消癥化瘀，活血散结为治法。

（a）宫外孕Ⅱ号方（丹参 15g、赤芍 15g、桃仁 15g、三棱 15g、莪术 15g），每日 1 剂，再煎，日服 2 次。

（b）~（e）同上。

（f）复方毛冬青灌肠液（毛冬青、大黄、败酱草、银花藤）150ml，保留灌肠，一日 1 次。

②中医辨证分型治疗：在前述"中医基础治疗"上，重点为加强消癥散结，在宫外孕Ⅱ号方中选加田七 10g、水蛭 10g、九香虫 10g 等，可根据个体情况酌情加减。

（2）中西医结合药物治疗的具体措施

1）西药治疗：当血孕酮（P）<10ng/ml（31.8nmol/L）时，用氨甲蝶呤（MTX）50mg/m²，一次肌注。

当血孕酮（P）≥10ng/ml（31.8nmol/L）时，选择联合用药：氨甲蝶呤（MTX）50mg/m²，一次肌注；米非司酮（RU486）150mg 口服，每日一次，连服 5 天。

若停药一周 β-hCG 下降不明显（<30%），加用氨甲蝶呤（MTX）50mg，一次肌注。

2）中药治疗

参照上述"中医药治疗"。

（3）手术治疗的具体措施

1）行腹腔镜或开腹手术，根据手术探察情况，分别施行患侧输卵管切除术，或保守性手术。

2）术后中西医结合快速康复治疗

①常规支持治疗。

②常规抗生素预防或治疗感染。

③中医治疗。以益气补血、化瘀止痛为治法，辨证用药（包括饮片、中成药、中药注射液等）。

④辨证选用耳穴、针灸、中药封包、中药足浴等辅助治疗。

⑤物理治疗。

（三）住院期间主要检测指标和检测时点

1. 主要检测指标

（1）一般生命体征，阴道流血、腹痛情况。

（2）妇科 B 超、β-hCG 定量、雌激素（E_2）、孕激素（P）。

（3）血常规、尿常规、生化项目、肝肾功能、心电图等。

2. 检测时点

（1）入院后及时检查妇科 B 超、β-hCG 定量、雌激素（E_2）、孕激素（P）、血常规、尿常规（有阴道流血者不检）、生化项目、肝肾功能及心电图。

（2）观察治疗过程中，每周检查 2 次 β-hCG 定量；每周检查 1 次 E_2、P、血常规和妇科 B 超。

（3）必要时复查生化项目、肝肾功能等。

（四）疗效判定标准

1. 药物治疗的疗效判定标准

（1）近期治愈：阴道流血停止，腹痛消失；妇科 B 超检查妊娠包块缩小 1/2 以上；β-hCG 测定连续 2 次阴性。

（2）有效：阴道流血停止，腹痛消失；妇科 B 超检查妊娠包块缩小不到 1/2 或无增大；β-hCG 测定连续 2 次阴性。

（3）无效：腹痛加剧或伴失血性休克；妇科 B 超检查妊娠包块增大；β-hCG 持续阳性且有增高趋势。

当治疗无效时，中医药治疗者需改为中西药结合治疗，或改行手术治疗；中西药结合治疗者需改行手术治疗。

2. 手术治疗的疗效判定标准

（1）治愈：患者术后恢复良好，伤口按期愈合，β-hCG 测定连续 2 次阴性。

（2）无效：手术后发生持续性异位妊娠，甚至患者死亡。

附录 1：输卵管妊娠药物治疗知情同意书

患者姓名＿＿＿＿＿＿＿ 年龄＿＿＿＿ 住院号＿＿＿＿＿＿＿

输卵管妊娠的治疗根据病情的不同，常规有如下处理方法：

1. 药物治疗（中药、西药或中西药结合治疗）

2. 手术治疗（腹腔镜手术或开腹手术）

根据您目前的病情，您可先选择药物治疗。

药物治疗可能出现：

1. 在药物治疗过程中，仍有可能发生输卵管妊娠流产或破裂。在这过程中医护人员会观察您的病情变化，必要时需改为手术治疗。

2. 药物治疗 hCG 转阴后，输卵管妊娠导致的包块仍需时间治疗吸收。

3. 药物治疗成功者，以后仍有可能再次发生输卵管妊娠，或因输卵管阻塞不通导致不孕。

4. 治疗的药物有可能对您产生某些副作用，这些副作用一般轻微，可对症处理，且这些副作用在停药后可逐渐消失。

5. 其他：

您对上述情况已经知情，并签字"同意接受药物治疗"

＿＿＿＿＿＿＿＿＿＿＿＿＿＿＿＿＿＿＿＿＿ ＿＿＿＿＿＿＿＿

患者签名： 日期： 年 月 日

家属签名： 关系： 日期： 年 月 日

谈话医生签名： 日期： 年 月 日

附录 2：超说明书用药知情同意书

姓名_____性别____年龄____科室_____床号____ 住院号_____

_____

尊敬的患者：

您因_____就诊，初步诊断 / 临床诊断为_____，
需使用_____进行治疗。

该药品用法涉及超说明书用药（未注册用法），但为了您健康利益的最大化，我们针对您的病情，建议使用"药品未注册用法"。为了让您更好的理解，我们进行如下告知：

1. 您的病情，目前临床常规使用药品并不理想。在充分考虑药品不良反应、禁忌症、注意事项，权衡患者获得的利益大于可能出现的危险，我们认为我们使用的超说明书用药是您目前的最佳治疗方案。

2. 根据广东省药学会 2010 年印发的《药品未注册用法专家共识》，药品未注册用法是医师、药师所享有的一种国际通行职业权利，也是一种合法的用药行为。我们认为，根据您的情况，我们的用药建议符合上述《药品未注册用法专家共识》的具体要求。

3. 药品未注册用法不是用于临床试验或科研目的，否则您有权利拒绝接受。

4. 该治疗在一般情况下是安全的，但也具有一定的风险性。医师除口头向您说明外，同时要与您签定知情同意书，请认真阅读下文，慎重考虑是否接受该治疗。使用被告知药品可能发生的意外或如下不良反应，包括且不限于：

　□ 　1. 该药品说明书【不良反应】项所载的所有不良反应；

　□ 　2. 该药品说明书【注意事项】项所载的所有不良反应；

　□ 　3. 该药品与其他药品联用时发生相互作用可能产生的不良反应；

　□ 　4. 该药品说明书【药物过量】项所载的所有不良反应；

　□ 　5. 该药品说明书【孕妇及哺乳期妇女用药】项所载的所有不良反应；

　□ 　6. 该药品说明书【儿童用药】项所载的所有不良反应；

　□ 　7. 该药品说明书【老年用药】项所载的所有不良反应；

　□ 　8. 其他一些不可预知的不良反应和风险。

在进行上述治疗时，我们会严格遵守有关技术操作规范和诊疗常规，并做好充分的准备工作，以防范和减少以上不良反应的发生。如发生以上情况，请及时与医师联系，医师会积极采取相应的措施进行救治。

患方意见：

我方已认真听取了医师对患者病情及治疗的介绍，并详细阅读了以上告知内容，完全理解医师的解释及知情同意书的项目（共____项）内容。经慎重考虑，我_____（同意或不同意）接受该治疗，并愿意承担相应风险和费用。

患者签字：_____ 委托人签字：_____与患者关系：_____

患者电话：_____ 日期：_____

医师签字：_____ 日期：_____

附录 3：化疗知情同意书

患者姓名		性　别		年　龄	
科　室		床　号		住院号	
谈话时间		谈话地点		谈话医生	
临床诊断					
化疗目的					
化疗药物					
化疗过程中可能发生的副作用	1. 骨髓抑制（白细胞减少或粒细胞缺乏、贫血等）。 2. 继发感染（高热、肺炎、泌尿系统炎症、肛周脓肿等）。 3. 出血（如皮肤、黏膜、胃肠、泌尿生殖道出血、甚至眼底、颅内出血等）。 4. 黏膜损害（口腔、咽喉、肛周、外阴等处溃疡、糜烂、坏死等）。 5. 胃肠道反应（呕吐、腹泻、食欲不振等）。 6. 脱发。 7. 心、肺、肝、肾等脏器损害（心衰、心律失常、气促、黄疸、转氨酶升高、尿少、浮肿等，甚至死亡）。 8. 其他。				
本院医生就上述内容作了解释说明，患者和患者家属对上述内容表示理解。					

我_____（同意或不同意）接受该治疗，并愿意承担相应风险和费用。

患者签字：_____　　　委托人签字：_____与患者关系：_____

患者电话：_____日期：_____

医师签字：_____日期：_____

第七节　输卵管妊娠药物治疗后 hCG 下降曲线的研究

一、研究内容和目的

对 2006 年 1 月至 2009 年 12 月诊断为输卵管妊娠患者进行辨病分期、辨证分型和计算病情影响因子总积分后，对证属胎元阻络证和正虚血瘀证中适合药物治疗的患者，按"输卵管妊娠中西医结合治疗方案"进行分组治疗，在治疗过程中监测患者血清 β-hCG 的变化，并描记曲线，通过对曲线形态及各描记时间点血清 β-hCG 变化趋势的分析，初步了解药物治疗输卵管妊娠时对血清 β-hCG 的影响，为临床药物治疗输卵管妊娠提供参考。

二、研究对象

1. 病例来源

2006 年 1 月至 2009 年 12 月于广州中医药大学第一附属医院妇科住院的输卵管妊娠患者。

患者知情同意。

2. 病例选择

（1）输卵管妊娠诊断标准（同前述）。

（2）输卵管妊娠辨病分期辨证分型标准（同前述）。

（3）病例选择标准：根据输卵管妊娠辨病分期和辨证分型标准对纳入的输卵管妊娠患者进行辨病分期和辨证分型，并按"输卵管妊娠病情影响因子积分法"对纳入病例进行评分，根据"输卵管妊娠中西医结合治疗方案"确定各组治疗方法，选择采用药物治疗方案且治疗成功的胎元阻络型和正虚血瘀型的病例进行血清 β-hCG 描绘与分析。

三、研究方法

对纳入研究病例的血清 β-hCG 值（IU/L）进行记录，对比各药物治疗组在不同描记时间点上 β-hCG 的变化情况，并根据其各记录时点数值变化及下降百分比变化描绘变化曲线。同时，比较各组 β-hCG 下降超过 50% 和超过 90% 需要的时间，对各组 β-hCG 值曲线的基本形态进行分析。

时间点的确定：选择观察对象治疗前血清 β-hCG 值作为首次 β-hCG 值，记为第 1 时间点，之后在治疗的第 2~3 天、4~5 天、6~7 天、8~9 天、10~11 天、12~13 天、14~15 天及 16 天以后分别为第 2、3、4、5、6、7、8、9 时间点。分别描记各时间点上血清 β-hCG 值及下降百分比。

四、结果与分析

（一）不同治疗组不同时间点血清 β-hCG 值及下降百分比的比较

1. 不同组别不同时间点的 β-hCG 值总体比较，见表 3-7-1、表 3-7-2。

对不同组别不同时间点的血清 β-hCG 值进行多因素的方差分析，比较 β-hCG 值的变化，发现组别以及时间点都存在差异（$P \leqslant 0.05$），说明不同组别的血清 β-hCG 值不同，不同时间点的 β-hCG 的值不同。见表 3-7-1、表 3-7-2。

表 3-7-1　不同组别不同时间点的 β-hCG 值比较（IU/L）

	首次	2~3 天	4~5 天	6~7 天	8~9 天	10~11 天	12~13 天	14~15 天	16 天以后
胎元阻络中药组	584.6	482.7	306.8	481.4	334.0	81.1	199.5	94.0	72.1
胎元阻络中西药组	3949.9	1557.0	1735.8	5927.5	775.7	2741.2	641.9	3542.0	1219.4
正虚血瘀中药组	594.0	459.9	473.3	416.8	306.6	64.5	193.3	101.7	96.5
正虚血瘀中西药组	1934.5	1308.7	1256.6	1193.9	1008.9	216.7	601.9	311.0	293.9

表 3-7-2　不同组别不同时间点的 β-hCG 值的方差分析

	离均差平方和	自由度	均方	F	P
组别	694 067 721	3	231 355 907	19.93	0.000
时间点	180 617 591	8	22 577 199	1.95	0.050
Error	10 805 837 123	931	11 606 699		

2. 不同组别不同时间点的 β-hCG 下降百分比总体比较

对不同组别不同时间点的血清 β-hCG 下降百分比进行多因素的方差分析，比较 β-hCG 下降百分比的变化，发现各组之间血清 β-hCG 下降百分比无显著性差异（$P > 0.05$），但各时间点都存在差异（$P \leq 0.05$），说明不同组别的血清 β-hCG 下降百分比大致相同，但在不同时间点的 β-hCG 下降百分比存在差异。见表 3-7-3、表 3-7-4。

表 3-7-3　不同组别不同时间点的 β-hCG 下降百分比比较（%）

	2~3 天	4~5 天	6~7 天	8~9 天	10~11 天	12~13 天	14~15 天	16 天以后
胎元阻络中药组	37.8	47.4	51.2	64.6	82.0	68.9	86.2	88.0
胎元阻络中西药组	26.9	34.0	20.4	70.7	70.1	70.9	66.3	81.2
正虚血瘀中药组	31.1	29.3	37.7	62.4	81.7	81.0	84.8	91.1
正虚血瘀中西药组	36.9	25.1	42.3	44.4	92.4	67.8	80.9	83.3

表 3-7-4　不同组别不同时间点的 β-hCG 下降百分比的方差分析

	离均差平方和	自由度	均方	F	P 值
组别	11 695	3	3898	1.33	0.264
时间点	252 795	7	36 114	12.32	0.000
Error	2 019 704	689	2931		

（二）各治疗组血清 β-hCG 具体变化情况

1. 胎元阻络证中药治疗组血清 β-hCG 变化情况

（1）胎元阻络证中药治疗组 β-hCG 值比较及曲线变化

使用方差分析（ANOVA）比较胎元阻络证中药治疗组不同时间点之间的血清 β-hCG 值，得到 $F = 2.24$，$P = 0.024 < 0.05$，有统计学差异，可以认为不同时间点之间的 β-hCG 值是不同的。两两比较时发现相邻时间点的血清 β-hCG 含量变化无显著性差异（$P > 0.05$），说明在整体治疗过程中，血清 β-hCG 值变化较平稳，无明显波动。见表 3-7-5、表 3-7-6。

表 3-7-5　胎元阻络证中药组不同时间点之间的 β-hCG 值的比较（IU/L）

时间点	样本量	均数	标准差	F	P
1	122	584.61	891.68	2.24	0.024
2	51	482.65	1090.29		
3	78	306.75	592.01		
4	50	481.39	1761.81		
5	62	334.00	943.38		
6	33	81.12	110.96		
7	29	199.52	331.14		
8	26	94.05	144.79		
9	25	72.08	100.96		

表 3-7-6　LSD 法对相邻时间点 β-hCG 下降百分比进行两两比较

比较时间点	差值	标准误	P 值	比较时间点	差值	标准误	P 值
1 与 2	101.96	153.01	0.506	5 与 6	252.88	197.73	0.202
2 与 3	175.90	165.25	0.288	6 与 7	−118.40	233.57	0.612
3 与 4	−174.64	166.24	0.294	7 与 8	105.47	247.84	0.671
4 与 5	147.39	174.42	0.399	8 与 9	21.97	257.04	0.932

根据血清 β-hCG 值的下降百分比描绘曲线图，见图 3-7-1。

（2）胎元阻络证中药治疗组不同时间点之间的 β-hCG 下降百分比的比较

使用方差分析（ANOVA）比较胎元阻络证中药治疗组不同时间点之间的 β-hCG 下降百分比，得到 $F=4.73$，$P=0.000<0.05$，有统计学差异，可以认为不同时间点之间的 β-hCG 下降百分比是不同的。两两比较时发现相邻时间点的血清 β-hCG 下降百分比无显著性差异（$P>0.05$），说明在整体治疗过程中，血清 β-hCG 下降较平稳，无明显波动。见表 3-7-7、表 3-7-8。

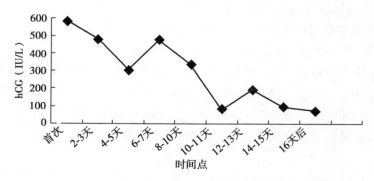

图 3-7-1　胎元阻络证中药治疗组血清 β-hCG 值的变化曲线

表 3-7-7 胎元阻络证中药治疗组不同时间点之间的 β-hCG 下降百分比（%）

时间点	样本量	均数	标准差	F	P
2	51	37.78	29.12	4.73	0.000
3	78	47.40	60.89		
4	50	51.22	88.28		
5	62	64.61	58.83		
6	33	81.98	20.45		
7	29	68.91	51.91		
8	26	86.20	13.67		
9	24	88.02	13.31		

表 3-7-8 LSD 法对相邻时间点 β-hCG 下降百分比进行两两比较

比较时间点	差值	标准误	P	比较时间点	差值	标准误	P
2 与 3	−9.62	9.78	0.326	6 与 7	13.07	13.83	0.345
3 与 4	−3.82	9.84	0.698	7 与 8	−17.29	14.67	0.240
4 与 5	−13.39	10.33	0.196	8 与 9	−1.82	15.38	0.906
5 与 6	−17.37	11.71	0.139				

根据血清 β-hCG 值的下降百分比描绘曲线图，见图 3-7-2。

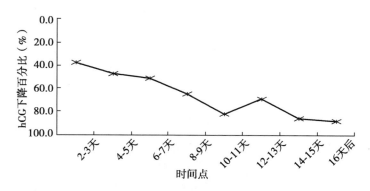

图 3-7-2 胎元阻络证中药治疗组血清 β-hCG 值的变化曲线

2. 胎元阻络证中西药治疗组血清 β-hCG 变化情况

（1）胎元阻络证中西药治疗组 β-hCG 值的比较及曲线变化

使用方差分析（ANOVA）比较胎元阻络证中西药治疗组不同时间点之间的 hCG 值，得到 $F=1.17$，$P=0.316>0.05$，没有统计学差异，可以认为不同时间点之间的 β-hCG 含量无显著性差异。此结果可能是由于本组各病例的血清 β-hCG 离散度较大造成。见表 3-7-9。

表 3-7-9　胎元阻络中西治疗组不同时间点之间的 β-hCG 值的比较（IU/L）

时间点	样本量	均数	标准差	F	P
1	44	3949.95	9751.20	1.17	0.316
2	16	1556.98	2542.01		
3	29	1735.81	2710.54		
4	15	5927.51	16189.86		
5	29	775.67	1700.70		
6	19	2741.17	7399.85		
7	20	641.87	1218.39		
8	10	3541.97	8164.84		
9	16	1219.41	3125.10		

根据血清 β-hCG 含量变化描绘曲线图，见图 3-7-3。

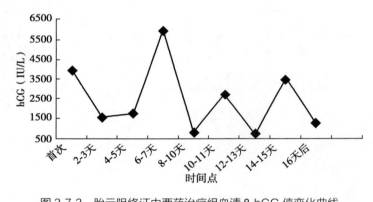

图 3-7-3　胎元阻络证中西药治疗组血清 β-hCG 值变化曲线

（2）胎元阻络证中西药治疗组不同时间点之间的 β-hCG 下降百分比的比较

使用方差分析（ANOVA）比较胎元阻络中西治疗组不同时间点之间的血清 β-hCG 下降百分比，得到 $F=4.66$，$P=0.000<0.05$，有统计学差异，可以认为不同时间点之间的血清 β-hCG 下降百分比是不同的。两两比较时发现，在第 4~5 时间点血清 β-hCG 下降百分比差异性较大（$P<0.05$），说明在第 4~5 时间点时，血清 β-hCG 呈加速下降趋势。见表 3-7-10、表 3-7-11。

表 3-7-10　胎元阻络证中西药治疗组不同时间点之间的 β-hCG 下降百分比（%）

时间点	样本量	均数	标准差	F 值	P 值
2	16	26.88	35.64	4.66	0.000
3	29	33.97	38.06		
4	15	20.39	117.96		
5	29	70.66	28.96		

续表

时间点	样本量	均数	标准差	F 值	P 值
6	19	70.12	34.72		
7	20	70.93	27.36		
8	10	66.26	20.26		
9	16	81.24	19.72		

表 3-7-11　LSD 法对相邻时间点 β-hCG 下降百分比进行两两比较

比较时间点	差值	标准误	P	比较时间点	差值	标准误	P
2 与 3	−7.09	14.66	0.629	6 与 7	−0.81	15.08	0.957
3 与 4	13.58	14.97	0.366	7 与 8	4.67	18.23	0.798
4 与 5	−50.27	14.97	0.001	8 与 9	−14.98	18.97	0.431
5 与 6	0.54	13.89	0.969				

根据血清 β-hCG 下降百分比描绘曲线图，见图 3-7-4。

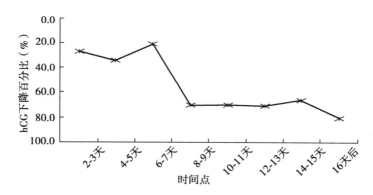

图 3-7-4　胎元阻络证中西药治疗组血清 β-hCG 值的变化曲线

3. 正虚血瘀证中药治疗组血清 β-hCG 变化情况

（1）正虚血瘀证中药治疗组 β-hCG 值的比较及曲线变化

使用方差分析（ANOVA）比较正虚血瘀证中药治疗组不同时间点之间的 β-hCG 值，得到 $F=1.60$，$P=0.126>0.05$，没有统计学差异，可以认为不同时间点之间的 hCG 值是相同的。此结果可能是由于本组各病例的血清 β-hCG 离散度较大造成。见表 3-7-12。

表 3-7-12　正虚血瘀证中药治疗组不同时间点之间的 β-hCG 值比较（IU/L）

时间点	样本量	均数	标准差	F	P
1	46	594.01	577.07	1.60	0.126
2	16	459.92	436.05		
3	30	473.30	927.00		

续表

时间点	样本量	均数	标准差	F	P
4	21	416.75	1243.66		
5	28	306.63	759.98		
6	16	64.49	76.98		
7	11	193.28	310.90		
8	15	101.72	187.78		
9	8	96.53	219.60		

根据血清 β-hCG 值变化描绘曲线图，见图 3-7-5。

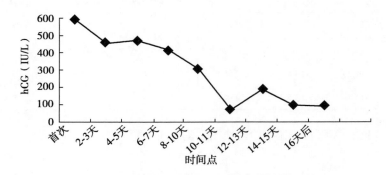

图 3-7-5 正虚血瘀中药治疗组血清 β-hCG 值变化曲线

（2）正虚血瘀证中药治疗组不同时间点之间的 β-hCG 下降百分比的比较

使用方差分析（ANOVA）比较正虚血瘀证中药治疗组不同时间点之间 hCG 值的下降百分比有无差别，得到 $F=102.48$，$P=0.000<0.05$，有统计学差异，可以认为不同时间点之间的 β-hCG 下降百分比是不同的。两两比较时发现相邻时间点的血清 β-hCG 下降百分比无显著性差异（$P>0.05$），说明在整体治疗过程中，血清 β-hCG 下降较平稳，无明显波动。见表 3-7-13、表 3-7-14。

表 3-7-13 正虚血瘀证中药治疗组不同时间点之间的 β-hCG 下降百分比（%）

时间点	样本量	均数	标准差	F	P
2	16	31.10	26.59	2.57	0.016
3	30	29.28	76.21		
4	21	37.69	126.51		
5	28	62.42	56.06		
6	16	81.68	24.20		
7	11	80.97	14.11		
8	15	84.81	22.39		
9	8	91.06	12.26		

表 3-7-14　LSD 法对相邻时间点 β-hCG 下降百分比进行两两比较

比较时间点	差值	标准误	P	比较时间点	差值	标准误	P
2 与 3	1.82	20.53	0.930	6 与 7	0.70	25.98	0.978
3 与 4	−8.41	18.87	0.657	7 与 8	−3.84	26.33	0.884
4 与 5	−24.74	19.15	0.199	8 与 9	−6.25	29.04	0.830
5 与 6	−19.25	20.79	0.356				

根据血清 β-hCG 下降百分比描绘曲线图，见图 3-7-6。

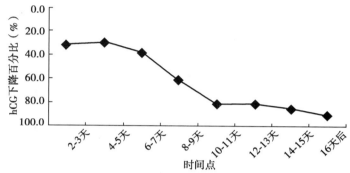

图 3-7-6　正虚血瘀中药治疗组血清 β-hCG 下降百分比变化曲线

4. 正虚血瘀证中西药治疗组血清 β-hCG 变化情况

（1）正虚血瘀证中西药治疗组 β-hCG 含量比较及曲线变化

使用方差分析（ANOVA）比较正虚血瘀证中西药治疗组不同时间点之间的 β-hCG 值，得到 $F=4.45$，$P=0.000<0.05$，有统计学差异，可以认为不同时间点之间的血清 β-hCG 值是不同的，呈渐降趋势。两两比较时发现相邻时间点的血清 β-hCG 值变化无显著性差异（$P>0.05$）。从血清 β-hCG 值变化在整体治疗过程中变化较均匀。见表 3-7-15、表 3-7-16。

表 3-7-15　正虚血瘀中西治疗组不同时间点之间的 β-hCG 值比较（IU/L）

时间点	样本量	均数	标准差	F	P
1	17	1934.47	1154.91	4.45	0.000
2	5	1308.66	735.09		
3	8	1256.60	1175.48		
4	10	1193.86	1211.49		
5	9	1008.93	984.45		
6	8	216.71	253.97		
7	6	601.90	429.54		
8	8	311.00	378.16		
9	7	293.92	203.51		

表 3-7-16 LSD 法对相邻时间点 β-hCG 下降百分比进行两两比较

比较时间点	差值	标准误	P	比较时间点	差值	标准误	P
1 与 2	625.81	461.43	0.179	5 与 6	792.22	440.71	0.077
2 与 3	52.07	517.06	0.920	6 与 7	−385.19	489.83	0.434
3 与 4	62.73	430.22	0.884	7 与 8	290.90	489.83	0.555
4 与 5	184.93	416.73	0.659	8 与 9	17.08	469.41	0.971

根据血清 β-hCG 值变化描绘曲线图，见图 3-7-7。

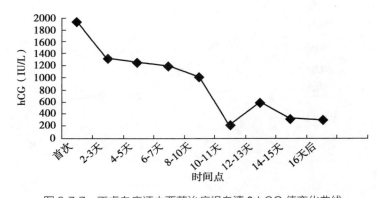

图 3-7-7 正虚血瘀证中西药治疗组血清 β-hCG 值变化曲线

（2）正虚血瘀证中西药治疗组不同时间点之间的 β-hCG 下降百分比的比较

使用方差分析（ANOVA）比较正虚血瘀证中西药治疗组不同时间点之间的 β-hCG 下降百分比，得到 $F=3.02$，$P=0.012<0.05$，有统计学差异，可以认为不同时间点之间的 β-hCG 下降百分比是不同的。两两比较结果发现在第 5~6 时间点血清 β-hCG 下降百分比有明显差异（$P<0.05$），说明在第 5~6 时间点时，该组血清 β-hCG 下降百分比为加速状态。见表 3-7-17、表 3-7-18。

表 3-7-17 正虚血瘀证中西药治疗组不同时间点之间 β-hCG 值下降百分比（%）

时间点	样本量	均数	标准差	F	P
2	3	36.88	32.49	3.02	0.012
3	7	25.08	36.36		
4	7	42.26	61.67		
5	6	44.41	45.13		
6	6	92.44	8.76		
7	5	67.77	26.73		
8	8	80.93	24.26		
9	6	83.30	14.34		

表 3-7-18　LSD 法对相邻时间点 β-hCG 下降百分比进行两两比较

比较时间点	差值	标准误	P	比较时间点	差值	标准误	P
2 与 3	11.80	24.74	0.636	6 与 7	24.67	21.71	0.263
3 与 4	−17.18	19.17	0.375	7 与 8	−13.16	20.44	0.524
4 与 5	−2.14	19.95	0.915	8 与 9	−2.37	19.37	0.903
5 与 6	−48.04	20.70	0.026				

根据血清 β-hCG 下降百分比描绘曲线图，见图 3-7-8。

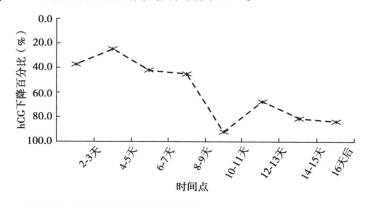

图 3-7-8　正虚血瘀中西治疗组血清 β-hCG 下降百分比变化曲线

（三）不同治疗组血清 β-hCG 下降超过 50%、90% 及各组曲线类型比较

将各治疗组用组 1、2、3、4 表示：其中，组 1 为胎元阻络证中药治疗组；组 2 为胎元阻络证中西药治疗组；组 3 为正虚血瘀证中药治疗组；组 4 为正虚血瘀证中西药治疗组。

1. 不同组别之间的血清 β-hCG 值下降超过 50% 的天数比较

使用方差分析（ANOVA）比较不同组别之间血清 β-hCG 值下降超过 50% 的天数，得到 $F=4.22$，$P=0.007<0.05$，有统计学差异，可以认为不同组别之间的 hCG 值下降超过 50% 的天数是不同的。通过各组两两比较结果可以知道：组 1 与组 2、组 4 在 hCG 值下降超过 50% 的天数上有区别，即胎元阻络证中药治疗组下降超过 50% 的天数要少于胎元阻络证中西药治疗组与正虚血瘀证中西药治疗组。见表 3-7-19、表 3-7-20。

表 3-7-19　不同组别之间 β-hCG 值下降超过 50% 的天数

组别	样本量	均数	标准差	F	P
组 1	101	6.25	3.69	4.22	0.007
组 2	31	8.39	4.52		
组 3	37	6.95	3.12		
组 4	11	9.55	5.37		

表 3-7-20　LSD 法对各组 β-hCG 值下降超过 50% 的时间进行两两比较

比较组别	差值	标准误	P	比较组别	差值	标准误	P
组 1 与组 2	−2.14	0.79	0.008	组 2 与组 3	1.44	0.94	0.126
组 1 与组 3	−0.70	0.74	0.347	组 2 与组 4	−1.16	1.35	0.393
组 1 与组 4	−3.30	1.22	0.008	组 3 与组 4	−2.60	1.32	0.051

2. 不同组别之间的血清 β-hCG 值下降超过 90% 的天数比较

用方差分析（ANOVA）比较不同组别之间的血清 β-hCG 值下降超过 90% 的天数，得到 F=3.81=0.012<0.05，有统计学差异，可以认为不同组别之间的 hCG 值下降超过 90% 的天数是不同的。通过各组两两比较结果可以知道：组 1 与组 2、组 4，组 3 与组 4 在天数上有区别。即胎元阻络证中药治疗组下降超过 90% 的天数要少于胎元阻络证中西药治疗组与正虚血瘀证中西药治疗组。正虚血瘀证中药治疗组下降 90% 的天数要少于正虚血瘀证中西药治疗组。见表 3-7-21、表 3-7-22。

表 3-7-21　不同组别之间 β-hCG 值下降超过 90% 的天数

组别	样本量	均数	标准差	F	P
组 1	75	11.29	6.11	3.81	0.012
组 2	30	14.53	6.51		
组 3	27	11.78	5.42		
组 4	11	16.64	7.34		

表 3-7-22　LSD 法对各组 β-hCG 值下降超过 90% 的时间进行两两比较

比较组别	差值	标准误	P	比较组别	差值	标准误	P
组 1 与组 2	−3.24	1.33	0.016	组 2 与组 3	2.76	1.64	0.095
组 1 与组 3	−0.48	1.39	0.727	组 2 与组 4	−2.10	2.18	0.335
组 1 与组 4	−5.34	1.99	0.008	组 3 与组 4	−4.86	2.21	0.029

3. 不同治疗组之间血清 β-hCG 曲线大致形态分布

根据血清 β-hCG 曲线首次测量值与其他各时点测量值的大小不同，大致将血清 β-hCG 曲线分为峰形与梯形两种，峰形是指在其他时点测量值有超过首次测量值，即在药物治疗过程中，血清 β-hCG 会出现上升趋势，超过治疗开始时的数值；梯形是指在其他各时间点血清 β-hCG 值均低于首次测量值，即治疗过程中血清 β-hCG 呈逐渐下降趋势。见表 3-7-23。

表 3-7-23　不同组别的曲线形态的分布情况

曲线型	胎元阻络		正虚血瘀	
	中药组	中西药治疗组	中药组	中西药治疗组
峰形（%）	15（12.3）	14（31.82）	5（10.87）	4（30.77）
梯形（%）	107（87.7）	30（68.12）	41（89.13）	9（69.23）
X^2	11.79			
P	0.0081			

4. 不同组别的曲线形态两两比较

经统计，各组血清 β-hCG 曲线形态类型存在不同，P=0.0081<0.05，经两两比较发现，胎元阻络证中西药治疗组与胎元阻络证中药治疗组、正虚血瘀证中药治疗组曲线形态有区别，胎元阻络证中西药治疗组呈峰形的曲线数明显多于胎元阻络证中药治疗组与正虚血瘀证中药治疗组。见表 3-7-24。

表 3-7-24 不同组别的曲线峰型的两两比较

比较组别	χ^2	P	比较组别	χ^2	P
组 1 与组 2	8.549	0.003	组 2 与组 3	5.962	0.015
组 1 与组 3	0.065	0.799	组 2 与组 4	0.072	0.789
组 1 与组 4	1.964	0.161	组 3 与组 4	1.756	0.185

五、讨论

1. 血清 β-hCG 的浓度对于输卵管妊娠的意义

人绒毛膜促性腺激素（hCG）是受精卵着床后，由胎盘的滋养层细胞分泌的一种糖蛋白。它是由 α 和 β 二聚体的糖蛋白组成，是妊娠的特异生化标志。但 α-亚单位为垂体前叶激素所共有，与 LH、FSH 有同源性。β-亚单位是 hCG 所特异的，为避免与其他激素发生交叉反应，临床上常检测 β-hCG 浓度。受精后第 6 日受精卵滋养细胞层形成时开始产生 hCG，约 1 日后能检测到血 β-hCG。血 β-hCG 的高低反映了滋养细胞的活跃程度，在孕早期血 β-hCG 的分泌量增加很快，1.7~2 天即可增加 1 倍，在排卵后 14 日约达 100U/L，妊娠 8~10 周达峰值（50~100kU/L），持续约 10 日迅速下降，在妊娠中期和晚期，仅为峰值的 10%（10~20kU/L）[1]。在输卵管妊娠中，由于输卵管管壁薄且缺乏黏膜下组织，又不能形成完整的蜕膜，致蜕膜形成不良，故血清 β-hCG 合成减少，血 β-hCG 倍增的时间较正常早孕时间为长，可达 3~8 天[2]。目前 β-hCG 浓度的动态变化常常被作为输卵管妊娠治疗中的主要观测指标。

许剑利等[3]把保守治疗输卵管妊娠首次用药后血清 β-hCG 的变化规律归纳为 4 型：上升型、稳定型、缓降型和速降型 4 种类型。并结合 β-hCG 的变化类型调整临床治疗方案。周荣向[4]等人认为用药后血清 β-hCG 浓度变化幅度，可指导输卵管妊娠药物治疗方案的选择；而 β-hCG 水平上升幅度越大，则输卵管妊娠胚胎的活性就越大，药物治疗的成功率就相应降低；48h 内 β-hCG 升高 60% 以上或使用 MTX 治疗后 β-hCG 继续升高，则输卵管妊娠破裂的可能性较大。杨敬一等[5]将用药后血清 β-hCG 的变化曲线分为峰型曲线与下降型曲线，并发现，峰型曲线组的血清 β-hCG 下降至正常时间较长应加强用药剂量与频次。陈建明[6]研究发现，药物治疗效果与初始血清 β-hCG 与隔日血 β-hCG 浓度的比较有关，可根据隔日血 β-hCG 与初始血 β-hCG 浓度比较来预测米非司酮治疗输卵管妊娠的疗效。

上述关于血清 β-hCG 浓度变化的研究基本上都是针对西药 MTX 或米非司酮治疗输卵管妊娠所做，现暂未发现有关于中药或中西医结合药物治疗输卵管妊娠的血清 β-hCG 变化曲线等方面的研究。本研究团队所创制的"输卵管妊娠中西医结合治疗方案"在临床应用多年，临床疗效较好，其中，药物治疗的总体有效率为 82.39%。但在治疗过程中，我们发现未破损期胎元阻络证及已破损期正虚血瘀证的中药或中西医结合药物治疗方案中，患者由于血清 β-hCG 的变化存在差异，下降时间及曲线变化各有不同，因此，本研究以胎元阻络证及正虚血瘀证使用中药或中西医结合药物治疗方案取得成功的患者为对象，从血清 β-hCG 曲线形态、下降趋势、下降超过 50% 与 90% 所需的时间等方面进行统计，以期能够初步分析在治疗过程中患者血清 β-hCG 的变化情况，使医务人员在应用"输卵管妊娠中西医结合治疗方案"

药物治疗输卵管妊娠时能够"心中有数"，有利于其更好的执行"输卵管妊娠中西医结合治疗方案"，以取得更好的临床疗效。

2. 对研究结果的分析

本研究将采用"输卵管妊娠中西医结合治疗方案"中的药物治疗输卵管妊娠并取得成功的患者作为研究对象。分别为未破损期胎元阻络证中药治疗组、胎元阻络证中西药治疗组、已破损期正虚血瘀中药治疗组、正虚血瘀中西药治疗组。选观察对象治疗前血清 β-hCG 值作为首次β-hCG，记为第 1 时间点，之后的第 2~3 天、4~5 天、6~7 天、8~9 天、10~11 天、12~13 天、14~15 天及 16 天以后别分为第 2、3、4、5、6、7、8、9 时间点。分别描记各时间点上 β-hCG 的值。

（1）各组血清 β-hCG 各时间点数值及下降百分比变化趋势分析

1）胎元阻络证中药治疗组血清 β-hCG 曲线变化情况：本组血清 β-hCG 数值曲线下降较平稳，在各相邻时间点上无明显差异，虽偶有波动，但总体较平稳，在所有病例中，梯形渐降曲线占 87.7%，血清 β-hCG 下降百分比曲线也呈现梯形渐降曲线形态。β-hCG 下降超过50% 的时间为 6.25 ± 3.69 天，下降超过 90% 的时间为 11.29 ± 6.11 天。

2）胎元阻络证中西药治疗组血清 β-hCG 曲线变化情况：本组血清 β-hCG 数值曲线波动变化较大，其中峰形曲线病例数较多，占总数的 31.82%，明显多于胎元阻络证和正虚血瘀证的中药治疗组，数值总体曲线呈峰形。在血清 β-hCG 下降百分率时间点比较中发现，在 4~5 时间点即在开始治疗后第 6~9 天曲线变化较大，两点间下降百分率有统计学意义。这可能与本组病例血清 β-hCG 总体水平较高有关，同时也可能由于治疗过程中滋养细胞一部分坏死释放 β-hCG 而 导致血清 β-hCG 一过性增高后，再随着治疗的进行而明显下降。本组血清 β-hCG 下降超过 50% 的时间为 8.39 ± 4.52 天，下降超过 90% 的时间为 14.53 ± 6.51 天。由于本组治疗曲线变化较大，在临床实际监测中医务人员常会因血清 β-hCG 下降不理想而放弃原有药物治疗方案而转手术治疗。结合本组研究可知，在治疗过程中血清 β-hCG 一定的数值波动是正常的，医务人员在开始治疗的一周以内，对于出现的血清 β-hCG 数值波动应仔细辨别分析，不宜盲目认定药物治疗失败。

3）正虚血瘀证中药治疗组血清 β-hCG 曲线变化情况：本组曲线下降较平稳，在各相邻时间点上 β-hCG 下降百分率无明显差异，曲线总体为梯形渐降形态，血清 β-hCG 下降超过50% 的时间为 6.95 ± 3.12 天，下降超过 90% 的时间为 11.78 ± 5.42 天。

4）正虚血瘀证中西药治疗组血清 β-hCG 曲线变化情况：本组曲线下降有轻度波动，曲线总体呈梯形渐降形态，在两点间下降百分率统计中，发现在 5~6 时间点即治疗 8~11 天血清β-hCG 下降明显加速，可能与成功杀胚导致滋养细胞坏死有关。本组 β-hCG 下降超过 50%的时间为 9.55 ± 5.37 天，下降超过 90% 的时间为 16.64 ± 7.34 天。

（2）各治疗组血清 β-hCG 下降时间比较：应用"输卵管妊娠中西医结合治疗方案"的各组血清 β-hCG 下降均较理想。由于病情不同，各治疗组血清 β-hCG 下降需要的天数也不同，其中，胎元阻络证中药治疗组病情影响因子总分最低，平均血清 β-hCG 水平也较低，因此，总体治疗时间也较短，血清 β-hCG 下降超过 50% 的时间为 6.25 ± 3.69 天，下降超过 90% 的时间为 11.29 ± 6.11 天；正虚血瘀证中西药治疗组因为病情影响因子总分较高，而且血清 β-hCG水平较高，所以，总体治疗时间也较长，血清 β-hCG 下降超过 50% 的时间为 9.55 ± 5.37 天，下降超过 90% 的时间为 16.64 ± 7.34 天。各证型不同治疗方案比较中，中药治疗组的血清 β-hCG

下降时间明显快于中西药治疗组，其中胎元阻络证中药治疗组无论下降超过 50% 的时间还是下降超过 90% 的时间均少于胎元阻络中西药治疗组，这与两组病情、血清 β-hCG 水平不同有关；正虚血瘀证中药治疗组在血清 β-hCG 下降超过 90% 的时间上短于正虚血瘀中西药治疗组，这也与两组病情、血清 β-hCG 水平不同有关。在不同证型间比较时发现胎元阻络证中药治疗组无论下降超过 50% 的时间还是下降超过 90% 的时间均少于正虚血瘀证中西药治疗组，而胎元阻络证中西治疗组与正虚血瘀证中西药治疗组的血清 β-hCG 下降时间无明显差异，这同样与两组病情、血清 β-hCG 水平有关。

六、研究结论

通过对 2006 年 1 月 ~2009 年 12 月间，应用"输卵管妊娠中西医结合治疗方案"治疗的输卵管妊娠中属于药物治疗并且取得成功的病例（共 229 例）的血清 β-hCG 的变化情况进行研究，并描绘治疗期间各治疗组的血清 β-hCG 的曲线，比较曲线类型，观察各组血清 β-hCG 下降超过 50% 及超过 90% 所需的时间。

1. 胎元阻络证中药治疗组血清 β-hCG 曲线情况

本组血清 β-hCG 数值曲线下降总体较平稳；血清 β-hCG 下降百分比曲线呈现梯形渐降曲线形态，梯形渐降曲线占 87.7%；血清 β-hCG 下降超过 50% 的时间为 6.25 ± 3.69 天，下降超过 90% 的时间为 11.29 ± 6.11 天。

2. 胎元阻络证中西药治疗组血清 β-hCG 曲线情况

本组血清 β-hCG 数值曲线波动变化较大，数值总体曲线呈峰形，峰形曲线病占总数的 31.82%；本组血清 β-hCG 下降超过 50% 的时间为 8.39 ± 4.52 天，下降超过 90% 的时间为 14.53 ± 6.51 天。

3. 正虚血瘀证中药治疗组血清 β-hCG 曲线情况

本组曲线下降较平稳，曲线总体为梯形渐降形态；血清 β-hCG 下降超过 50% 的时间为 6.95 ± 3.12 天，下降超过 90% 的时间为 11.78 ± 5.42 天。

4. 正虚血瘀证中西药治疗组血清 β-hCG 曲线情况

本组数值曲线有轻度波动，曲线总体呈梯形渐降形态；本组下降超过 50% 的时间为 9.55 ± 5.37 天，下降超过 90% 的时间为 16.64 ± 7.34 天。

参考文献

［1］乐杰.妇产科学［M］.7 版.北京：人民卫生出版社，2008：31.

［2］Tay JL，Moore J，Walker JJ，et al. Ectopic pregnancy［J］. BMJ，2000，320（7 239）：916-919.

［3］许剑利，徐克惠，王晓东.血清 β-hCG 浓度变化类型与异位妊娠药物保守治疗方案的关系［J］.实用妇产科杂志，2007，23（5）：293-295.

［4］周荣向.β-hCG 浓度变化与异位妊娠破裂的关系［J］.中国妇幼保健，2007，（22）：1066-1077.

［5］杨敬一，孟军，王立岩，等.异位妊娠药物序贯治疗中血 hCG 动态曲线变化与疗效分析［J］.中国妇幼保健，2009，24（1）：26-28.

［6］陈建明.隔日检测血 β-hCG 在米非司酮治疗异位妊娠结局中的预测价值［J］.实用妇产科杂志，2009，25（3）：156-158.

第八节 输卵管妊娠患者中医体质类型分布及其与药物疗效关系的研究

一、输卵管妊娠中医体质类型分布的研究

（一）研究目的

通过对输卵管妊娠住院病人进行问卷调查，以研究输卵管妊娠妇女的体质类型分布，找出其中的规律，探索输卵管妊娠发病的高危体质，为中医药防治输卵管妊娠提供依据。

（二）研究对象

2011 年 1 月~2012 年 3 月于广州中医药大学第一附属医院妇科住院的输卵管妊娠患者。

（三）研究方法

1. 体质类型分类

体质类型参照王琦的体质九分法（见附录）分类。

2. 调查方法

根据王琦的体质九分法统一设计的《中医体质调查表》，选取输卵管妊娠妇女作为调查对象，进行现场问卷调查。问卷时知情同意，并注意环境、方式，保证保密，尽可能达到100% 应答率，填写完毕当场回收调查表。

3. 体质分型及评定标准

依据王琦的体质九分法分类进行分型、评定。

4. 数据管理与统计分析

采用双人数据输入。计量资料以均数 ± 标准差表示，计数资料以百分比（%）表示。计量资料比较采用 t 检验，计数资料比较采用卡方检验。

二分类资料与影响因素之间的关系用 Logistic 回归分析，其中 OR 表示的意义为：OR>1，该协变量是一个危险因素；OR<1，该协变量是一个保护因素；OR=1，该协变量对其影响较小。

数据统计工作应用 SPSS12.0 统计软件进行数据统计。

（四）研究结果

1. 输卵管妊娠患者中医体质调查

本次调查共发放调查问卷 178 份，入院诊断为输卵管妊娠者经初步排查后发放调查问卷，根据出院诊断再次筛查。其中住院期间检查发现隐性梅毒者 2 例，乙肝携带者 3 例，肝内胆管结石并肾结石者 1 例，手术治疗中发现合并子宫内膜异位症者（主要为盆腔内膜异位）6 例，子宫小肌瘤者 4 例，卵巢浆液性囊腺瘤者 1 例，双卵巢囊肿 2 例，均予以剔除，最后收集有效病例 151 份。

（1）年龄情况：年龄最小 16 岁，最大 41 岁，18~25 岁所占比例最高（表 3-8-1）。

表 3-8-1　输卵管妊娠组患者年龄分布

年龄	~18 岁	~25 岁	~30 岁	~35 岁	35 岁~
例数	5	62	47	27	18
%	3.14	38.99	29.60	16.98	11.32

（2）输卵管妊娠患者体质类型分布

1）各种体质分布情况：在 159 例输卵管妊娠患者当中，阳虚质居多，共 72 例，占 45.28%；其次为气郁质，共 68 例，占 42.77%；再次为瘀血质，共 55 例，占 34.59%；湿热质、气虚质、阴虚质、痰湿质分别占 28.93%、23.27%、23.27% 和 16.98%；特禀质 2 例，占 1.32%；平和质共 17 例，占 10.69%（表 3-8-2）。

表 3-8-2　输卵管妊娠组中医体质分布

体质类型	平和质	气虚质	阳虚质	阴虚质	痰湿质	湿热质	瘀血质	气郁质	特禀质
例数	17	37	72	37	27	46	55	68	2
%	10.69	23.27	45.28	23.27	16.98	28.93	34.59	42.77	1.26

2）单一体质与混合体质的对比：在 159 例输卵管妊娠患者当中，单一体质者共 56 例，占 35.22%；混合体质者 107 例，占 64.78%，混合体质当中，两种混合体质者 41 例，占 25.79%，三种混合体质者 31 例，占 19.50%，四种混合体质者 30 例，占 18.87%，五种混合体质者 2 例，占 1.26%（表 3-8-3）。

表 3-8-3　异位妊娠组单一体质与混合体质分布

体质类型	单一体质	2 种混合体质	3 种混合体质	4 种混合体质	5 种混合体质
例数	56	41	31	30	2
%	35.22	25.79	19.50	18.87	1.26

3）两种以上混合体质对比：各种体质均有相兼，两种以上混合体质中，两种体质相兼频率最高者为阳虚兼气郁质，共 29 例，占 18.24%；其次为瘀血兼气郁质，共 22 例，占 13.84%；再次为阳虚兼瘀血质和湿热兼气郁质，均为 23 例，各占 14.47%。接下来频率较高者为阳虚兼湿热质，共 17 例，占 10.69%。频次较高者还有痰湿兼气郁质，痰湿兼湿热质，湿热兼瘀血质，痰湿兼与瘀血质等（表 3-8-4）。

表 3-8-4　异位妊娠组两种混合体质分布

体质相兼	阳虚兼气郁质	瘀血兼气郁质	阳虚兼瘀血质	湿热兼气郁质	阳虚兼湿热质
例数	29	22	23	23	17
%	18.24	13.84	14.47	14.47	10.69

4）三种以上混合体质对比：三种以上混合体质中，三种体质相兼频率最高者为阳虚、湿热兼气郁质，共 8 例，占 5.03%；其次为阳虚、瘀血兼气郁质和湿热、瘀血兼气郁质，各 6 例，均占 3.77%；再次为痰湿、湿热兼气郁质，共 5 例，占 3.14%。接下来频率较高者为痰湿、湿热兼血瘀质、阳虚、痰湿兼湿热质、阳虚、痰湿兼气郁质，共 4 例，均占 2.65%（表 3-8-5）。

表 3-8-5　异位妊娠组三种混合体质分布

体质相兼	阳虚、湿热兼气郁质	阳虚、瘀血兼气郁质	湿热、瘀血兼气郁质	痰湿、湿热兼气郁质
例数	8	6	6	5
%	5.03	3.77	3.77	3.14

2. 正常非孕期妇女中医体质调查

共发放调查问卷 122 份，包括在校大学生 26 人，在校研究生 8 人，本校及本院员工 16 人。

（1）年龄情况：年龄最小 17 岁，最大 43 岁，18~25 岁所占比例最高（表 3-8-6）。

表 3-8-6　正常非孕期妇女年龄分布

年龄	~18 岁	~25 岁	~30 岁	~35 岁	35~
例数	2	55	38	13	14
%	1.64	45.08	31.15	10.66	11.48

（2）正常非孕期妇女体质类型分布：在 122 例正常非孕期妊娠患者当中，阳虚质居多，共 45 例，约占 36.89%；其次为气虚质，共 41 例，占 33.60%；再次为气郁质，共 35 例，占 28.69%；其次为痰湿质、阴虚质、平和质、湿热质、瘀血质和特禀质（表 3-8-7）。

表 3-8-7　正常非孕期妇女中医体质分布

组别	平和质	气虚质	阳虚质	阴虚质	痰湿质	湿热质	瘀血质	气郁质	特禀质
例数	22	41	45	24	28	20	16	35	2
%	18.03	33.60	36.89	19.67	22.95	16.39	13.11	28.69	1.64

3. 两组中医体质分布对比

两组间年龄分布均衡（$P>0.05$），具有可比性（表 3-8-8）。

表 3-8-8　两组体质类型例数及构成（％）比较

组别	平和质	气虚质	阳虚质	阴虚质	痰湿质	湿热质	瘀血质	气郁质	特禀质
输卵管妊娠	17	37	72	37	27	46	55	68	2
	10.69	23.27	45.28	23.27	16.98	28.93	34.59	42.77	1.26
正常非孕期妇女	22	41	45	24	28	20	16	35	2
	18.03	33.60	36.89	19.67	22.95	16.39	13.11	28.69	1.64

4. 输卵管妊娠患者九种体质类型的相关性分析

对调查资料经 Logistic 回归分析，对输卵管妊娠有显著影响的变量为湿热质和瘀血质（$P<0.01$）（表 3-8-9）。

表 3-8-9　输卵管妊娠与九种体质类型的相关性分析

组别	B	OR	P	组别	B	OR	P
X1 平和	0.078	1.081	0.882	X6 湿热	1.724	5.608	0.000
X2 气虚	0.193	1.213	0.662	X7 瘀血	1.471	4.354	0.000
X3 阳虚	0.299	1.348	0.465	X8 气郁	0.136	1.146	0.653
X4 阴虚	−.048	0.953	0.897	X9 特禀	−.352	0.703	0.750
X5 痰湿	0.852	2.157	0.020				

（五）讨论

1. 输卵管妊娠患者体质以偏颇质偏多，体质多为混合质

在 159 例输卵管妊娠患者当中，阳虚质共 72 例，约占 45.28%，其次为气郁质，共 68 例，占 42.77%，瘀血质、痰湿等体质分布也较多，平和质患者仅 10.69%，可见偏颇体质有患病倾向，反之平和质患病的可能性较小。输卵管妊娠患者单一体质仅占 1/3 左右，大部分患者兼有 2~4 种混合体质，且阳虚质、气郁质、瘀血质比例较高，可见输卵管妊娠患者体质多为虚实夹杂，这一发现对临床具有积极的指导意义，即我们在针对输卵管妊娠患者的药物治疗中，在活血化瘀消癥散结的同时，尚需兼顾其虚实夹杂的内在本质，兼以扶助正气。

2. 提倡孕前体质调查，及时纠正偏颇体质

目前，临床上普遍认为输卵管妊娠发病的重要原因是输卵管炎，导致受精卵移行受阻而在输卵管内着床发育。对于有输卵管妊娠病史的患者提倡计划怀孕前行子宫输卵管造影，以检查输卵管通畅与否，预测是否有再次宫外孕可能。但在目前，第一次妊娠即为输卵管妊娠者的患者亦不少。因此，对尚未有过孕史的人群，为预防输卵管妊娠疾病的发生而例行进行子宫输卵管造影显然是过激的，而为了对这种潜在的输卵管妊娠患者进行孕期体质调查，发现其体质偏颇，并指导其通过饮食、药物及生活方面的调理而进行纠正，对于降低输卵管妊娠的发病无疑有着积极的意义。而对于既往有输卵管妊娠病史的患者，进行孕前体质调查，及时纠正偏颇体质，在优生优育、提高母儿的身心健康亦有积极意义。

赵颖[1]等人通过大量的临床调查表明，阳虚质是自然流产的危险因素，自然流产患者当中阳虚质、气郁质、气虚质、阴虚质、血瘀质者比例较高。而我们此次的调查表明，瘀血质和湿热质是输卵管妊娠的危险因素，输卵管妊娠患者当中阳虚质、气郁质、血瘀质、湿热质和气虚质者比例均较高。综合两者的研究结果，可以看出，输卵管妊娠患者中阳虚质、气郁质、气虚质、血瘀质者较多。为了真正做到优生优育，提高我们人口素质，应提倡对适龄者开展中医体质调查。

（六）研究结论

（1）瘀血质和湿热质是输卵管妊娠的危险因素。

（2）输卵管妊娠患者以阳虚质、气郁质、瘀血质居多；其次为湿热质、气虚质、阴虚质、痰湿质。

（3）输卵管妊娠患者的体质多为虚实夹杂。

附录：中医体质分类判定标准（王琦九分法）

平和质判定标准

请根据近一年的体验和感觉，回答以下问题。	没有（或不）	很少	有时	经常	总是
（1）您精力充沛吗?	1	2	3	4	5
（2）您容易疲乏吗?	5	4	3	2	1
（3）您说话声音低弱无力吗?	5	4	3	2	1
（4）您处事乐观吗?	1	2	3	4	5
（5）您比一般人耐受不了寒冷（冬天的寒冷，夏天的冷空调、电扇等）吗?	5	4	3	2	1
（6）您能适应外界环境的各种变化吗?	1	2	3	4	5
（7）您容易失眠吗?	5	4	3	2	1

计分方法：

（1）原始分：简单求和法。原始分数 = 各个条目分值相加。

（2）转化分数：0~100 分。转化分数 =（原始分 −7）/28 × 100

判定标准：平和质转化分≥60 分，且其它 8 种偏颇体质转化分均 <30 分时，判定为"是"；平和质转化分≥60 分，且其他 8 种偏颇体质转化分均 <40 分时，判定为"基本是"；否则判定为"否"。

判断结果：□是　　　□基本是　　　□否

气虚质判定标准

请根据近一年的体验和感觉，回答以下问题。	没有（或不）	很少	有时	经常	总是
（1）您容易疲乏吗?	1	2	3	4	5
（2）您容易气短（呼吸短促，接不上气）吗?	1	2	3	4	5
（3）您容易心慌吗?	1	2	3	4	5
（4）您容易头晕或站起时晕眩吗?	1	2	3	4	5
（5）您比别人容易患感冒吗?	1	2	3	4	5
（6）您喜欢安静、懒得说话吗?	1	2	3	4	5
（7）您说话声音低弱无力吗?	1	2	3	4	5
（8）您活动量稍大就容易出虚汗吗?	1	2	3	4	5

计分方法：

（1）原始分：简单求和法。原始分数 = 各个条目分值相加。

（2）转化分数：0~100 分。转化分数 =（原始分 −8）/32 × 100

判定标准：气虚质转化分≥40 分，判定为"是"；30-39 分，判定为"倾向是"；<30 分，判定为"否"。

判断结果：□是　　　□倾向是　　　□否

阳虚质判定标准

请根据近一年的体验和感觉，回答以下问题。	没有（或不）	很少	有时	经常	总是
（1）您手脚发凉吗？	1	2	3	4	5
（2）您胃脘部、背部或腰膝部怕冷吗？	1	2	3	4	5
（3）您感到怕冷、衣服比别人穿得多吗？	1	2	3	4	5
（4）您比一般人耐受不了寒冷（冬天的寒冷或冷空调、电扇等）吗？	1	2	3	4	5
（5）您比别人容易患感冒吗？	1	2	3	4	5
（6）您吃（喝）凉的东西会感到不舒服或者怕吃（喝）凉的吗？	1	2	3	4	5
（7）您受凉或吃（喝）凉的东西后，容易腹泻、拉肚子吗？	1	2	3	4	5

计分方法：

（1）原始分：简单求和法。原始分数 = 各个条目分值相加。

（2）转化分数：0~100 分。转化分数 =（原始分 −7）/28 × 100

判定标准：阳虚质转化分 ≥40 分，判定为"是"；30-39 分，判定为"倾向是"；<30 分，判定为"否"。

判断结果：□是　　□倾向是　　□否

阴虚质判定标准

请根据近一年的体验和感觉，回答以下问题。	没有（或不）	很少	有时	经常	总是
（1）您感到手脚心发热吗？	1	2	3	4	5
（2）您感觉身体、脸上发热吗？	1	2	3	4	5
（3）您口唇干吗？	1	2	3	4	5
（4）您的口唇比一般人红吗？	1	2	3	4	5
（5）您便秘或大便干燥吗？	1	2	3	4	5
（6）您面部两颧潮红或偏红吗？	1	2	3	4	5
（7）您感到眼睛干涩吗？	1	2	3	4	5
（8）您感到口干咽燥、总想喝水吗？	1	2	3	4	5

计分方法：

（1）原始分：简单求和法。原始分数 = 各个条目分值相加

（2）转化分数：0~100 分。转化分数 =（原始分 −8）/32 × 100

判定标准：阴虚质转化分 ≥40 分，判定为"是"；30-39 分，判定为"倾向是"；<30 分，判定为"否"。

判断结果：□是　　□倾向是　　□否

痰湿质判定标准

请根据近一年的体验和感觉，回答以下问题。	没有（或不）	很少	有时	经常	总是
（1）您感到胸闷或腹部胀满吗？	1	2	3	4	5
（2）您感到身体沉重不轻松或不爽快吗？	1	2	3	4	5
（3）您腹部肥满松软吗？	1	2	3	4	5
（4）您有额部油脂分泌多的现象吗？	1	2	3	4	5
（5）您上眼睑比别人肿（上眼睑有轻微隆起的现象）吗？	1	2	3	4	5
（6）您嘴里有黏黏的感觉吗？	1	2	3	4	5
（7）您平时痰多，特别是感到咽喉部有痰阻吗？	1	2	3	4	5
（8）您舌苔厚腻或有舌苔厚厚的感觉吗？	1	2	3	4	5

计分方法：

（1）原始分：简单求和法。原始分数 = 各个条目分值相加

（2）转化分数：0~100 分。转化分数 =（原始分 −8）/32 × 100

判定标准：痰湿质转化分≥40 分，判定为"是"；30-39 分，判定为"倾向是"；<30 分，判定为"否"。

判断结果：□是　　□倾向是　　□否

湿热质判定标准

请根据近一年的体验和感觉，回答以下问题。	没有（或不）	很少	有时	经常	总是
（1）您面部或鼻部有油腻感或者油亮发光吗？	1	2	3	4	5
（2）您生痤疮或疮疖吗？	1	2	3	4	5
（3）您感到口苦或嘴里有异味吗？	1	2	3	4	5
（4）您大便黏滞不爽、有解不尽的感觉吗？	1	2	3	4	5
（5）您便秘或大便干燥吗？	1	2	3	4	5
（6）您小便时尿道有发热感、尿色浓（深）吗？	1	2	3	4	5
（7）您带下色黄（白带颜色发黄）吗？（限女性回答）	1	2	3	4	5
（8）您的阴囊潮湿出汗吗？（限男性回答）	1	2	3	4	5

计分方法：

（1）原始分：简单求和法。原始分数 = 各个条目分值相加

（2）转化分数：0~100 分。转化分数 =（原始分 −7）/28 × 100

判定标准：湿热质转化分≥40 分，判定为"是"；30-39 分，判定为"倾向是"；<30 分，判定为"否"。

判断结果：□是　　□倾向是　　□否

血瘀质判定标准

请根据近一年的体验和感觉，回答以下问题。	没有（或不）	很少	有时	经常	总是
（1）您的皮肤在不知不觉中会出现青紫瘀斑（皮下出血）吗？	1	2	3	4	5
（2）您的皮肤粗糙吗？	1	2	3	4	5
（3）您身体上有哪里疼痛吗？	1	2	3	4	5
（4）您面色晦暗，或出现褐斑吗？	1	2	3	4	5
（5）您会出现黑眼圈吗？	1	2	3	4	5
（6）您容易忘事（健忘）吗？	1	2	3	4	5
（7）您口唇颜色偏暗吗？	1	2	3	4	5

计分方法：

（1）原始分：简单求和法。原始分数 = 各个条目分值相加

（2）转化分数：0~100 分。转化分数 =（原始分 −7）/28×100

判定标准：血瘀质转化分≥40 分，判定为"是"；30~39 分，判定为"倾向是"；<30 分，判定为"否"。

判断结果：□是　　　□倾向是　　　□否

气郁质判定标准

请根据近一年的体验和感觉，回答以下问题。	没有（或不）	很少	有时	经常	总是
（1）您感到闷闷不乐、情绪低沉吗？	1	2	3	4	5
（2）您精神紧张、焦虑不安吗？	1	2	3	4	5
（3）您多愁善感、感情脆弱吗？	1	2	3	4	5
（4）您容易感到害怕或受到惊吓吗？	1	2	3	4	5
（5）您胁肋部或乳房胀痛吗？	1	2	3	4	5
（6）您无缘无故叹气吗？	1	2	3	4	5
（7）您咽喉部有异物感，且吐之不出、咽之不下吗？	1	2	3	4	5

计分方法：

（1）原始分：简单求和法。原始分数 = 各个条目分值相加

（2）转化分数：0~100 分。转化分数 =（原始分 −7）/28×100

判定标准：气郁质转化分≥40 分，判定为"是"；30-39 分，判定为"倾向是"；<30 分，判定为"否"。

判断结果：□是　　　□倾向是　　　□否

特禀质判定标准

请根据近一年的体验和感觉，回答以下问题。	没有（或不）	很少	有时	经常	总是
（1）您不感冒也会打喷嚏吗？	1	2	3	4	5
（2）您不感冒也会鼻塞、流鼻涕吗？	1	2	3	4	5
（3）您有因季节变化、温度变化或异味等原因而咳喘的现象吗？	1	2	3	4	5
（4）您容易过敏（药物、食物、气味、花粉、季节交替时、气候变化等）吗？	1	2	3	4	5
（5）您的皮肤起荨麻疹（风团、风疹块、风疙瘩）吗？	1	2	3	4	5
（6）您的皮肤因过敏出现过紫癜（紫红色瘀点、瘀斑）吗？	1	2	3	4	5
（7）您的皮肤一抓就红，并出现抓痕吗？	1	2	3	4	5

计分方法：

（1）原始分：简单求和法。原始分数 = 各个条目分值相加

（2）转化分数：0~100 分。转化分数 =（原始分 –7）/28×100

判定标准：特禀质转化分≥40 分，判定为"是"；30-39 分，判定为"倾向是"；<30 分，判定为"否"。

判断结果：□是　　　□倾向是　　　□否

参考文献

赵颖,吴惠君,罗颂平.早期妊娠妇女及早期先兆流产患者中医体质类型的研究[J].新中医,2010,42(7):42-43.

二、输卵管妊娠中医体质类型与药物治疗疗效关系的研究

（一）研究目的

探讨输卵管妊娠患者体质类型与药物沼疗治疗效果之间的关系，以期根据患者不同的体质类型，选择更为优化的治疗方案，进一步提高药物治疗成功率。

（二）研究对象

1. 病例来源

本研究所收集的病例来源于广州中医药大学第一附属医院妇科住院部，均为 2011 年 2 月~2012 年 12 月期间入院诊断为输卵管妊娠并采取药物治疗的患者。

2. 诊断标准

（1）西医诊断标准：输卵管妊娠的诊断标准，根据《妇产科学》（丰有吉主编，第 2 版）及《实用妇产科学》（张惜阴主编，第 2 版）确立。

①有停经史（个别无明显停经史），或伴有阴道不规则流血，或伴有一侧下腹疼痛，或伴有肛门坠胀感；②尿妊娠试验阳性；③妇科检查：子宫常大或略大，一侧附件或可触及包块，有压痛，或后穹隆穿刺抽出不凝血；④子宫附件 B 超：孕 6 周行 B 超检查宫内仍未见孕囊，宫旁或附件区出现轮廓不清的混合回声区，或该区可见胚囊、胚芽或原始心管搏动；或盆腹腔内存在无回声暗区或直肠子宫窝处有积液；⑤诊断性刮宫未见绒毛、病理检查不符合宫内

妊娠；⑥手术探查可发现输卵管妊娠病灶。

（2）中医诊断及分型标准：参照《中医妇科学》（全国高等中医药院校规划教材 2008 年版）

1）分期：根据输卵管妊娠包块是否发生破裂来分为"未破损期"和"已破损期"。

2）辨证分型（要点）

① 未破损期

a. 胎元阻络型：胚胎尚有活性，β-hCG 阳性，可伴有阴道不规则流血或下腹隐痛。

b. 胎瘀阻滞型：胎元已无活性，β-hCG 曾经阳性现已阴性，或有阴道不规则流血，腹痛减轻或消失，但包块并未消失。

② 已破损期

a. 正虚血瘀型：胚胎有活性，β-hCG 阳性，或有腹痛拒按，或有肛门坠胀感，或有阴道不规则流血，精神疲惫。后穹窿穿刺或可抽出不凝血。

b. 气血亏脱型：胚胎有活性，β-hCG 阳性，曾有突发的下腹撕裂样剧痛，伴脸色苍白，汗出肢冷，神疲甚或晕厥，血压下降，后穹窿穿刺或腹腔穿刺可抽出不凝血。

c. 瘀结成癥型：胎元已亡，β-hCG 曾经阳性现已阴性，无明显腹痛，或有阴道不规则流血，但包块并未消失。

3. 病例选择标准

（1）纳入标准：①停经 12 周以内，妊娠试验阳性；符合上述诊断标准者；②在住院期间明确诊断为输卵管妊娠者；③辨证为未破损期胎元阻络型和已破损期正虚血瘀型者；④知情同意并自愿参与研究者。

满足以上各条方可纳入。

（2）剔除标准：①合并子宫肌瘤、卵巢囊肿、甲亢等其他妇科或内外科疾病者；②尚未明确诊断要求出院，无法追踪明确诊断患者，或出院时最后诊断非输卵管妊娠者；③不配合研究者。

（三）**研究方法**

采用问卷调查的形式，运用王琦教授制定的《中医体质分类与判定表》（见前述）进行患者体质调查。填写问卷时采用调查者提问，患者回答的形式，以避免因患者对条目所列问题理解及认识上的偏差而导致对调查结果真实有效性的影响。

1. 治疗方案　本研究选取未破损期胎元阻络型和已破损期正虚血瘀型 2 种证型的患者，按照《输卵管妊娠的病情影响因子评分表》及《输卵管妊娠治疗方案表》选择中药治疗或中西药结合治疗方案。

（1）中药治疗方案：口服中药汤剂宫外孕 I 号方加味（丹参 15g、赤芍 15g、桃仁 15g、紫草 15g、天花粉 20g、田七 10g、蜈蚣 3 条），日 1 剂；散结镇痛胶囊，口服，4 粒，每日 3 次；血府逐瘀颗粒，冲服，1 包，每日 3 次；丹参注射液 20ml 配 5% 葡萄糖 250ml，静滴，每日 1 次；院内制剂双柏散 100g，外敷下腹痛处，每日 1 次。

（2）中西药结合治疗方案：以上中药治疗方案加米非司酮（RU486）口服，150mg，日 1 次，连服 5 天。或甲氨蝶呤（MTX）50mg/m² 单次肌注，若停药一周 β-hCG 下降不明显（<30%），可加用 MTX 50mg 肌注 1 次。

2. 观察主要指标

监测患者病情变化，每 2~3 天复查一次血清 β-hCG，每周复查一次子宫附件彩超，并记录结果，观察 β-hCG 值下降情况，直至患者达出院标准。

3. 疗效判定标准

（1）治愈：症状消失，血清 β-hCG 阴性，子宫附件 B 超显示包块减小或消失者。

（2）无效：血清 β-hCG 持续不降或反升高，或症状加重，最后转手术者。

4. 体质类型及判定标准

依据王琦教授制定的《中医体质分类与判定表》进行分型、评定。共分为：平和质、阳虚质、阴虚质、气虚质、瘀血质、气郁质、湿热质、痰湿质、特禀质九种体质类型。

要求患者根据自己近一年来的实际情况填写体质量表，选择最接近其实际情况的答案，调查者分别将每个类型中的原始分数相加计算出每个类型的总原始分，再计算出转化分：转化分数 = [（原始分 – 条目数）/（条目数 ×4）] ×100。最后按表 3-8-10 平和质与偏颇体质判定标准表[1]进行体质类型判定。

5. 统计学方法

临床资料收集完毕后采用 SPSS 19.0 软件进行统计分析。

（1）检验标准：所有的统计检验均采用双侧检验，检验水准 $\alpha = 0.05$（$P < 0.05$ 被认为所检验的差别有统计学意义，反之则为差别无统计学意义）。

表 3-8-10 平和质与偏颇体质判定标准表

体质类型	条件	判定结果
平和质	转化分≥60 分	是
	其他 8 种体质转化分均 <30 分	
	转化分≥60 分	基本是
	其他 8 种体质转化分均 <40 分	
	不满足上述条件者	否
偏颇体质	转化分≥40 分	是
	转化分 30~39 分	倾向是
	转化分 <30 分	否

（2）检验方法：计数资料采用 χ^2 检验，计量资料以均数 ± 标准差（$\bar{x} \pm s$）进行统计描述，采用 One-Way ANOVA 进行分析。

（四）研究结果

本次研究共发放调查问卷 210 份，收集病例 210 例，其中输卵管妊娠合并甲亢 1 例、合并子宫肌瘤 1 例、合并卵巢巧克力囊肿 1 例、合并胆管结石 1 例、合并卵巢囊肿 1 例、合并再生障碍性贫血 1 例、气血亏脱型 3 例、最后诊断为宫内妊娠者 3 例，以上均予以剔除，最终有效病例共 198 例。其中直接手术治疗者 85 例，采用药物治疗者 113 例，药物治愈 77 例，药物治疗失败转手术 36 例。

1. 一般资料比较

198 例患者年龄分布在 19~42 岁，停经时间 34~57 天，各体质均值见表 3-8-11。经统计学处理，各体质类型间年龄 $P=0.145$，停经时间 $P=0.441$，差异均无统计学意义（$P>0.05$），具有可比性（表 3-8-11）。

表 3-8-11　不同体质类型患者年龄、停经时间比较（$\bar{x} \pm s$）

体质类型	例数	平均年龄（岁）	平均停经时间（天）
平和质	39	32.18 ± 1.12	41.68 ± 6.61
气虚质	58	27.90 ± 2.64	35.83 ± 5.16
阳虚质	81	31.40 ± 0.73	40.46 ± 5.77
阴虚质	55	29.21 ± 0.93	46.18 ± 6.64
痰湿质	36	31.22 ± 1.22	42.70 ± 6.43
湿热质	56	30.80 ± 0.47	38.68 ± 7.17
瘀血质	65	28.14 ± 2.32	42.21 ± 6.40
气郁质	88	33.21 ± 0.64	45.69 ± 7.54
特禀质	8	28.45 ± 1.13	37.27 ± 6.93

2. 体质分布情况

（1）两种证型中体质类型分布情况在收集的全部 198 例（包括药物治疗和手术治疗）输卵管妊娠患者中进行体质类型分布比例的比较，分别统计未破损期胎元阻络型和已破损期正虚血瘀型两种证型各种体质总例数（如 198 例中有 39 例被判定为"平和质"，其中未破损者 21 例，已破损者 18 例）（表 3-8-12）并绘制体质分布曲线图（图 3-8-1）。

表 3-8-12　两种证型中各体质类型分布

体质类型	未破损期胎元阻络		已破损期正虚血瘀		总例数	百分比
	例数	百分比	例数	百分比		
平和质	21	7.4%	18	8.8%	39	8.0%
气虚质	28	9.9%	30	14.7%	58	11.9%
阳虚质	51	18.1%	30	14.7%	81	16.7%
阴虚质	33	11.7%	22	10.8%	55	11.3%
痰湿质	24	8.5%	12	5.9%	36	7.4%
湿热质	34	12.1%	22	10.8%	56	11.5%
瘀血质	34	12.1%	31	15.2%	65	13.4%
气郁质	52	18.4%	36	17.6%	88	18.2%
特禀质	5	1.8%	3	1.5%	8	1.6%
合计	282	100%	215	100%	486	100%

从表 3-8-12 可见：未破损期胎元阻络型以气郁质、阳虚质、瘀血质、湿热质最为多见，分别占 18.4%、18.1%、12.1%、12.1%。已破损期正虚血瘀型以气郁质、瘀血质、阳虚质、气虚质最为多见，分别占 17.6%、15.2%、14.7%、14.7%。

从图 3-8-1 可见：输卵管妊娠患者总体、未破损期胎元阻络型、已破损期正虚血瘀型三条体质分布曲线走向基本一致。

将两种证型各体质类型分布进行 χ^2 检验，$P=0.682$（$P>0.05$），差异无统计学意义。说明各体质在两种证型中的分布比率无显著性差异，体质与证型无明显相关性。

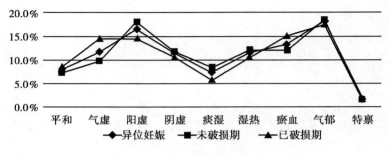

图 3-8-1   各体质分布曲线

（2）药物治疗的两种证型中各体质类型分布

表 3-8-13   两种证型中各体质类型分布

体质类型	未破损期胎元阻络型		已破损期正虚血瘀型	
	例数	百分比	例数	百分比
平和质	10	5.0%	8	9.2%
气虚质	22	10.9%	13	14.9%
阳虚质	36	17.9%	10	11.5%
阴虚质	22	10.9%	9	10.3%
痰湿质	20	10.0%	5	5.7%
湿热质	25	12.4%	9	10.3%
瘀血质	24	11.9%	15	17.2%
气郁质	37	18.4%	16	18.4%
特禀质	5	2.5%	2	2.3%
合计	201	100%	87	100%

从表 3-8-13 可见：未破损期胎元阻络型以气郁质、阳虚质、湿热质、瘀血质最为多见，分别占 18.4%、17.9%、12.4%、11.9%。已破损期正虚血瘀型以气郁质、瘀血质、气虚质、阳虚质最为多见，分别占 18.4%、17.2%、14.9%、11.5%。

统计采用 χ^2 检验，$P=0.554$，差异无统计学意义（$P>0.05$），说明药物治疗的患者中各体质在两种证型中的分布比率同样无显著性差异。

3. 治疗前血清 β-hCG 值比较

对 113 例符合药物治疗条件，并采取药物治疗的患者进行治疗前血清 β-hCG 值的比较。

（1）不同体质类型药物治疗前血清 β-hCG 值比较

对于九种体质类型，其药物治疗前血清 β-hCG 平均值经方差齐性检验 $P=0.163$（$P>0.05$），方差齐，经 One-Way ANOVA 分析，$P=0.685$，差异无统计学意义（$P>0.05$），提示九种体质类型的治疗前血清 β-hCG 值无显著性差异，具有可比性。见表 3-8-14。

（2）两种证型药物治疗前血清 β-hCG 值比较

对于两种证型（未破损期胎元阻络型、已破损期正虚血瘀型），其药物治疗前血清 β-hCG 平均值经方差齐性检验 $P=0.64$（$P>0.05$），方差齐，经 One-Way ANOVA 分析，$P=0.600$，差异无统计学意义（$P>0.05$），说明两证型患者治疗前血清 β-hCG 值无显著性差异，具有可比性。见表 3-8-15。

表 3-8-14 不同体质类型药物治疗前血清 β-hCG 值比较（$\bar{x} \pm s$）

体质类型	例数（人）	β-hCG（nmol/L）	P
平和质	18	1081.92 ± 1192.30	0.685
气虚质	35	1367.97 ± 1515.11	
阳虚质	46	1024.51 ± 1400.68	
阴虚质	31	957.97 ± 1339.99	
痰湿质	25	1074.26 ± 1475.04	
湿热质	34	685.00 ± 674.29	
瘀血质	39	1135.00 ± 1610.22	
气郁质	53	1027.11 ± 1255.93	
特禀质	7	791.33 ± 1200.290	

表 3-8-15 两种证型药物治疗前血清 β-hCG 值比较（$\bar{x} \pm s$）

证型	例数	β-hCG（nmol/L）	P
未破损期胎元阻络型	80	1320.13 ± 1792.28	0.600
已破损期正虚血瘀型	33	1098.73 ± 1922.07	

4. 不同体质类型药物治疗效果比较

不同体质类型药物治愈率最高者为平和质 88.9%，其次为阳虚质 87.0%。

经 χ^2 检验，$P=0.036$，差异有统计学意义（$P<0.05$），说明不同体质药物治疗效果存在显著差异。再将各体质进行两两比较，结果显示：平和质与瘀血质、气郁质间差异有统计学意义（$P<0.05$），阳虚质与气虚质、痰湿质、瘀血质、气郁质间差异存在统计学意义（$P<0.05$），故可认为输卵管妊娠患者体质类对药物治疗效果有影响，平和质的药物治愈率优于瘀血质和气郁质，阳虚质的药物治愈率优于瘀血质、气郁质、痰湿质。见表 3-8-16。

表 3-8-16 不同体质类型药物治疗效果比较

治疗结局		平和质	气虚质	阳虚质	阴虚质	痰湿质	湿热质	瘀血质	气郁质
									体质类型
治愈	例数	16	23	40	23	16	25	23	32
	百分比	88.9%	65.7%	87.0%	74.2%	66.7%	73.5%	59.0%	60.4%
转手术	例数	2	12	6	8	8	9	16	21
	百分比	11.1%	34.%	13.0%	25.8%	33.3%	26.5%	41.0%	39.6%

5. 单一体质和混合体质药物治疗效果的比较

经统计，药物治疗患者 113 例中，单一体质患者 39 例，治愈 29 例，药物治愈率最高，为 74.4%，其次是 2、3、4 种混合体质，药物治愈率分别为为 70.8%、68.7%、70.0%，而 5 种和 6 种混合体质的药物治愈率则明显较低，仅为 50.0% 和 33.3%，可见单一体质药物治疗效果优于混合体质，随着体质混合种类数量的增加，药物治愈率呈下降趋势。见表 3-8-17。

表 3-8-17　单一体质和混合体质的药物治疗效果比较

体质类型	单一体质	2 种混合体质	3 种混合体质	4 种混合体质	5 种混合体质	6 种混合体质
治愈例数	29	17	11	14	1	2
转手术例数	10	7	5	6	1	4
总例数	39	24	16	20	2	6
治愈率	74.4%	70.8%	68.7%	70.0%	50.0%	33.3%

（五）讨论

1. 输卵管妊娠的证型与体质类型

中医学认为输卵管妊娠发病主要因为少腹瘀滞，或为先天不足、后天失养致脾肾亏虚，或为七情不调，肝郁气滞致血瘀，或湿热邪毒，瘀结局部，最终均致气血运行失调，虚滞瘀阻，阻碍孕卵顺利抵达胞宫，而滞于胞脉，发为本病。

根据本研究数据显示，输卵管妊娠患者的体质类型以气郁质最多（18.4%），其次是阳虚质（16.7%）、瘀血质（13.4%）、气虚质（11.9%）、湿热质（11.5%），而平和质患者最少（8%），再一次验证输卵管妊娠患者普遍存在着体质偏颇。此种分布情况与输卵管妊娠的病因病机相吻合。其中未破损期胎元阻络型以气郁质、阳虚质、瘀血质、湿热质最为多见，已破损期正虚血瘀型以气郁质、瘀血质、气虚质、阳虚质最为多见，已破损期气虚质和瘀血质比例较未破损期高。其原因可能是随着病情发展，包块破损后血溢脉外，离经之血瘀积于少腹，同时气随血脱，气虚、血瘀亦甚，虽病程不长，但因病势迅急，使患者体质向气虚、瘀血质发展，故可出现已破损期气虚质、瘀血质较未破损期偏多的现象。两种证型中各体质分布比例虽有所不同，但分布曲线走向基本吻合，经统计学分析差异无统计学意义，由此，我们可以认为输卵管妊娠患者的体质与包块破损与否没有必然联系。

2. 患者体质类型与药物治疗的疗效

首先将对疗效有较大影响的治疗前 β-hCG 值进行比较，结果显示九种体质 β-hCG 差异无统计学意义；已破损期正虚血瘀型和未破损期胎元阻络型两证型患者接受药物治疗前的 β-hCG 值同样无显著性差异，故可排除治疗前 β-hCG 值个体差异对本研究结果的影响。

（1）不同体质类型患者药物治疗效果分析：由表 3-8-17 可知，不同体质类型患者经药物治疗后，药物治愈率最高者为平和质（88.9%），其次为阳虚质（87.0%），而瘀血质和气郁质的药物治愈率仅为 60.4% 和 59.0%。数据经 χ^2 检验，$P=0.036$，差异有统计学意义（$P<0.05$），说明患者体质类型对药物治疗效果有影响，将各体质进行两两比较后显示：平和质与瘀血质、气郁质间差异存在统计学意义（$P<0.05$），阳虚质与气虚质、痰湿质、瘀血质、气郁质间差异存在统计学意义（$P<0.05$），故可认为平和质的药物治愈率明显高于瘀血质和气郁质，阳虚质的药物治愈率明显高于瘀血质、气郁质、痰湿质。

"平和质"即是阴阳平衡，脏气功能调和，此类人精神充沛，面色和润，对环境适应能力及自身调节能力强，一般不易感邪发病。中医基础理论中提到疾病的传变和转归，与正邪的强弱密切相关，体质强壮者，体内正气强盛，正邪交争，易祛邪外出，一般传变较少，病程较短，易趋向愈。故对于体质平和者即便是新发疾病，由于其体质单一，没有偏颇及兼杂，正气尚充盛，加以对症治疗后则易趋康复。而本研究结果证实了这一点，平和质患者的药物治愈率最高。

中医学所说的"阳气"主要是指脏腑功能之气和卫气，是人体正常生理功能和物质代谢的保证。其主要功能有三：温煦作用、气化推动作用和卫外作用，而推动物质生长壮大则主要是其气化推动作用的体现。物质在体内的代谢吸收，组织器官功能的正常发挥，新生命的发育诞生均离不开阳气，故体内阳气虚弱势必对这些生命活动造成影响。2010 年赵颖[2]对早期先兆流产患者体质类型进行研究时发现先兆流产患者以阳虚质为主，与健康育龄期非孕女性及早期正常宫内妊娠者进行对比，经统计学检验有显著性差异，经回归分析后发现阳虚质是自然流产发生的危险因素。

而本研究中阳虚质患者的药物治愈率仅次于平和质，其原因可能与阳虚质患者先兆流产的机理相同，阳虚质患者由于体内阳气不足，体内各项机能受影响，胎孕所需的各种物质及能量供给相对不足，不能很好地支持胚胎的生长发育，表现在宫内妊娠者则易发生流产，表现在输卵管妊娠者则运用杀胚药物后难以继续维持胚胎发育，起效快。

输卵管妊娠药物治疗方案以活血化瘀药为主，而此次研究结果显示瘀血质与气郁质患者的药物治愈率反而较低。其原因可能是体内素瘀的瘀血体质患者其病程已久，加上新发输卵管妊娠，局部瘀滞更甚，加重了体内之瘀。王赞英[3]认为中药剂量的多少对药物疗效有直接影响，邪实较重者可适当加重中药剂量。瘀血、气郁病性属实，郁久则气滞，气滞则血瘀，气郁质患者可能或多或少有瘀血倾向，故对于瘀血体质者，是否应在勿过伐正的前提下适当加大药物剂量或给药次数值得进一步研究，对于气郁质患者则可加以疏肝理气药及适当的心理疏导。

（2）单一体质和混合体质的药物治疗效果分析：由表 3-8-18 可知，在接受药物治疗的 113 例患者中，单一体质患者药物治愈率最高，为 74.4%，而 5 种和 6 种混合体质的药物治愈率则明显较低，仅为 50.0% 和 33.3%，可见体质混合类型越复杂，药物治疗效果越不理想。不论是由于先天禀赋或是后天调摄导致的体质偏颇，最初多以一种体质为主，即便有兼夹也不过一两种混合，相对简单，稍加调理即易纠正。若长期任由其发展，不加以干预和调整，偏颇愈重（如阳损及阴、气滞致血瘀），则发展为多种复杂的混合型体质，各体质类型间相互作用影响，纷繁复杂，则难于调治。本研究结果也恰好说明了这一点。故对于混合体质患者，在治疗时应当兼顾其混合特点加以调整。另外，对于偏颇体质患者，提倡及早进行自我调整或药物方式调理，纠正偏颇体质，防病于未然。

（六）研究结论

（1）输卵管妊娠患者的体质类型与中医证型无明显相关性。体质与包块破裂与否没有必然联系。

（2）输卵管妊娠患者体质类型对药物治疗效果有影响，平和质与阳虚质的药物治疗效果优于瘀血质和气郁质。

（3）单一体质药物治疗效果优于混合体质，5 种以上混合体质的药物治愈率则明显降低。随着体质类型混合复杂程度的提高，药物治愈率呈下降的趋势。

参考文献

［1］王琦 . 中医体质学［M］. 北京：中国医药科技出版社，1995 :36.

［2］赵颖,吴惠君,罗颂平.早期妊娠妇女及早期先兆流产患者中医体质类型的研究［J］.新中医,2010,42
　　　(7):42-43.

［3］王赞英.浅谈中药剂量与疗效的关系［J］.福建中医药,2002,33(4):46-47.

第九节　输卵管妊娠药物治疗疗效预测方法的研究

一、输卵管妊娠药物治疗疗效回归预测方程的建立

（一）研究目的

通过筛选对输卵管妊娠药物治疗影响的因素，讨论其与治疗效果的相关性，根据研究结果，在输卵管妊娠治疗时，对药物治疗的成功率做出早期的判定，建立简易、实用的对输卵管药物治疗疗效的预测系统。

（二）研究对象

1. 病例选择

2006年1月~2009年6月在广州中医药大学第一附属医院妇科，入院诊断为输卵管妊娠的病例613例，筛选出其中符合纳入标准且所有研究指标完整的病例101例，再根据最终是否中转手术分为药物治疗成功组65例，药物治疗失败组36例。

2. 病例纳入标准

（1）输卵管妊娠的诊断标准

①病史、临床症状：有停经史（个别无明显停经史），或有下腹疼痛，或有不规则阴道流血，或有肛门坠胀感，或有腰酸腰痛；②妇科检查：子宫常大或略大，一侧附件或可触及包块，有压痛；③妊娠试验阳性；④盆腔B超：宫内未见孕囊，宫旁出现轮廓不清的液性或实性低回声区，或该区查有胚芽或原始心管搏动；或腹腔内存在无回声暗区或直肠子宫窝处有积液；⑤或可伴有腹腔移动性浊音或休克；⑥或诊断性刮宫及病检未见妊娠组织；⑦或手术探查发现输卵管妊娠。

其中符合诊断标准①~④，参考诊断标准⑤~⑥。

（2）明确诊断为输卵管妊娠，且采用中西医结合药物治疗（治疗方案同前述，其中的西药选用米非司酮150mg，每天1次，连服5天）者。

3. 病例排除标准

①不符合上述诊断标准者；②因各种原因中断治疗，且无法追踪治疗效果者。

（三）研究方法

1. 研究方案

采用回顾性调查方法，通过查询2006年1月~2009年6月的病案资料，调出出院时明确诊断为输卵管妊娠且已治愈或出院后通过随访已确认治愈的病历。按上述纳入标准、排除标准进一步逐一核实，筛选出符合纳入标准且所有研究指标完整的病例101例。对符合标准者，按照信息采集表（见附录）的表格内容进行填写，主要内容包括：①患者基本情况，如：年龄、

入院 / 中转手术时的休克指数（SI= 心率 / 收缩压）；②症状及持续的时间，如：停经天数、腹痛天数、阴道流血时间、腹痛程度等；③客观理化指标，如：hCG、雌二醇（E_2）、孕酮（P）、服药结束后 hCG 下降比例、包块最大径、盆腔积液最大径等。

对 101 例输卵管妊娠病例，再根据最终是否中转手术分为药物治疗成功组 65 例，药物治疗失败组 36 例。

2. 建立数据库

根据信息采集表的内容，采用 Excel 2003 软件建立数据库。

3. 统计方法

（1）数据预处理及计算

1）根据滋养细胞生长特点，应呈线对数增长，且与停经时间呈线性关系，故取 $\log_2 hCG$，并令 $K=\log_2 hCG/$ 停经天数。

2）对组间各个研究因子根据资料类型，进行单因素 Logistic 回归分析及 χ^2 检验，检验水平 $\alpha=0.05$。

（2）数学模型的应用及 ROC 曲线

① 经单因素回归后，初步筛选出差异具有统计学意义的研究因子，进行多因素逐步 Binary Logistic 回归，得到 Logistic 回归方程。

② 使用得到的 Logistic 回归方程对每个病例进行赋值，并绘制 ROC 曲线（受试者工作特征曲线），得到最适判别点。

③ 根据上述判别方案计算 Logistic 预测模型的敏感度、特异度、准确度。

（3）优化方案

① 尝试将 logistic 预测模型与现有的输卵管妊娠诊疗方案系统进行拟合。

② 采用联合诊断试验方法提高试验的敏感度或者特异度。

（四）研究结果

1. 一般情况

收集的 101 例病历资料，其中药物治疗成功组 65 例，药物治疗失败组 36 例；成功组年龄（29.42 ± 5.39）岁，失败组年龄（29.44 ± 5.66）岁。药物治疗失败者平均于药物治疗后的第 8.25 天中转手术治疗，其中 10 人因治疗过程中突发腹痛中转，23 人因治疗过程中 hCG 明显上升中转，3 人因个人因素要求手术。

2. 单因素分析

纳入上述病案资料中的年龄、停经天数、腹痛天数、阴道流血天数、妊娠频次、分娩频次、是否具有剖宫产史、自然流产频次、人流频次、异位妊娠频次、是否具有其他腹部手术史、本次药物治疗过程中是否具有剧烈腹痛、hCG 下降比例、入院时休克指数（SI= 心率 / 收缩压）、hCG、P、B 超下包块最大径、B 超下盆腔内出血、K 值（引入 $K=\log_2 hCG/$ 停经时间，主要可体现滋养细胞倍增速率）等 20 个影响因素，并按照资料的类型及分布特征分别进行计数 / 计量资料单因素分析。

（1）计数资料的单因素分析：根据研究因素的资料特点，对计数资料行单因素 χ^2 检验，对有序计数资料行秩和检验，同时因停经天数、腹痛天数、阴道流血天数、B 超下包块最大径、B超下盆腔内出血、hCG下降比例等计量资料不符合正态分布，将其转化为计数资料后行 χ^2 检验及秩和检验。其主要研究因素及赋值见表3-9-1。

表 3-9-1　主要研究因素及赋值方法

研究因素	赋值方法
治疗前是否存在剧烈腹痛	1=否，2=是
药物治疗过程中是否出现剧烈腹痛	1=否，2=是
是否具有剖宫产史	1=否，2=是
是否具有其他腹部手术史	1=否，2=是
妊娠频次	1=≤3次，2=≥4次
分娩频次	1=≤3次，2=≥4次
自然流产频次	1=0次，2=≥1次
人工流产频次	1=≤0次，2=≥1次
异位妊娠频次	1=≤1次，2=≥2次
阴道流血天数	1=≤20天，2=≥21天
B超下盆腔内出血	1=否，2=是
腹痛天数	1=≤3天，2=4~6天，3=≥7天
B超下包块最大径	1=≤2cm，2=2.1cm~6cm，3=≥6.1cm
停经天数	1=≤40天，2=41~50天，3=51~60天，4=≥60天
hCG下降比例	1=≤-0.7，2=-0.699~-0.4，3=-0.399~-0.1，4=≥-0.099

行单因素分析后，结果见表3-9-2、表3-9-3。服药过程中是否存在剧烈腹痛、自然流产频次、hCG下降比例在组间存在统计学差异（$P \leqslant 0.05$），其余研究因素未见统计学意义。

表 3-9-2　计数资料的单因素分析结果

研究因素	χ^2	P	OR	95% CI
治疗前是否存在剧烈腹痛	0.576	0.448	1.467	0.543~3.963
服药过程中是否出现剧烈腹痛	31.309	0.000	0.068	0.024~0.193
是否具有剖腹产史	0.000	1.000	0.894	0.210~3.811
是否具有其他腹部手术史	0.005	0.947	1.036	0.372~2.887
妊娠频次	1.264	0.261	1.613	0.699~3.723
分娩频次	0.006	0.937	1.853	0.250~13.744
自然流产频次	5.763	0.016	7.603	1.487~38.879
人工流产频次	2.851	0.091	2.063	0.885~4.809
异位妊娠频次	—	0.125	1.059	0.978~1.146
阴道流血天数	2.606	0.106	0.157	0.019~1.282
B超下盆腔内出血	0.143	0.705	1.184	0.493~2.844
hCG下降比例	62.364	0.000	—	—

表 3-9-3　有序计数资料的单因素分析结果

研究因素	Mann-Whitney U	Wilcoxon W	Z	P
自然流产频次	982	3127	−2.700	0.007
hCG 下降比例	160	2305	−7.440	0.000
停经天数	1026	1692	−1.099	0.272
腹痛天数	1114	3259	−0.534	0.594
B 超下包块最大径	1135	1801	−0.134	0.594

1）自然流产频次与药物治疗疗效的关系：药物治疗成功组 65 例中有 2 例具有自然流产史，失败组 36 例中有 7 例具有自然流产史。经秩和检验 $P=0.007<0.05$，两组的自然流产频次分布具有统计学差异，且自然流产频次越多，药物治疗效果越差，见表 3-9-4。

表 3-9-4　自然流产频次与药物治疗疗效的关系

	成功组		失败组	
	例数	%	例数	%
=0 次	63	96.92	29	80.56
≥1 次	2	3.08	7	19.44
Z		−2.700		
P		0.007		

2）hCG 下降比例与药物治疗疗效的关系：成功组与失败组 hCG 下降情况如表 3-9-5 所示，两组经秩和检验 $P=0.000<0.05$。即药物治疗后 hCG 下降比例越高，药物治疗成功可能性越大。

表 3-9-5　hCG 下降比例与药物治疗疗效的关系

	成功组		失败组	
	例数	%	例数	%
≤−0.7	29	44.62	0	0.00
−0.699~−0.4	20	30.77	2	5.56
−0.399~−0.1	12	18.46	5	13.89
≥−0.099	4	6.15	29	80.56
Z		−7.440		
P		0.000		

3）药物治疗过程中是否存在剧烈腹痛与药物治疗疗效的关系：药物治疗成功组 65 例中有 58 例在药物治疗过程中产生剧烈腹痛，同时，失败组 36 例中仅 14 例在药物治疗过程中存在剧烈腹痛。经 χ^2 检验，$P=0.000<0.05$，两组间在药物治疗过程中是否存在剧烈腹痛具有统计学差异，即药物治疗成功组中服药过程中存在剧烈腹痛的比例明显高于药物治疗失败组，见表 3-9-6。

表 3-9-6　药物治疗过程中是否存在剧烈腹痛与药物治疗疗效的关系

	成功组		失败组	
	例数	%	例数	%
有剧烈腹痛	58	89.23	14	38.89
无剧烈腹痛	7	10.77	22	61.11
χ^2		31.309		
P		0.000		

（2）计量资料的单因素分析：由于 hCG、P 值的分布不具有正态分布特征，通过将其取对数，使得 Poisson 分布近似正态分布。其余符合正态分布的计量资料均进行 t 检验。结果见表 3-9-7 示：两组间年龄、停经天数、休克指数、$\log_2hCG$、$\log_2P$、K（$\log_2hCG$/ 停经天数）均具有方差齐性，行独立样本 t 检验可见，$\log_2hCG$、$\log_2P$、K、休克指数在组间具有统计学差异（$P \leqslant 0.05$）。即成功组中 hCG、孕酮、K 值、休克指数明显低于失败组水平。

表 3-9-7　计量资料的单因素分析结果（$\bar{x} \pm s$）

	Levene 检验		成功组	失败组	t 检验	
	F	P			P	95%CI
年龄	0.049	0.825	29.4 ± 5.39	29.44 ± 5.66	0.980	−2.289~2.231
停经天数	3.784	0.055	53.63 ± 11.14	50.92 ± 6.85	0.187	−1.341~6.769
休克指数	0.071	0.791	0.76 ± 0.11	0.82 ± 0.10	0.005	−0.103~−0.019
$\log_2hCG$	0.687	0.409	8.53 ± 1.75	10.56 ± 1.63	0.000	−2.733~−1.326
$\log_2P$	1.377	0.243	3.39 ± 1.52	4.26 ± 1.32	0.005	−1.47~−2.735
K	0.089	0.766	0.165 ± 0.044	0.211 ± 0.043	0.000	−0.657~−0.287

① hCG 与药物治疗疗效的关系：药物治疗成功组中 hCG 最高者 5446IU/L，最低者 20.26IU/L，$\log_2hCG$ 平均值 8.53 ± 1.75；失败组中 hCG 最高者 9265.3IU/L，最低者 123.4IU/L，$\log_2hCG$ 平均值 10.56 ± 1.63。经 t 检验，$P=0.000$（表 3-9-8）。

表 3-9-8　$\log_2hCG$ 与药物治疗疗效间的关系（$\bar{x} \pm s$）

组别	例数（人）	$\log_2hCG$	P
成功组	65	8.53 ± 1.75	0.000
失败组	36	10.56 ± 1.63	

行 ROC 曲线（图 3-9-1），$AUC=0.807$，代表判别准确度中等。取曲线最左上角的点为该判别方法的最佳判别点 pre=10.62，即当 hCG<1573IU/L 时，药物治疗成功的可能性较大，反之较小。

② 孕酮与药物治疗疗效的关系：药物治疗成功组中 P 最高者 94.71nmol/L，最低者 1.5nmol/L，$\log_2P$ 平均值 3.39 ± 1.52；失败组中 P 最高者 101.4nmol/L，最低者 1.4nmol/L，$\log_2P$ 平均值 4.26 ± 1.32。经 t 检验，$P=0.005$（表 3-9-9）。

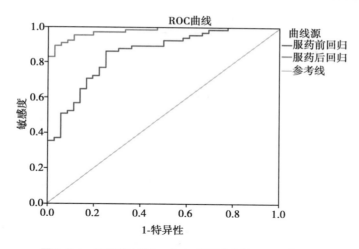

图 3-9-1　服药前 / 后 Logistic 回归方程的 ROC 曲线图

表 3-9-9　$\log_2 P$ 与药物治疗疗效间的关系（$\bar{x} \pm s$）

组别	例数（人）	$\log_2 P$	P
成功组	65	3.39 ± 1.52	0.005
失败组	36	4.26 ± 1.32	

　　行 ROC 曲线（图 3-9-1），AUC=0.667，代表判别准确度中等。取曲线最左上角的点为该判别方法的最佳判别点 Pre=3.53，即当 P<11.55nmol/L 时，药物治疗成功的可能较大，反之较小。

　　③ K 值与药物治疗疗效的关系：K=$\log_2$hCG/ 停经天数，可间接反应滋养细胞倍增速率。药物治疗成功组中 K 值最高者 0.3016，最低者 0.091 7，K 值平均 0.165 ± 0.044；失败组中 K 值最高者 0.2865，最低者 0.1222，K 值平均 0.211 ± 0.043。经 t 检验，P=0.000（表 3-9-10）。

表 3-9-10　K 值与药物治疗疗效间的关系（$\bar{x} \pm s$）

组别	例数（人）	K	P
成功组	65	0.165 ± 0.044	0.000
失败组	36	0.211 ± 0.043	

　　行 ROC 曲线（图 3-9-1），AUC=0.784，代表判别准确度中等。取曲线最左上角的点为该判别方法的最佳判别点 Pre=0.1815，即当 K 值 <0.1815 时，药物治疗成功的可能较大，反之较小。其临床意义为：以 5.5 天为界，若滋养细胞倍增天数大于 5.5 天，则药物治疗成功可能性较大，反之较小。

　　④ 休克指数与药物治疗疗效的关系：本研究中采集的休克指数来源于入院时的生命体征，休克指数（SI）= 入院时心率 / 收缩压。研究发现，药物治疗成功组中休克指数最高者 1.02，最低者 0.565，平均值 0.76 ± 0.11；失败组中休克指数最高者 1.00，最低者 0.615，平均值 0.82 ± 0.10。经 t 检验，P=0.005（表 3-9-11）。

表 3-9-11   休克指数与药物治疗疗效间的关系（$\bar{x} \pm s$）

组别	例数（人）	休克指数	P
成功组	65	0.76 ± 0.11	0.005
失败组	36	0.82 ± 0.10	

行 ROC 曲线（图 3-9-1），$AUC=0.670$，代表判别准确度中等。取曲线最左上角的点为该判别方法的最佳判别点 Pre=0.76，即当休克指数 <0.76 时，药物治疗成功的可能较大，反之较小。

（3）各研究因素对药物治疗疗效的总结：结合以上研究分析结果，20 个研究因素的组间差别总结见表 3-9-12、图 3-9-2。

表 3-9-12   主要研究因素及其组间差别

研究因素	P	AUC	pre
hCG 下降比例	0.000	—	—
K 值	0.000	0.784	0.1815
$\log_2 hCG$	0.000	0.802	10.62
服药过程中是否出现剧烈腹痛	0.000	0.248	—
$\log_2 P$	0.005	0.667	3.53
休克指数	0.005	0.670	0.76
自然流产频次	0.016	0.580	—
人工流产频次	0.091	—	—
阴道流血天数	0.106	—	—
异位妊娠频次	0.125	—	—
停经天数	0.187	—	—
妊娠频次	0.261	—	—
治疗前是否存在剧烈腹痛	0.448	—	—
腹痛天数	0.594	—	—
B 超下包块最大径	0.594	—	—
B 超下盆腔内出血	0.705	—	—
分娩频次	0.937	—	—
是否具有其他腹部手术史	0.947	—	—
年龄	0.980	—	—
是否具有剖宫产史	1.000	—	—

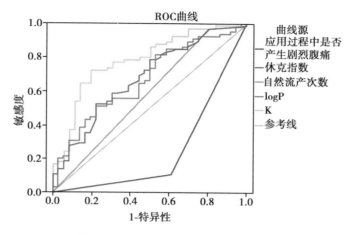

图 3-9-2 其余各影响因素的 ROC 结果

3. 多因素 Logistic 回归分析及数学模型的建立

（1）Logistic 回归方程的建立：根据单因素回归分析结果，由于样本量的限制，将 $P<0.15$ 的研究因素纳入多因素 Logistic 逐步回归，行逐步回归后，依次剔除异位妊娠频次、$\log_2 P$、自然流产频次、K、阴道流血天数，最后得到回归因素见表 3-9-13，得到服药前的 logistic 预测回归方程为：$P=1/\left[1+e^{-\left(-14.242+5.797X_1+0.737X_2+1.266X_3\right)}\right]$，其中 $X_1=$ 休克指数，$X_2=\log_2 hCG$，$X_3=$ 人流频次，常量 $=-14.242$。

依上述步骤，纳入服药过程中是否产生剧烈腹痛、hCG 下降比例这两个因素后，再次行逐步回归，依次剔除异位妊娠频次、K、服药过程中是否产生剧痛、休克指数、$\log_2 P$、自然流产频次，最后回归结果见表 3-9-14，得到服药后的回归方程为：$P=1/\left[1+e^{-\left(-17.618+0.913X_1-2.734X_2+2.641X_3+2.285X_4\right)}\right]$，其中 $X_1=\log_2 hCG$，$X_2=$ 阴道流血天数，$X_3=hCG$ 下降比例，$X_4=$ 人工流产频次，常量 $=-17.618$。

表 3-9-13 多因素服药前 Logistic 回归分析结果

研究因素	B	S.E.	P	Exp.	95%CI
休克指数	5.797	2.688	0.031	329.16	1.697~63 853.2
$\log_2 hCG$	0.737	0.164	0.000	2.091	1.514~2.886
流产频次	1.266	0.548	0.021	3.546	1.211~10.383
常量	−14.242	3.119	0.000	0.000	

表 3-9-14 多因素服药后 Logistic 回归分析结果

研究因素	B	S. E.	P	Exp.	95%CI
$\log_2 hCG$	0.913	0.303	0.003	2.491	1.375~4.513
hCG 下降比例	2.641	0.624	0.000	14.029	0.004~0.966
人工流产频次	2.285	1.038	0.028	9.828	1.285~75.185
阴道流血天数	−2.734	1.378	0.047	0.065	0.004~0.966
常量	−17.618	5.041	0.000	0.000	

（2）最佳判断点的选择：将纳入的样本各值分别代入各自 Logistic 回归方程，并绘制 ROC 曲线，如图 3-9-2 所示，服药前回归方程的曲线下面积（AUC）=0.851，代表诊断准确性中等，取曲线最左上角处正确诊断指数最大点为最佳判断点，则 Pre-1=0.4403，即 Pre≤0.4403 时，药物治疗成功的可能较大，Pre>0.4403 时，药物治疗失败的可能较大；同理，服药后曲线 AUC=0.977，诊断准确性较高，诊断指数最大点为 0.2587，即 Pre≤0.2587 时，药物治疗成功的可能较大，Pre>0.2587 时，药物治疗失败的可能较大，见表 3-9-15。

表 3-9-15 服药前 / 后回归方程的 ROC 结果

	AUC	特异度（%）	敏感度（%）	最佳判断点
Pre-1	0.851	75	86.2	0.4403
Pre-2	0.977	97.2	89.2	0.2587

4. 各种预测模型与输卵管妊娠治疗方案的评价对比

本次研究共纳入有效病例 101 例，实际药物治疗成功者 65 例，失败者 36 例。其中以服药前预测模型判别为药物治疗成功者 65 例，失败者 36 例；以服药后预测模型判别为药物治疗成功者 59 例，失败者 42 例；以输卵管妊娠治疗方案评分系统判别为药物治疗成功者 92 例，失败者 9 例。具体见表 3-9-16~ 表 3-9-18。

表 3-9-16 服药前预测模型判别情况与实际药物治疗效果

判别诊断（例）	实际药物治疗效果（例）	
	成功	失败
成功（65）	56	9
失败（36）	9	27
合计（101）	65	36

表 3-9-17 服药后预测模型判别情况与实际药物治疗效果

判别诊断（例）	实际药物治疗效果（例）	
	成功	失败
成功（59）	58	1
失败（42）	7	35
合计（101）	65	36

表 3-9-18 输卵管妊娠治疗方案与实际药物治疗效果

判别诊断（例）	实际药物治疗效果（例）	
	成功	失败
成功（92）	62	30
失败（9）	3	6
合计（101）	65	36

对上述预测模型进行考察，依次计算敏感度、特异度、阳性似然比（+LR）、阴性似然比（–LR），具体见表 3-9-19。

表 3-9-19 三个模型诊断性试验的评价

判别模型	敏感度（%）	特异度（%）	准确度（%）	+LR	–LR
服药前模型	86.2	75.0	82.2	3.45	0.184
服药后模型	89.2	97.2	92.1	31.90	0.111
输卵管治疗方案	95.4	16.7	67.3	1.15	0.275

$$灵敏度（sensitivity，Sen，真阳性率）= \frac{A}{A+C} \times 100\%$$

$$特异度（specificity，Spe，真阴性率）= \frac{D}{B+D} \times 100\%$$

$$假阴性率（漏诊率）= \frac{C}{A+C} \times 100\%$$

$$假阳性率（误诊率）= \frac{B}{B+D} \times 100\%$$

$$阳性似然比（+LR）= \frac{Sen}{1-Spe} = \frac{A}{A+C} \bigg/ \frac{B}{B+D}$$，反映判断准确的指标，其值越大，判断正确的概率越大。

$$阴性似然比（–LR）= \frac{1-Sen}{Spe} = \frac{C}{A+C} \bigg/ \frac{D}{B+D}$$，反映判断错误的指标，其值越小，判断错误的概率越低。

根据表 3-9-19 所示，服药后模型具有较好的敏感度和特异度，且 +LR、–LR 水平良好；服药前模型特异度较服药后模型明显降低，而输卵管妊娠治疗方案有较好的敏感度，但特异度较低，且 +LR、–LR 较服药前/后模型差。

5. 模型方案的优化

（1）其他各影响因素的判别效果比较：行单因素回归时，K 值、$\log_2 P$、自然流产频次、服药过程中是否产生剧痛、休克指数在两组间存在统计学意义，予行 ROC 曲线，结果如图 3-9-2、表 3-9-20 所示，AUC 大小依次为：K 值 > 休克指数 > $\log_2 P$ > 自然流产频次 > 服药过程中是否剧痛。AUC 最大者为 K 值。K 值 ROC 曲线最左上角的点为诊断指数最大点，即 pre=0.1815 为最佳判断点。其临床意义为：当 K≤0.1815 时，药物治疗成功的可能较大，K>0.1815 时，药物治疗失败的可能较大，检测敏感度、特异度、准确度，如表 3-9-21 所示。

表 3-9-20 其他各影响因素的 ROC 结果

	K	$\log_2 P$	自然流产频次	服药过程是否剧痛	休克指数
AUC	0.784	0.667	0.580	0.248	0.670

表 3-9-21 K 值的准断性试验的评价

判别模型	敏感度（%）	特异度（%）	准确度（%）	+LR	–LR
K	72.3	80.6	75.2	3.73	0.344

（2）联合诊断

1）串联试验：连续性地进行一系列试验，在这一系列试验中，要求每项试验均为阳性，才可以认为有药物治疗的证据，主要以提高特异度和阳性预测值为目的。

将各个判别模型行串联试验后，行模型检验，具体情况如表 3-9-22~ 表 3-9-27 所示。

表 3-9-22　服药前预测模型串联 K 值判别情况与实际药物治疗效果

判别诊断（例）	实际药物治疗效果（例）	
	成功	失败
成功（49）	44	5
失败（52）	21	31
合计（101）	65	36

表 3-9-23　服药前预测模型串联治疗方案判别情况与实际药物治疗效果

判别诊断（例）	实际药物治疗效果（例）	
	成功	失败
成功（64）	55	9
失败（37）	10	27
合计（101）	65	36

表 3-9-24　治疗方案串联 K 值判别情况与实际药物治疗效果

判别诊断（例）	实际药物治疗效果（例）	
	成功	失败
成功（53）	46	7
失败（48）	19	29
合计（101）	65	36

表 3-9-25　服药前预测模型串联模型诊断性试验的评价

判别模型	敏感度（%）	特异度（%）	准确度（%）	+LR	−LR
服药前串联 K 值模型	67.7	86.1	74.3	4.87	0.375
服药前串联治疗方案	84.6	75	81.2	3.384	20.53
治疗方案串联 K 值模型	70.8	80.6	74.3	3.65	0.362

表 3-9-26　服药后预测模型串联治疗方案判别情况与实际药物治疗效果

判别诊断（例）	实际药物治疗效果（例）	
	成功	失败
成功（57）	56	1
失败（44）	9	35
合计（101）	65	36

表 3-9-27 服药后预测模型串联模型诊断性试验的评价

判别模型	敏感度（%）	特异度（%）	准确度（%）	+LR	−LR
服药后串联 K 值模型	64.6	100	77.2	+∞	0.354
服药后串联治疗方案	86.2	97.2	90.1	30.8	0.142

根据表 3-9-25 可得，各服药前串联模型中，特异度排序依次为：服药前串联 K 值模型 > 治疗方案串联 K 值模型 > 服药前串联治疗方案模型。在服药前串联模型中，服药前串联 K 值模型优于其余方案，可用于对无强烈药物治疗意愿的患者的判断。

根据表 3-9-27 所示，各服药后串联模型中，特异度排序依次为：服药后串联 K 值模型 > 服药后串联治疗方案模型。在服药后串联模型中，服药后串联 K 值模型可用于对无强烈药物治疗意愿的患者的判断。

2）并联试验：即同时进行多项诊断试验，在这些试验中只要有一项是阳性，即可认为有药物治疗的证据，主要用于提高敏感度和诊断效率。

将各个判别模型行并联试验后，行模型检验，具体情况如表 3-9-28~ 表 3-9-34 所示。

表 3-9-28 服药前预测模型并联 K 值判别情况与实际药物治疗效果

判别诊断（例）	实际药物治疗效果（例）	
	成功	失败
成功（70）	59	11
失败（31）	6	25
合计（101）	65	36

表 3-9-29 服药前预测模型并联治疗方案判别情况与实际药物治疗效果

判别诊断（例）	实际药物治疗效果（例）		合计（例）
	成功	失败	
成功（89）	63	26	89
失败（12）	2	10	12
合计（101）	65	36	101

表 3-9-30 治疗方案并联 K 值判别情况与实际药物治疗效果

判别诊断（例）	实际药物治疗效果（例）	
	成功	失败
成功（90）	63	27
失败（11）	2	9
合计（101）	65	36

表 3-9-31 服药前预测模型并联模型诊断性试验的评价

判别模型	敏感度（%）	特异度（%）	准确度（%）	+LR	−LR
服药前并联 K 值模型	90.8	69.4	83.2	2.98	0.133
服药前并联治疗方案	96.9	27.8	72.3	1.34	0.112
治疗方案并联 K 值模型	96.9	25.0	71.3	1.29	0.124

根据表 3-9-31 可得，各服药前并联模型中，敏感度排序依次为：服药前并联治疗方案模型 = 治疗方案并联 K 值模型 > 治疗方案并联 K 值模型。在服药前并联模型中，服药前并联治疗方案模型可用于对有强烈药物治疗意愿的患者的疗效判断。

表 3-9-32 服药后预测模型并联 K 值判别情况与实际药物治疗效果

判别诊断（例）	实际药物治疗效果（例）	
	成功	失败
成功（70）	62	8
失败（31）	3	28
合计（例）	65	36

表 3-9-33 服药后预测模型并联治疗方案与实际药物治疗效果

判别诊断（例）	实际药物治疗效果（例）	
	成功	失败
成功（91）	65	26
失败（10）	0	10
合计（例）	65	36

表 3-9-34 服药后预测并联模型诊断性试验的评价

判别模型	敏感度（%）	特异度（%）	准确度（%）	+LR	−LR
服药后并联 K 值模型	95.4	77.8	89.1	4.29	0.133
服药后并联治疗方案	100	27.8	74.3	1.38	0

根据表 3-9-34 所示，各服药后并联模型中，特异度排序依次为：服药后并联治疗方案模型 > 服药后并联 K 值模型。在服药后并联模型中，服药后并联治疗方案模型可用于对有强烈药物治疗意愿的患者服药后的预后判断。

（五）讨论

1. 影响输卵管妊娠药物治疗效果的因素分析

（1）hCG 的高低与早期输卵管妊娠药物治疗疗效的关系：β-hCG 是反映早期输卵管妊娠部位滋养细胞活性、数量的敏感指标，在输卵管妊娠的治疗过程中监测 β-hCG 值是监测病情变化的有效手段，随着 hCG 的增高，药物治疗有效率明显下降，但如何根据 β-hCG 的水平选择理想的治疗手段，国内外尚无统一结论。其可能的机理在于，β-hCG 的高低与滋养细胞侵入输卵管管壁的深度密切相关。一般认为，异位的胚胎着床于输卵管后依次侵犯输卵管黏膜、肌层、浆膜下及浆膜层，由于肌层血供丰富，滋养细胞增殖活跃，hCG 上升幅度加快，药物治疗效果不显。Klein[1]、李雪英[2]等人的研究均提示，当 hCG<2000IU/L 时，滋养细胞主要侵犯黏膜层；当 hCG>2500IU/L 时，随着 hCG 的升高，滋养细胞侵犯肌层的风险依次提高；当 hCG>6000IU/L 时，滋养细胞基本已侵犯输卵管肌层[3]；当 hCG>8000IU/L 时，滋养细胞均已侵犯输卵管浆膜层，存在随时破裂的风险。因此，一般认为，当 hCG<2000IU/L 时，可行药物治疗，当 hCG>8000~10000IU/L 时，是输卵管破裂的高危因素，可行手术治疗。本研究中，行单因素 ROC 曲线（图 3-9-1）分析发现 $\log_2$hCG 的判别点为 10.62，即当 hCG<1573IU/L 时药物治疗成功的可能性较 hCG>1573IU/L 大，与文献报道相似。

（2）孕酮的高低与早期输卵管妊娠药物治疗疗效的关系：本研究中，发现药物治疗成功组的血清孕酮水平明显低于失败组的孕酮水平，其结果与张丙忠、张莘[4]等人的研究结果相符。其可能原因为，孕酮较低的患者胚胎活性较低，本身即有流产倾向，而孕酮较高的患者胚胎活性较强，用药物杀胚难度较高。本研究中行 ROC 曲线，认为孕酮 <11.55nmol/L 时，药物治疗成功的可能较大，反之失败可能性较大（AUC=0.667，具有中等判别能力）。虽然单次孕酮测定判定药物治疗效果，准确度不十分令人满意，但部分报道认为，在药物治疗过程中，药物治疗成功组中孕酮下降速率明显优于 hCG 下降速率，因此动态观察孕酮可作为优于 hCG 的判别指标应用于对药物治疗输卵管妊娠的临床观察中。但目前缺乏大规模前瞻性的循证医学证据，孕酮监测在输卵管妊娠药物治疗中的作用仍需作进一步论证。

（3）B 超下附件包块大小、盆腔积液深度与早期输卵管妊娠药物治疗疗效的关系：本研究显示，B 超下附件包块的大小在药物治疗成功组与失败组之间无统计学意义，即 B 超下附件包块的大小并不能有效预测药物治疗疗效。B 超下的附件包块主要是因滋养细胞侵蚀肌层后破坏血管，由凝血块混合妊娠组织物构成，由于超声尚未具有分辨妊娠组织物与周围机化物的能力，故 B 超下的附件包块大小并不具有真实反映妊娠物大小及滋养细胞活性的能力。且由于早期输卵管妊娠部位的不同，各部位管壁扩张能力不同，对包块的受容能力亦存在差别，故 B 超下附件包块的最大径可以作为是否行手术治疗的参考，但对于药物治疗疗效并无良好的预估。Lipscomb[5]、Natale[6]等人的研究数据均支持这一观点。

本研究中将 B 超下盆腔积液分为有、无两大类，在药物治疗成功组与失败组中未见统计学差异，此结果与 Ng S[7]等人的研究结果相符。但在杨建会[8]的研究中，略高于 15mm 生理量的盆腔积液对于药物治疗是保护性因素，但当积液量≥20mm 时，药物治疗成功率明显下降。少量盆腔积液可能是由于胚胎活性不足或药物治疗效果显著，而导致输卵管妊娠流产引起的妊娠组织物与管壁剥离引起的少量出血；而较大量的盆腔积液则可能存在因妊娠组织物活性较强，而引起输卵管妊娠破裂的风险。此猜测尚需进一步的前瞻性研究证实。

（4）停经天数、K 值与早期输卵管妊娠药物治疗疗效的关系：本研究未见停经天数与早期输卵管妊娠的药物治疗效果有明显统计学差异，与目前国内外研究结果相吻合。令 K=$\log_2$hCG/ 停经天数，K 值在药物治疗成功组与失败组间有显著性差异，目前尚未发现有文献报道 hCG 与停经天数之间的线性关系。由于 hCG 呈倍增方式增长，正常宫内妊娠的滋养细胞倍增时间约 1.2~1.4 天，第 4~6 周则延长为 3.3~3.6 天，而输卵管妊娠的滋养细胞，倍增周期延长，约 3~8 天，故在 K 值上可表现出明显差异。K 值的大小可反映滋养细胞倍增的速率，从而体现滋养细胞的活性和侵袭力大小。行 ROC 曲线发现，K 值得 AUC=0.784，具有中等判别能力，最佳判别点为 0.1815，其临床意义为：滋养细胞倍增天数大于 5.5 天，则药物治疗成功可能性较大，反之，药物治疗失败可能性较大。

（5）休克指数与早期输卵管妊娠药物治疗疗效的关系：休克指数 = 脉率 / 收缩压，主要反映循环血量，是个较易计算的与左心室搏动相关的合成指标。在本研究中，失败组休克指数较成功组有显著性差异，目前尚未有研究报道休克指数在鉴别药物治疗效果的报道和研究，本研究行 ROC 曲线得 AUC=0.670，具有不低于孕酮值的判别能力。其最佳判别点为 0.76，即当入院时休克指数 <0.76 时，药物治疗成功的可能较大，反之，失败的可能性较大。对于此结果，可从考虑从下几步来验证：①本研究为回顾性研究，尚需进一步前瞻性试验证实入院休克指数是否与早期输卵管妊娠存在联系。②若存在联系，可研究休克指数是否与微循环等病理改变存在相关性。

（6）流产频次与早期输卵管妊娠药物治疗疗效的关系：本研究显示自然流产频次与输卵管妊娠的药物治疗效果密切相关，药物治疗失败组既往自然流产频次明显多于成功组，因本研究采用回顾性研究，存在引入偏倚、混杂因素的可能，如黄体功能不全、衣原体感染等既是自然流产的高危因素，亦容易引起输卵管妊娠。其下一步研究方向可为：行前瞻性研究，排除混杂和偏倚可能，进一步明确自然流产频次与输卵管妊娠药物治疗间的联系。

2. 模型方案的优化

本研究比较了几种判别方法的效能，探讨了几种判别方法的联合应用对药物治疗前判别药物治疗成功与否的有效性，结合患者药物治疗意愿，提出一个经过优化的筛选方案。

（1）不同判别方法的效能：不同判别方法均以最终药物治疗是否成功为结局，其诊断效能如表 3-9-35 所示，并计算敏感度（Se）、特异度（Sp）、假阳性（α）、假阴性（β）、阳性似然比（+LR）、阴性似然比（–LR）。综合表 3-9-35 的判别方法的效能，假定任何一个病例在接受某一判别方案前都有 50% 的可能药物治疗成功，即 P（D）=0.5，又设 P（DIT）为判别方案阳性的后验概率，再根据 +LR，如某一判别结果为阳性，即有：P（DIT）=P（D）LR/〔P（D）（+LR–1）+1〕的把握判别结果为药物治疗成功。不同方法显示阳性的诊断价值如表 3-9-35 所示：输卵管妊娠治疗方案的 P（DIT）与服药前模型、K 值相比较低，服药后模型又较服药前模型、K 值为大。

表 3-9-35 不同判别方法的效能

	服药前模型		服药后模型		输卵管妊娠治疗方案		K 值	
	+	–	+	–	+	–	+	–
实际 +	56	9	58	1	62	30	47	7
实际 –	9	27	7	35	3	6	18	29
Se	0.862		0.892		0.954		0.723	
Sp	0.750		0.972		0.167		0.806	
A	0.250		0.028		0.833		0.194	
B	0.138		0.108		0.046		0.277	
+LR	3.45		31.90		1.15		3.73	
–LR	0.184		0.111		0.275		0.344	
准确度	0.822		0.921		0.673		0.752	
P（DIT）	0.767		0.970		0.535		0.789	

（2）判别方法的联合实验：根据上表结果，输卵管妊娠治疗方案有较满意的敏感度，但特异度不足，而 K 值的特异度有所提高，但敏感度却下降，所以将这些判别方案组成联合判别方案如表 3-9-36 所示。

表 3-9-36　检验药物疗效联合判别试验的判别效能

联合诊断	并联试验			串联试验		
	Se	Sp	NPV	Se	Sp	PPV
服药前 +K 值	0.908	0.694	0.806	0.677	0.861	0.898
服药前 + 治疗方案	0.969	0.278	0.833	0.846	0.750	0.859
治疗方案 +K 值	0.969	0.250	0.818	0.708	0.806	0.868
服药后 +K 值	0.954	0.778	0.903	0.646	1.000	1.000
服药后 + 治疗方案	1.000	0.278	1.000	0.862	0.972	0.982

① 并联试验：即同时进行多项诊断试验，在这些试验中只要有一项是阳性，即可认为有药物治疗的证据，主要用于提高敏感度、诊断效率和阴性预测值（NPV）。由表 3-9-36 可见，并联试验的 Se 均比相应单个判别方案有所提高，同时服药前并联 K 值方案、服药后并联 K 值方案显示了较为理想的 Sp。

② 串联试验：即连续性地进行一系列试验，在这一系列试验中，要求每项试验均为阳性，才可以认为有药物治疗的证据，主要以提高特异度和阳性预测值（PPV）为目的。从表 3-9-36 可见，串联试验的 Sp 都比相应的单项方法的 Sp 有所提高，除了 Sp 同时具有较高 Se 的试验有服药前串联治疗方案模型和服药后串联治疗方案模型，同时服药前串联治疗方案较服药前串联 K 值、治疗方案串联 K 值模型具有更为明显的 +LR、−LR 值，具有更好的判别能力。

（3）判别方法的优化和选择

① 在服药前模型、服药后模型、输卵管妊娠治疗方案、K 值模型中，服药后模型具有最高的检出效能，但由于其主要应用于对于服完米非司酮药物后的评估；而剩下的三个模型方案中，服药前模型与 K 值模型具有相似的 P（DIT），但对于 AUC 值，服药前模型明显优于 K 值模型。因此对于服药前患者的评估优先选择使用服药前模型。

② 在本研究中，认为服药前并联 K 值方案、服药后并联 K 值方案优于其余并联方案，同时服药前并联治疗方案模型和服药后并联治疗方案模型优于其余串联方案。

③ 在本研究中未将方案优化与临床决策树相关联，方案选择过程中，缺乏客观临床数据支持，可在今后的研究中进一步完善。

（六）研究结论

本研究对早期输卵管妊娠药物治疗的效果与其相关影响因素进行了回顾性研究，同时探索性地建立了预测方程，并针对影响早期输卵管妊娠药物治疗效果的各个研究因素进行了初步的探讨。

（1）单因素分析，服药过程是否剧烈腹痛、自然流产频次、hCG 下降比例、$\log_2 hCG$、$\log_2 P$、K、休克指数在两组间存在统计学差异。

（2）自然流产次数越多，药物治疗疗效越差。

（3）服药后 hCG 下降比例越高，药物治疗疗效越理想。

（4）药物治疗过程中出现剧烈腹痛者，药物治疗疗效较理想。

（5）当 hCG<1573IU/L 时，药物治疗成功的可能性较大，反之较小。

（6）当 P<11.55nmol/L 时，药物治疗成功的可能较大，反之较小。

（7）滋养细胞倍增天数大于 5.5 天，药物治疗成功可能性较大，反之较小。

（8）入院时休克指数 <0.76 时，药物治疗成功的可能较大，反之较小。

（9）行多因素 Logistic 回归，通过逐步法剔出部分研究因素后，建立服药前和服药后的回归方程如下：

服药前回归方程：$P=1/[1+e^{-(-14.242+5.797X_1+0.737X_2+1.266X_3)}]$，其中 X_1= 休克指数，$X_2=\log_2 hCG$，X_3= 人流频次，常量 =−14.242，判别点 pre=0.4403，即 Pre≤0.4403 时，药物治疗成功的可能较大，Pre>0.4403 时，药物治疗失败的可能较大。

服药后回归方程：$P=1/[1+e^{-(-17.618+0.913X_1-2.734X_2+2.641X_3+2.285X_4)}]$，其中 $X_1=\log_2 hCG$，X_2= 阴道流血天数，X_3=hCG 下降比例，X_4= 人工流产频次，常量 =−17.618，判别点 pre=0.2587，即 Pre≤0.2587 时，药物治疗成功的可能较大，Pre>0.2587 时，药物治疗失败的可能较大。

（10）判别方法优化的其临床意义：若患者无强烈药物治疗意愿，可在服药前应用服药前模型串联 K 值预测药物治疗疗效，服药后应用服药后模型串联 K 值模型再次评估。

若患者有强烈的药物治疗意愿，可在服药前应用服药前模型并联输卵管妊娠治疗方案预测药物治疗疗效，服药后应用服药后模型并联输卵管妊娠治疗方案再次评估。

附录：病历信息采集表

成功与否：　　　是　　否　　　　　入院血压　　　　　心率

入院时间：＿＿＿＿＿＿＿＿＿＿＿　　　出院时间：＿＿＿＿＿＿＿＿＿＿＿

姓名：＿＿＿＿　年龄：＿＿岁　住院号：＿＿＿＿

主诉：停经＿＿＿天，下腹痛＿＿＿天，不规则阴道流血＿＿＿天。

经带胎产史：G＿＿＿P＿＿

剖腹产＿＿＿次，自然流产＿＿＿次，人（药）流＿＿＿次，异位妊娠＿＿＿次。

手术史：＿＿＿＿＿＿＿＿＿＿＿＿＿＿＿

加用米非司酮时间：＿＿＿＿＿＿＿＿＿＿服药过程中是否存在剧烈腹痛

中转手术的时间：＿＿＿＿＿＿＿＿＿　　生命体征＿＿＿＿＿＿＿＿＿＿

中转手术的原因：　　突发腹痛　　hCG 上升或下降不理想　　住院时间过长、个人因素

辅助检查：后穹窿穿刺抽出不凝血＿＿＿＿ml，或腹腔穿刺抽出不不凝血＿＿＿＿ml。

年＿＿＿月＿＿＿日：β-hCG＿＿＿IU/L，E_2＿＿＿pmol/L，P＿＿＿nmol/L

年＿＿＿月＿＿＿日：β-hCG＿＿＿IU/L，E_2＿＿＿pmol/L，P＿＿＿nmol/L

年＿＿＿月＿＿＿日：β-hCG＿＿＿IU/L，E_2＿＿＿pmol/L，P＿＿＿nmol/L

年＿＿＿月＿＿＿日：β-hCG＿＿＿IU/L，E_2＿＿＿pmol/L，P＿＿＿nmol/L

年_____月_____日：β-hCG_____IU/L，E$_2$_____pmol/L，P_____nmol/L

年_____月_____日：β-hCG_____IU/L，E$_2$_____pmol/L，P_____nmol/L

年_____月_____日：β-hCG_____IU/L，E$_2$_____pmol/L，P_____nmol/L

年_____月_____日：β-hCG_____IU/L，E$_2$_____pmol/L，P_____nmol/L

年_____月_____日：血红蛋白_____g/L，红血球总数_____×10^{12}/L

盆腔 B 超：_____年_____月_____日：妊娠包块___×___×___cm，内出血___×___×___cm。

_____年_____月_____日：妊娠包块___×___×___cm，内出血___×___×___cm。

_____年_____月_____日：妊娠包块___×___×___cm，内出血___×___×___cm。

（首次）输卵管妊娠病情影响因子评分：_____

参考文献

［1］Klein M，Graf A，Kiss A，et al. Impact of trophblast penetration through the basal membrane on the efficacy of drug therapy in tubal pregnancy［J］. Human Reprod，1995，10（2）：439-441.

［2］李雪英，张怡，聂长庆，等. 输卵管妊娠时血清 β-hCG 水平与滋养细胞侵入输卵管壁深度关系的研究［J］.实用妇产科杂志，2006，22（1）：40-43.

［3］Lipscomb GH，Givens VM，Meyer NL，et al. Comparison of multidose and single-dose methotrexate protocols for the treatment of ectopic pregnancy［J］. American Journal of Obstetrics and Gynecology，2005，192（6）：1844-1847.

［4］张丙忠，张莘，王丽娟，等. 影响异位妊娠保守治疗疗效的临床特征分析［J］.中国妇幼保健，2007，22：1643-1645.

［5］Lipscomb GH，Stovall TG，Ling FW. Nonsurgial treatment of ectopic pregnancy［J］. N Engl J Med，2000，343：1325-1329.

［6］Natale A，Candiani M，Merlo D，et al. Human chorionic gonadotrop in levels as a predictor of trophoblasttic infiltration into the tubal wall in ectopic pregnancy：a blinded study［J］. Fertil Steril，2003，79：981-983.

［7］Ng S，Hamontri S，Chua I. Laparoscopic management of 53 cases of corneal ectopic pregnancy［J］. Fertility and Sterility，2009，92（2）：448-452.

［8］杨建会. 异位妊娠药物保守治疗效果及影响因素研究［J］.临床研究，2012，50（14）：41-45.

二、输卵管妊娠药物治疗疗效的决策树预测模型

（一）研究目的

输卵管妊娠的诊断手段不断提高，使得输卵管妊娠早发现、早诊断、早治疗得以实现。而判断疾病预后却没有一个可行的预测模型。本研究致力于构建一个决策树预测模型，通过对符合标准的病例进行收集、预处理，最后输出决策树模型，可以较准确地预测疾病的预后。

（二）研究对象

本研究收集 2011~2013 年在广州中医药大学第一附属医院妇科住院、出院诊断明确为输卵管妊娠的患者。符合纳入标准总共 192 例，其中数据收集不完整 31 例，予以剔除。最终收集 161 例，其中中药治疗组 93 例，中西医结合药物治疗组 68 例。

1. 纳入标准

（1）入院后使用早期不明位置妊娠判别方程进行判别。

（2）最终诊断明确为输卵管妊娠。

（3）使用本研究团队的输卵管妊娠诊疗方案的中药或中西医结合药物治疗。

以上需完全满足方能纳入。

2. 排除标准

（1）入院后直接手术者。

（2）未明确诊断要求出院，无法追踪结果者。

（3）具有全身系统较严重疾病者。

（4）不符合以上纳入标准者。

3. 剔除标准

（1）数据收集不完整者。

（2）入组后发现不符合纳入标准者。

（三）研究方法

1. 数据预处理

以 SPSS 13.0 录入数据，建立数据库并导入 Clementine 12.0 进行统计。由于 Clementine 12.0 无法进行中文数据处理，将 12 个变量予以赋值如表 3-9-37 所示。

表 3-9-37 输卵管娠妊娠病情影响相关变量赋值

变量	转换名称	赋值
停经周数	VAR0001，VAR0002（中医组）	实际值
β-hCG 值（IU/L）	VAR0002，VAR0003（中医组）	实际值
盆腔包块	VAR0003，VAR0004（中医组）	0= 无，1= 有
宫内节育环	VAR0004，VAR0005（中医组）	0= 无，1= 有
盆腔炎史	VAR0005，VAR0006（中医组）	0= 无，1= 有
孕酮值	VAR0006，VAR0007（中医组）	实际值
有无阴道流血	VAR0007，VAR0008（中医组）	0= 无，1= 有
月经是否规律	VAR0008，VAR0009（中医组）	0= 无，1= 有
有无自然流产史	VAR0009，VAR0010（中医组）	0= 无，1= 有
有无异位妊娠史	VAR0010，VAR0011（中医组）	0= 无，1= 有
腹痛情况	VAR0011，VAR0012（中医组）	0= 无，1= 隐痛，3= 剧痛
盆腔积液	VAR0012，VAR0013（中医组）	0= 无，1= 有
预后	VAR0013，VAR0014（中医组）	0= 无效，1= 有效

其中，下腹疼痛评价标准以数字评价量表（numerical rating scale，NRS），积分量化疼痛情况，以 0 分为无痛，以 1~5 分为隐痛，以 6~10 分为剧痛，见图 3-9-3。

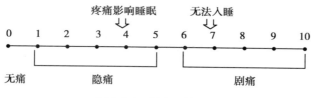

图 3-9-3 数字评价量表

2. 统计方法

（1）决策树统计原理：决策树是一棵有向无环树，它由若干节点、分支、分裂谓词及类别组成。本研究以停经周数、血 hCG 值、有无盆腔包块、有无宫内节育器、有无盆腔炎史、首次孕酮值、有无阴道流血、月经是否规律、有无自然流产史、有无异位妊娠史、腹痛情况、有无盆腔积液等作为本次决策树的 12 个自变量，以药物治疗效果，即有无疗效作为因变量。具体方法如下：规定本次数据集为训练集 D，以上 12 个自变量作为分裂属性，以"有无盆腔包块"为例，产生分裂谓词"有"及"无"，此分裂谓词是分裂父节点的具体依据。分裂后的所有训练子集被标记类标号为"有效"或"无效"。如图 3-9-4 所示。

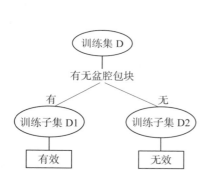

图 3-9-4 决策树逻辑模型

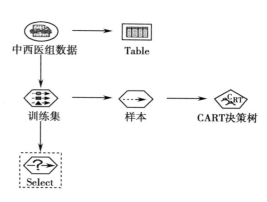

图 3-9-5 决策树程序运行界面

（四）研究结果

以 Clementine 12.0 进行决策树算法运算，在数据收集过程中，由于出现少部分病例初次孕酮值丢失的情况，需将缺失值予以脱落，通过 Clementine 12.0 中"过滤缺失值"功能，从而完善数据，程序界面如图 3-9-5 所示。

中药治疗组病例数总计 81 例，其中有效 79 例，无效 2 例；中西医结合药物治疗组病例数总计 68 例，其中有效 62 例，无效 6 例。

1. 中西医结合药物治疗组决策树模型

（1）中西医结合药物治疗组重要变量的信息增益：从 12 个变量中筛选出中西医结合药物治疗组重要变量，得出 β-hCG 值、孕酮值、月经是否规律、有无阴道流血、有无自然流产史这 5 个变量信息增益最大，因此作为分裂属性，其余变量信息增益可忽略不计，见表 3-9-38。

表 3-9-38　中西医结合药物治疗组重要变量的信息增益

重要变量	信息增益	重要变量	信息增益
β-hCG 值	0.388	有无阴道流血	0.125
首次孕酮值	0.236	有无自然流产史	0.125
月经是否规律	0.125		

其中，5 个变量的信息增益总共为 1.0。显而易见的是，β-hCG 值、首次孕酮值在全部变量中占主导地位。

（2）中西医结合药物治疗组决策树模型

中西医结合药物治疗组总计 68 例，其中有效 62 例，无效 6 例，总有效率为为 91.176%。本次研究生成了树深为 5，总生成 7 棵子树。见图 3-9-6。

计算得出：

1）当 β-hCG>2449.39IU/L 时，中西医结合药物治疗组无效均发生在停经周数 >5.5 周，存在盆腔包块，孕酮值 <81.07nmol/L 时。

2）当 β-hCG<2449.39IU/L 时，中西医结合药物治疗组无效发生在孕酮 >3.175nmol/L 时。

3）当 39.245IU/L<β-hCG<2449.39IU/L 时，中西医结合药物治疗组无效发生在孕酮 <3.175nmol/L 时。

4）当 β-hCG≤2449.39IU/L 时，中西医结合药物治疗组成功率为 96.55%。

2. 中药治疗组决策树模型

（1）中药治疗组重要变量的信息增益：从 12 个变量中筛选出中药治疗组重要变量，得出 β-hCG 值、孕酮值、腹痛情况、有无阴道流血这 4 个变量信息增益最大，因此作为分裂属性，其余变量信息增益可忽略不计，见表 3-9-39。

表 3-9-39　中药治疗组重要变量的信息增益

重要变量	信息增益	重要变量	信息增益
β-hCG 值	0.430	腹痛情况	0.141
孕酮值	0.289	有无阴道流血	0.141

这 4 个变量的信息增益总共为 1.0。与中西医结合药物治疗组一致的是，中药治疗组中 β-hCG 值、孕酮值在全部变量中占主导地位。

（2）中药治疗组决策树模型

中药治疗组病例数总计 93 例，有效 79 例，无效 14 例。本次研究生成了树深为 5，总生成 6 棵子树。见图 3-9-7。

计算得出：中药治疗组无效发生在 303.2IU/L<β-hCG<5043IU/L 时。

（五）讨论

1. CART 决策树在输卵管妊娠预后判断的应用

本研究构建的 CART 决策树是目前最常用的分类树方法，相对于神经网络算法等复杂的黑箱技术，它是一种相对简单的自动处理出局的机器学习方法，操作者只需进行简单的输入

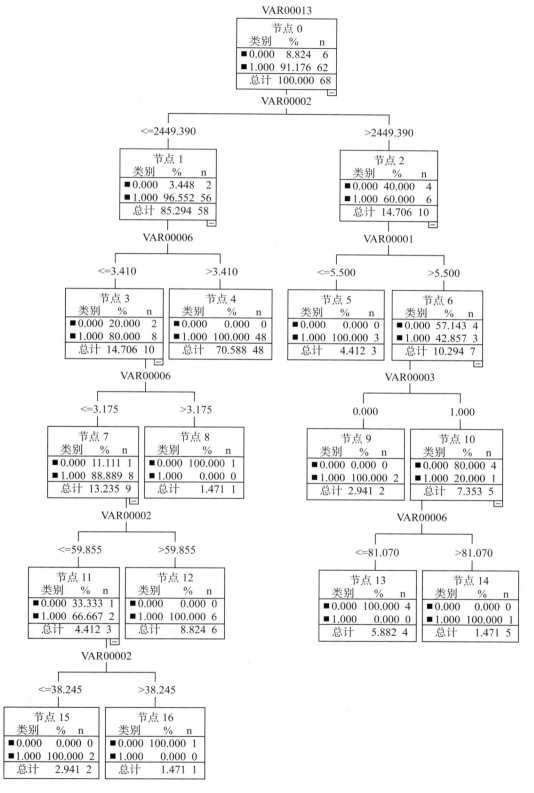

图 3-9-6 中西医结合药物治疗组决策树模型

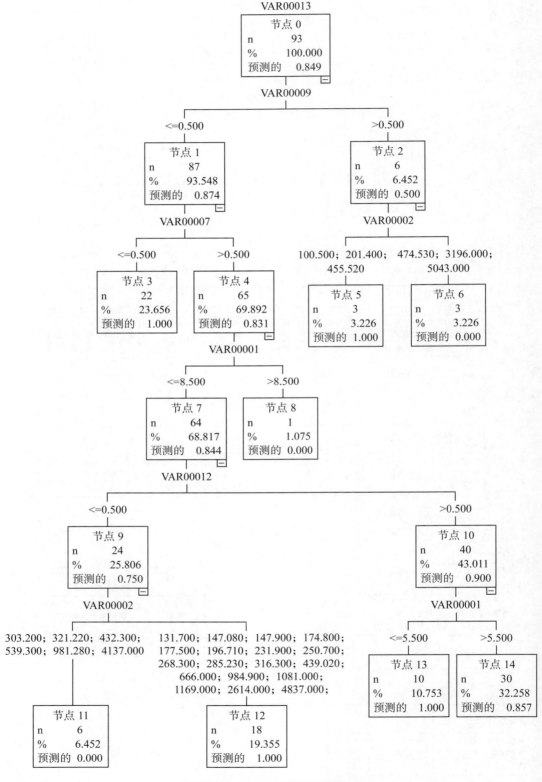

图 3-9-7 中药治疗组的决策树模型

即可完成，易于运用，能有效、快速地处理大样本量、多变量的数据，最终形成的决策树模型简明易懂，便于在临床推广。在使用决策树过程中，临床医生只需要代入相关变量，即可得出输卵管妊娠预后结局。作为一种应用十分广泛的数据挖掘方法，在其他医学领域中，决策树模型同样发挥着重要的作用，在现今信息化的世界，通过数据挖掘方法，拟合大规模数据，进行信息整合，联合各学科优势，可为实现人工智能在医学的应用提供重要的方法学依据。

2. 信息增益（Gain）在决策树自变量中的重要意义

在构建一个决策树的过程中，如何决定分裂属性至关重要，这也是其核心步骤。当数据集被分裂为若干子集后，我们希望形成的子集尽可能地"纯"，也就是说子集中的数据能尽量属于同一属性。因此，在这里要引用到"熵"的概念。"熵"是指数据集中不稳定性、突发性、随机性的集合。在形成的子集中，希望"熵"的值达到最小，在这个时候，Gain 最大。在进行分裂时，决策树倾向于选择 Gain 最大的分裂属性进行分裂。唐氏等[1]提出以熵与加权和来确定取值的算法。本次研究发现，β-hCG 值、孕酮值、月经是否规律、腹痛情况、有无阴道流血、有无自然流产史这 6 个变量信息增益最大，因此作为分裂属性，其余变量信息增益可忽略不计。由此提示这 6 个变量在预测输卵管妊娠病情预后中最为重要。

3. β-hCG 测定对输卵管妊娠药物治疗预后的重要性

在中西医结合药物治疗组中，β-hCG 值的 Gain 为 0.388，中药治疗组中 β-hCG 值的 Gain 为 0.43。从这两组数据可以看出，β-hCG 值对判断病情预后最为重要。β-hCG 是滋养细胞分泌的一种糖蛋白，作为胚胎活性判断指标，岳氏等[2]认为，β-hCG 值越低，药物治疗异位妊娠的效果越显著。究其根本原因，可能与滋养细胞对输卵管各层组织的侵蚀力有关。而计算出一个判断疾病预后的 β-hCG 值分界点，则对临床有着举足轻重的指导作用。Klein M 等人认为当 β-hCG<2500IU/L 时，药物（甲氨蝶呤）治疗的成功几率较高[3]。而本研究发现，当血 hCG 值≤2449.39IU/L 时，中西医结合药物治疗组成功率为 96.55%，比更高的 β-hCG 值时疗效明显提高。

4. 孕酮值对输卵管妊娠药物治疗预后的重要性

一般认为，孕酮值越低者，输卵管妊娠的手术风险越低[4]。由于在早期妊娠中，滋养细胞在输卵管中的生长活性不如正常宫内妊娠，导致黄体功能不全而生成的孕酮较低。因此，另有学者[5]研究表明，当血清孕酮 <49.1nmol/L 时，可做为临界值，初步判定为异位妊娠，由此来区分宫内正常妊娠与异位妊娠，其诊断效率达 94.5%。因此认为血清孕酮的测定不仅有助于早期发现异位妊娠，而且使异位妊娠的破裂率降低，最终有利于保留生育功能。但是早期宫内妊娠结局不良的患者，血清孕酮值也同样可表现为低水平状态。因此在区别早期不明位置妊娠中，单靠血清孕酮值是无法准确判断妊娠位置的。

本研究发现，孕酮值在中药治疗组及中西医结合药物治疗组中的信息增益分别是 0.289、0.236。由此说明，以孕酮值和 β-hCG 联合检测输卵管妊娠病情变化是确实可靠的手段。

综上所述，β-hCG 值及孕酮值对病情预后具有决定性预测力，其中 β-hCG 值最为重要，因此以孕酮值和 β-hCG 联合检测输卵管妊娠病情变化信赖度较高。同时，联合月经是否规律、有无阴道流血、有无自然流产史、腹痛情况等另外 4 个变量，可更加准确预测疾病预后。其余变量信息增益可忽略不计。由此提示这 6 个变量在预测输卵管妊娠病情预后中最为重要。本次研究构建的决策树模型可以作为临床预测输卵管妊娠药物治疗预后的可靠模型。

（六）研究结论

（1）本次研究共收集病例 161 例，有效 141 例，无效 20 例，总有效率 94.63%。其中中药治疗组 93 例，有效 79 例，无效 14 例，有效率 84.9%；中西医结合药物治疗组 68 例，有效 62 例，无效 6 例，有效率 91.176%。

（2）中西医结合药物治疗组得出 5 个重要变量，为 β-hCG 值、孕酮值、月经是否规律、有无阴道流血、有无自然流产史。这 5 个变量的信息增益分别为 0.388、0.236、0.125、0.125、0.125。当 β-hCG 值≤2449.39IU/L 时，治疗成功率为 96.55%。

（3）中药治疗组得出 4 个重要变量，为 β-hCG 值、孕酮值、腹痛情况、有无阴道流血。这 4 个变量的信息增益分别为 0.430、0.289、0.141、0.141。

（4）中药治疗组及中西医结合药物治疗组均发现，β-hCG 值及孕酮值对病情预后具有决定性预测力，其中 β-hCG 值最为重要，同时，结合月经是否规律、有无阴道流血、有无自然流产史、腹痛情况等另外 4 个变量，可更加准确预测疾病的预后。其余变量信息增益可忽略不计。

参考文献

［1］唐华松，姚辉文. 数据挖掘中决策树算法的探讨［J］. 计算机应用研究，2001，18（8）：18-19.

［2］岳晓燕. 输卵管妊娠治疗现状与趋势［J］. 实用妇产科杂志，2002，18（3）：149-151.

［3］Klein M，Graf A，Kiss A，et al. Impact of trophblast penetration through the basal membrance on the efficacy of drug therapy in tubal pregnancy［J］. Human Reprod，1995，10（2）：439-441.

［4］Guha S，Ayim F，Ludlow J，et al. Triaging pregnancies of unknown location：the performance of protocols based on single serum progesterone or repeated serum hCG levels［J］. Human Reproduction，2014：45.

［5］林怡生，张丽梅，唐文静. 血清孕酮、β-hCG 联合测定在判定及治疗早期妊娠的临床价值（附 123 例临床分析）［J］. 齐齐哈尔医学院学报，2005，26（10）：1140-1141.

第十节　中西医结合药物治疗输卵管妊娠的 Meta 分析

一、中西医结合药物治疗输卵管妊娠的文献计量学研究

（一）研究目的

了解中西医结合药物治疗输卵管妊娠的临床研究现状，为进一步综合评价随机对照试验的方法学质量、中药疗效、安全性提供线索。

（二）研究对象

1. 研究对象

电子检索到的有关中西医结合药物治疗输卵管妊娠的比较研究。

2. 研究对象纳入标准

（1）研究类型：随机对照试验（RCT），即文献中有提到"随机""随机分配""随机对照"，不管这些研究是否使用盲法和分配隐藏。

（2）观察对象：符合教科书或相应时期医学会的诊断标准，经血 β-hCG、妇科彩超临床确诊为输卵管妊娠的育龄期患者；患者有生育要求；无明显药物禁忌证。

（3）干预措施：试验组为中药＋西药治疗，对照组为单纯西药治疗有效的阳性对照试验。中医用药限制以化瘀消癥为法拟方或直接使用中成药，西药限制于甲氨蝶呤、米非司酮、5-氟尿嘧啶（5-FU）。干预措施施行的疗程、疗效指标不限。

（4）排除标准：干预措施中包含其他治疗方法如针灸、中药外敷、灌肠等的临床研究；非治疗性的临床研究；动物实验、个案报道、经验总结与综述等不作为能列入标准的研究；文章内容与数据有重复的、不完整的、有错误的部分。

（三）研究方法

1. 文献检索方法及策略

计算机检索有关中西药结合比较治疗输卵管妊娠的研究，检索书库包括 PubMed、Google scholar、Cochrane Library 循证医学数据库、Clinicaltrial、中文知网（CNKI）、万方数据、中文科技期刊数据库（CQVIP），检索年限不限，限制于中文文献和英文文献，并追踪纳入文献的参考文献。一旦无法通过电子数据库获取全文，则通过手工检索等方式。不主动进行人工检索相关杂志、灰色文献。根据主题词 and 副主题词 or 自由词这一检索式，分别进行三组检索。

中文主题词：输卵管妊娠；副主题词：中药、甲氨蝶呤、米非司酮、5-氟尿嘧啶、随机对照；自由词：中医、中草药、中成药、活血化瘀、化瘀消癥、联合用药、氨甲喋呤、MTX、RU486、5-FU。

英文主题词：tubal pregnancy；副主题词：Herbal Medicine，Methotrexate，Mifepristone，Fluorouracil；自由词：Amethopterin，Methotrexate，（D）-Isomer，Methotrexate，（DL）-Isomer，Mexate，Methotrexate Sodium，Sodium，Methotrexate，Methotrexate，Disodium Salt，Methotrexate，Sodium Salt，Methotrexate Hydrate，Hydrate，Methotrexate，Methotrexate，Dicesium Salt，Dicesium Salt Methotrexate，Medicine，Herbal，Herbalism，Mifeprex，Danco Brand of Mifepristone，Mifepristone Danco Brand，ZK-98296，ZK 98296，ZK98296，Mifegyne，Exelgyn Brand of Mifepristone，Mifepristone Exelgyn Brand，Mifégyne，Contragest Brand of Mifepristone，Mifepristone Contragest Brand，R-38486，R 38486。

2. 文献筛选及资料提取

选用 Endnote 管理文献，剔重后通过浏览题目及摘要，初步筛选文献进入下一过程。再由 2 名系统评价员根据纳入及排除标准，通读全文，独立逐一筛查文献，建立 Excel 资料提取表提取资料，在交叉核对后，将其纳入。由第三位研究者介入处理可能出现的分歧。

需记录于 Excel 资料提取表中的内容有：①一般内容（文献题目、作者、发表杂志及年份等）；②方案设计（随机序列产生的方法、有无做到盲法、分配隐藏、随访情况的记录、统计方法是否正确）；③受试对象的情况（诊断、疗效判定标准）；④干预措施；⑤不良反应的记录（有无描述症状、进行统计学处理）。

3. 文献质量评估内容

从以下 4 个方面评估纳入文献质量：包括文献的一般情况（发表年限、杂志、病例来源）、诊断及纳入排除标准、疗效判定标准、研究方案设计（试验组与对照组的基线比较，随机质量包括随机方法、样本含量的估算、盲法及分配隐藏等，干预措施施行情况，对随访和不良事件的记录情况，统计方法等）。运用报告构成比（%），即每个评价条目报告合计 / 纳入研究的总数，描述性分析有关信息。

（四）研究结果

1. 文献检索结果

根据检索策略，获得电子数据库检索 Cochrane Library 循证医学数据库 2 篇、中文期刊全文数据库（CNKI）879 篇、中文科技期刊数据库（CQVIP）172 篇、万方数据 438 篇。依据排查标准和纳入的标准，筛选出了 191 篇临床试验研究文献，将 62 篇纳入随机对照试验的质量评价。检索策略如图 3-10-1 所示。

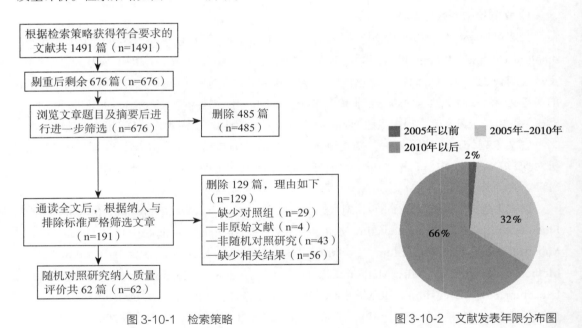

图 3-10-1　检索策略　　　　　　　　　　图 3-10-2　文献发表年限分布图

2. 文献质量评估结果

（1）文献的一般情况

① 文献发表年代分布：研究文献均发表于 2004 年以后。其中 2004 年以前 1 篇，占 2%（1/62）；2005 年至 2010 年 20 篇，占 32%（20/62）；2010 年以后 41 篇，占 66%（41/62）。说明文章发表数量随时间推移而上升。见图 3-10-2。

② 文献来源分布：研究文献主要发表于国家级杂志，共 37 篇，占 60%（37/62）；发表于医学院学报 6 篇，占 9%（6/62）；地方性杂志 13 篇，占 21%（13/62）；硕士论文 6 篇，占 10%（6/62）。见图 3-10-3。

③ 研究文献研究机构分布：研究文献的病例来源以市级及以下医疗单位的住院部为主，

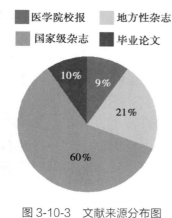

图 3-10-3　文献来源分布图

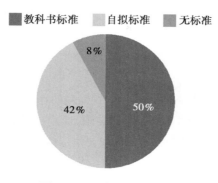

图 3-10-4　诊断标准分布图

无门诊部患者。

（2）诊断及纳入排除标准

① 诊断标准分布：所有纳入研究的病例均根据西医诊断标准来诊断。未提及诊断标准的文献有 22 篇，占 21%（22/62）；使用自拟标准诊断的文献共有 5 篇，占 13%（5/62）；使用教科书标准的文献共有 33 篇，占 66%（33/62）。见图 3-10-4。

② 纳入及排除标准：有 4 篇未提及任何的纳入及排除标准，占 6%（4/62）；余 58 篇采用相关学会或教科书制定的明确标准，占 94%（58/62）。

（3）疗效判定标准（图 3-10-5）：有 6 篇文献是依照相关文献而设立的疗效判定标准，占 10%（6/62）；有 11 篇文献按照教科书的疗效判定标准，占 18%（11/62）；另有 39 篇文献选择根据自定标准来判断疗效，占 63%（39/62）。

（4）研究方案质量结果

① 组间平衡性检验：对于随机对照试验研究，试验组与对照组之间的统计学检验至关重要，决定了研究结论的可靠性。共有 54 篇文献对两组的基本信息，包括年龄、停经日期、是否婚育、血 β-hCG 值等做出了详细的说明，并指出试验组和对照组之间的可比性。这些文献占 87%（54/62）。有 6 篇文献只是简单的叙述了基本情况，没有采取统计学检验方式，占 10%（6/62）。还有 2 篇文献对试验组和对照组的基本信息未描述，占 3%（2/62）。见图 3-10-6。

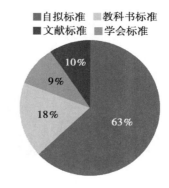

图 3-10-5　疗效判定标准来源分布图

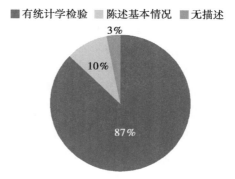

图 3-10-6　组间平衡检验分布图

② 随机化质量：共有 14 篇描述了随机方法，占 23%（14/62），其中 7 篇按随机数字表达法、3 篇按就诊顺序法、1 篇按奇偶数法、1 篇按投币法、1 篇按抽签法、1 篇按 Doll's 病例随机表法，余 48 篇未描述随机方法，占 77%（48/62）。以上文献均未提及分配方案的隐藏及盲法的应用。说明研究人员或受试者的偏倚可能存在，研究结论的可信度及质量待考。

③ 干预措施评价：对干预措施的评价包括了以下几个方面：药方、剂型、疗程、用法、用量、按照患者随证加减等。有 58 篇文献充分地衡量干预措施施行，占 94%（58/62）；另外 4 篇文献对试验组的标准型及稳定性考虑不够完善，且没有说明方剂的组成和方药使用量，占 6%（4/62）。

④ 不良反应的记录：有 33 篇详细记录了各组出现的不良事件，包括例数与具体症状，并进行统计学检验，占 53%（33/62）；24 篇仅记录不良事件的例数及症状，未进行统计学检验，占 39%（24/62）；1 篇仅概括说明不良事件的发生，未具体描述症状，占 2%（1/62）；另有 4 篇未描述不良事件，占 6%（4/62）。严重不良事件未出现在纳入文献的临床试验过程中。见图 3-10-7。

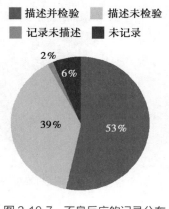
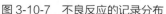
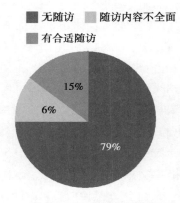

图 3-10-7　不良反应的记录分布　　　　　图 3-10-8　随访情况分布

⑤ 随访情况分布：12 篇文献追踪患者治疗后情况，其中有 3 篇随访内容不全，占 6%（3/62），9 篇文献描述远期治疗结果，包括输卵管再通率等，占 15%（9/62），另有 2 篇记录了远期再妊娠结局。余 50 篇未提及随访情况，占 79%（50/62）。仅有 1 篇对退出与失访病例进行记录与分析。见图 3-10-8。

（五）讨论

1993 年出现了我国的第一个中药新药临床指导原则，此后中医药为了更好地获得国际认可，出台了各项与国际接轨的规范化政策。本研究通过检索中西医结合药物治疗输卵管妊娠的临床研究，发现发表的临床研究数量逐年增多，也表明了诸多临床工作者对该研究方法的日趋重视。然而，在数量增多的同时，必须提高质量，才能为中西医结合药物治疗输卵管妊娠的疗效及安全性提供有力依据。本研究共纳入 62 篇随机对照研究进行文献的计量学评价，发现纳入文献在方法学方面较为薄弱，缺少严谨、合理的方案设计，具体如下述。

1. 随机化

大样本、多中心的随机对照研究（randomized controlled trial，RCT）被认为是方法学上医学研究的"金标准"，可通过很少的生成随机序列的时间和精力而获得极大的科学精确性和可信性[1]，减少选择偏倚和混杂偏倚。随机化的目的是使样本代表总体，减少避免人为因素的影响和感染，从而获得无偏估计，其质量直接影响临床疗效评价结果的证据等级[2]。本系统评价纳入的 62 篇随机对照研究中，共有 14 篇描述了随机方法，其中 7 篇按随机数字表达法；1 篇按投币法；1 篇按抽签法；1 篇按 Doll's 病例随机表法；3 篇按就诊顺序分配的假随机；1 篇按奇偶数法分配的错误随机；余 48 篇未说明生成随机序列的方法，仅提及"随机"，故无法判断其分组的正确性。另外，投币法与抽签法由于执行困难且无法验证，可能损害随机性[3] 137。

2. 样本含量的估算

试验报告统一标准指南[4]（CONSORT guidelines）明确指出随机对照试验样本量的计算，应充分描述在发表的报告中。本研究纳入文献中无一篇提及样本量的计算。可质疑其试验缺乏伦理性及统计学把握度[3] 116-117。

3. 基线比较

基线比较用于随机对照试验研究中，在随机化避免系统偏倚的基础上，检验有无完美平衡的分组，常出现在 RCT 报告的第一个表格中。读者应通过所测得的重要预后变量和已产生的基于不平衡的程度来观察，而非基线的假设检验如 P 值的统计学差异来考虑[5]。62 篇中有 54 篇描述了各个比较组之间的基线特征，并记录平均值和标准差，表明总体来说，文献的组间平衡性较好，具有可比性。

4. 分配方案的隐藏与盲法

分配隐藏使得实验者和受试者均不知道分组情况，在随机生成序列的基础上进一步保证了随机化的质量，但如果缺乏分配隐藏则试验中的随机化有可能崩溃，致使试验中产生偏倚，常倾向于夸大治疗结果[6]。分配隐藏与盲法的概念常被混淆，前者是指在分配治疗前隐藏分配的顺序，用于避免选择偏倚，后者是指受试者、研究者、评估者不清楚谁接受的治疗，用于减少确认偏倚，保证了治疗分配后的分组序列隐藏。本研究纳入的 62 篇文献中无一篇提及分配方案的隐藏与盲法，说明本研究可能存在选择性偏倚和测量性偏倚，影响本研究的可信性。

5. 终点指标

临床研究的疗效判定指标可选择国际上公认的教科书标准或卫生部等政府部门或相关学会制定的相关标准，本研究纳入的 62 篇文献中共有 6 篇是依照相关文献而设立的疗效判定标准，占 10%；按照教科书的标准判定疗效的共有 11 篇文献，占 18%；依照自拟疗效判定标准的文献有 39 篇，占 63%。结局分析在一定程度上会受到不统一的判定标准的影响，但是是否采用固定模式同时评价中西药结合与西药两者的疗效仍有待商榷[7]，因为中药诊疗以证候改善为目标，受医生感官的综合思辨及个人临床经验等因素影响较大，因此可基于中药自身特点采用真实体现中医疗效的终点指标。

6. 不良反应

规范的临床试验，应详细记录不良事件，为评价药物的安全性提供有力证据。本研究纳入的 62 篇文献中有 33 篇详细记录了各组出现的不良事件，包括例数与具体症状，并进行统计学检验，19 篇仅记录不良事件，未进行统计学检验。不良反应的具体症状包括胃肠不适、腹痛、口腔溃疡、白细胞下降、肝肾损害等。严重不良事件未出现在纳入文献的临床试验过程中。考虑纳入研究中有关不良反应的讨论和记录较为杂乱，因此很难确保研究所述使用药物的安全性。

7. 随访跟踪记录

临床随访十分重要，近期疗效和远期疗效的综合评价决定着真正的治疗疗效。本研究的近期疗效指标有治疗有效率、血 β-hCG 转阴所需时间、盆腔包块消失所需时间，远期疗效指标主要有治疗后患侧输卵管复通率及再妊娠情况。然而本研究纳入的 62 篇文献中仅有 12 篇文献追踪患者治疗后情况，其中有 3 篇随访内容不全，占 6%，9 篇文献描述远期治疗结果，随访期限为 3 个月至 2 年，包括患侧输卵管再通率等，占 15%，余 50 篇未提及随访情况，占 79%。考虑不统一的随访期限标准将会对疗效和安全性的准确评估产生一定影响。同时本研究纳入文献中仅有 1 篇对退出与失访病例进行记录与分析，可产生失访性偏倚，影响结论的真实性和可信度。

8. 统计方案

统计学方法的正确与否可决定论文的科学性，需通过研究方案的设计、资料收集、统计分析方法、计算和结果分析等方面来评价。本研究纳入的 62 篇文献中，有 57 篇事先描述了统计学方法，有 55 篇列出具体的检验统计值及 P 值范围。同时无 1 篇提及后验性统计分析，因此临床研究的统计学方法仍有进一步的提高空间。

（六）研究结论

目前中西医结合药物治疗输卵管妊娠的整体研究质量存在较多不足，可影响对疗效和安全性评估的真实性与可信度。

参考文献

［1］张平. 中医药研究的发展循证医学［J］. 中国中医基础杂志, 2001, 7（8）: 145.

［2］韩梅, 王禹毅, 牟钰洁, 等. 中医药系统综述报告规范及方法学评价［J］. 中国中西医结合杂志, 2012, 32（7）: 872-874.

［3］Kenneth F Schulz, David A Grimes.《柳叶刀》临床研究基本概念［M］. 北京: 人民卫生出版社, 2010.

［4］Moher D, Schulz KF, Altman D.The CONSORT statement: revised recommendations for improving the quality of reports or paralled-group trials ［J］.Lancet, 2001, 1（357）: 1191-1194.

［5］Altman D.Comparability of randomized groups ［J］. Statistician, 1985, 34: 125-126.

［6］谢咏. 输卵管妊娠患者腹腔镜保守性手术后生育状况及其影响因素分析［J］. 中国实用妇科与产科杂志, 2007, 23（6）: 433-436.

［7］胡丹, 康德英, 吴宇侠, 等. 国内发表的中药相关系统评价的方法学质量评价［J］. 中国中西医结合杂志, 2011, 31（3）: 402-406.

二、中西医结合药物治疗输卵管妊娠的 Meta 分析

（一）研究目的

系统评价中西医结合药物治疗输卵管妊娠的疗效和安全性。

（二）研究对象

1. 研究对象

电子检索到的随机对照研究——在医学期刊上发表过的关于中西医结合药物治疗输卵管妊娠的文献，不限其用药途径，语言只限中英文。

2. 纳入标准

（1）研究类型：随机临床研究。

（2）观察对象：由公认的诊断标准确诊的输卵管妊娠患者；患者有生育要求；无明显药物禁忌症。

（3）干预措施：试验组的患者使用中西药联合治疗方式；对照组患者使用单纯西药治疗方式，形成有效的阳性对照试验。西药仅限于米非司酮、甲氨蝶呤。中药采用活血、化瘀、消癥为法拟出的药方，或直接使用中成药，用药途径为口服。干预措施施行良好，描述方药组成、用量、随证加减等。

（4）试验组及对照组间平衡性好，经统计学检验，具有可比性。

（5）纳入及疗效判定标准明确。

3. 排除标准

（1）干预措施中包含其他中医特色疗法如针灸、中药外敷、灌肠等的文献；

（2）干预措施施行一般，未描述方药组成或用量。

（3）组间平衡性未经统计学检验，仅陈述性描述，或未检验两组可比性。

（4）未能满足纳入标准的研究有：动物实验、个案报道、经验总结与综述、非治疗性临床研究。

（5）无明确纳入排除及疗效判定标准。文章内容数据明显错误，或不完整，有重复部分。

（三）研究方法

1. 疗效判定标准

（1）主要结局指标：治疗后成功率，对于文献中出现 3~4 级指标时，将痊愈、显效、有效等合并为有效，余为无效。

（2）次要结局指标：血 β-hCG 下降至正常所需的时间；盆腔包块缩小情况；术后输卵管复通率；不良事件包括胃肠道反应、口腔溃疡情况、白细胞下降情况等。

2. 文献筛选及资料提取

（1）资料筛选：①初筛：选用 Endnote 管理文献，将检索结果导入一个库文件后，用该软件进行文献查重。然后浏览文献题目及摘要后根据纳入标准初筛，剔除动物实验、非随机对照试验。②获取全文。③阅读全文，根据纳入及排除标准纳入严格符合标准的文献。以上过程均由 2 名研究者独立进行。由第三位研究者协助处理可能出现的分歧。

（2）资料提取：提取内容包括：①纳入研究的基本信息（作者及发表年限）；②样本量；③研究方案（随机质量、分配隐藏是否做到、盲法是否采用、随访情况有无记录、统计学处理是否正确）；④干预措施；⑤结局指标及不良反应。然后描述中西药结合治疗输卵管妊娠RCT 的 PICOS（对象、干预、对照、结局和试验设计）。

3. 方法学质量评价

评论随机对照试验是按照 Cochrane 系统评价员手册 5.0.2 版质量评价标准进行的。主要的评价指标有：盲法完整与否、随机分配方法与分配方案的健全性、是否在研究报告中提示选择性的报告结果、结论数据的完善性、有没有其他的偏倚来源。按照每点低风险为 1 分来计算评论指标的总分。评论最高分为 6 分，超过 4 分属于高质量，1 到 3 属于低质量。A 级要求完全满足上述质量标准，基本无可能发生偏倚；B 级要求部分满足上述质量标准，存在中度以下的可能性出现偏倚；C 级则可能发生偏倚的程度为中度以上；D 级则完全不满足上述质量标准，具有高度偏倚风险。

4. 统计学方法

进行 Meta 分析的工具是 Cochrane 协作网提供的 Review Manager（RevMan）5.3 软件。首先使用卡方值（χ^2）进行异质性试验，判断是否具有同质性。若异质性实验结果为 $P \leqslant 0.05$，或 $I^2 > 50\%$，可认为异质性存在，需寻找异质性来源及原因，如设计方案、干预因素、年龄等因素是否相同，如存有上述原因，则表明有临床异质性的存在，可通过亚组分析来对合并统计量进行计算，或做描述性分析；要是不存在临床异质性，就用随机效应模型对合并统计量进行计算；若异质性检验 $P > 0.05$，则认为有同质性的存在，能通过固定效应模型来完成合并统计量的计算。

根据资料类型、需要分析的指标，选择相应效应量和统计方案。连续性的变量要使用通过可信空间（confidence interval，CI）、均数差（MD）及其 95% 来表示；结局变量为二分类资料则采用相对危险度（RR）及其 95% CI 表示。在合并统计量后，必须对多个同类研究的合并统计量采用假设检验方式来检验，从而得知其否有统计学意义，对于统计分析的结果可以使用森林图以及漏斗图来展现。

（四）研究结果

1. 文献检索结果

检索流程图见图 3-10-9，根据纳入及排除标准，共纳入 46 篇随机对照试验研究进入荟萃分析。其中有 17 篇有关 MTX 与中药联合与单用 MTX 作对照[1-17]；9 篇描述米非司酮与中药联用与单用米非司酮作对照[18-26]；20 篇有关三药联合与米非司酮、MTX 联合用药作对照[27-46]。

2. 方法学质量评价

根据系统评价手册及 RevMan5.3 软件对纳入文献的方法学质量进行评价及偏倚风险评价。在纳入文献中，评分为 4 分的 4 篇，3 分的 19 篇，2 分的 20 篇，1 分的 3 篇，整体的质量一般。见表 3-10-1、表 3-10-2、图 3-10-10。

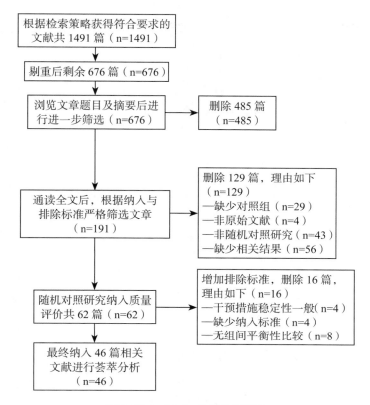

图 3-10-9　Meta 分析检索策略

表 3-10-1　纳入文献的基本情况特征

纳入研究	样本量（T/C）	干预措施		结局指标
		试验组	对照组	
唐玲 2013[1]	66/65	中药 +MTX	MTX	①⑦
崔蓉 2015[2]	63/63	中药 +MTX	MTX	①②③⑥⑧⑨
张洪 2011[3]	30/30	中药 +MTX	MTX	①②④⑤⑥
徐林林 2014[4]	40/40	中药 +MTX	MTX	①②③⑥⑦⑧⑨⑩
李春娣 2012[5]	52/47	中药 +MTX	MTX	①②③⑥⑦⑧⑨
李耀 2013[6]	75/75	中药 +MTX	MTX	①②③⑥⑦
林秀梅 2014[7]	39/38	中药 +MTX	MTX	①②③⑥
温桂兰 2015[8]	82/78	中药 +MTX	MTX	①②③⑥⑦⑧⑨
王中秋 2007[9]	39/39	中药 +MTX	MTX	①②⑥⑦⑨
王利芬 2013[10]	72/70	中药 +MTX	MTX	①②⑥⑩
王玉芳 2009[11]	45/38	中药 +MTX	MTX	①②③⑥⑨
王琼 2010[12]	34/32	中药 +MTX	MTX	①②⑥
王莉莉 2011[13]	58/57	中药 +MTX	MTX	①②③④⑤⑥⑦⑨⑩

续表

纳入研究	样本量（T/C）	干预措施		结局指标
		试验组	对照组	
王鹤 2011[14]	20/20	中药 +MTX	MTX	①②⑤⑥⑦
赵新玲 2013[15]	57/51	中药 +MTX	MTX	①②③④⑤⑥⑧⑨⑩
邵海鸥 2014[16]	52/44	中药 +MTX	MTX	①②③④⑤⑥⑦⑧
雒焕文 2014[17]	33/32	中药 +MTX	MTX	①②③⑥⑧
任国平 2010[18]	28/28	中药 + 米非司酮	米非司酮	①②③⑥⑦
刘丽 2008[19]	30/30	中药 + 米非司酮	米非司酮	①②③⑤⑥⑦
刘英楠 2012[20]	45/45	中药 + 米非司酮	米非司酮	①②③
李红瑜 2013[21]	50/40	中药 + 米非司酮	米非司酮	①②③⑥⑦
林红 2013[22]	35/35	中药 + 米非司酮	米非司酮	①②③⑥⑦⑩
沈家芬 2014[23]	55/42	中药 + 米非司酮	米非司酮	①②③⑥⑧⑨
温利君 2013[24]	64/64	中药 + 米非司酮	米非司酮	①②
金美花 2010[25]	34/34	中药 + 米非司酮	米非司酮	①②③
黄文丽 2011[26]	30/30	中药 + 米非司酮	米非司酮	①②③⑥⑩
余韬 2010[27]	100/100	中药 +MTX+ 米非司酮	MTX+ 米非司酮	①②⑥⑦⑧⑨
刘丹 2015[28]	54/54	中药 +MTX+ 米非司酮	MTX+ 米非司酮	①⑥⑦
刘春艳 2015[29]	44/44	中药 +MTX+ 米非司酮	MTX+ 米非司酮	①⑥⑧
孙丽娟 2012[30]	68/58	中药 +MTX+ 米非司酮	MTX+ 米非司酮	①②③⑥⑧⑨
孙军华 2015[31]	32/30	中药 +MTX+ 米非司酮	MTX+ 米非司酮	①②⑩
宋秀勉 2004[32]	30/12	中药 +MTX+ 米非司酮	MTX+ 米非司酮	①②③⑥⑧⑨⑩
宣艳红 2010[33]	68/35	中药 +MTX+ 米非司酮	MTX+ 米非司酮	①②③
张爱梅 2009[34]	45/45	中药 +MTX+ 米非司酮	MTX+ 米非司酮	①②③⑥⑨
张莉 2008[35]	28/28	中药 +MTX+ 米非司酮	MTX+ 米非司酮	①②③⑥⑦⑧⑨
李昌祝 2009[36]	32/32	中药 +MTX+ 米非司酮	MTX+ 米非司酮	①⑥⑦⑧⑨
杨凤敏 2012[37]	39/39	中药 +MTX+ 米非司酮	MTX+ 米非司酮	①②③⑥⑩
杨艳 2015[38]	53/52	中药 +MTX+ 米非司酮	MTX+ 米非司酮	①②③⑥⑧
江南 2013[39]	60/60	中药 +MTX+ 米非司酮	MTX+ 米非司酮	①⑥⑧
田永范 2012[40]	39/39	中药 +MTX+ 米非司酮	MTX+ 米非司酮	①②③⑥⑩
董妍 2015[41]	40/40	中药 +MTX+ 米非司酮	MTX+ 米非司酮	①②③⑥
赵宝恒 2009[42]	30/30	中药 +MTX+ 米非司酮	MTX+ 米非司酮	①②③⑥⑦⑧⑨
郭春燕 2006[43]	32/31	中药 +MTX+ 米非司酮	MTX+ 米非司酮	①②③⑥⑧
陈慧娟 2011[44]	36/36	中药 +MTX+ 米非司酮	MTX+ 米非司酮	①②③⑦⑨
陈晓燕 2011[45]	43/43	中药 +MTX+ 米非司酮	MTX+ 米非司酮	①②③⑥⑦⑧⑨
陈莉莉 2014[46]	31/31	中药 +MTX+ 米非司酮	MTX+ 米非司酮	①⑦⑧

T：试验组；C：对照组；①总有效率；②血 β-hCG 转阴时间；③包块消失时间；④子宫直肠窝积液；⑤腹痛消失时间；⑥不良反应 – 胃肠道；⑦不良反应 – 肝肾功能；⑧不良反应 – 口腔溃疡；⑨不良反应 – 白细胞下降情况；⑩输卵管通畅率

表 3-10-2 纳入研究的方法学质量评价

纳入研究	随机分配	隐藏方法	盲法	研究数据的完整性	选择性报告结果	其他偏倚	评分	等级
唐玲 2013[1]	提及随机	不清楚	不清楚	是	否	不清楚	2	C
崔蓉 2015[2]	提及随机	不清楚	不清楚	是	否	不清楚	2	C
张洪 2011[3]	提及随机	不清楚	不清楚	是	否	不清楚	2	C
徐林林 2014[4]	提及随机	不清楚	不清楚	是	否	否	3	C
李春娣 2012[5]	提及随机	不清楚	不清楚	是	否	不清楚	2	C
李耀 2013[6]	提及随机	不清楚	不清楚	是	否	不清楚	2	C
林秀梅 2014[7]	提及随机	不清楚	不清楚	是	否	否	3	C
温桂兰 2015[8]	投币法	不清楚	不清楚	是	否	是	3	B
王中秋 2007[9]	提及随机	不清楚	不清楚	否	是	不清楚	1	C
王利芬 2013[10]	数字表法	不清楚	不清楚	是	否	否	4	B
王玉芳 2009[11]	提及随机	不清楚	不清楚	是	否	否	3	C
王琼 2010[12]	数字表法	不清楚	不清楚	是	否	是	3	C
王莉莉 2011[13]	提及随机	不清楚	不清楚	否	否	不清楚	1	C
王鹤 2011[14]	提及随机	不清楚	不清楚	是	否	不清楚	2	C
赵新玲 2013[15]	临床随机表	不清楚	不清楚	是	否	是	4	B
邵海鸥 2014[16]	提及随机	不清楚	不清楚	是	否	否	3	C
雒焕文 2014[17]	数字表法	不清楚	不清楚	是	否	不清楚	3	C
任国平 2010[18]	提及随机	不清楚	不清楚	是	否	不清楚	2	C
刘丽 2008[19]	提及随机	不清楚	不清楚	是	否	否	3	C
刘英楠 2012[20]	提及随机	不清楚	不清楚	是	否	不清楚	2	C
李红瑜 2013[21]	就诊顺序	不清楚	不清楚	是	否	否	4	B
林红 2013[22]	提及随机	不清楚	不清楚	是	否	不清楚	2	C
沈家芬 2014[23]	数字表法	不清楚	不清楚	是	否	不清楚	3	B
温利君 2013[24]	提及随机	不清楚	不清楚	是	否	不清楚	2	C
金美花 2010[25]	提及随机	不清楚	不清楚	是	否	不清楚	2	C
黄文丽 2011[26]	提及随机	不清楚	不清楚	是	否	不清楚	2	C
余韬 2010[27]	提及随机	不清楚	不清楚	是	否	否	3	C
刘丹 2015[28]	提及随机	不清楚	不清楚	是	否	不清楚	2	C
刘春艳 2015[29]	数字表法	不清楚	不清楚	是	否	不清楚	3	C
孙丽娟 2012[30]	提及随机	不清楚	不清楚	否	否	不清楚	1	C
孙军华 2015[31]	入选顺序	不清楚	不清楚	是	否	不清楚	3	C
宋秀勉 2004[32]	提及随机	不清楚	不清楚	是	否	否	3	C

续表

纳入研究	随机分配	隐藏方法	盲法	研究数据的完整性	选择性报告结果	其他偏倚	评分	等级
宣艳红 2010[33]	提及随机	不清楚	不清楚	是	否	不清楚	2	C
张爱梅 2009[34]	数字表法	不清楚	不清楚	是	否	不清楚	3	C
张莉 2008[35]	提及随机	不清楚	不清楚	是	否	不清楚	2	C
李昌祝 2009[36]	就诊顺序	不清楚	不清楚	是	否	不清楚	3	C
杨凤敏 2012[37]	提及随机	不清楚	不清楚	是	否	否	3	C
杨艳 2015[38]	提及随机	不清楚	不清楚	是	否	不清楚	2	C
江南 2013[39]	提及随机	不清楚	不清楚	是	否	不清楚	2	C
田永范 2012[40]	奇偶数法	不清楚	不清楚	是	否	否	4	B
董妍 2015[41]	数字表法	不清楚	不清楚	是	否	是	3	C
赵宝恒 2009[42]	提及随机	不清楚	不清楚	是	否	否	3	C
郭春燕 2006[43]	提及随机	不清楚	不清楚	是	否	不清楚	2	C
陈慧娟 2011[44]	提及随机	不清楚	不清楚	是	否	不清楚	2	C
陈晓燕 2011[45]	提及随机	不清楚	不清楚	是	否	否	3	C
陈莉莉 2014[46]	提及随机	不清楚	不清楚	是	否	不清楚	2	C

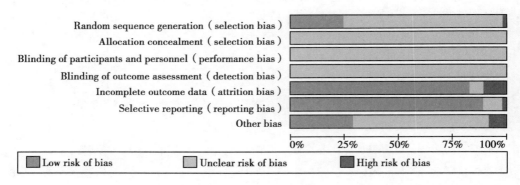

图 3-10-10 纳入研究的偏倚风险评价

3. Meta 分析结果描述

（1）比较中药联合甲氨蝶呤与单用甲氨蝶呤

1）中药联合甲氨蝶呤与单用甲氨蝶呤的总有效率比较：17 个随机对照研究的异质性检验：$\chi^2=28.32$，$df=16$，$P=0.03$，$I^2=44\%$，说明有中度异质性存在，经根据发表年份、统计学方法、文献方法学质量评分等多次亚组分析合并统计量，仍有异质性，考虑是因为温桂兰[8]和邵海鸥[16]两篇研究中，中西药结合治疗组和单独 MTX 治疗组的治疗总有效率较为接近，同时中药干预措施的一致性较差引起临床异质性的产生，而最终导致纳入试验的明显异质性。因此选择随机效应模型合并统计量。

17 个随机对照研究的结果分析：RR=1.20，95% 可信区间 CI 为［1.12，1.27］，整体效果检验 Z=5.59，P<0.000 01，说明两组比较的差异有统计学意义。根据森林图中，合并的 95%CI 横线均出现在无效竖线右侧，故考虑中药联合甲氨蝶呤治疗输卵管妊娠明显优于甲氨蝶呤单药组。见图 3-10-11。

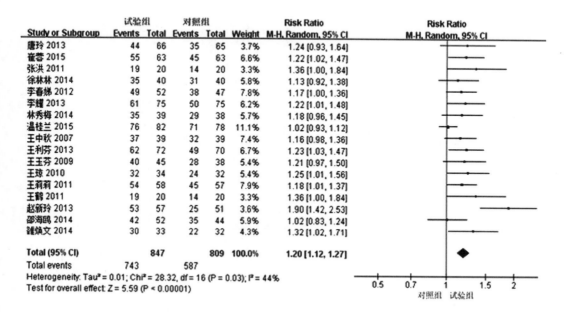

| | 试验组 | | 对照组 | | | Risk Ratio | Risk Ratio |
Study or Subgroup	Events	Total	Events	Total	Weight	M-H, Random, 95% CI	M-H, Random, 95% CI
唐玲 2013	44	66	35	65	3.7%	1.24 [0.93, 1.64]	
崔蓉 2015	55	63	45	63	6.6%	1.22 [1.02, 1.47]	
张洪 2011	19	20	14	20	3.3%	1.36 [1.00, 1.84]	
徐林林 2014	35	40	31	40	5.8%	1.13 [0.92, 1.38]	
李春娣 2012	49	52	38	47	7.8%	1.17 [1.00, 1.36]	
李耀 2013	61	75	50	75	6.2%	1.22 [1.01, 1.48]	
林秀梅 2014	35	39	29	38	5.7%	1.18 [0.96, 1.45]	
温桂兰 2015	76	82	71	78	11.1%	1.02 [0.93, 1.12]	
王中秋 2007	37	39	32	39	7.4%	1.16 [0.98, 1.36]	
王利芬 2013	62	72	49	70	6.7%	1.23 [1.03, 1.47]	
王玉芬 2009	40	45	28	38	5.4%	1.21 [0.97, 1.50]	
王琼 2010	32	34	24	32	5.4%	1.25 [1.01, 1.56]	
王莉莉 2011	54	58	45	57	7.9%	1.18 [1.01, 1.37]	
王鹤 2011	19	20	14	20	3.3%	1.36 [1.00, 1.84]	
赵新玲 2013	53	57	25	51	3.6%	1.90 [1.42, 2.53]	
邵海鸥 2014	42	52	35	44	5.9%	1.02 [0.83, 1.24]	
雒焕文 2014	30	33	22	32	4.3%	1.32 [1.02, 1.71]	
Total (95% CI)		847		809	100.0%	1.20 [1.12, 1.27]	
Total events	743		587				

Heterogeneity: Tau² = 0.01; Chi² = 28.32, df = 16 (P = 0.03); I² = 44%
Test for overall effect: Z = 5.59 (P < 0.00001)

图 3-10-11　中药联合 MTX 治疗与单用 MTX 总有效率比较

2）中药联合甲氨蝶呤与单用甲氨蝶呤的血 β-hCG 下降至正常所需时间比较：12 个随机对照研究的异质性检验：χ^2=230.98，df=11，P<0.00001，I^2=95%，说明有异质性，这是因为纳入研究中试验组和对照组均有治疗失败的个例，而这些患者的血 β-hCG 未正常下降，因此导致血 β-hCG 转阴所需时间的标准差较大（SD=1.4 至 11.12）而最终引起明显异质性的产生。需选择随机效应模型进行统计学处理。

12 个随机对照试验研究的结果分析：MD=−7.10，95% 可信区间 CI 为［−10.03，−4.17］，整体效果检验 Z=4.75，P<0.00001，说明两组比较的差异有统计学意义。考虑中药联合甲氨蝶呤治疗输卵管妊娠其血 β-hCG 转阴时间明显短于甲氨蝶呤单药组。见图 3-10-12。

3）中药联合甲氨蝶呤与单用甲氨蝶呤的盆腔包块消失时间比较：7 个随机对照研究的异质性检验：χ^2=65.08，df=6，P<0.00001，I^2=91%，说明有异质性，产生原因考虑与上一组 Meta 分析的异质性原因相同，即失败案例引起了较大的标准差，而最终导致明显的异质性，需选择随机效应模型合并计算效应量。

7 个随机对照试验研究的结果分析：MD=−7.97，95% 可信区间 CI 为［−11.68，−4.26］，整体效果检验 Z=4.21，P<0.00001，说明两组比较的差异有统计学意义。提示中药联合甲氨蝶呤治疗输卵管妊娠比单用甲氨蝶呤盆腔包块缩小的更快。见图 3-10-13。

4）中药联合甲氨蝶呤与单用甲氨蝶呤治疗后的输卵管通畅程度比较：2 个随机对照试验研究的异质性检验：χ^2=0.42，df=1，P=0.52，I^2=0%，因为 P>0.05，说明具有同质性，可选择

Study or Subgroup	试验组 Mean	试验组 SD	试验组 Total	对照组 Mean	对照组 SD	对照组 Total	Weight	Mean Difference IV, Random, 95% CI
张洪 2011	19.42	7.11	19	25.71	7.64	14	7.3%	-6.29 [-11.41, -1.17]
李春娣 2012	27.63	7.42	49	41.86	6.12	47	8.7%	-14.23 [-16.95, -11.51]
李耀 2013	19.8	6.2	75	29.8	7.1	75	8.9%	-10.00 [-12.13, -7.87]
林秀梅 2014	21	7.5	39	33	10.5	38	7.9%	-12.00 [-16.08, -7.92]
温桂兰 2015	16.76	5.11	82	18.67	5.61	78	9.1%	-1.91 [-3.58, -0.24]
王利芬 2013	18.89	10.04	62	27.75	11.62	49	7.9%	-8.86 [-12.96, -4.76]
王玉芬 2009	19.3	10.7	45	25.6	13.2	38	7.2%	-6.30 [-11.53, -1.07]
王琼 2010	14.12	2.98	34	18.78	5.23	32	9.0%	-4.66 [-6.73, -2.59]
王莉莉 2011	16.78	11.12	58	28.66	12.34	57	7.8%	-11.88 [-16.18, -7.58]
王鹤 2011	19.42	7.11	20	25.71	7.64	20	7.6%	-6.29 [-10.86, -1.72]
邵海鸥 2014	10.19	1.4	42	10.23	1.66	35	9.3%	-0.04 [-0.73, 0.65]
雒焕文 2014	12.28	2.71	30	16.66	3.22	22	9.1%	-4.38 [-6.04, -2.72]
Total (95% CI)			**555**			**505**	**100.0%**	**-7.10 [-10.03, -4.17]**

Heterogeneity: Tau² = 23.79; Chi² = 230.98, df = 11 (P < 0.00001); I² = 95%
Test for overall effect: Z = 4.75 (P < 0.00001)

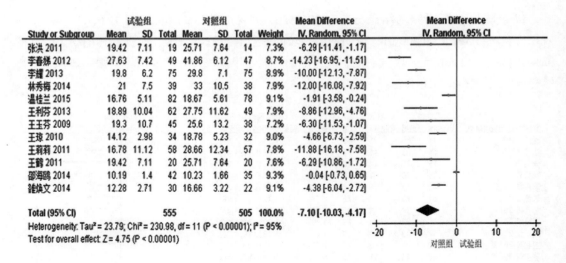

图 3-10-12 中药联合 MTX 治疗与单用 MTX 血 β-hCG 转阴所需时间比较

Study or Subgroup	试验组 Mean	试验组 SD	试验组 Total	对照组 Mean	对照组 SD	对照组 Total	Weight	Mean Difference IV, Random, 95% CI
李耀 2013	25	17	75	37	16	75	13.9%	-12.00 [-17.28, -6.72]
林秀梅 2014	22	8.5	39	33	9.5	38	15.8%	-11.00 [-15.03, -6.97]
温桂兰 2015	33.23	7.55	76	36.33	7.9	71	17.8%	-3.10 [-5.60, -0.60]
王玉芬 2009	46.3	21.8	45	55.1	25.4	38	7.8%	-8.80 [-19.09, 1.49]
王莉莉 2011	36.77	18.06	48	58.77	28.01	32	7.2%	-22.00 [-32.97, -11.03]
邵海鸥 2014	18.45	3.02	48	20.09	2.67	40	19.0%	-1.64 [-2.83, -0.45]
雒焕文 2014	21.55	2.43	30	29.3	3.55	22	18.6%	-7.75 [-9.47, -6.03]
Total (95% CI)			**361**			**316**	**100.0%**	**-7.97 [-11.68, -4.26]**

Heterogeneity: Tau² = 18.49; Chi² = 65.08, df = 6 (P < 0.00001); I² = 91%
Test for overall effect: Z = 4.21 (P < 0.0001)

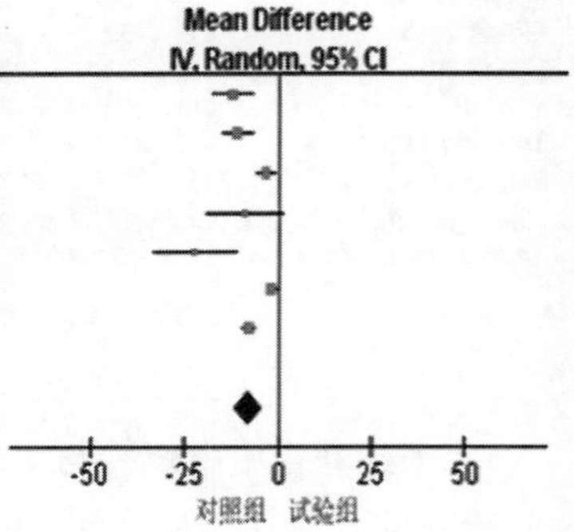

图 3-10-13 中药联合 MTX 治疗与单用 MTX 盆腔包块消失所需时间比较

固定效应模型进行统计学处理。

2 个随机对照试验研究的结果分析：RR=1.29，95% 可信区间 CI 为［1.06，1.57］，整体效果检验 Z=2.52，P=0.01，因为 P<0.05，说明两组比较的差异有统计学意义。根据森林图中，合并的 95%CI 横线均出现在无效竖线右侧，故考虑中药联合甲氨蝶呤治疗输卵管妊娠后输卵管通畅率明显优于甲氨蝶呤单药组。见图 3-10-14。

5）中药联合甲氨蝶呤与单用甲氨蝶呤治疗输卵管妊娠的胃肠道不良反应比较：15 个随机对照试验研究的异质性检验：χ^2=16.33，df=14，P=0.29，I^2=14%，因为 P>0.05，说明具有同质性，可选择固定效应模型进行统计学处理。结果分析：RR=0.78，95% 可信区间 CI 为［0.65，0.94］，整体效果检验 Z=2.60，P=0.009，因为 P<0.05，说明两组比较的差异有统计学意义。提示中药联合甲氨蝶呤治疗输卵管妊娠后胃肠道反应发生率较甲氨蝶呤单药组更低，见图 3-10-15。

6）中药联合甲氨蝶呤与单用甲氨蝶呤治疗输卵管妊娠后的口腔溃疡发生情况比较：异质性检验：χ^2=2.77，df=6，P=0 进行统计学处理，合并计算效应量。

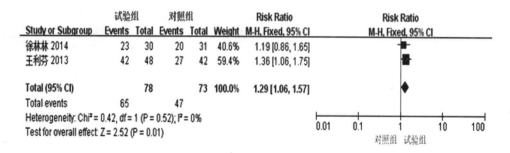

图 3-10-14　中药联合 MTX 治疗与单用 MTX 后输卵管通畅程度情况比较

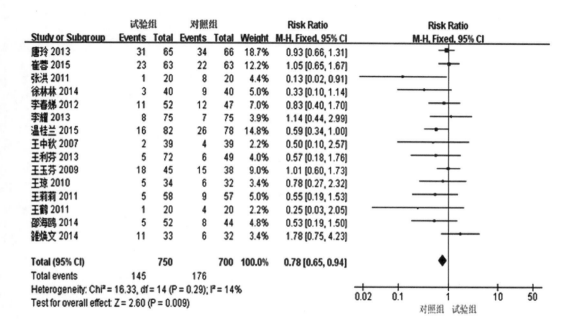

图 3-10-15　中药联合 MTX 治疗与单用 MTX 后消化道不适比较

8 个随机对照试验研究的结果分析：RR=0.42，95% 可信区间 CI 为 [0.21，0.84]，整体效果检验 Z=2.45，P=0.01，因为 P<0.05，说明两组比较的差异有统计学意义。提示中药联合甲氨蝶呤治疗输卵管妊娠后口腔溃疡发生率较甲氨蝶呤单药组更低。见图 3-10-16。

7）中药联合甲氨蝶呤与单用甲氨蝶呤治疗输卵管妊娠后的白细胞降低率比较：8 个随机对照试验研究的异质性检验：χ^2=1.93，df=6，P=0.93，I^2=0%，因为 P>0.05，说明具有同质性，可选择固定效应模型进行统计学处理。结果分析：RR=1.06，95% 可信区间 CI 为 [0.64，1.77]，整体效果检验 Z=0.23，P=0.82，P>0.05，说明两组比较的差异无统计学意义，提示中药联合甲氨蝶呤治疗输卵管妊娠与单用甲氨蝶呤对白细胞的影响无差异。见图 3-10-17。

（2）比较中药联合米非司酮与单用米非司酮治疗

1）中药联合米非司酮与单用米非司酮治疗输卵管妊娠总有效率比较：9 个随机对照试验

Study or Subgroup	试验组 Events	试验组 Total	对照组 Events	对照组 Total	Weight	Risk Ratio M-H, Fixed, 95% CI
崔蓉 2015	2	63	3	63	11.7%	0.67 [0.12, 3.85]
张洪 2011	0	20	0	20		Not estimable
徐林林 2014	2	40	4	40	15.6%	0.50 [0.10, 2.58]
李春娣 2012	1	52	1	47	4.1%	0.90 [0.06, 14.05]
温桂兰 2015	3	82	5	78	20.0%	0.57 [0.14, 2.31]
王琼 2010	2	34	3	32	12.1%	0.63 [0.11, 3.51]
邵海鸥 2014	0	52	2	44	10.6%	0.17 [0.01, 3.45]
雒焕文 2014	0	33	6	32	25.8%	0.07 [0.00, 1.27]
Total (95% CI)		**376**		**356**	**100.0%**	**0.42 [0.21, 0.84]**
Total events	10		24			

Heterogeneity: Chi² = 2.77, df = 6 (P = 0.84); I² = 0%
Test for overall effect: Z = 2.45 (P = 0.01)

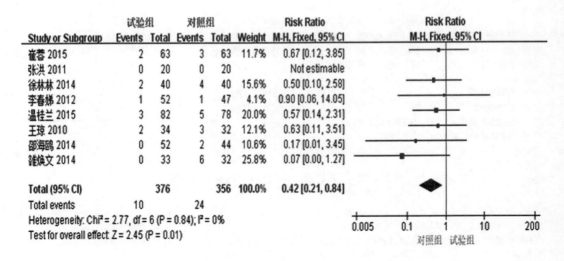

图 3-10-16 中药联合 MTX 治疗与单用 MTX 后口腔溃疡发生率比较

Study or Subgroup	试验组 Events	试验组 Total	对照组 Events	对照组 Total	Weight	Risk Ratio M-H, Fixed, 95% CI
崔蓉 2015	9	63	8	63	31.1%	1.13 [0.46, 2.73]
张洪 2011	0	20	0	20		Not estimable
李春娣 2012	2	52	1	47	4.1%	1.81 [0.17, 19.30]
温桂兰 2015	3	82	4	78	16.0%	0.71 [0.16, 3.09]
王中秋 2007	5	39	6	39	23.4%	0.83 [0.28, 2.51]
王玉芬 2009	7	45	4	45	15.6%	1.75 [0.55, 5.57]
王琼 2010	1	34	1	32	4.0%	0.94 [0.06, 14.42]
王莉莉 2011	0	58	1	57	5.9%	0.33 [0.01, 7.88]
Total (95% CI)		**393**		**381**	**100.0%**	**1.06 [0.64, 1.77]**
Total events	27		25			

Heterogeneity: Chi² = 1.93, df = 6 (P = 0.93); I² = 0%
Test for overall effect: Z = 0.23 (P = 0.82)

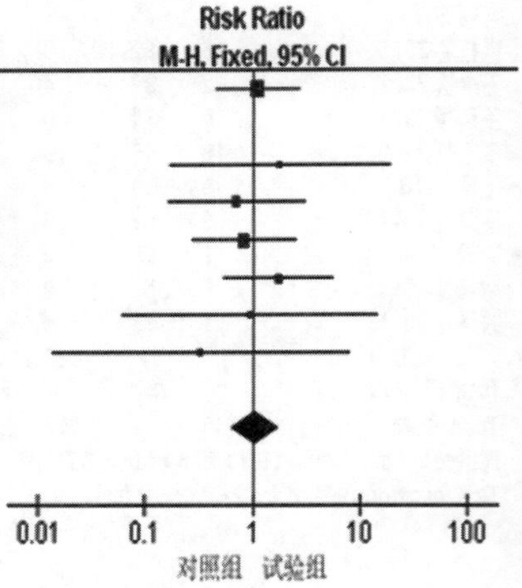

图 3-10-17 中药联合 MTX 治疗与单用 MTX 后白细胞下降情况比较

研究的异质性检验：χ^2=6.16，*df*=8，*P*=0.63，因为 *P*>0.05，说明无异质性存在，可选择固定效应模型合并计算效应量。

9 个随机对照试验研究的结果分析：RR=1.35，95% 可信区间 CI 为［1.24，1.47］，整体效果检验 *Z*=7.06，*P*<0.00001，说明两组比较的差异有统计学意义。如森林图所示，合并的 95%CI 横线均出现在无效竖线右侧，故考虑中药联合米非司酮治疗输卵管妊娠明显优于米非司酮单药组。见图 3-10-18。

2）中药联合米非司酮与单用米非司酮的 β-hCG 下降至正常所需时间比较：8 个随机对照试验研究的异质性检验：χ^2=42.59，*df*=7，*P*<0.000 01，I^2=84%，说明有异质性，考虑与试验组和对照组均有失败案例有关，可选择随机效应模型计算其并合并效应量。

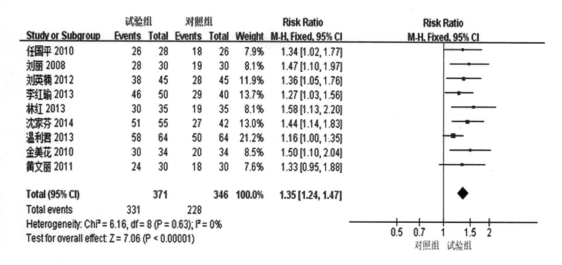

图 3-10-18　中药联合米非司酮与单用米非司酮总有效率比较

　　8 个随机对照试验研究的结果分析：MD=−8.39，95% 可信区间 CI 为［−10.82，−5.97］，整体效果检验 Z=6.79，P<0.000 01，说明两组比较的差异有统计学意义。考虑中药联合米非司酮治疗输卵管妊娠其血 β-hCG 转阴所需时间短于米非司酮单药组。见图 3-10-19。

Study or Subgroup	试验组			对照组			Weight	Mean Difference IV, Random, 95% CI	Mean Difference IV, Random, 95% CI
	Mean	SD	Total	Mean	SD	Total			
刘丽 2008	21.2692	8.0377	26	21	9.6206	19	9.1%	0.27 [-5.05, 5.59]	
刘英楠 2012	28.9	5.1	45	37.9	4.6	45	14.7%	-9.00 [-11.01, -6.99]	
李红瑜 2013	17.5	6.8	50	26.3	7.4	40	13.1%	-8.80 [-11.77, -5.83]	
林红 2013	21.5	6.8	35	33.6	8.1	35	12.2%	-12.10 [-15.60, -8.60]	
沈家芬 2014	18.31	5.18	55	30	8.42	42	13.2%	-11.69 [-14.58, -8.80]	
温利君 2013	15.4	3	64	20.7	3.9	64	15.7%	-5.30 [-6.51, -4.09]	
金美花 2010	16.58	7.53	30	23.75	6.81	20	11.3%	-7.17 [-11.19, -3.15]	
黄文丽 2011	20	5.92	25	32	7.78	17	10.7%	-12.00 [-16.37, -7.63]	
Total (95% CI)			330			282	100.0%	-8.39 [-10.82, -5.97]	

Heterogeneity: Tau²= 9.37; Chi²= 42.59, df= 7 (P < 0.00001); I²= 84%
Test for overall effect: Z= 6.79 (P < 0.00001)

图 3-10-19　中药联合米非司酮与单用米非司酮，β-hCG 转阴所需时间比较

　　3）中药联合米非司酮与单用米非司酮的盆腔包块消失时间比较：5 个随机对照研究的异质性检验：χ^2=40.01，df=4，P<0.00001，I^2=90%，说明有异质性存在，考虑与试验组和对照组均有失败案例有关，可选择随机效应模型合并计算效应量。

　　5 个随机对照试验研究的结果分析：MD=−21.92，95% 可信区间 CI 为［−27.30，−16.54］，整体效果检验 Z=7.99，P<0.00001，说明两组比较的差异有统计学意义。提示中药联合米非司酮治疗输卵管妊娠比单用米非司酮盆腔包块缩小得更快。见图 3-10-20。

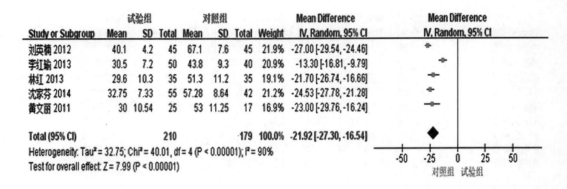

图 3-10-20　中药联合米非司酮与单用米非司酮后盆腔包块消失所需时间比较

4）中药联合米非司酮与单用米非司酮治疗后的输卵管通畅程度比较：2 个随机对照试验研究的异质性检验：$\chi^2=0.00$，$df=1$，$P=0.95$，$I^2=0\%$，因为 $P>0.01$，说明无异质性存在，可选择固定效应模型合并计算效应量。

2 个随机对照研究结果分析：RR=1.55，95% 可信区间 CI 为［1.12，2.16］，整体效果检验 $Z=2.61$，$P=0.009$，因为 $P<0.05$，说明两组比较的差异有统计学意义。根据森林图中，合并的 95%CI 横线均出现在无效竖线右侧，故考虑中药联合米非司酮治疗输卵管妊娠后输卵管通畅率明显优于米非司酮单药组。见图 3-10-21。

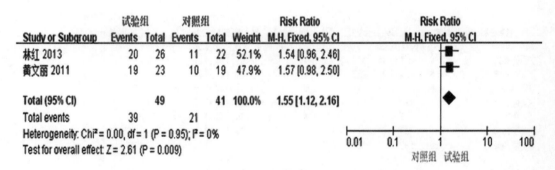

图 3-10-21　中药联合米非司酮治疗与单用米非司酮后输卵管通畅程度比较

5）中药联合米非司酮与单用米非司酮治疗输卵管妊娠的胃肠道不良反应比较：7 个随机对照试验研究的异质性检验：$\chi^2=4.28$，$df=6$，$P=0.64$，$I^2=0\%$，因为 $P>0.01$，说明无异质性存在，可选择固定效应模型合并计算效应量。

7 个随机对照试验研究的结果分析：RR=1.06，95% 可信区间 CI 为［0.73，1.55］，整体效果检验 $Z=0.33$，$P=0.74$，因为 $P>0.05$，说明两组比较的差异无统计学意义。提示中药联合米非司酮与单用米非司酮治疗输卵管妊娠对胃肠道的影响相当。见图 3-10-22。

6）中药联合米非司酮与单用米非司酮治疗输卵管妊娠的口腔溃疡发生率、白细胞下降情况比较：纳入的文献中只有 1 个研究记录用药后的口腔溃疡、白细胞下降情况，其实验结果显示如图 3-10-23、图 3-10-24 所示。考虑中药联合米非司酮与单用米非司酮治疗输卵管妊娠

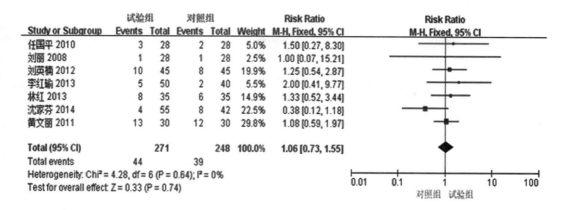

图 3-10-22　中药联合米非司酮治疗与单用米非司酮后其消化道不适比较

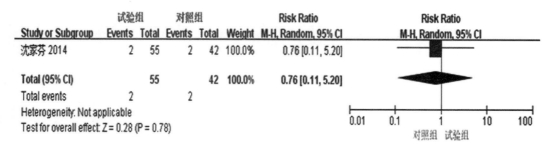

图 3-10-23　中药联合米非司酮治疗与单用米非司酮后口腔溃疡发生率比较

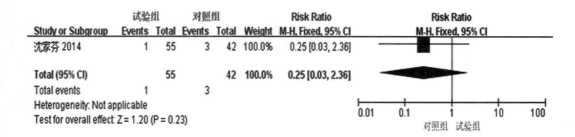

图 3-10-24　中药联合米非司酮治疗与单用米非司酮后白细胞下降情况比较

在口腔溃疡、白细胞下降发生率的影响相当，差异无统计学意义（$P>0.05$）。

（3）三联疗法与 MTX、米非司酮联合用药治疗比较

1）三联疗法与 MTX、米非司酮联用治疗输卵管妊娠的总有效率比较：20 个随机对照研究的异质性检验：$\chi^2=17.09$，$df=19$，$P=0.58$，$I^2=0\%$，因为 $P>0.01$，说明无异质性存在，可选择固定效应模型合并计算效应量。

20 个随机对照试验研究的结果分析：RR=1.22，95% 可信区间 CI 为［1.17，1.27］，整体效果检验 $Z=8.90$，$P<0.00001$，说明两组比较的差异有统计学意义。根据森林图中，合并的

95%CI 横线均出现在无效竖线右侧，故考虑三药联合治疗输卵管妊娠明显优于 MTX、米非司酮联合用药组（图 3-10-25 ）。

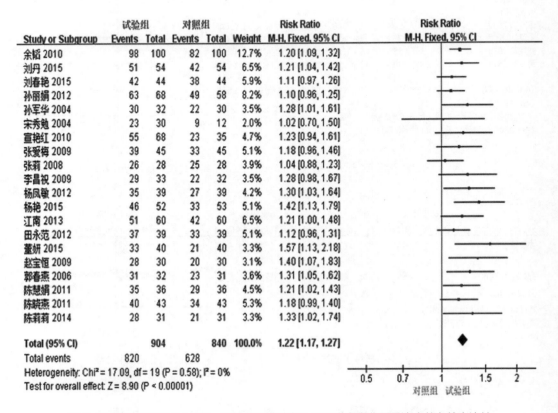

图 3-10-25   中药联合 MTX、米非司酮治疗与 MTX 联合米非司酮治疗总有效率比较

2）三联疗法与 MTX、米非司酮联合用药后 β-hCG 下降至正常所需时间比较：8 个随机对照研究的异质性检验：χ^2=81.24，df=7，P<0.00001，I^2=91%，说明有异质性，考虑存在临床异质性，可选择随机效应模型合并计算效应量。

8 个随机对照试验研究的结果分析：MD=-5.23，95% 可信区间 CI 为［-8.73，-1.74］，整体效果检验 Z=2.93，P=0.003，因为 P<0.05，说明两组比较的差异有统计学意义。考虑三联疗法治疗输卵管妊娠其血 β-hCG 转阴所需时间明显短于两种西药联合用药组。见图 3-10-26。

3）三联疗法与 MTX、米非司酮联合用药后盆腔包块消失时间比较：7 个随机对照研究的异质性检验：χ^2=111.72，df=6，P<0.00001，I^2=95%，说明有异质性，考虑存在临床异质性，可选择随机效应模型合并计算效应量。

7 个随机对照试验研究的结果分析：MD=-8.42，95% 可信区间 CI 为［-15.51，-1.34］，整体效果检验 Z=2.23，P=0.02，因为 P<0.05，说明两组比较有显著性差异。提示三联疗法治疗输卵管妊娠比 MTX、米非司酮联合用药盆腔包块缩小得更快，见图 3-10-27。

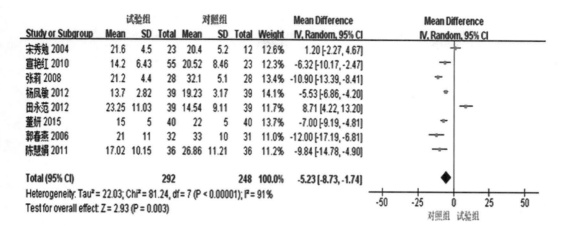

图 3-10-26　中药联合 MTX、米非司酮与 MTX 联合米非司酮 β-hCG 转阴所需时间比较

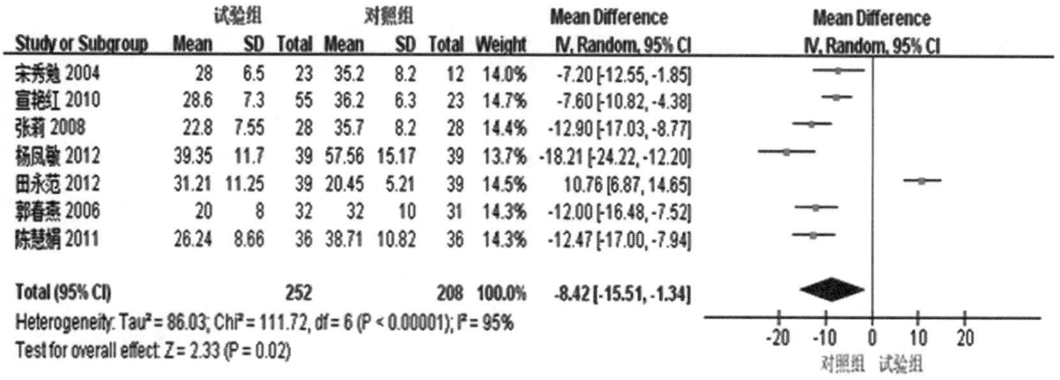

图 3-10-27　中药联合 MTX、米非司酮与 MTX 联合米非司酮盆腔包块消失所需时间比较

4）三联疗法与两种西药联合用药治疗后的输卵管通畅程度比较：3 个随机对照试验研究的异质性检验：$\chi^2=0.54$，$df=2$，$P=0.76$，$I^2=0\%$，因为 $P>0.01$，说明无异质性存在，可选择固定效应模型合并计算效应量。

3 个随机对照试验研究的结果分析：RR=1.38，95% 可信区间 CI 为 [1.11，1.71]，整体效果检验 $Z=2.92$，$P=0.004$，因为 $P<0.05$，说明两组比较无显著性差异。根据森林图中，合并的 95%CI 横线均出现在无效竖线右侧，故考虑三联疗法治疗输卵管妊娠后输卵管通畅率明显优于 MTX、米非司酮联合用药组。见图 3-10-28。

5）三联疗法与两种西药联合用药治疗输卵管妊娠的胃肠道不良反应比较：16 个随机对照试验研究的异质性检验：$\chi^2=16.02$，$df=15$，$P=0.38$，$I^2=6\%$，因为 $P>0.01$，说明无异质性存在，可选择固定效应模型合并计算效应量。

16 个随机对照试验研究的结果分析：RR=0.71，95% 可信区间 CI 为 [0.57，0.89]，整体效果检验 $Z=3.05$，$P=0.002$，$P<0.05$，说明两组比较有显著性差异。提示三联疗法治疗输卵管妊娠后胃肠道反应发生率较 MTX、米非司酮联合用药组更低。见图 3-10-29。

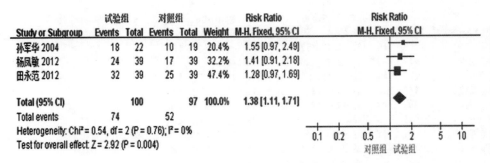

图 3-10-28　中药联合 MTX、米非司酮与 MTX 联合米非司酮输卵管通畅程度比较

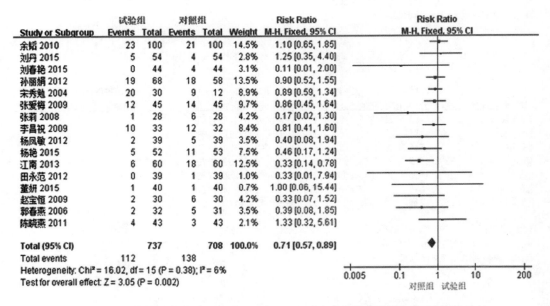

图 3-10-29　中药联合 MTX、米非司酮与 MTX 联合米非司酮的消化道不良反应比较

6）三联疗法与 MTX、米非司酮联合用药治疗输卵管妊娠后的口腔溃疡发生率比较：12 个随机对照试验研究的异质性检验：$\chi^2=2.95$，$df=10$，$P=0.98$，$I^2=0\%$，因为 $P>0.01$，说明无异质性存在，可选择固定效应模型合并计算效应量。

12 个随机对照试验研究的结果分析：RR=0.78，95% 可信区间 CI 为［0.43，1.44］，整体效果检验 $Z=0.79$，$P=0.43$，因为 $P>0.05$，说明两组比较无显著性差异。提示三联疗法与 MTX、米非司酮联合用药治疗输卵管妊娠后口腔溃疡发生率无差异。见图 3-10-30。

7）三联疗法与 MTX、米非司酮联合用药治疗输卵管妊娠后的白细胞降低率比较：9 个随机对照试验研究的异质性检验：$\chi^2=4.17$，$df=6$，$P=0.65$，$I^2=0\%$，因为 $P>0.01$，说明无异质性存在，可选择固定效应模型合并计算效应量。

9 个随机对照试验研究的结果分析：RR=0.53，95% 可信区间 CI 为［0.24，1.18］，整体效果检验 $Z=1.57$，$P=0.12$，$P<0.05$，说明两组比较的差异有统计学意义，提示三联疗法较 MTX、米非司酮联合用药治疗输卵管妊的白细胞降低发生率更低。见图 3-10-31。

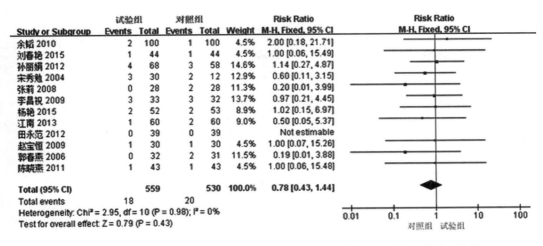

图 3-10-30　中药联合 MTX、米非司酮与 MTX 联合米非司酮口腔溃疡发生率比较

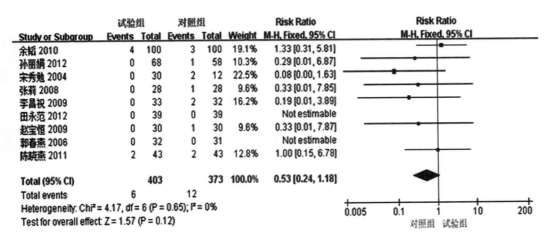

图 3-10-31　中药联合 MTX、米非司酮与 MTX 联合米非司酮白细胞下降情况比较

4. 发表偏倚检验（倒漏斗图分析）

倒漏斗图常用于分析潜在的发表偏倚，以 Meta 分析结果的 RR（试验组与对照组总有效率的比值）为横坐标，以 SE（Log［RR］）为纵坐标而绘制，需由多个研究数据组成，且纳入文献数目越多越有意义，一般只有当纳入个数≥10时，才推荐应用倒漏斗图。根据形态分布，由系统评价者自己通过视觉观察，判断发表性偏倚是否存在。若漏斗呈正态分布，则说明无发表性偏倚；反之，若漏斗图呈偏态分布，则有可能是由发表偏倚、定位偏倚、样本量太小等所造成，方法学质量低下亦可引起倒漏斗图不对称[47]。

如图 3-10-32 至图 3-10-34 所示，漏斗图体现出偏倚、其对称性不佳，这表示纳入文献存有发表性偏倚。考虑到文献质量整体较低，故而也可能存有选择性偏倚。

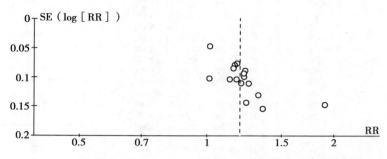

图 3-10-32　中药联合 MTX 治疗与单用 MTX 总有效率比较的漏斗图

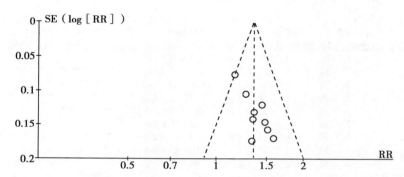

图 3-10-33　中药联合米非司酮治疗与单用米非司酮总有效率比较的漏斗图

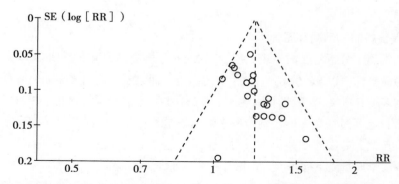

图 3-10-34　中药联合 MTX、米非司酮治疗与 MTX 联合米非司酮治疗总有效率比较的漏斗图

（五）讨论

1. 对 Meta 分析的认识

（1）Meta 分析的科学性及局限性：1992 年国际上正式提出循证医学（evidence-based medicine，EBM）概念，其核心思想是根据现有的最好的临床研究依据来做出医疗决策（即病人的处理、治疗指南和医疗政策的制定等），并注重结合个人的临床经验[48]。Meta 分析是循证医学中经常使用的一种重要依据，对临床实践具有重要指导意义，目前在 Cochranae 协作网的证据分级中，已被推荐为一级证据[49]，临床医生常通过阅读系统评价或 Meta 分析来了解更新该领域的信息[50]。故而将该研究方法引入中医药临床研究，可增加中医药的科学性及可信性。

但 Meta 分析也存在局限性，由于它被动接受了现有的研究报告，研究者不能把握其研究资料的质量，因而所得结论的真实性和可信度常受到质疑。同时需要指出的是，Meta 分析的结论是基于现有研究资料的分析结果，一旦出现新的研究结果，结论可能会随之改变[48]。

（2）Meta 分析的方法学质量分析：Meta 分析的质量决定了整篇系统评价的价值和意义，包括报告质量和方法学质量两个方面，前者反映内容的全面性和完整性，后者体现结果是否真实可靠，是质量评价的核心内容。目前有包括以 QUOROM（the quality of reporting of meta-analysis）声明[51]和 PRISMA 声明[52]为代表的报告质量评估工具和以 OQAQ（Overview Quality Assessment Questionnaire 总体质量评估问卷）[53]和 AMSTER（a measurement tool to assess systematic review 评价系统评价的测量工具）[54]为代表的方法学质量评价工具两大类。

综合文献，中医药相关的 Meta 分析虽自 20 世纪 90 年代起在数量上呈逐年增长之势，但质量却参差不齐[55-59]，考虑受纳入文献的质量、各研究间的异质性和发表偏倚所影响。现根据 AMSTAR 评价清单对本研究的方法学质量进行评价，主要包含以下几个方面：

（1）前期设计方案设定：预先制定前期设计方案使得回顾性质的研究通过严格、精细的研究过程又保持了前瞻性[60]。诸多 Meta 分析教材常要求研究者在 Cochrane 协作网注册研究计划书，就是为了监督研究者是否提供前期设计方案。本研究详细列出纳入排除标准清单，包括研究类型、研究对象、干预措施、结局指标等内容，区别于传统综述。

（2）研究对象和提取数据的可重复性：可采取专业人员与非专业人员相结合或多人、盲法等选择措施来控制，同时要求研究人员在出现不全面和不确定的信息时与作者联系后决定取舍。本研究由 2 名评价人员独自提取资料，相互复核、统一意见后纳入文献。然而由于时间限制，对于有疑问的信息如文献中所提及的具体随机方法，未能与作者联系确认，但本研究纳入文献的整体方法学质量评价不高，考虑对结果影响不大。

（3）检索策略的全面性与偏倚考察：本条目的评价要求齐全的检索要素及广泛的检索范围。本研究根据 PICOS 原则分解题目，采用"主题词 + 自由词"进行文献检索。电子资源包含 4 个英文数据库和 3 个中文数据库，并描述补充检索，考虑基本全面检索。但本研究的分析对象限于中文及英文文献，故而未收录在日、韩及其他国家和地区开展的中医药研究，同时未辅助手工检索，查找灰色文献（即未发表的研究），因此可能存在语言偏倚、发表性偏倚、引用偏倚，对研究结果及结论有一定影响[52]。

（4）对纳入研究的科学性评价：Cochrane 评价员手册系列标准和 / 或 Jadad 量表是最常

被运用的评价方法，但目前尚无评价随机对照试验质量的"金标准"工具。本研究考虑 Jadad 量表忽略随机隐藏，而采用 Cochrane 系统评价员手册 5.0.2 版质量评价标准。此外，本研究错误纳入了 4 篇"非随机"研究（3 篇按就诊顺序、1 篇按奇偶法），可能引起各种偏倚。

（5）合成纳入研究结果的方法是否合理：AMSTER 清单要求一个完整的数据合并方案需包含同质性检验、Meta 分析和敏感性分析三方面。其中异质性检验是合并数据的第一步。由于中医独特的"辨证论治"理论基础，导致广泛存在"同病异治"和"异病同治"等现象，另外具体用药时还有方药、单药用量、随证加减、剂型、剂量等差异，因此有研究证明[61]，中医药系统评价 /Meta 分析的异质性主要来源于临床异质性，并建议通过限制 PICOS，即具体到"某药""某证"来减少异质性。本研究共有 7 个 Meta 分析有异质性，经亚组分析仍然存在，故选择随机效应模型合并效应量，考虑与干预措施一致性较差引起的临床异质性有关。

经过以上论述，说明本研究方法学质量还有待进一步提高，结论可能存在一定偏倚。但 AMSTER 这一西医评价工具是否适用于中医药系统评价的测评，仍有待进一步的探讨与验证。

2. Meta 分析的结果分析

（1）中西药结合治疗输卵管妊娠的疗效：输卵管妊娠的药物治疗主要有西药治疗和中药治疗，虽然目前西药杀胚迅速，临床应用较为广泛，但其造成的局部损伤容易造成盆腔粘连，从而降低再妊娠率。本荟萃分析结果可证明，针对输卵管妊娠的治疗，西药治疗早期输卵管妊娠在以下方面均较中西药联合治疗有明显不足：治疗总有效率、血 β-hCG 转阴所需时间、盆腔包块消失时间、治疗后的输卵管复通情况，其原因考虑与中西药联用互相弥补各自的不足有关，具体如下述：

① 西药的药理作用：本研究选择甲氨蝶呤、米非司酮作为对照组的干预措施。甲氨蝶呤用于输卵管妊娠的治疗首次出现于 1985 年[62]，通过临床工作者对用法的不断探索，疗效已获得广泛认可，通过与二氢叶酸还原活性部位结合，阻止嘌呤环与胸腺嘧啶、核苷酸的合成，干扰 DNA、RNA、和滋养细胞分裂，致使滋养细胞的死亡，从而使胚胎停止发育、最终死亡，与输卵管壁剥离，排入腹腔，逐渐被吸收[55]116-117。米非司酮作为一种抗孕酮药物，通过阻断输卵管蜕膜孕酮受体，使绒毛和蜕膜组织变性坏死，从而达到杀胚的目的。

② 方药分析：中医认为输卵管妊娠辨证属少腹血瘀实证，阴道流血考虑由于瘀血内阻，新血不能归经而致，气机阻滞结为包块，不通则痛而有下腹隐痛。根据辨证与辨病相结合的原则，临床拟方常以消癥、活血、化瘀为法，代表方剂有宫外孕 I 号方、II 号方、生化汤、血府逐瘀汤等，由活血化瘀药配伍行气组成，包括丹参、赤芍、桃仁、天花粉、乳香、没药、川芎等。有文献报道活血化瘀类药物具有改善微循环、改善血流动力学、血液流变学、调节免疫、抑制肿瘤等药理学作用，应用于输卵管妊娠，有利于分解吸收盆腔的血肿包块[63]。同时根据"气为血之帅，血为气之母"的中医理论，气行则血行，气滞则瘀血阻滞而致血凝，故而配伍行气之品有利于祛瘀行血。

其中丹参"功若四物"，常用于调理血分，为妇科常用药，祛瘀生新而不伤正。《日华子本草》中云："破瘀血，补新生血；安生胎，落死胎。"《本草便读》曰其"能祛瘀以生新，善疗风而散结，性平和而走血。"赤芍性微寒，味苦，归肝经，善祛瘀止痛，《本草求真》在论赤芍、白芍功效异同中提到赤芍能"于血中活滞。故凡腹痛坚积，血瘕疝痹，经闭目赤，用于积热而成者，用此则能凉血逐瘀。"丹参与赤芍常相配而用，共奏活血化瘀之效。乳香辛散走窜，兼入血分及气分，具有活血行气止痛，消肿生肌的功能，适用于一切气滞血瘀之痛症。没药与乳香功效相仿，较乳香更善散血，《医学衷中参西录》中指出"乳香、没药，二药并用，……善治女子行经腹痛，产后瘀血作痛，月事不能时下"。桃仁又被称为"破血药"，入心肝血分，具有生血通经、逐瘀止痛的功效。《本草经疏》记载"桃仁，性善破血，散而不收，泻而不补。"本品化瘀消癥理气力强，能增加丹参、赤芍等药的活血化瘀之力。

现代药理已证实以上药物所含的有效成分，诸如丹参内的酮类化合物、赤芍内的苷类化合物、桃仁的苦杏仁苷等通过促进局部血液的循环，改善纤溶酶的活性，软化机体组织，发挥致流产、诱导细胞凋亡的作用，并能加快妊娠物的吸收，修复和再生机体组织，故而较传统西药，在输卵管组织的损害及不良反应方面有较大优势。

（2）中西药结合治疗输卵管妊娠的安全性：纳入46项中西药结合治疗输卵管妊娠的随机对照试验，试验组及治疗组均未出现严重肝肾损害、死亡等严重不良事件的报告。经过荟萃分析，证明中西药结合可降低不良反应的发生率，部分结果无统计学差异，考虑与样本量较少有关。西药由于会在胸腔、肝肾中滞留、代谢缓慢，可产生诸多可逆性的不良反应，其中甲氨蝶呤作用于细胞增殖 S 期[64]，此期生长于肝脏、骨髓、黏膜等组织中的细胞代谢旺盛，也有文献证明甲氨蝶呤的不良反应以骨髓抑制、黏膜溃疡、消化道反应等较为常见[65]；米非司酮应用于输卵管妊娠的治疗常引起阴道出血和过敏反应[66]，前者可能由于米非司酮直接作用于子宫内膜，后者机制尚不清楚。中药益气养血、健脾补肾，可大大减少副作用，利于患者恢复。也有现代药理证明部分中药能通过对 DNA 的保护作用减少细胞毒性，并有抗病毒和抗感染等作用[67]。

（3）中西药联合应用的意义：通过对输卵管妊娠的药物治疗的不断研究，中医及西医各自的优势与不足逐渐显现：单纯西药杀胚迅速，炎症控制良好，但盆腔包块吸收较慢，亦可引起周围组织机化，无法消除输卵管阻塞或通而不畅的原因，从而可增加持续性异位妊娠或再次异位妊娠的可能性；单用中药，杀胚速度一般，易出现输卵管破裂、大出血甚至危及患者生命等不良结局，因此中西医联合用药可相辅相成，通过互补，既能快速杀胚，又能有效消癥，减少炎症和粘连，加快恢复，缓解不良事件的发生。

近年来，输卵管妊娠发病率一直呈上升之势，还伴随有未生育者增加、患者年轻化的趋势，使用中西药联合治疗方式既能减少手术带来的经济负担及心理压力，又较传统西药治疗具有更高的有效率，有望成为有生育要求的早期输卵管患者的首选治疗方式。

（4）临床研究的方法学局限性及对研究结果的影响：根据 Cochrane 偏倚评价方法评价纳入文献，94%（58/62）的文献质量属高偏倚风险，有高达87%（54/62）的文献未完整报告随机化方法。由于随机化的质量既可引起选择偏倚，又可导致混杂偏倚，纳入研究可能存在以下偏倚：①发表偏倚：治疗输卵管妊娠的中药治法很多，本研究只纳入以活血化瘀消癥为法组方的46项随机对照试验评价中西药结合治疗的疗效和安全性。②选择偏倚：随机化质量较差，未提及分配隐藏，故无法确定研究对象是否随机分配。③信息偏倚：无一篇文献提及是否使用盲法，可能导致试验实施及数据处理的过程中存在执行偏倚及检测偏倚。④相关结局指标的报告不足及缺乏远期疗效和不良反应的记录，因此缺乏一定的可信度和真实性，中西药物治疗的疗效和安全性还需更多规范的临床随机对照研究加以证实。

（六）研究结论

中西药结合治疗输卵管妊娠在药物治疗中具有明显优势，为有再生育要求的育龄期患者提供了一种可靠、有效的治疗选择，在临床上具有良好的应用前景。

参考文献

［1］唐玲,吴清明,巴东娇.甲氨蝶呤联合中药治疗异位妊娠的疗效观察［J］.中外女性健康,2013,1(1): 94-95.

［2］崔蓉,李新.异位妊娠中西医结合保守治疗临床疗效分析［J］.淮海医药,2015,32(2):139-140.

［3］张洪.中西药联合治疗异位妊娠40例临床观察［D］.沈阳:辽宁中医药大学,2011.

［4］徐林林,郭荣.中西医结合治疗异位妊娠40例疗效观察［J］.湖南中医杂志,2014,30(2):50-51.

［5］李春娣.中药联合甲氨蝶呤保守治疗未破裂型输卵管妊娠52例［J］.河北中医,2012,34(11):1655-1657.

［6］李耀.中药联合氨甲蝶呤保守治疗输卵管妊娠的临床观察［J］.中国保健营养,2013,23(4):963-964.

［7］林秀梅.甲氨蝶呤联合中药治疗输卵管妊娠疗效分析［J］.中外健康文摘,2014,6(26):28-29.

［8］温桂兰,周瑛,余繁荣.中西医结合治疗输卵管妊娠82例临床观察［J］.中医药导报,2015,21(14):74-75.

［9］王中秋.甲氨蝶呤配伍中药治疗异位妊娠的临床观察［J］.中国实用医药,2007,25(2):40-41.

［10］王利芬.中药联合甲氨蝶呤治疗输卵管妊娠142例［J］.环球中医药,2013,6(4):284-285.

［11］王玉芳.甲氨蝶呤联合中药治疗异位妊娠的临床观察［J］.中国现代医生,2009,47(3):21-22.

［12］王琼.中西药联用治疗异位妊娠34例［J］.中国中医药现代远程教育,2010,8(11):55-56.

［13］王莉莉,刘静君.中西医结合治疗异位妊娠58例［J］.山东中医杂志,2011,30(12):866-878.

［14］王鹤,施颖.保守治疗异位妊娠40例临床观察［J］.中国实用医药,2011,6(32):154-155.

［15］赵新玲.中西医结合治疗少腹血瘀证异位妊娠的临床观察［D］.长沙:湖南中医药大学,2012.

［16］邵海鸥.中药综合疗法治疗早期输卵管妊娠的临床研究［D］.天津:天津中医药大学,2014.

［17］雒焕文.化瘀消癥汤联合甲氨蝶呤注射液治疗未破损型输卵管妊娠临床观察［J］.中国中医药信息杂志,2014,21(5):31-33.

［18］任国平,张彤,毕春燕.中西药联合治疗异位妊娠患者56例临床观察［J］.中国医药指南,2010,8(3):64-66.

［19］刘丽.化瘀止血汤联合米非司酮保守治疗不稳定型异位妊娠的临床研究［D］.济南:山东中医药大学,2008.

［20］刘英楠,汪君丽.化瘀杀胚汤联合米非司酮治疗异位妊娠的疗效观察［J］.中国现代医生,2012,50(3):73-82.

［21］李红瑜.中西医结合保守治疗异位妊娠50例临床观察［J］.现代中医药,2013,33(4):34-36.

［22］林红.米非司酮联合中药汤剂治疗输卵管妊娠疗效观察［J］.海南医学院学报,2013,19(9):1302-1304.

［23］沈家芬,叶银利.中药联合米非司酮保守治疗异位妊娠临床疗效分析及安全性评价［J］.中华中医药学刊,2014,32(11):2791-2793.

［24］温利君,冯亮.米非司酮联合中药保守治疗异位妊娠64例疗效分析［J］.中国医药指南,2013,11(16):172-173.

［25］金美花. 自拟中药宫外孕方剂加米非司酮治疗早期异位妊娠 68 例临床效果观察［J］. 中国民族民间医药,2010,21：137-138.

［26］黄文丽,陈晴. 米非司酮联合中药保守治疗异位妊娠的疗效分析［J］. 广西医科大学学报,2011,28(4)：645-646.

［27］余韬,杨燕. 甲氨蝶呤和米非司酮辅以中药治疗异位妊娠的临床观察［J］. 中国民族民间医药,2010,01：81-82

［28］刘丹. 米非司酮、甲氨蝶呤联合中药保守治疗宫外孕并发症的疗效分析［J］. 现代诊断与治疗,2015,26(18):4111-4113.

［29］刘春艳. 米非司酮与氨甲喋呤配合自拟中药汤剂治疗未破型输卵管妊娠的临床观察［J］. 母婴世界,2015(2):96.

［30］孙丽娟. 中西药联合治疗输卵管妊娠的临床观察分析［J］. 中国保健营养,2012,12：2280-2281.

［31］孙华军,张艳荣,焦晓云,等. 杀胚化瘀中药组方联合西药治疗输卵管妊娠的临床疗效观察［J］. 世界中西医结合杂志,2015,10(9):1256-1258.

［32］宋秀勉. 中西医结合治疗异位妊娠 30 例［J］. 四川中医,2004,22(8):66-67.

［33］宣艳红. 中药桃红活血汤联合米非司酮和甲氨蝶呤治疗输卵管妊娠疗效观察［J］. 医学综述,2010,16(22):3514-3515.

［34］张爱梅,南勇. 两种方法保守治疗输卵管妊娠比较研究［J］. 甘肃中医学院学报,2009,26(5):27-29.

［35］张莉. 中西药保守治疗异位妊娠 28 例效果观察［J］. 南通大学学报(医学版),2008,28(6):524-525.

［36］李昌祝. 中西医结合保守治疗异位妊娠疗效观察［J］. 现代中西医结合杂志,2009,18(8):874-875.

［37］杨凤敏. 中西医结合治疗输卵管妊娠临床观察［J］. 西部中医药,2012,25(5):72-73.

［38］杨艳. 中药联合甲氨蝶呤及米非司酮保守治疗输卵管妊娠临床观察［J］. 辽宁医学院学报,2015,36(6):78-9.

［39］江南,张艺,陈琳. 联合中药保守治疗异位妊娠 120 例临床疗效观察［J］. 中国医疗前沿,2013,8(6):49.

［40］田永范. 中西医结合在临床治疗异位妊娠过程中的作用及效果［J］. 内蒙古中医药,2012,14：23-24.

［41］董妍. 中药自拟方结合米非司酮与甲氨蝶呤治疗异位妊娠 40 例疗效观察［J］. 国际中医中药杂志,2015,37(12):1129-1130.

［42］赵宝恒. 米非司酮与氨甲喋呤配合自拟中药汤剂治疗未破型输卵管妊娠的临床观察［D］. 长春:长春中医药大学,2009.

［43］郭春燕,王翠联. 两种保守治疗宫外孕方法疗效观察［J］. 海南医学,2006,17(8):111-112.

［44］陈慧娟. 化瘀消癥泄浊方联合西药治疗非破裂型输卵管妊娠的临床研究［D］. 石家庄:河北医科大学,2011.

［45］孙丽娟. 中西药联合治疗输卵管妊娠的临床观察分析［J］. 中国保健营养,2012,12：2280-2281.

［46］陈莉莉. 中西医结合保守疗法治疗异位妊娠的临床疗效观察［J］. 实用中西医结合临床,2014,14(5):30-34.

［47］刘鸣. 系统评价、meta 分析设计与实施方法［M］. 北京:人民卫生出版社,2011：105.

［48］董妍. 中药自拟方结合米非司酮与甲氨蝶呤治疗异位妊娠 40 例疗效观察［J］. 国际中医中药杂志,2015,37(12):1129-1130.

［49］陈耀龙,李幼平,杜亮,等. 医学研究中证据分级和推荐强度的演进［J］. 中国循证医学杂志,2008,8(2):12-133.

［50］Swingler GH,Volmink J,Ioannidis JP.Number of published systematic reviews and global burden of disease:Database analysis［J］.BMJ,2003,327(7423):1083-1084.

［51］Young C，Horton R.Putting clinical trials into context［J］.Lancer，2005，366（9480）：107-108.

［52］Mober D，Liberati A，Tetzlaff J，et al. 系统综述和荟萃分析优先报告的条目：PRISMA 声明［J］. 中西医结合学报，2009，7（9）：889-896.

［53］Oxman AD.Checklists of review articles［J］.BMJ，1994，309（6955）：648-651.

［54］Shea BJ，Grimshaw JM，Wells GA，et al.Development of AMSTAR，a measurement tool to assess the method of logical quality of systematic reviews［J］.BMJ，2007，7：19.

［55］Kenneth F Schulz，David A Grimes.《柳叶刀》临床研究基本概念［M］. 北京：人民卫生出版社，2010.

［56］刘建平. 循证中医药研究方法［M］. 北京：人民卫生出版社，2009：209-299.

［57］刘建平，夏芸. 中文期刊发表的中医药系统综述或 Meta 分析文章的质量评价［J］. 中国中西医结合杂志，2007，27（4）：306-311.

［58］常艳鹏. 中医药相关 Meta 分析研究质量［J］. 常用中医内科杂志，2014，6：8.

［59］李延谦，刘雪梅，张鸣明，等. 中文期刊发表的中医药系统评价 /Meta 分析现状调查［J］. 中国循证医学杂志，2007，7（3）：180-188.

［60］熊俊，陈日新. 系统评价 /Meta 分析方法学质量的评价工具 AMSTAR［J］. 中国循证医学杂志，.2011，11（9）：1084-1089.

［61］胡丹，康德英，洪旗. 中医药系统评价中的异质性分析与处理［J］. 中国循证医学杂志，.2010，10（4）：488-491.

［62］Chotiner HC.Nonsurgical management of ectopic pregnancy associated with severe hyperstimulation syndrome［J］.Obstet Gynecol，1985，66：740-743.

［63］陈晨，刘倩，高华. 活血化瘀药药理作用研究进展［J］. 中国药事，2011，25（6）：603-605.

［64］杨宝峰. 药理学［M］.6 版. 北京：人民卫生出版社，2004：474.

［65］魏金柱，张艳，陈煌辉. 甲氨蝶呤不同的用药方式治疗异位妊娠不良反应的观察比较［J］. 医学综述，2010，16（18）：2861-2862.

［66］谢卫红，崔晓红，孙倩.185 例米非司酮不良反应分析［J］. 中国妇幼保健，2005，20（16）：2127-2128.

［67］孙宜梅. 宫外孕的病因分析［J］. 中外健康文摘，2011，8（33）：40-41.

第四章

小结与展望

临床医学是需要依靠回顾性和前瞻性研究数据支持的、不断更新的科学。而所有的医学探索，都是为了更好地服务于人类的健康。诚然，在治疗输卵管妊娠的问题上，我们亦需要更广泛的临床数据来源、更严密的实验设计、更可靠的研究结果，以此不断完善。

在此理念的推动下，广州中医药大学第一附属医院妇科输卵管妊娠研究团队，在邓高丕教授的带领下，通过十几年的临床研究，建立了"输卵管妊娠中西医结合诊疗方案"及其评价系统；通过多中心、大样本、随机对照临床试验，获得该方案的可行性和临床疗效可靠的数据支持。同时，通过系列的基础研究，初步回答了化瘀消癥杀胚中药治疗输卵管妊娠的机制问题。

一、临床部分

1. 输卵管妊娠临床治疗的现状

异位妊娠为妇科常见病和多发病，占孕妇总数的 1% 以上，其中输卵管妊娠达 95%，严重影响妇女生殖健康，甚至危及生命。随着现代医学科学技术的不断发展，极高敏感度的检测指标和局部探测仪器的面市，为输卵管妊娠的早期诊断提供了可靠的依据，亦为药物治疗提供了平台。中医药治疗早期输卵管妊娠的"效廉验便"优势突出，中西医结合治疗输卵管妊娠可以提高疗效，减轻药物不良反应，促进包块吸收，成为药物治疗的首选。

中西医结合优化选择的重点主要是解决临床治疗的安全性、有效性和恢复输卵管妊娠患者的再生育功能问题。

目前，虽然已有学者对药物治疗输卵管妊娠进行了不少的基础研究与临床研究，也推荐了一些药物治疗输卵管妊娠的诊疗指南或诊疗方案，但对药物治疗输卵管妊娠的适应证，临床医师仍缺乏必要的共识，掌握的标准也不统一；输卵管妊娠何时适合中医药治疗，何时适合中西医结合药物治疗，何时适合手术治疗，尚缺乏普遍公认的量化标准和严格的循证医学证据，临床上存在过急手术或盲目药物治疗的倾向。

在输卵管妊娠的某些阶段采用中医药治疗是有效的，此时采用中西医结合药物治疗是否疗效更好，两者的总体疗效、副作用和安全性等也缺乏严格的循证医学证据。临床医师也因此缺乏中医药治疗的信心。

2. 本书临床研究部分

本书第三章，详细介绍了广州中医药大学第一附属医院邓高丕教授及其团队，通过十几年大样本的回顾性研究、前瞻性的多中心随机对照临床研究，并经不断优化而提出的输卵管妊娠中西医结合治疗方案，以及研究过程的整体科研思路、结果与分析。从输卵管妊娠辨证分型初步确定了对输卵管妊娠病情进展，预后有直接影响的病情影响因子；在中医辨病分期和辨证分型的基础上，根据病情影响因子的总分值，进而制定个体化的输卵管妊娠的中西医结合治疗方案。该治疗方案充分发挥了中西医结合的优势，在临床治疗输卵管妊娠取得良好的效果。该方案已编写入多部"十二五""十三五"研究生、本科生规划教材；该方案的中医药内容在"十二五"期间，已作为国家中医药管理局中医优势病种的中医诊疗方案和临床路径颁布执行；并已编写入中国中医药学会主编的"中医妇科常见病诊疗指南"。

3. 输卵管妊娠的中医治疗优势

输卵管妊娠的辨证主要是"少腹血瘀"之实证或虚实夹杂证，辨证要点是分辨输卵管妊娠破损与否，胎元已殒或未殒，以及正气之存亡，气血之虚实。治疗始终要以化瘀消癥为大法。但由于输卵管妊娠干扰因素较多，病情复杂，部分患者诊断不易明确，且部分患者病情变化急剧，又具有不同的兼证，因此治疗前首先应尽快明确诊断，治疗过程中应根据病情的轻重缓急，虚实情况，急则治其标，缓则治其本，或标本兼治，即注意杀胚祛瘀、活血消癥、益气固脱诸法在不同时期的应用。本病治疗的重点是要注意随着病情的发展，密切进行动态观察，根据病情的变化，及时采取恰当的中西医治疗措施。并要在住院、有输血、输液及手术准备的条件下才能进行中医药或中西医结合药物治疗。对有条件进行药物治疗的患者，临证时是选择药物治疗还是手术治疗，还要根据患者对各种治疗方法的认可程度而定。

中西药物在输卵管妊娠各期的治疗中均可应用，中医治疗采用综合治疗的方法，主要以辨病分期、辨证分型内服中药汤药、中成药、静脉滴注活血化瘀类中药注射液，中药散剂外敷或中药液保留灌肠等同步或分步按阶段进行。对降 hCG、消除局部病灶，促进盆腔血肿或积血再吸收有着重要的作用。有明确的适应症，足够的疗程和多途径的综合方案是治疗输卵管妊娠成功的关键。

4. 对下一步研究的展望

在原有的输卵管妊娠的诊疗方案的基础上，通过创建病历资料信息资源库，实现电子化管理与随访流程，从而对输卵管妊娠病情影响因子进行必要的优化研究。

而对于输卵管妊娠患者治疗后的生育功能，中医学或西医学均没有更多具有循证医学证据、疗效肯定的治疗方法。故应进一步开展对有生育要求的输卵管妊娠患者的远期疗效监测和随访。优化关于改善输卵管功能、减少远期并发症的处方和各种中医药治疗措施，建立"中医药和中西医结合治疗早期输卵管妊娠的诊疗规范"治疗后的随访机制，完善中医药的干预对输卵管妊娠后，生育力改善的评价体系，为临床上根据疾病发展的不同阶段，选择最佳的输卵管妊娠治疗方法提供充分的循证医学证据。以期使中西医结合治疗方法能对恢复患者的生育功能、改善生殖状态的优势得以更好地发挥。

二、基础部分

1. 输卵管妊娠基础研究的现状

中医药治疗输卵管妊娠的基础研究进展较慢，自山西医学院第一附属医院确立了中医药治疗异位妊娠的宫外孕Ⅰ号方、Ⅱ号方至今，几十年来的基础研究多主要集中在血液流变学研究上。2004 版的《中药药理学》认为：活血化瘀药物可改善局部血液循环，抑制血小板聚集，对血凝块的分解和吸收有一定作用，其机理是促进单细胞系吞噬细胞机能，促使巨噬细胞向血凝块周围聚集，提高巨噬细胞吞噬自身红细胞的能力，故可阻止血肿包块的形成，同时对已形成的包块又能促使其吸收、消散；另外尚有消炎、抑菌、抑制胶原蛋白合成的作用，可防止感染，减少粘连，使结缔组织软化。

2. 本书的基础研究部分

本书的第二章，详细介绍了广州中医药大学第一附属医院邓高丕教授及其团队，近十年来对化瘀消癥杀胚中药复方的基础研究探索。通过建立稳定的人源输卵管妊娠滋养细胞的体外模型和人源妊娠绒毛组织块裸鼠体内移植模型，利用细胞生物学、生物信息学、高通量配体筛选等现代生物学技术，开展了较为系统的化瘀消癥杀胚中药复方对异位妊娠体内、外模型的作用机制研究。

（1）化瘀消癥杀胚中药复方能通过诱导滋养细胞凋亡的发生，从而起到治疗输卵管妊娠的作用：①化瘀消癥杀胚中药复方可下调输卵管妊娠滋养细胞中抗凋亡蛋白 Bcl-2 的表达水平，增加输卵管妊娠滋养细胞凋亡相关蛋白 Fasl 和 Caspase-3 的表达，促进凋亡的发生。②化瘀消癥杀胚中药复方可抑制输卵管妊娠滋养细胞的增殖，促进滋养细胞凋亡率。③透射电镜观察化瘀消癥杀胚中药复方作用于输卵管妊娠滋养细胞后，输卵管妊娠滋养细胞体积变小、皱缩，细胞表面的微绒毛减少，核质萎缩、碎裂，个别形成凋亡小体，核膜消失；有些细胞可见细胞骨架解体，细胞核裂解为碎块，进而细胞质膜内陷，将细胞分隔，产生凋亡小体，呈现典型的凋亡形态学改变。

（2）化瘀消癥杀胚中药复方可能通过降低雌激素受体（ER）、孕激素受体（PR）的表达，从而起到治疗输卵管妊娠的作用：①化瘀消癥杀胚复方能降低输卵管妊娠滋养细胞 ER、PR 的表达，从而降低输卵管黏膜对于胚胎组织的容受性，导致异位的胚胎活性下降。②化瘀消癥杀胚中药复方能够下调异位妊娠裸鼠模型中绒毛种植包块 ER、PR 的表达，表明其能从受体水平拮抗雌、孕激素，从而导致绒毛组织因缺乏雌、孕激素支持而变性、坏死。

（3）化瘀消癥杀胚复方可能通过调节输卵管妊娠滋养细胞金属蛋白酶（MMP）的表达，导致蜕膜组织变性坏死，降低滋养细胞的侵袭力，从而起到治疗输卵管妊娠的作用。

3. 对下一步研究的展望

而对于中药复方及机制探索方面，仍有很大的研究空间，我们正在进行的基础研究和应用研究有：

（1）化瘀消癥杀胚中药复方治疗早期输卵管妊娠的配伍规律研究：购置药材，并进行基原鉴定，对复方提取工艺和制剂工艺进行优化，并进行 HPLC 的系统研究，建立复方及其组成药物的质量标准研究。

（2）按照生物样本收集原则，收集并保存输卵管妊娠的组织标本，初步建立输卵管妊娠的标本库：建立动物模型和细胞模型，并进行基于药效的配伍规律，初步筛选出化瘀消癥杀胚中药复方，并进行验证实验。

（3）基于信号通路探讨化瘀消癥杀胚复方对输卵管妊娠的干预机制：通过体外培养输卵管妊娠滋养细胞，研究细胞增殖、凋亡、侵袭力以及这些细胞特性与影响疾病发生发展的各条信号通路或关键信号因子表达的关系，进而研究输卵管妊娠发病机制以及化瘀消癥杀胚复方的作用靶点和起效机理。

（4）基于蛋白组学的输卵管妊娠及化瘀消癥杀胚中药复方干预机制研究：按照生物样本收集原则，收集并保存输卵管妊娠的组织标本，进行高通量筛选，生物数据分析确定各类差异蛋白，分析差异蛋白结构及功能。从差异蛋白中选出重点差异蛋白，并选取其中 10~20 个进行免疫组化等技术的验证（在原蛋白样本的基础上增加新样本例数进行完整验证）。

（5）总结化瘀消癥杀胚复方治疗早期输卵管妊娠的配伍规律研究并完成中成药的开发：总结化瘀消癥杀胚复方治疗早期输卵管妊娠的配伍规律研究，进行中成药质量标准、提取工艺、制剂工艺，完成申报材料整理与上报。

三、输卵管妊娠的基础研究与临床转化的分析与思考

临床研究中发现的问题如何通过基础研究阐明，基础研究取得的成果如何指导临床实践，如何进行医学转化，一直是科学研究中的难题。目前，将输卵管妊娠基础研究中取得的成果与临床衔接，进行医学转化的能力仍然不足。

在深入进行输卵管妊娠基础研究的基础上，要重视探讨将输卵管妊娠基础研究中取得的成果进行临床医学转化，提高医学转化能力，开展医学转化实践。如：在前期基础研究的基础上，基于药效筛选出更有效的治疗早期输卵管妊娠的中药复方；通过对中药材质量的把控，基原鉴定，对复方提取工艺和制剂工艺进行优化，建立复方及其组成药物的质量标准等，从而进一步提高临床疗效。

临床疗效是中医药生存和发展的根本，是将中医药特色转化为优势的具体体现。故临床上行之有效、作用机制研究透彻的中医治疗方案，应当得到更广泛地推广应用，以配合目前中医药事业快速发展、诊疗规模不断扩大、服务辐射面持续增长的社会现状。

附 录

附录一：人才培养及其论文成果

（一）博士及其学位论文题目

1. 宋阳：输卵管妊娠的辨病辨证规律及论治方案的前瞻性研究。
2. 袁烁：化瘀消癥杀胚法对输卵管妊娠影响的临床与实验研究。
3. 刘玲：异位妊娠患者中医体质调查以及化瘀消癥杀胚中药复方对输卵管妊娠影响的研究。
4. 王瑞雪：化瘀消癥杀胚中药复方对输卵管妊娠滋养细胞影响的实验研究。
5. 徐娟：化瘀消癥杀胚中药对异位妊娠裸鼠体内模型的影响及临床治疗的研究。
6. 李晓荣：化瘀消癥杀胚中药诱导输卵管妊娠滋养细胞凋亡的分子机制及临床研究。
7. 王晨媛：输卵管妊娠相关蛋白质组学研究及中西医结合药物干预靶蛋白探究。
8. 姚寒梅：药物治疗 664 例输卵管妊娠疗效分析及化瘀消癥复方组方优化研究。

（二）硕士及其学位论文题目

1. 何虹：输卵管妊娠辨病与辨证论治规律探讨。
2. 姚静：异位妊娠发病相关因素探讨。
3. 宋阳：输卵管妊娠辨病与辨证规律探讨。
4. 刘悦坡：血清 β-hCG 定量、E_2、P 以及 E2/P 在输卵管妊娠、胎动不安、胎漏中的相关性研究。
5. 陈清梅："输卵管妊娠治疗方案"的回顾性评价研究。
6. 魏秀莉：β-hCG 定量、E_2、P 以及 E2/P 对早期先兆流产、输卵管妊娠的中医辨病与辨证及其预后的影响。
7. 邱扬：输卵管妊娠发病因素和病情因子与其主要中医证型关系的研究。
8. 孙佳琦：活血化瘀消癥杀胚中药对输卵管妊娠的作用机理研究。
9. 曾根：早期不明位置妊娠判别方程的临床验证及应用。
10. 胡昀昀：药物治疗早期输卵管妊娠疗效回归方程的建立及方案优化。
11. 罗丹：异位妊娠患者体质类型与药物治疗效果的相关性研究。
12. 黄艳媛：基于决策树的异位妊娠病情相关变量对药物组治疗的影响。
13. 刘晓静：邓高丕教授关于输卵管妊娠临床研究的总结与创新。

14. 陈涛：邓高丕教授关于输卵管妊娠基础研究的总结与创新。

15. 陈英杰：中药联合 RU486、MTX 治疗对治疗输卵管妊娠后输卵管复通情况的 Meta 分析。

16. 姚君伊：中西医结合药物治疗输卵管妊娠的 Meta 分析。

附录二：科研基金课题

1. 基于微环境调控探讨化瘀杀胚中药对早期异位妊娠滋养细胞的调控机制研究。国家自然科学基金，项目编号：81173295。项目研究时间：2012 年 1 月至 2015 年 12 月。资助经费：59 万元。

2. 基于 HPLC-MS 质控下的化瘀消癥杀胚中药对人输卵管妊娠滋养细胞影响的研究。国家自然科学基金，项目编号：30973767。项目研究时间：2010 年 1 月至 2012 年 12 月。资助经费：30 万元。

3. 输卵管妊娠辨病与辨证论治方案的规范化研究。国家中医药行业科研专项，项目编号：200807015。项目研究时间：2009 年 1 月至 2011 年 12 月。资助经费：70 万元。

4. 化瘀消癥中药复方治疗早期输卵管妊娠的药物配伍作用与组方优化研究。广东省科技计划项目，项目编号：2013A032500002。项目研究时间：2013 年 10 月至 2015 年 10 月。资助经费：25 万元。

5. 基于 PI3K/Akt/mTOR 信号通路探讨化瘀消癥复方对输卵管部位滋养细胞侵袭与凋亡的调控机制研究。广东省自然科学基金，项目编号：2014A030310246。项目研究时间：2015 年 1 月至 2017 年 12 月。资助经费：10 万元。

6. 消癥杀胚中药对人输卵管妊娠滋养细胞裸鼠移植的机制探讨。广东省科技计划项目，项目编号：2011B031700039。项目研究时间：2012 年 1 月至 2014 年 12 月。资助经费：8 万元。

7. 化瘀消癥杀胚复方含药血清对输卵管妊娠滋养细胞的影响。广东省自然科学基金，项目编号：9151051501000082。项目研究时间：2009 年 10 月至 2011 年 10 月。资助经费：5 万元。

8. β-hCG、E2、P 和 E2/P 对早期先兆流产、输卵管妊娠的中医辨病与辨证及其预后的影响。广东省科技厅，项目编号：2007B031401002。项目研究时间：2008 年 1 月至 2010 年 12 月。资助经费：2 万元。

9. 活血化瘀消癥杀胚中药对输卵管妊娠的作用机理研究。广东省科技厅，项目编号：63013。项目研究时间：2006 年 1 月至 2008 年 12 月。

10. 输卵管妊娠的中西医结合诊疗方案研究。广东省科技厅，项目编号：粤科计字［2004］139 号。项目研究时间：2004 年 1 月至 2006 年 12 月。

11. 中医药强省建设专项中医优势病种突破项目——早期输卵管妊娠。广东省中医药局，批文号：粤中医函［2015］19 号。项目研究时间：2015 年 1 月至 2017 年 12 月。资助经费：300 万元。

12. 化瘀消癥颗粒专科新制剂开发。创新强院工程项目。项目研究时间：2015 年 10 月至

2017 年 9 月。资助经费：30 万元。

附录三：公开发表的论文

1. Human fallopian tube proteome shows high coverage of mesenchymal stem cells associated proteins 《Bioscience Reports》Feb 19，2016，36（1）e00297；DOL：10.1042/BSR20150220 通讯作者

2. 郜洁，胡昀昀，黄艳茜，邓高丕（通讯作者）. 中西医结合药物治疗输卵管妊娠疗效的影响因素分析 [J]. 中医杂志，2016，57（16）：1388-1392.

3. 郜洁，黄艳茜，胡昀昀，刘晓静，邓高丕（通讯作者）. 基于决策树的中西医结合治疗早期输卵管妊娠的预后因子分析 [J]. 广州中医药大学学报，2016，33（4）：494-497.

4. 袁烁，宋阳，卢如玲，邓高丕（通讯作者）. 中西医结合药物治疗输卵管妊娠正虚血瘀证 [J]. 中国实用方剂学杂志，2016，22（6）：149-153.

5. 袁烁，刘玲，王瑞雪，邓高丕（通讯作者）. 输卵管妊娠绒毛滋养层细胞的体外培养与鉴定 [J]. 中国妇幼保健，2016，31（3）：550-553.

6. 袁烁，刘玲，邓高丕（通讯作者）. 加味宫外孕 I 号方含药血清对体外培养的输卵管妊娠滋养细胞凋亡率和细胞周期的影响. 中华中医药学刊，2015，33（11）：2598-2600.

7. 宋阳，邓高丕（通讯作者）. 中西医结合药物治疗未破损期输卵管妊娠 150 例临床观察 [J]. 新中医，2015，47（7）：177-179.

8. 刘玲，邵良，宋阳，邓高丕（通讯作者）. 异位妊娠患者中医体质类型调查 [J]. 时珍国医国药，2015，26（1）：174-175.

9. 宋阳，曾根，邓高丕（通讯作者），陈新林. 早期不明位置妊娠鉴别诊断方程的建立与评价 [J]. 中国妇幼保健，2014，29（35）：5757-5759.

10. 徐娟，邓高丕（通讯作者），郜洁. 化瘀消癥杀胚中药对异位妊娠裸鼠体内模型的影响 [J]. 中华中医药杂志，2014，29（10）：3115-3118.

11. 李晓荣，黄艳茜，邓高丕（通讯作者）. 化瘀消癥杀胚中药复方诱导人输卵管妊娠滋养细胞凋亡的影响 [J]. 中成药，2014，36（9）：1813-1817.

12. 刘玲，袁烁，邓高丕（通讯作者）. 化瘀消癥杀胚中药复方给药血浆的药物成分检测 [J]. 时珍国医国药，2014，25（7）：1759-1761.

13. 王瑞雪，邓高丕（通讯作者）. 化瘀消癥杀胚中药复方对体外培养输卵管妊娠滋养细胞凋亡能力的影响 [J]. 中华中医药杂志，2014，29（5）：1645-1649.

14. 袁烁，邓高丕（通讯作者），林夏静. 宫外孕 I 号方对体外培养的输卵管妊娠滋养细胞凋亡相关基因影响的研究 [J]. 时珍国医国药，2014，25（2）：270-271.

15. 刘玲，邓高丕（通讯作者）. 化瘀消癥杀胚复方含药血清对输卵管妊娠滋养细胞 ER、PR、MMP2 的影响 [J]. 中华中医药杂志，2013，28（12）：3701-3704.

16. 田艳红，邓高丕（通讯作者）. 辨证论治配合甲氨蝶呤治疗宫外孕疗效观察 [J]. 陕

西中医，2013，33（12）：1634-1635.

17. 孙佳琦，袁烁，邓高丕（通讯作者）.活血化瘀消癥杀胚中药对输卵管妊娠输部位卵管黏膜细胞超微结构的影响［J］.云南中医学院学报，2012，35（3）：32-36.

18. 袁烁，邓高丕（通讯作者）.化瘀消癥杀胚复方含药血清对体外培养输卵管妊娠滋养细胞凋亡的影响［J］.中华中医药杂志，2012，27（4）：1003-1007.

19. 邱扬，邓高丕（通讯作者），宋阳.输卵管妊娠病情相关因子与其主要中医证型关系的研究［J］.时珍国医国药，2011，22（11）：2791-2792.

20. 邱扬，邓高丕（通讯作者），宋阳.输卵管妊娠破损期气血亏脱危象因子的相关性研究［J］.新中医，2011，43（10）：56-57.

21. 邱扬，邓高丕（通讯作者）.输卵管妊娠发病高危因素与其主要中医证型关系的研究［J］.广州中医药大学学报，2011，28（4）：355-358.

22. 魏秀丽，宋阳，邓高丕（通讯作者）.β-hCG、雌二醇、孕酮及雌二醇／孕酮比值对早期输卵管妊娠的鉴别诊断意义［J］.中国实用妇科与产科杂志，2009，25（5）：386-387.

23. 王慧颖，邓高丕（通讯作者），王心田，何惠娟.回收式自体输血在输卵管妊娠合并失血性休克中的应用价值［J］.中国实用妇科与产科杂志，2007，23（5）：382-381.

24. 邓高丕，宋阳，何燕萍.辨证治疗输卵管妊娠29例疗效观察［J］.新中医，2007，39（2）：34-35.

25. 李道成，邓高丕.宫外孕Ⅱ号方加味预防腹腔镜保守手术后持续性异位妊娠的临床研究［J］.新中医，2007，39（12）：50-51.

26. 邓高丕，宋阳，何燕萍.输卵管妊娠辨病分期辨证分型治疗方案的研究［J］.辽宁中医杂志，2007，34（11）：1576-1578.

27. 刘悦坡，邓高丕（通讯作者）.血清β-hCG、E2、P以及E2/P在输卵管妊娠、胎动不安、胎漏中的相关性研究［J］.中国医药导报，2007，4（18）：41-42.

28. 邓高丕，刘悦坡.血清β-hCG、E2、P以及E2/P在异位妊娠与早期先兆流产中的研究现状［J］.中原医刊，2006，33（23）：53-54.

29. 姚静，邓高丕，宋阳.输卵管妊娠辨病分期与辨证分型规律及其相关性探讨［J］.中国中医药科技，2006，13（4）：259-260.

30. 姚静，宋阳，邓高丕.输卵管妊娠中西医结合量化治疗方案的前瞻性研究［J］.中国中医药科技，2006，13（4）：260-262.

31. 姚静，邓高丕，宋阳.异位妊娠危险因素Logistic回归分析［J］.深圳中西医结合杂志，2006，16（2）：84-86.

32. 邓高丕，姚静.异位妊娠的病因学研究进展［J］.医药产业资讯，2006,2：85-87.

33. 邓高丕，宋阳，何燕萍，孙冬莉.对《中医妇科学》教材中"异位妊娠"病的辨证分型探讨［J］.医药产业资讯，2006，3（21）：134.

34. 邓高丕，姚静.异位妊娠的病因学研究进展［J］.医药产业资讯，2005，6（8）：85-87.

35. 宋阳，邓高丕，何虹，何燕萍.药物治疗异位妊娠的研究进展［J］.辽宁中医学院学报，2005，7（3）：230-232.

36. 邓高丕，何虹，何燕萍，宋阳. 输卵管妊娠的分期辨证论治规律探讨［J］. 中国中医药信息杂志，2005，12（3）：9-11.

37. 邓高丕，何虹，何燕萍. 病情影响因子对输卵管妊娠患者分期辨证论治的影响［J］. 中医杂志，2004，45（6）：447-449.

38. 邓高丕，姜萍. 输卵管妊娠的中西医诊断与治疗策略［J］. 新中医，2003，35（1）：5-6.

39. 周英，邓高丕，陶莉莉. 药物保守治疗未破裂型异位妊娠47例临床观察［J］. 现代中西医结合杂志，2001，10（16）：1507-1509.

40. 周英，陶莉莉，邓高丕.100例休克型输卵管妊娠术中自身输血分析［J］. 广东医学，2001，22（9）：823-824.

附　图

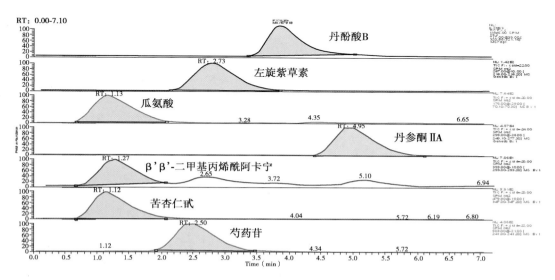

附图 2-1-1　混标总离子流二维图

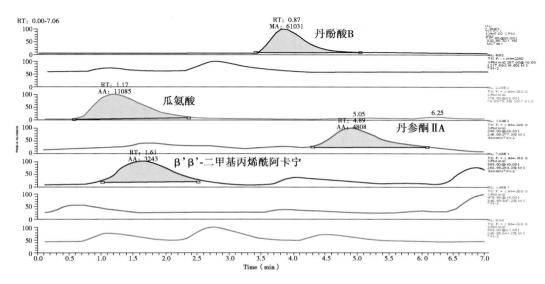

附图 2-1-2　中药低剂量组总离子流二维图

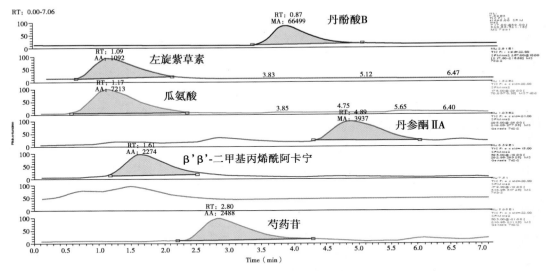

附图 2-1-3　中药中剂量组总离子流二维图

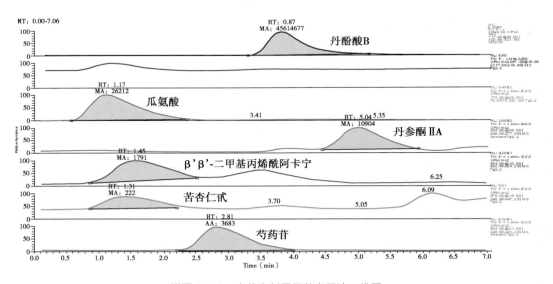

附图 2-1-4　中药高剂量组总离子流二维图

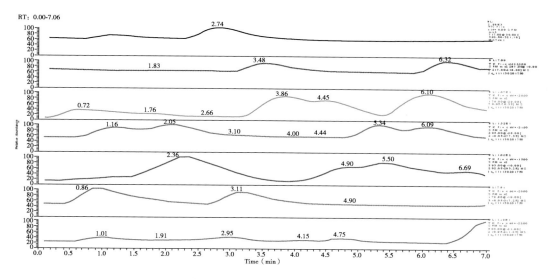

附图 2-1-5　西药组总离子流二维图

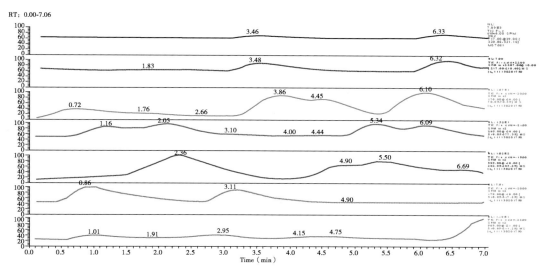

附图 2-1-6　空白组总离子流二维图

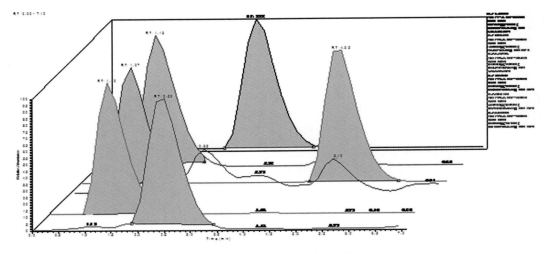

附图 2-1-7　混标总离子流图 3 维图

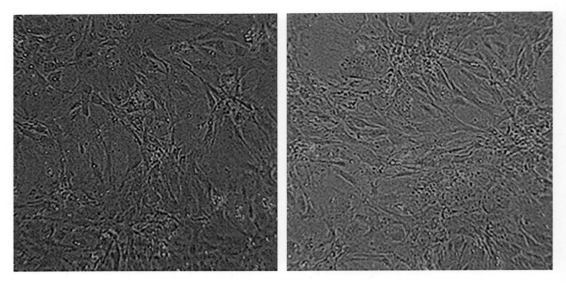

附图 2-2-1　倒置显微镜下滋养细胞形态（×100）

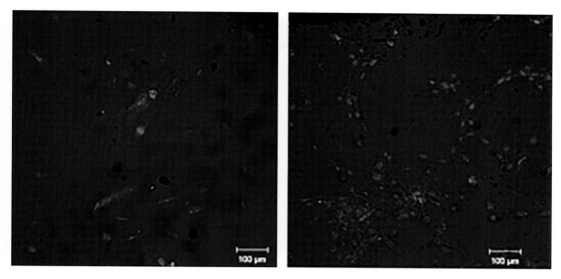

附图 2-2-2　激光共聚焦显微镜下免疫荧光双标记图（×100）

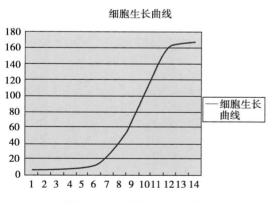

附图 2-2-3　滋养细胞生长曲线

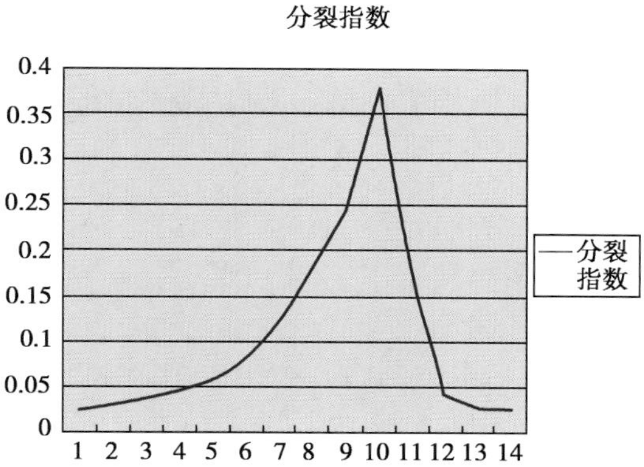

附图 2-2-4　滋养细胞分裂指数

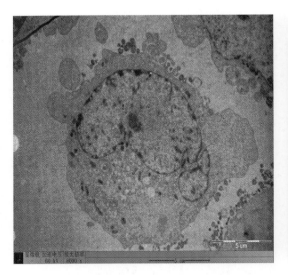

附图 2-2-5   透射电镜下输卵管妊娠滋养细胞形态（×8000）

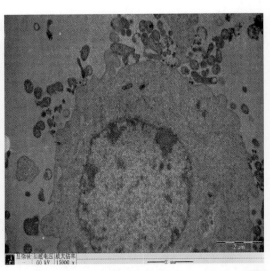

附图 2-2-6   透射电镜下输卵管妊娠滋养细胞形态（×15 000）

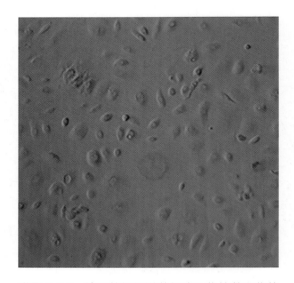

附图 2-2-7   输卵管妊娠滋养细胞原代培养原代第20 天，细胞生长融合达 70%~80%（×100）

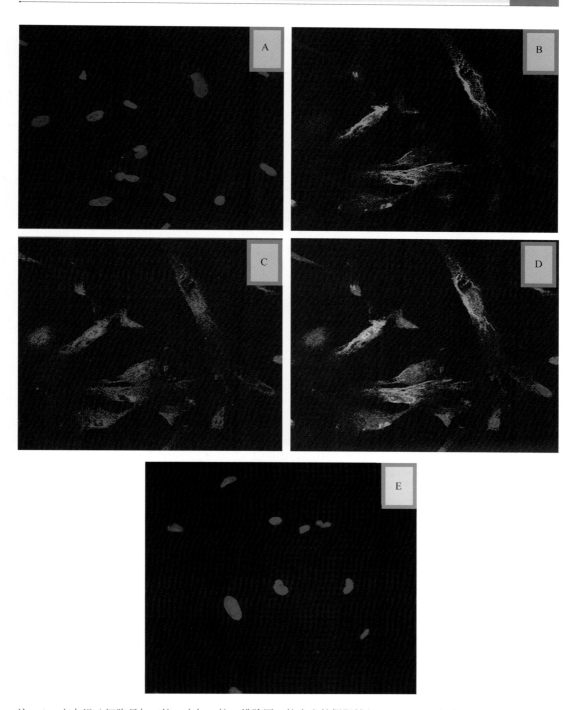

注：A：空白组（细胞只加二抗，未加一抗，排除因二抗产生的假阳性）；B：CK18（+）；C：ErBb（+）；
D：CK18（+）+ErBb（+）；E：Vimitin（-）

附图 2-2-8　免疫荧光化学染色法鉴定输卵管妊娠滋养细胞（×400）

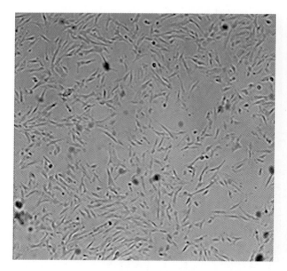

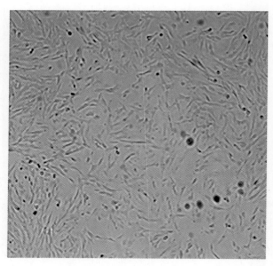

附图 2-3-1 倒置显微镜下正常宫内早孕滋养细胞
（×40）

附图 2-3-2 倒置显微镜下输卵管妊娠滋养细胞
（×40）

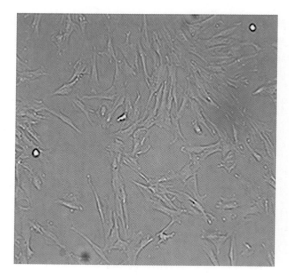

附图 2-3-3 倒置显微镜下正常宫内早孕滋养细胞
（×100）

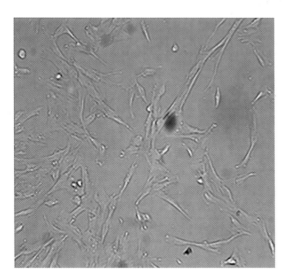

附图 2-3-4 倒置显微镜下输卵管妊娠滋养细胞（×100）

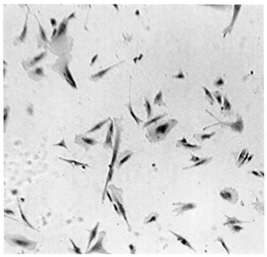

附图 2-3-5 滋养层细胞免疫细胞化学染色：抗 CK-18 阳性（×100）

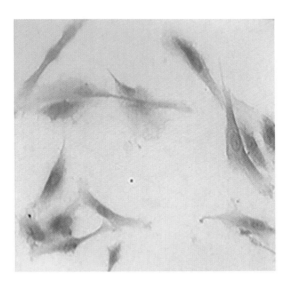

附图 2-3-6 滋养层细胞免疫细胞化学染色：抗 CK-18 阳性（×1000）

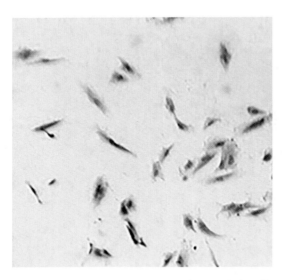

附图 2-3-7　滋养层细胞免疫细胞化学染色：抗 cerbB-2 阳性（×100）

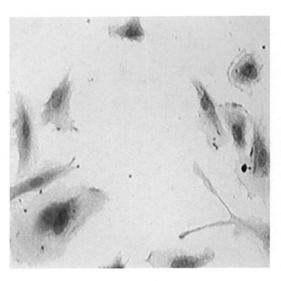

附图 2-3-8　滋养层细胞免疫细胞化学染色：抗 cerbB-2 阳性（×1000）

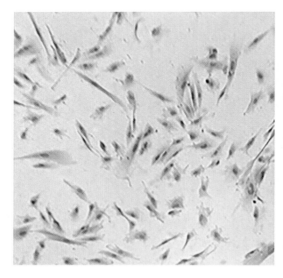

附图 2-3-9　滋养层细胞免疫细胞化学染色：抗 Vimentin 阴性（×100）

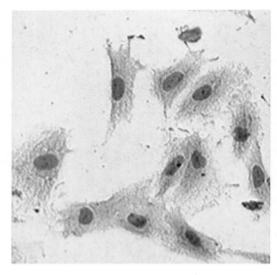

附图 2-3-10　滋养层细胞免疫细胞化学染色：抗 Vimentin 阴性（×1000）

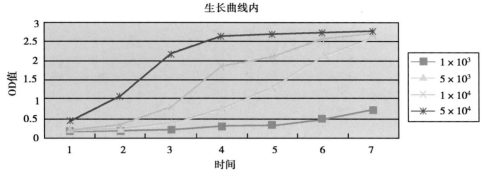

附图 2-3-11　正常宫内早孕滋养细胞生长曲线

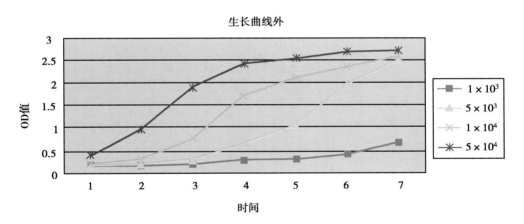

附图 2-3-12　输卵管妊娠滋养细胞生长曲线

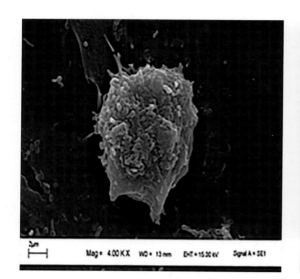

附图 2-3-13　扫描电镜下正常宫内早孕滋养细胞 1
（x4000）

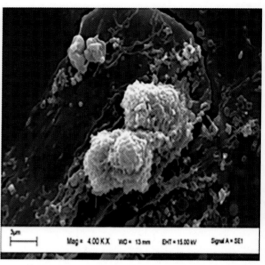

附图 2-3-14　扫描电镜下正常宫内早孕滋养细胞 2
（x4000）

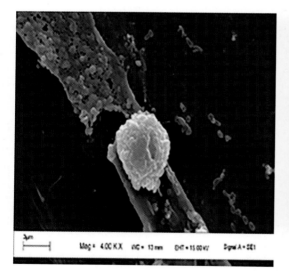

附图 2-3-15　扫描电镜下正常宫内早孕滋养细胞 3
（x4000）

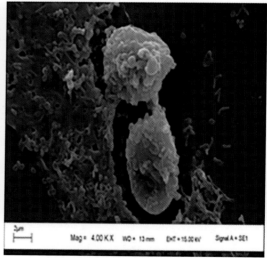

附图 2-3-16　扫描电镜下输卵管妊娠滋养细胞 1
（x4000）

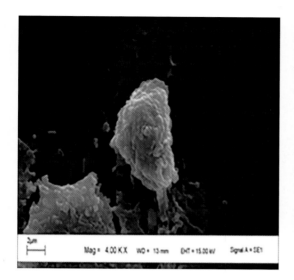

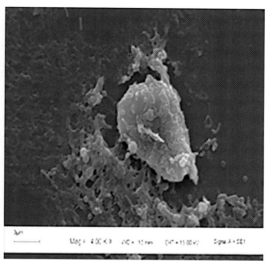

附图 2-3-17　扫描电镜下输卵管妊娠滋养细胞 2（x4000）

附图 2-3-18　扫描电镜下输卵管妊娠滋养细胞 3（x4000）

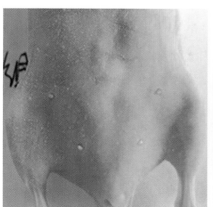

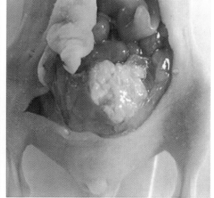

附图 2-4-1　裸鼠移植模型瘤体观察

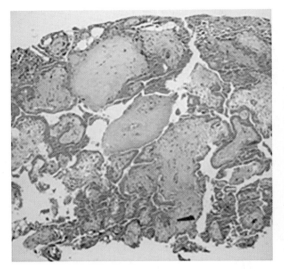

附图 2-4-2　边缘绒毛滋养细胞细胞核清晰
（24#，HE ×100）

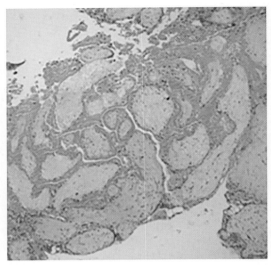

附图 2-4-3　边缘绒毛滋养细胞细胞核清晰
（32#，HE ×100）

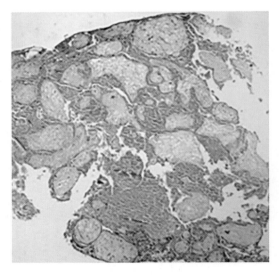

附图 2-4-4　边缘绒毛滋养细胞细胞核清晰
（33#，HE ×100）

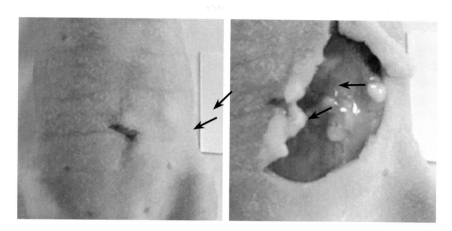

附图 2-4-5　细胞注射法裸鼠模型瘤体观察

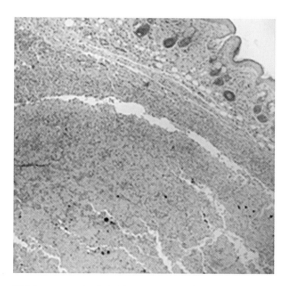

附图 2-4-6　细胞注射组光镜检测（9#，D7）：皮下囊肿，包膜完整，内部可见移植的细胞（HE ×100）

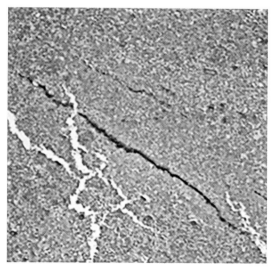

附图 2-4-7　细胞注射组免疫组化检测（9#，D7）：CK18 在滋养细胞胞浆呈阳性表达。滋养细胞细胞核不清或消失（CK18，×200）

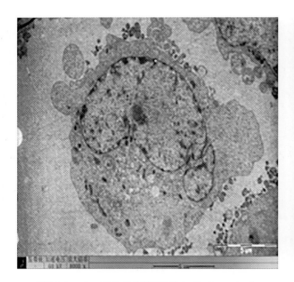

附图 2-5-1 输卵管妊娠滋养细胞（x8 000）

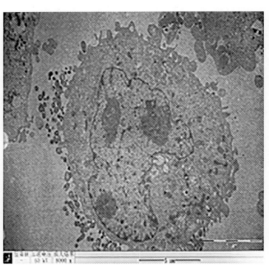

附图 2-5-2 输卵管妊娠滋养细胞（x8 000）

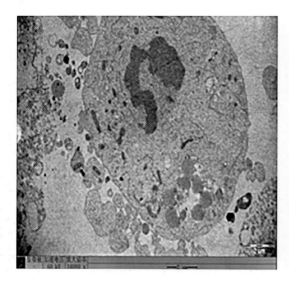

附图 2-5-3 输卵管妊娠滋养细胞（x10 000）

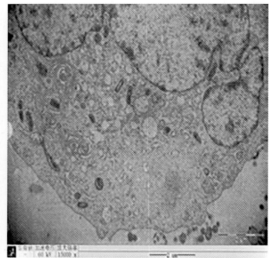

附图 2-5-4 输卵管妊娠滋养细胞（x15 000）

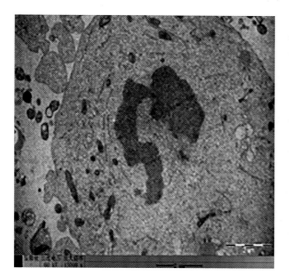

附图 2-5-5　输卵管妊娠滋养细胞（×15 000）

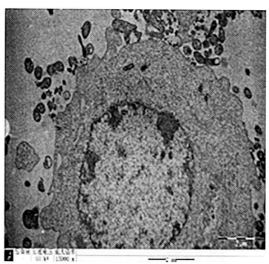

附图 2-5-6　输卵管妊娠滋养细胞（×15 000）

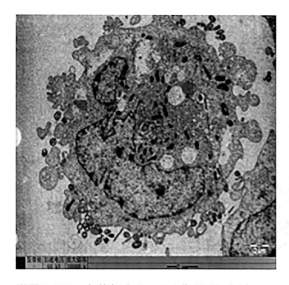

附图 2-5-7　中药复方 5mg/ml 作用 48 小时
（×10 000）

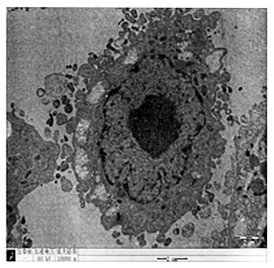

附图 2-5-8　中药复方 5mg/ml 作用 48 小时
（×10 000）

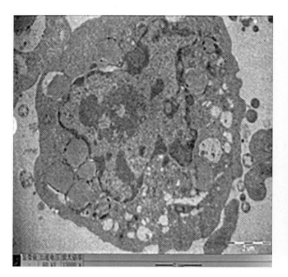

附图 2-5-9　中药复方 5mg/ml 作用 48 小时
（×12 000）

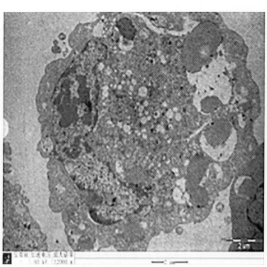

附图 2-5-10　中药复方 5mg/ml 作用 48 小时
（×15 000）

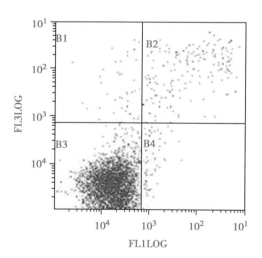

附图 2-5-11　空白组含药血清作用 72 小时后
的细胞凋亡

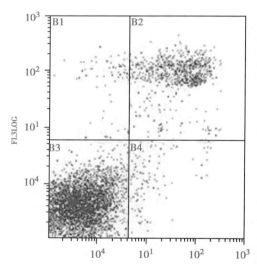

附图 2-5-12　西药组含药血清作用 72 小时后的
细胞凋亡

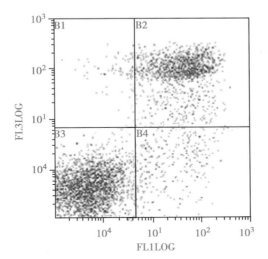

附图 2-5-13　中药组含药血清作用 72 小时后
的细胞凋亡

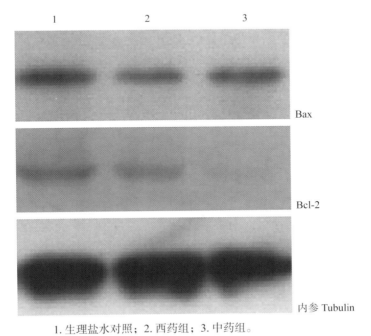

1. 生理盐水对照；2. 西药组；3. 中药组。

附图 2-5-14　各实验组 Bcl-2 和 Bax 蛋白表达情况

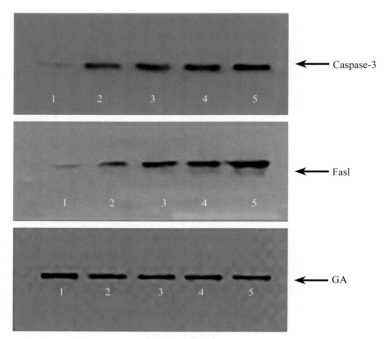

1. 空白组；2. 中药低剂量组；3. 中药中剂量组；4. 中药高剂量组；5. 西药组

附图 2-5-15　各实验组 Fasl 和 Caspase-3 蛋白表达情况

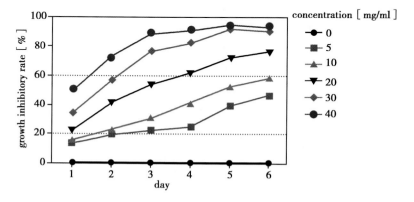

附图 2-5-16　不同浓度中药对输卵管妊娠滋养细胞的生长抑制

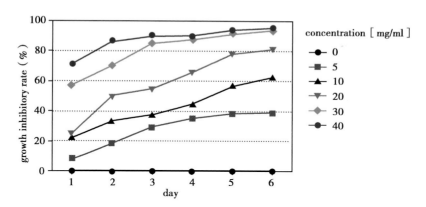

附图 2-5-17　不同浓度中药对宫内妊娠滋养细胞的生长抑制

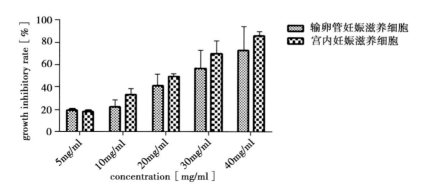

附图 2-5-18　不同浓度中药作用 48 小时后对两种滋养细胞的生长抑制

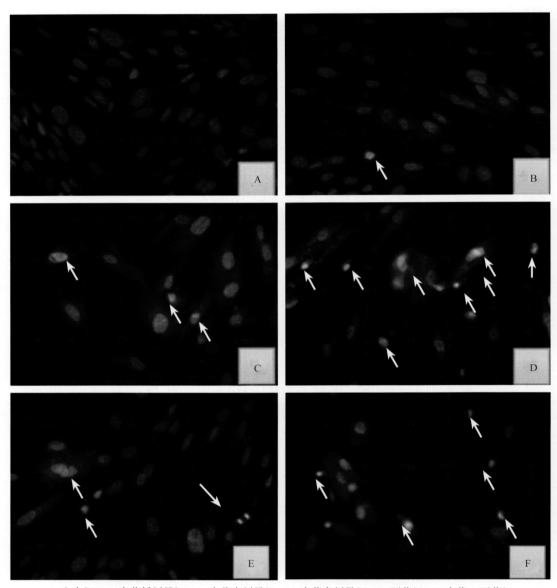

A. 空白组；B. 中药低剂量组；C. 中药中剂量组；D. 中药高剂量组；E. 西药组；F. 中药 + 西药组

附图 2-5-19　不同浓度中药复方对人输卵管滋养细胞形态改变（Hoechst 染色 ×400）

（不同浓度中药复方组中均出现不同程度核固缩、核碎裂及凋亡小体）

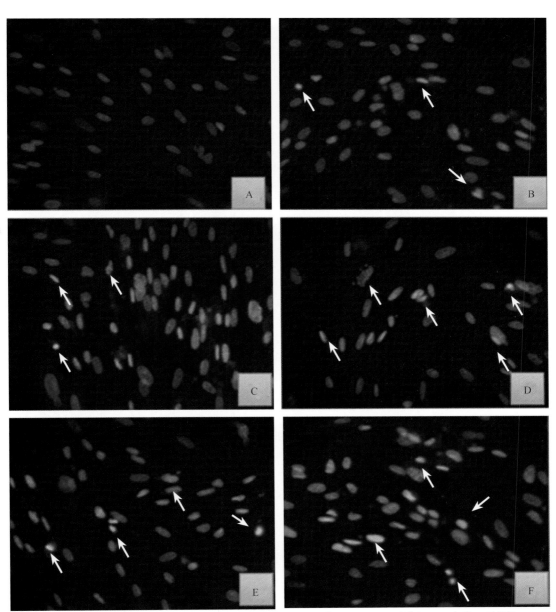

A. 空白组；B. 中药低剂量组；C. 中药中剂量组；D. 中药高剂量组；E. 西药组；F. 中药＋西药组

附图 2-5-20　不同浓度中药复方组宫内滋养细胞形态的改变（Hoechst 染色 ×400）

（不同浓度中药复方组中均出现不同程度核固缩、核碎裂及凋亡小体）

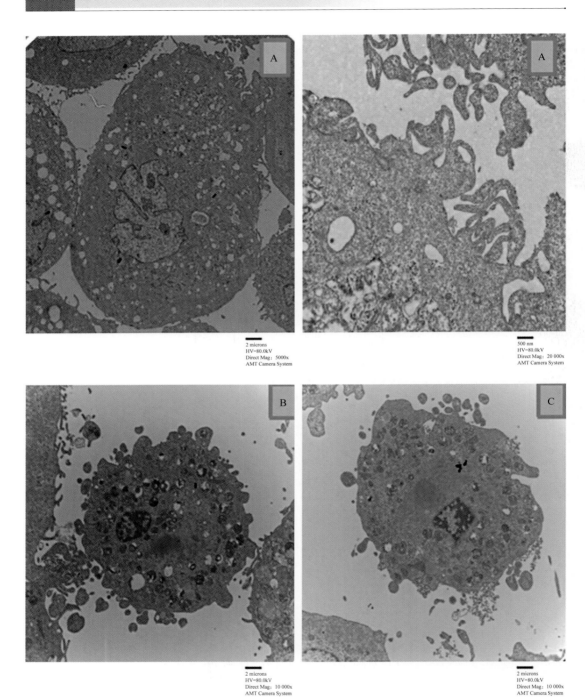

A. 空白组（5000 倍镜下细胞表面微绒毛丰富，核仁大而明显，常染色体质为主胞质丰富。20 000 倍镜下的微绒毛结构完整，内质网清晰可见）；B. 西药组（细胞表面绒毛稀少，细胞异染色质增多，细胞器模糊不清，细胞肿胀）；C. 中药高剂量组 20mg/ml（5000 倍镜下细胞表面微绒毛减少，体积变小，不同程度皱缩异染色质增多，细胞器肿胀，空泡状脂滴增多）

附图 2-5-21　透射电镜观察中药复方作用前后输卵管妊娠滋养细胞的细胞超微结构

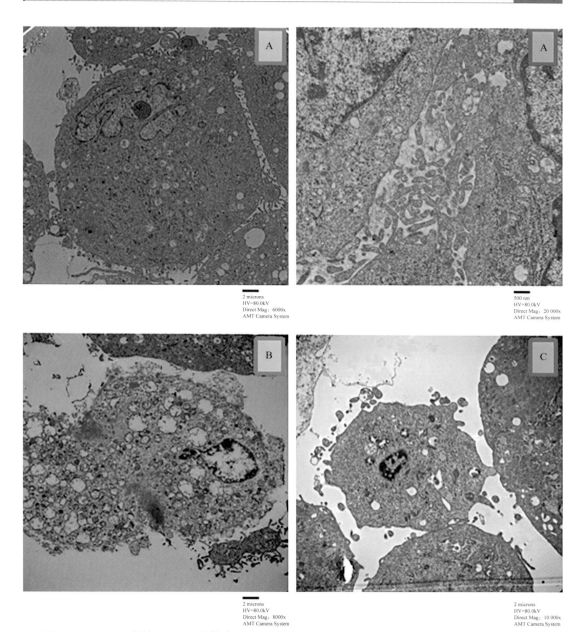

A. 阴性对照组（5000 倍镜下见细胞结构清晰，表面绒毛丰富，细胞核完整，内质网、高高尔基体等细胞器结构高尔体。20 000 倍镜下见细胞与细胞间形成细胞桥连，细胞核旁可见形态完整的正常。） B. 甲氨蝶呤组（5000 倍镜下细胞形态不规则，内质网扩张呈泡状，细胞器外渗，细胞核固缩，异染色质增多，胞质减少，细胞器结构模糊不清。） C. 中药高剂量组 20mg/ml（细胞表面微绒毛减少内质网扩张呈泡状，细胞核异染色质显著增加。）

附图 2-5-22 透射电镜观察中药复方作用前后宫内妊娠滋养细胞的细胞超微结构

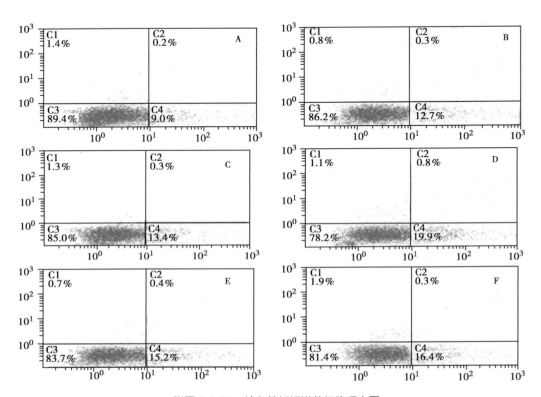

附图 2-5-23　输卵管妊娠滋养细胞凋亡图

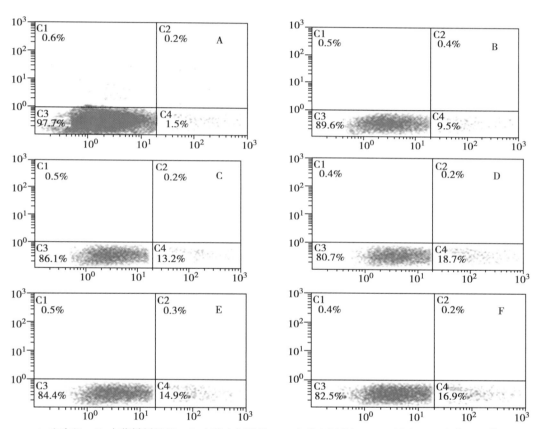

A. 空白组；B. 中药低剂量组；C. 中药中剂量组；D. 中药高剂量组；E. 西药组；F. 中药＋西药组

附图 2-5-24　宫内妊娠滋养细胞凋亡图

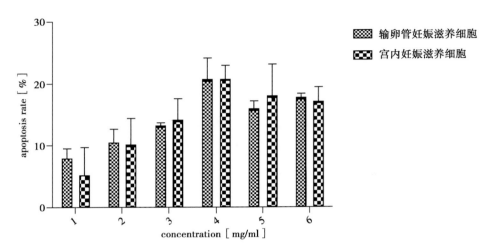

1. 空白组；2. 中药低剂量组；3. 中药中剂量组；4. 中药高剂量组；5. 甲氨蝶呤组；6. 中药＋西药组

附图 2-5-25　各药物组作用两种滋养细胞 48h 后凋亡率比较

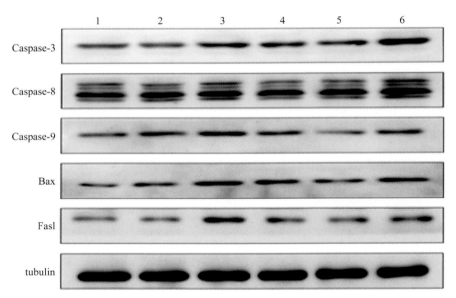

1. 空白组；2. 西药组；3. 中药＋西药组；4. 中药低剂量组；5. 中药中剂量组；6. 中药高剂量组

附图 2-5-26　输卵管妊娠滋养细胞各组相关凋亡蛋白的表达

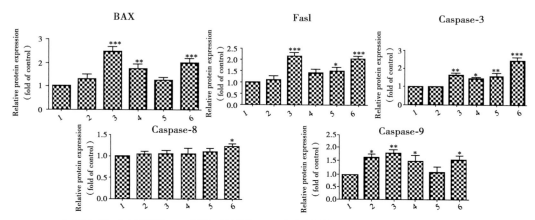

1. 空白组；2. 西药组；3. 中药＋西药组；4. 中药低剂量组；5. 中药中剂量组；6. 中药高剂量组（*P<0.05；**P<0.01；***P<0.001）

附图 2-5-27　输卵管妊娠滋养细胞各凋亡蛋白相对含量图

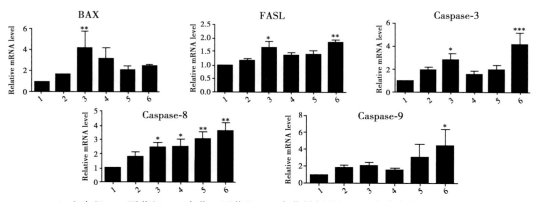

1. 空白组；2. 西药组；3. 中药＋西药组；4. 中药低剂量组；5. 中药中剂量组；6. 中药高剂量组（*P<0.05；**P<0.01；***P<0.001）

附图 2-5-28　各实验组输卵管妊娠滋养细胞凋亡相关基因的表达水平图

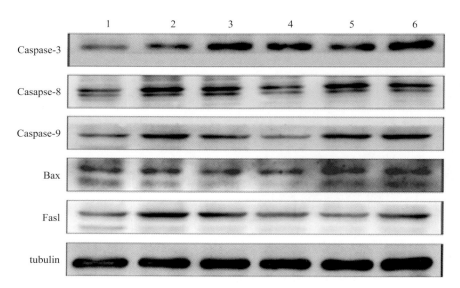

附图 2-5-29　宫内滋养细胞各组相关凋亡蛋白的表达

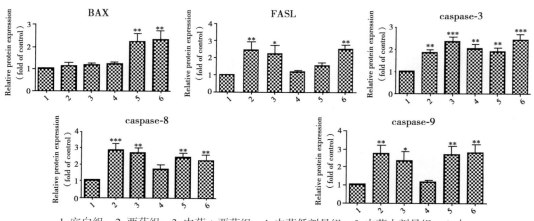

1. 空白组；2. 西药组；3. 中药＋西药组；4. 中药低剂量组；5. 中药中剂量组；6. 中药高剂量组（*P<0.05；**P<0.01；***P<0.001）

附图 2-5-30　宫内妊娠滋养细胞各凋亡蛋白相对含量图

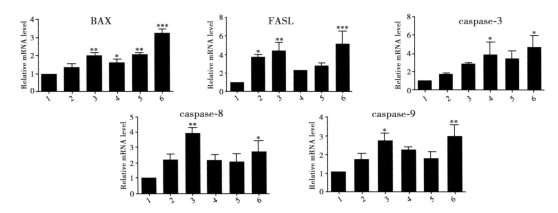

1. 空白组；2. 西药组；3. 中药 + 西药组；4. 中药低剂量组；5. 中药中剂量组；6. 中药高剂量组（*P<0.05；**P<0.01；***P<0.001）

附图 2-5-31　各实验组宫内妊娠滋养细胞凋亡相关基因的表达水平图

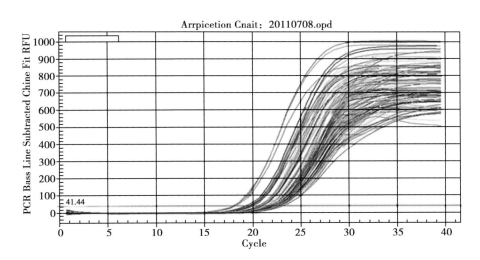

附图 2-5-32　西药组扩增曲线

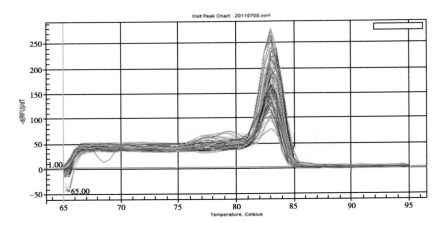

附图 2-5-33　西药组溶解曲线

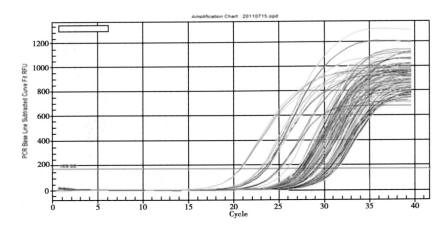

附图 2-5-34　中药组扩增曲线

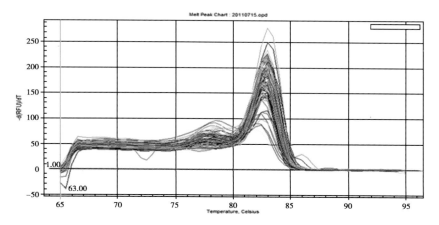

附图 2-5-35　中药组扩增曲线

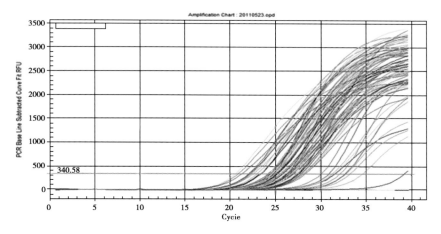

附图 2-5-36　西药组扩增曲线

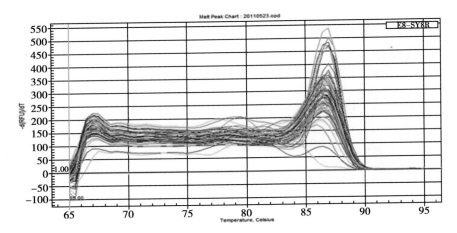

附图 2-5-37　甲氨蝶呤组溶解曲线

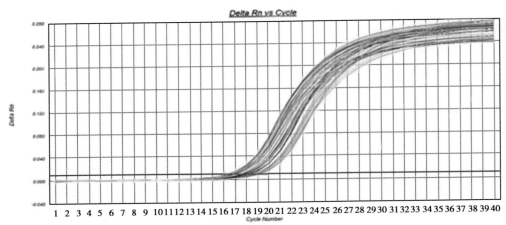

附图 2-5-38　ER 的扩增曲线

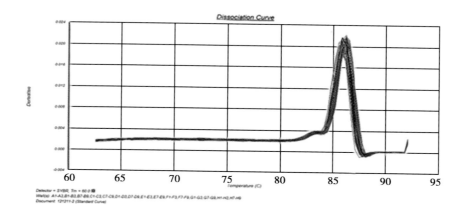

附图 2-5-39　ER 的熔解曲线

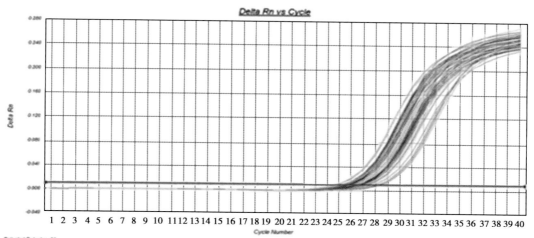

附图 2-5-40　PR 的扩增曲线

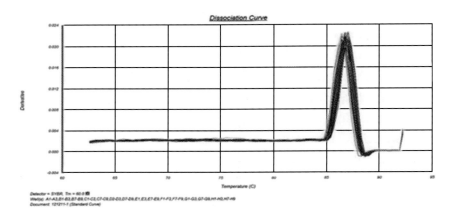

附图 2-5-41　PR 的熔解曲线

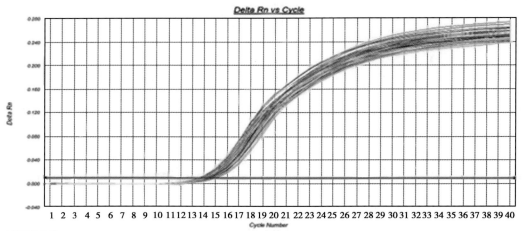

附图 2-5-42　β-actin 的扩增曲线

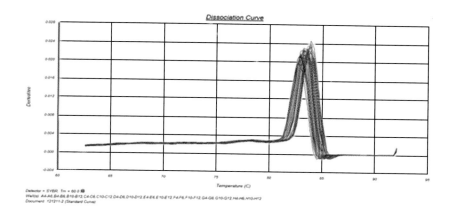

附图 2-5-43　β-actin 的熔解曲线

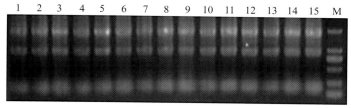

Lane1 为空 1，Lane2 为空 2；Lane3 为空 3；Lane4 为低 1；Lane5 为低 2；Lane6 为低 3；Lane7 为中 1；Lane8 为中 2；Lane9 为中 3；Lane10 为高 1；Lane11 为高 2；Lane12 为高 3；Lane13 为阳 1；Lane14 为阳 2；Lane15 为阳 3；M 为 Marker；由下至上片段大小依次为 100、250、500、750、1000、2000bp.

附图 2-5-44　RNA 电泳图

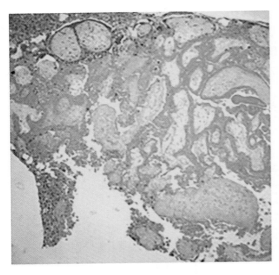

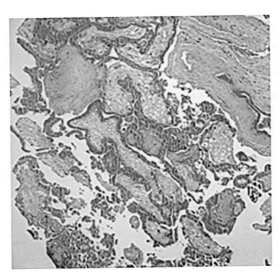

附图 2-5-45 空白组（21#）：位于组织块中间部位的绒毛组织坏死（HE ×100）

附图 2-5-46 西药组（40#）：位于组织块中间部位的绒毛组织坏死（HE ×100）

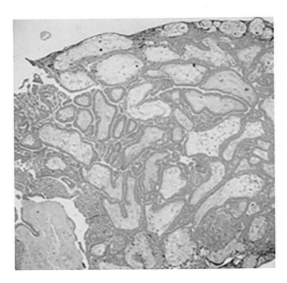

附图 2-5-47 中药组（23#）：位于组织块中间部位的绒毛组织坏死（HE ×100）

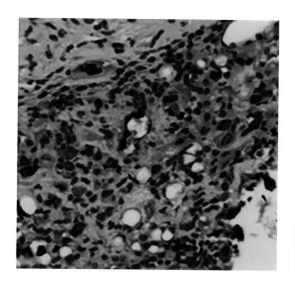

附图 2-5-48　空白组（21#）：CK18 阳性表达
（CK18 ×200）

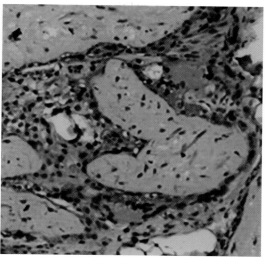

附图 2-5-49　西药组（40#）：CK18 阳性表达
（CK18 ×200）

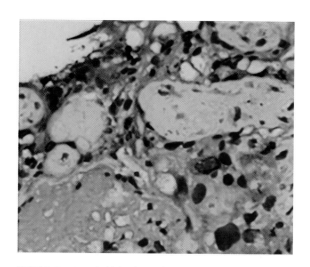

附图 2-5-50　中药组（23#）：CK18 阳性表达
（CK18 ×200）

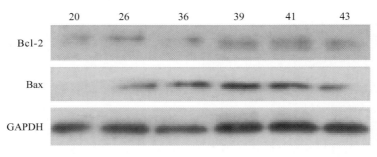

附图 2-5-51　空白组的 Bax 和 Bcl-2 的表达

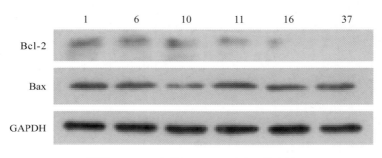

附图 2-5-52　西药组 Bax 和 Bcl-2 的表达

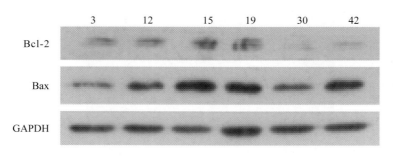

附图 2-5-53　中药组 Bax 和 Bcl-2 的表达

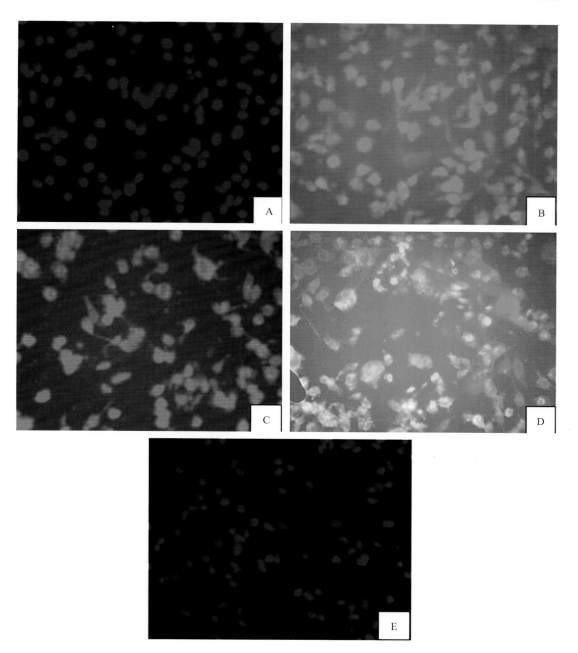

A. 空白组（细胞只加二抗，未加一抗，排除因二抗产生的假阳性）；B. CK18（＋）；C. ErBb 2（＋）；
D. CK18（＋）+ErBb 2（＋）；E. Vimitin（－）

附图 2-6-1　免疫荧光化学染色法鉴定妊娠滋养细胞（×400）

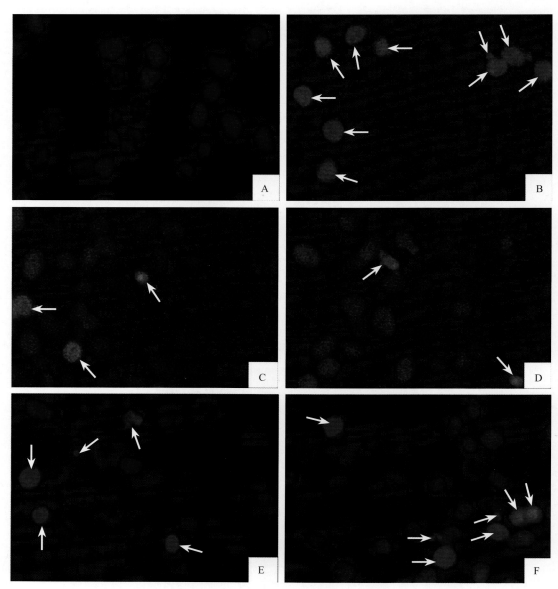

A. 空白组；B. A组；C. B组；D. C组；E. D组；F. 西药组（×400）

附图 2-6-2　不同方法提取化瘀消癥复方对 HTR-8/SVneo 细胞凋亡的形态改变（Hoechst 染色 ×400）

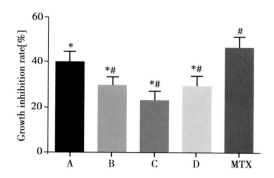

附图 2-6-3　不同方法提取化瘀消癥复方对 HTR-8/SVneo 细胞生长抑制的影响（n=6）

各组药物与西药组比较，*$P<0.05$；各组与 A 组比较，#$P<0.05$

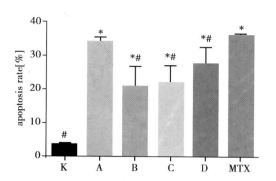

附图 2-6-4　不同方法提取化瘀消癥复方对 HTR-8/SVneo 细胞凋亡的影响

各组药物与空白组比较，*$P<0.05$；各组与西药组比较，#$P<0.05$

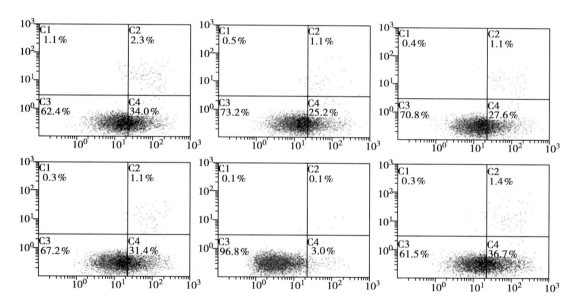

A. 水提组；B. 醇提组；C. 醇提后药渣水提组；D. 醇提 + 水提组；E. 空白组；F. 西药组

附图 2-6-5　不同方法提取化瘀消癥复方对 HTR-8/SVneo 细胞凋亡流式图

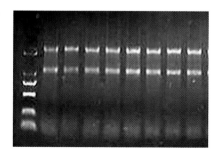

附图 2-6-6　RNA 电泳图

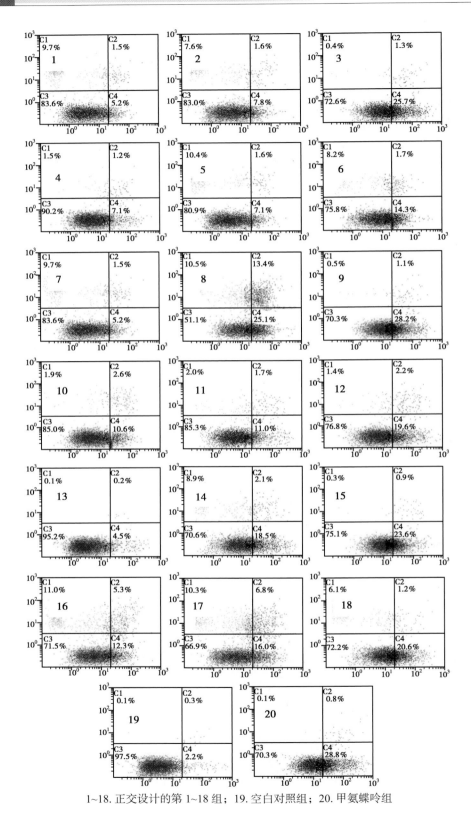

1~18. 正交设计的第 1~18 组；19. 空白对照组；20. 甲氨蝶呤组

附图 2-6-7　正交设计各组药物对 HTR-8/SVneo 细胞凋亡流式图

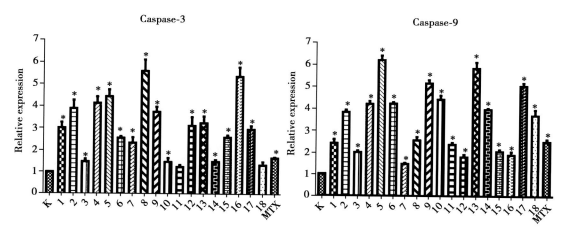

附图 2-6-8　化瘀消癥复方各组对 HTR-8/SVneo 细胞凋亡基因表达的影响

各组药物与空白组比较 *P<0.05

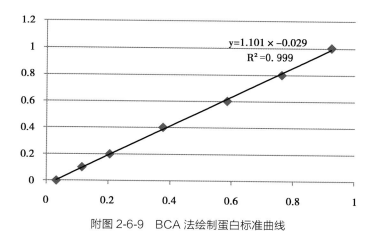

附图 2-6-9　BCA 法绘制蛋白标准曲线

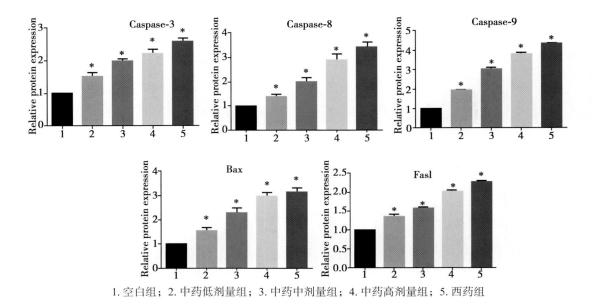

1. 空白组；2. 中药低剂量组；3. 中药中剂量组；4. 中药高剂量组；5. 西药组

附图 2-6-10　HTR-8/SVneo 细胞各凋亡蛋白相对含量图

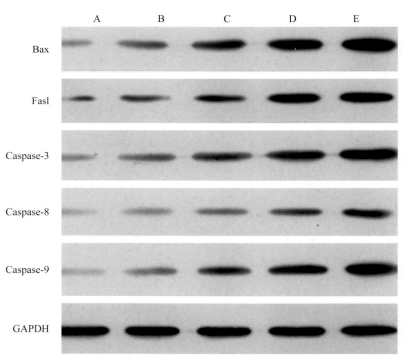

A. 空白组；B. 中药低剂量组；C. 中药中剂量组；D. 中药高剂量组；E. 西药组

附图 2-6-11　HTR-8/SVneo 细胞各组相关凋亡蛋白的表达图

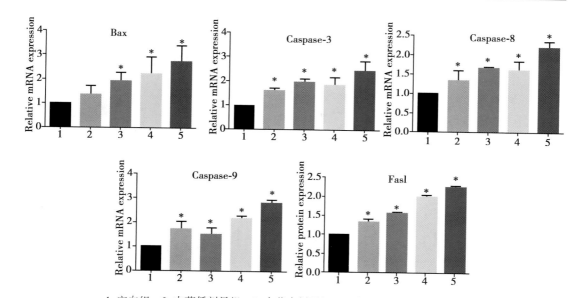

1. 空白组；2. 中药低剂量组；3. 中药中剂量组；4. 中药高剂量组；5. 西药组

附图 2-6-12　HTR-8/SVneo 细胞各组凋亡基因 mRNA 的相对表达图